国家卫生健康委员会"十四五"规划教材

全国高等学校教材
供卫生管理及相关专业用

医疗保障学

第3版

主　编　姚　岚　毛　瑛
副主编　陈　文　李绍华　高广颖　周尚成

编　委 （以姓氏笔画为序）

万美君　西南医科大学　　　　　　　　　　周尚成　广州中医药大学
毛　瑛　西安交通大学　　　　　　　　　　郎　颖　宁夏医科大学
付文琦　哈尔滨医科大学　　　　　　　　　孟雪晖　浙江中医药大学
冯　毅　遵义医科大学　　　　　　　　　　项　莉　华中科技大学
朱　斌　南方科技大学　　　　　　　　　　姚　岚　华中科技大学
李　建　中国医学科学院北京协和医学院　　姚　强　武汉大学
李绍华　安徽医科大学　　　　　　　　　　贾莉英　山东大学
李跃平　福建医科大学　　　　　　　　　　高广颖　首都医科大学
张　莹　大连医科大学　　　　　　　　　　黄李凤　广西医科大学
陈　文　复旦大学　　　　　　　　　　　　彭美华　成都中医药大学
陈曼莉　湖北中医药大学　　　　　　　　　简伟研　北京大学
欧阳静　陕西中医药大学　　　　　　　　　廖宇航　海南医学院

秘　书
陈曼莉 （兼）

人民卫生出版社
·北　京·

图书在版编目（CIP）数据

医疗保障学 / 姚岚，毛瑛主编 . —3 版 . —北京：
人民卫生出版社，2023.7
全国高等学校卫生管理专业第三轮规划教材
ISBN 978-7-117-34745-7

Ⅰ. ①医… Ⅱ. ①姚…②毛… Ⅲ. ①医疗保障－医
学院校－教材 Ⅳ. ①R197.1

中国国家版本馆 CIP 数据核字（2023）第 066970 号

人卫智网	www.ipmph.com	医学教育、学术、考试、健康， 购书智慧智能综合服务平台
人卫官网	www.pmph.com	人卫官方资讯发布平台

医疗保障学
Yiliao Baozhangxue
第 3 版

主　　编：姚　岚　毛　瑛
出版发行：人民卫生出版社（中继线 010-59780011）
地　　址：北京市朝阳区潘家园南里 19 号
邮　　编：100021
E - mail：pmph @ pmph.com
购书热线：010-59787592　010-59787584　010-65264830
印　　刷：北京印刷集团有限责任公司
经　　销：新华书店
开　　本：850×1168　1/16　印张：22
字　　数：621 千字
版　　次：2005 年 3 月第 1 版　　2023 年 7 月第 3 版
印　　次：2023 年 9 月第 1 次印刷
标准书号：ISBN 978-7-117-34745-7
定　　价：89.00 元
打击盗版举报电话：010-59787491　E-mail：WQ @ pmph.com
质量问题联系电话：010-59787234　E-mail：zhiliang @ pmph.com
数字融合服务电话：4001118166　E-mail：zengzhi @ pmph.com

全国高等学校卫生管理专业
第三轮规划教材修订说明

我国卫生管理专业创办于 1985 年，第一本卫生管理专业教材出版于 1987 年，时至今日已有 36 年的时间。随着卫生管理事业的快速发展，卫生管理专业人才队伍逐步壮大，在教育部、国家卫生健康委员会的领导和支持下，教材从无到有、从少到多、从有到精。2002 年，人民卫生出版社成立了第一届卫生管理专业教材专家委员会。2005 年出版了第一轮卫生管理专业规划教材，其中单独编写教材 10 种，与其他专业共用教材 5 种。2011 年，人民卫生出版社成立了第二届卫生管理专业教材评审委员会。2015 年出版了第二轮卫生管理专业规划教材，共 30 种，其中管理基础课程教材 7 种，专业课程教材 17 种，选择性课程教材 6 种。这套教材出版以来，为我国卫生管理人才的培养，以及医疗卫生管理事业教育教学的科学化、规范化管理作出了重要贡献，受到广大师生和卫生专业人员的广泛认可。

为了推动我国卫生管理专业的发展和学科建设，更好地适应和满足我国卫生管理高素质复合型人才培养，以及贯彻 2020 年国务院办公厅发布《关于加快医学教育创新发展的指导意见》对加快高水平公共卫生人才培养体系建设，提高公共卫生教育在高等教育体系中的定位要求，认真贯彻执行《高等学校教材管理办法》，从 2016 年 7 月开始，人民卫生出版社决定组织全国高等学校卫生管理专业规划教材第三轮修订编写工作，成立了第三届卫生管理专业教材评审委员会，并进行了修订调研。2021 年 7 月，第三轮教材评审委员会和人民卫生出版社共同组织召开了全国高等学校卫生管理专业第三轮规划教材修订论证会和评审委员会，拟定了本轮规划教材品种 23 本的名称。2021 年 10 月，在武汉市召开了第三轮规划教材主编人会议，正式开启了整套教材的编写工作。

本套教材的编写，遵循"科学规范、继承发展、突出专业、培育精品"的基本要求，在修订编写过程中主要体现以下原则和特点。

1. 贯彻落实党的二十大精神，加强教材建设和管理　二十大报告明确指出，人才是第一资源，教育是国之大计、党之大计，要全面贯彻党的教育方针、建设高质量教育体系、办好人民满意的教育，落脚点就是教材建设。在健康中国战略背景下，卫生管理专业有了新要求、新使命，加强教材建设和管理，突出中国卫生事业改革的成就与特色，总结中国卫生改革的理念和实践经验，正当其时。

2. 凸显专业特色，体现创新性和实用性 本套教材紧扣本科卫生管理教育培养目标和专业认证标准；立足于为我国卫生管理实践服务，紧密结合工作实际；坚持辩证唯物主义，用评判性思维，构建凸显卫生管理专业特色的专业知识体系，渗透卫生管理专业精神。第三轮教材在对经典理论和内容进行传承的基础上进行创新，提炼中国卫生改革与实践中普遍性规律。同时，总结经典案例，通过案例进行教学，强调综合实践，通过卫生管理实验或卫生管理实训等，将卫生管理抽象的知识，通过卫生管理综合实训或实验模拟课程进行串联，提高卫生管理专业课程的实用性。以岗位胜任力为目标，培养卫生领域一线人才。

3. 课程思政融入教材思政 育人的根本在于立德，立德树人是教育的根本任务。专业课程和专业教材与思想政治理论教育相融合，践行教育为党育人、为国育才的责任担当。通过对我国卫生管理专业发展的介绍，总结展示我国近年来的卫生管理工作成功经验，引导学生坚定文化自信，激发学习动力，促进学生以德为先、知行合一、敢于实践、全面发展，培养担当民族复兴大任的时代新人。

4. 坚持教材编写原则 坚持贯彻落实人民卫生出版社在规划教材编写中通过实践传承的"三基、五性、三特定"的编写原则："三基"即基础理论、基本知识、基本技能；"五性"即思想性、科学性、先进性、启发性、适用性；"三特定"即特定的对象、特定的要求、特定的限制。在前两轮教材的基础上，为满足新形势发展和学科建设的需要，与实践紧密结合，本轮教材对教材品种、教材数量进行了整合优化，增加了《中国卫生发展史》《卫生管理实训教程》。

5. 打造立体化新形态的数字多媒体教材 为进一步推进教育数字化、适应新媒体教学改革与教材建设的新要求，本轮教材采用纸质教材与数字资源一体化设计的"融合教材"编写出版模式，增加了多元化数字资源，着力提升教材纸数内容深度结合、丰富教学互动资源，充分发挥融合教材的特色与优势，整体适于移动阅读与学习。

第三轮卫生管理专业规划教材系列将于2023年秋季陆续出版发行，配套数字内容也将同步上线，供全国院校教学选用。

希望广大院校师生在使用过程中多提宝贵意见，为不断提高教材质量，促进教材建设发展，为我国卫生管理及相关专业人才培养作出新贡献。

全国高等学校卫生管理专业
第三届教材评审委员会名单

顾　　问　李　斌

主任委员　梁万年　张　亮

副主任委员　孟庆跃　胡　志　王雪凝　陈　文

委　　员（按姓氏笔画排序）

马安宁　王小合　王长青　王耀刚　毛　瑛
毛宗福　申俊龙　代　涛　冯占春　朱双龙
邬　洁　李士雪　李国红　吴群红　张瑞华
张毓辉　张鹭鹭　陈秋霖　周尚成　黄奕祥
程　峰　程　薇　傅　卫　潘　杰

秘　　书　姚　强　张　燕

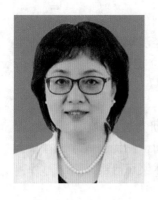

姚　岚

女，1967 年 10 月生于湖北武汉。华中科技大学同济医学院医药卫生管理学院教授，博士研究生导师。现任国家医疗保障研究院华科基地执行主任，2012 年入选教育部"新世纪优秀人才支持计划"。兼任中国医疗保健国际交流促进会基层卫生健康分会主任委员，中国卫生经济学会医疗保险专业委员会副主任委员，中国医疗保险研究会常务理事，中国社区卫生协会常务理事。

从事卫生管理领域教学、科研工作 30 余年，主要研究领域有卫生经济、卫生政策、医疗保障、基层卫生。先后承担国家医疗保障局、国家卫生健康委员会、人力资源和社会保障部、国家发展和改革委员会、民政部、科学技术部、世界卫生组织驻华代表处、联合国儿童基金会等国内外科研课题 70 余项；在国内外各类权威期刊发表学术论文 140 余篇，10 项课题荣获"中华医学科技奖""湖北省科技进步奖"等奖项，主编著作 10 部。

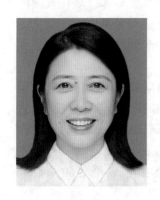

毛　瑛

女，1962 年 9 月生于陕西西安。西安交通大学教授，博士研究生导师，享受国务院政府特殊津贴专家。现任陕西省医疗保障改革发展研究中心主任，中国社会保障学会医疗保障专业委员会副主任，国家卫生健康委第二届罕见病诊疗与保障专家委员会委员，中华预防医学会卫生管理分会常务委员，中国医疗保健国际交流促进会健康保障研究分会常务理事，中国卫生经济学会医疗保险专业委员会常务理事，陕西省卫生经济学会副会长，陕西省政协医药卫生体育委员会特聘专家，陕西省卫生健康委员会卫生规划咨询专家。

从事教学工作至今 37 年。已主持国家社科基金重大项目，国家自然科学基金、世界卫生组织、比尔及梅琳达·盖茨基金会、国家发展和改革委员会、国家卫生健康委员会、国家医疗保障局等项目 120 余项。国家卫生健康委员会规划教材《健康保障》（人民卫生出版社出版）主编。出版专著 6 部。多项研究成果被省委及相关厅局采纳，获得了批示，并转化为政策文件；在国际、国内有影响力的期刊、会议上发表论文 200 余篇；获陕西省科技进步奖二等奖 1 项，陕西省哲学社会科学优秀成果奖三等奖 1 项，陕西省教育厅陕西高等学校科学技术奖二等奖 2 项，陕西省教育厅陕西高等学校人文社会科学研究优秀成果奖一等奖 1 项。

副主编简介

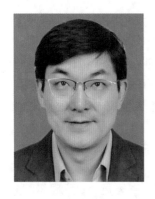

陈　文

男，1969年10月生于浙江宁波。教授，博士研究生导师。现任复旦大学长三角医疗保障研究中心主任，复旦大学药物经济学研究与评估中心主任，复旦大学医院管理研究所副所长。国务院学位委员会学科评议组（公共管理组）成员，中国卫生经济学会医疗保险专业委员会副主任委员，中国社会保障学会医疗保障专业委员会副主任委员。

长期从事卫生经济学和医疗保险教学，主要研究领域为医疗保障、卫生政策经济学分析等。上海市曙光学者，教育部新世纪优秀人才。曾获上海市科技进步奖二等奖和中华预防医学会科学技术奖三等奖。

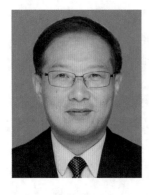

李绍华

男，1964年8月生于湖北石首。教授，硕士研究生导师。现任安徽医科大学卫生管理学院党委书记，安徽省医疗保障研究院常务副院长。先后兼任全国医疗保险教育专业委员会副主任委员、中华预防医学会初级卫生保健分会常务委员、中国医疗保险研究会理事等。

任教34年来，主要讲授卫生经济学、医疗保险学等课程。1997年在国内较早牵头创办安徽医科大学医疗保险专业，为省级一流专业建设点、省级教学团队负责人。主编普通高等教育"十一五"国家级规划教材《医疗保险学》等专业教材6部，其中《医疗保险支付方式》为国内首次编写，副主编、参编省部级规划教材6部。主持科研课题30余项，发表论文60余篇。

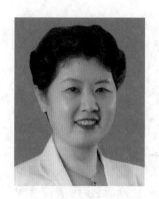

高广颖

女，1967年8月生于黑龙江哈尔滨。硕士／博士研究生导师，北京大学博士后。现任首都医科大学公共卫生学院卫生管理与政策学系教授，兼任首都医科大学国家医疗保障研究院副院长。任中国医疗保健国际交流促进会健康保障研究分会副会长、中国医疗保险学会常务理事、国家医疗保障局CHS-DRG/DIP项目专家、牵头人等。

从事卫生经济、医疗保险教学工作33年，先后主持国家自然科学基金、教育部人文社会科学研究、国家卫生健康委员会、国家医疗保障局等各类项目50项，发表学术论文70余篇，出版教材或专著16部，其中副主编《医疗保障》等规划教材4部。先后获第六届高等学校科学研究优秀成果奖三等奖、首都医科大学教育教学奖、北京市高等学校教学名师奖等。

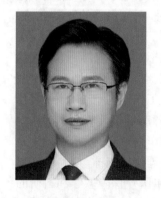

周尚成

男，1976年11月生于湖北汉川。广州中医药大学公共卫生与管理学院院长，教授，博士研究生导师。国家留学基金委公派赴英访问学者，中华中医药学会人文与管理科学分会副会长，中国卫生经济学会医疗保险专业委员会常务理事，广东省深化医药卫生体制改革研究专家库第一批成员。

从事教学工作至今22年。近年来主持国家自然科学基金及教育部等省部级以上项目20余项，在国内外相关学术杂志发表了较多重要成果，公开发表学术论文100余篇，出版专著5部，主编、副主编教材10余部，获得省级科技进步奖三等奖1项（排序1），省教育教学成果奖二等奖1项（排序2），地市级政府社科优秀成果奖一等奖2项（均排序1）。

前　言

随着社会经济的不断发展和进步，社会保障已经成为现代社会不可或缺的重要社会经济制度。在社会保障体系中，医疗保障由于其特殊的功能作用和复杂的内涵及外延关系而显得尤为重要，并成为世界性难题。世界各国都在努力完善制度，不断改革探索，以建立符合自身国情和历史发展背景的医疗保障体系，其中不乏有普遍认同的规律、宝贵的实践经验以及先进的管理理念值得归纳、总结和提炼，供我们学习借鉴。

我国政府对医疗保障制度建设高度重视，目前已经建立了世界上规模最大的基本医疗保障网，覆盖面稳定在 95% 以上，但仍然面临着诸多挑战，医疗保障领域的发展不平衡不充分的问题逐渐显现，多层次、多元化的医疗服务需求与利用对医疗保障提出了精细化管理的要求。从理论上系统梳理国内外医疗保障事业发展的基本原理，总结医疗保障改革探索经验，逐步形成符合我国社会特点的医疗保障理论体系，为相关专业学生和实践工作者提供学习参考和指导今后实践的理论工具，亦是时代赋予研究者和教育者的重任。基于此，人民卫生出版社组织国内二十几个高校的教师在医疗保障发展的新时期修订了《医疗保障学》教材。

“医疗保障学”的科学界定及其理论体系仍在不断的研究和探讨中，但我们认为将医疗保障作为一门独立的学科领域来发展，有利于医疗保障理论创新和全面系统发展，是我国深化医疗保障制度改革的客观要求。本次《医疗保障学》修订将全书结构分为理论和实践两大块。基础理论和基本原理构成理论部分，包括医疗保障制度的内涵、性质、原则与作用，医疗保障的发展史、医疗保障的理论基础、医疗保障体系等，也包括医疗保障基金筹集与配置、医疗保障基金测算、医疗保障费用支付与控制、医疗保障基金运行与管理、医疗服务提供与监管、医疗保障评价、医疗保障管理信息系统等。实践部分在常规介绍了国外医疗保障制度后，重点介绍了我国多层次医疗保障体系的各项制度内容，且对我国深化医疗保障制度改革中的重点工作单列章节介绍，包括我国的医疗保障支付方式改革、医疗保障医药服务管理、特殊的健康保障制度设计等。本书认为医疗保障和医疗服务密不可分，首次尝试将医疗保障中的医药服务管理作为独立的章节陈述。

本次修订恰逢我国医疗保障制度快速发展时期，实践需要医疗保障理论的支撑，学科发展也需要体现制度建设的成果。本教材集中了国内二十几所高校中长期从事医疗保障教学和科研的高校教师和研究人员，群策群力，发挥集体智慧，在教材框架上多次讨论，处理理论和实践的交叉与融合。本教材主要有以下特点：一是理论覆盖全面。本书全面覆盖医疗保障的基本理论，不仅阐述理论，而且与制度建设的实践相结合，系统全面阐述医疗保障的理论和制度建设基础。二是与目前我国医保改革实践紧密结合。我国进入全面深化医保改革的新阶段，制度创新和深化改革的做法层出不穷，本书紧跟医保改革的节奏，安排了中国实践篇的各个章节，客观反映我国医保制度的新进展和新要求，总结中国经验。三是纸质教材和数字内容融合互动。教材每章都设置数字内容，与纸质教材联系，展示更新的进展和更新颖的观点。

我国医疗保障事业不断完善，本书编写过程中难免存在疏漏或不足之处。敬请各位老师、学生、医保工作者和广大读者在使用过程中，对本书提出宝贵意见。

姚　岚　毛宗福
2023 年 7 月

目　录

第一章 医疗保障概述

现代医疗保障制度自诞生以来,经过了100多年的发展,随着社会经济的发展与进步,以及法治建设的逐步健全而不断完善,已经成为现代社会不可或缺的一项重要社会经济制度,在国家事务和社会发展中发挥着越来越重要的作用。医疗保障不仅是现代政府保护公民生命和健康权利的一项制度安排,也是现代政府管理社会经济生活的重要工具之一,世界各国均试图通过建立较为完善的医疗保障制度,进而完善其整个社会保障制度,促进社会的和谐发展与进步。本章将对医疗保障制度的概念、性质、内容、原则及其发展历史作重点介绍,并阐述医疗保障学的内涵、理论框架与研究方法。

第一节 医疗保障相关概念

一、社 会 保 障

(一)社会保障的概念

风险的存在是社会保障制度产生的逻辑起点,在工业化和城市化发展过程中,个人风险日益增加和多样化,个体风险不仅是个人原因,社会经济制度和环境因素的变迁也是部分原因:如个人的疾病风险可能与贫困有关,而贫困既与个人禀赋与努力程度有关,也受到经济周期、产业结构转型、社会经济分配制度以及社会制度本身等政策的影响。原有的以个人、家庭为主的抗风险模式显得脆弱无力,需要国家和社会组织管理,共同提高抵御风险的能力。

各国政府在很早以前就制定并实施过救灾、济贫等方面的政策措施,但"社会保障"(social security)一词是在1935年美国《社会保障法》颁布实施后才被广泛使用的。由于政治、社会、经济与历史文化传统的不同,各国对社会保障概念的确定和理解存在差异。一般认为,社会保障制度是国家以资源再分配为手段而达到社会安定目标的一种正式的制度安排,它的主要内容包括社会保险和社会救济及社会福利制度。这一制度涉及国家、社会和个人的权利与义务问题,它是工业化的产物,所以又称它为现代社会保障制度。

(二)社会保障的本质特征

1. 社会保障制度的目标是保证劳动力再生产、社会安定和经济稳定增长。社会保障制度是一种社会制度也是一种经济制度,其目标是双重的:既是社会的"稳定器",其本身也是一种宏观经济调控制度。

2. 社会保障制度的责任主体是国家。现代社会保障制度的国家主体性表现为两个方面,一方面是国家通过立法提供社会保障制度的法律制度框架;另一方面是国家行政机构政府在此法律框架下,依法规划、组织和实施各项社会保障计划。

3. 社会保障制度通过再分配保证社会公平。社会保障再分配性质意味着部分社会成员对社会保障制度贡献较大,而从该制度中获取的利益较少,而另一部分社会成员对社会保障制度贡献较小甚至终身没有贡献,从制度中获利则较多。这是因为,任何社会总有少数没有劳动能力的弱势群体的存在,而以贡献、能力为依据的初次分配势必会造成较大贫富差别,为了舒缓较大贫富差距造成的社会张力，政府有必要从社会公正的立场进行再分配，政府也是唯一有能力组织和实施国民收入再分配的主体。

4. 社会保障制度实施具有强制性。社会保障制度中居民的权利和义务是由法律规定的；具体的社会保障项目、内容、形式、待遇标准及运作程序等都有明确的法律规定。政府以一般税收或社会保险税（费）形式强制征集社会保障基金，以保证某一社会保障项目的支出。即使在个人账户的情况下，社会保险费的缴纳也是强制的，如智利的养老保险个人账户、新加坡的公积金制度、中国的城镇居民社会养老保险中的个人账户制度等，都是强制实施的。

5. 社会保障制度提供的是基本生活需求的保障。主要包含两个方面的内容，一是社会保障项目与社会成员生存相关，二是社会保障水平应限于社会成员的基本生活需求。当然，基本生活需求是一个相对概念，其具体内容和水平应随经济社会发展水平及时调整。

（三）社会保障的构成

社会保障制度是一个庞大的社会政策和法律体系，不同的国家有不同的项目，同一项目在不同的国家可以有不同的名称，同一名称的项目也可能有不同的内涵和外延。按项目保障的风险及提供的需求，国际劳工组织将社会保障分为九类：老年、遗属、残障、工伤、疾病及健康、家庭、失业、住房、公共救助及其他。一般成员国会按此分类来记录和统计社会保障支出。在统计社会保障支出时，为了简便，分为三大类：退休金、健康保险、福利及其他。中国习惯将社会保障分作社会救助、社会保险、社会福利和针对特殊人群的特殊保障。

1. 社会救助 社会救助是国家立法保障的公民基本权利之一，是当公民难以维持最低生活需求时，由国家和社会按照法定的程序和标准向其提供保证最低生活需求的物质援助的社会保障制度。可见社会救助是针对贫困人口的保障制度，是一个具有托底作用的制度，而不是一种普遍的福利制度，在社会保障制度中是最具再分配意义的项目。

2. 社会保险 社会保险是以国家立法强制征集社会保险税（费），并形成社会保险基金，当劳动者及其亲属因年老、疾病、工伤、残疾、生育、死亡、失业等风险引起经济损失、收入中断或减少时，以社会保险给付支付给受益人，保证其基本生活需求的社会保障制度。社会保险对社会经济生活影响的广度和深度超过其他制度，因此成为社会保障制度中的核心部分。按照风险的不同，社会保险有不同的保险项目，或者说不同的保险计划。主要包括养老保险、医疗保险、失业保险、工伤保险、生育保险、残障保险和死亡保险。不同的国家可能将不同的风险合并提供保险，比如多数国家养老社会保险不仅为退休人口提供保障，还为配偶、遗属及残障人口提供保险。德国、日本等在医疗、养老等保险的基础上，针对失能人员专门建立了照护保险，中国也在试点同类型保险。

3. 社会福利 社会福利的内涵和外延很难确定，人们至少可以从三个层次上理解它：在最广泛的意义上，它指一切改善和提高人民物质生活和精神生活的社会措施；而中义的社会福利基本上是社会保障的同义语，是西欧国家普遍来替代社会保障的一个概念；在我国，人们使用狭义的社会福利概念，作为社会保障的一个组成部分，主要包括社会津贴、社会福利服务及职业福利等内容。

4. 特殊保障 特殊保障是国家根据自己的需要专门为某一类人群设立的标准或给付条件不同的社会保障制度。在我国特殊保障又称社会优抚，指国家和社会依法对社会上的特殊公民——为保卫国家安全而作出贡献和牺牲的军属、烈属、残疾军人及退役军人等所给予的优待和抚恤。在实践中，社会优抚由独立的专门机构来管理，以便使其所需物力、财力和退役军人安置工作落到实处。

二、医疗保障

（一）医疗保障的概念

医疗保障制度是社会保障制度的重要组成部分，其主要目的是当社会成员出现疾病、负伤、生育风险时，由社会提供必要的医疗服务和物质帮助来保护其生命和健康权利的一种制度安排。建立医疗保障制度是一种社会责任，世界各国试图通过建立较为完善的医疗保障制度，进而完善其整个社会保障制度，促进社会的和谐发展与进步。

作为一种正式的社会经济制度，医疗保障制度（medical security system）是在近一百多年的发展历史过程中形成的，同时仍在不断发展，其内涵和外延也在不断变化。由于各国社会经济与历史文化发展的不同，各国对医疗保障概念的确定和理解也存在差异，因此，给医疗保障制度下一个具有普遍意义的定义比较困难。此外，医疗保障还是一个动态的、历史范畴的概念，即使在同一个国家，对医疗保障的定义也是随社会保障制度的变迁而变化的。同时，医疗保障制度还是一个复杂的组合概念，它涉及经济、政治、社会、伦理、法律等多个领域，从不同的角度研究社会保障制度，就会有不同的定义。

医疗保障的概念既包括一定空间，即国别差异，也包括一定的时间，即历史的差异。在把握各国医疗保障制度一般意义和普遍原则的基础上，本书对医疗保障的定义如下：医疗保障是现代政府职能的重要组成部分，是动员全社会的医疗卫生资源，筹集和支付医疗保障基金，并通过组织有效的卫生服务提供和医疗物资提供，包括药品、疫苗和医疗器械等必要的物资保障，最大限度地分担社会成员的疾病风险，保障人群健康的重要社会保障制度安排。

上述医疗保障的定义体现了五层含义。

1. 政府应当是组织和实施医疗保障的主体，建立医疗保障制度是政府职能的主要组成部分。

2. 虽然政府承担医疗保障的主体责任，但并不意味着医疗保障资金全部来源于政府财政，其筹资呈现多元化特征，政府、企业和个人在其中都有明确的职责。

3. 医疗保障的对象是全体社会成员。由于社会成员个体收入水平存在差异，以及医疗保障各个项目性质的差异，医疗保障是组合式的多形式、多层次的制度体系。不同制度的运行机制不同，对有收入的人群，强调权利与义务对应原则，享受医疗保障的待遇以缴费为前提；对无收入人群，强调公民基本权利与政府基本责任对应原则，享受医疗保障的待遇以法定为基础。

4. 医疗保障的功能是在社会成员面临疾病、负伤、生育风险时为其提供医疗服务和弥补其经济损失，因此，保障范围可以是直接的医疗费用，也可以是包括诸如收入减少、交通费用等间接费用在内的经济损失。每个国家依据国情可以作出各自不同的选择。同时，广义的医疗保障还包括组织医疗服务和医疗物资的提供。

5. 医疗保障内涵大于医疗保险。医疗保险是医疗保障的重要组成部分，是通过互助共济的方式分担医疗经济风险的一种医疗保障制度形式，医疗保障的另外一个重要组成部分是医疗服务的提供，还包括医疗物资的提供，只有多方因素共同作用和支撑，才能实现其保障的作用。

（二）医疗保障的本质特征

医疗保障作为社会保障的一个组成部分，具有社会保障的一般特性，但由于疾病风险与医疗服务供需的特殊性，也使得医疗保障具有一些特殊性质。

1. 福利性 医疗保障是国家通过建立国民收入再分配的制度，对劳动者或社会弱势群体在患病时提供医疗服务帮助或照顾，既是国家对公民的责任，也是公民应当享有的健康权益，具有法律的规定性、互助共济性和资金来源的保障性等明显的社会福利性质。这种福利性还体现在，医疗保障是一项社会公共事业，以保障人们身心健康、促进经济发展和维护社会稳定为最高宗旨。

2. 公平性 医疗保障作为一种再分配关系，强调的是社会公平。再分配性就意味着，社会成员在医疗保障中的权益和义务是对应关系，但每个成员对制度的贡献大小与其从制度中获取的收益不呈对等关系，个体收入越多贡献应越大，个体医疗风险越大获取的保障收益越大。医疗保障的公平性体现在全体社会成员获得医疗保障的机会和权益相同，与其收入、职业、社会地位等无关。对医疗救助而言，每一个符合救助条件的人员都应该享有公平的医疗救助待遇，对社会医疗保险而言,每一个被保险人获得的待遇权益是相同的,与其贡献的保费多少无关。

3. 强制性 为确保全体公民的基本权益,防止风险逆向选择,医疗保障制度依法强制执行。通过立法规定医疗保障制度各个利益相关方的权利和义务,规定医疗保障制度具体的项目、内容、形式、待遇标准及运作程序等。政府以一般税收或社会保险税(费)形式强制征集社会保障基金,以防止部分人群规避社会责任。并颁布相关法规、法令等,对医疗保障基金进行强制性统筹使用,以实现医疗保障公平性的社会目标。即使在个人账户的情况下,社会保险费的缴纳也是强制的,如新加坡的公积金制度。

4. 社会性 医疗保障是现代政治和社会经济生活的重要组成部分。其社会性体现在:①保障对象的社会性。从理论上讲,包括医疗保障在内的社会保障制度应当覆盖全体社会成员,这是各国政府努力追求的目标。②医疗保障资金来源的社会化。每个社会成员既享有医疗保障的权利,又有相应的义务。医疗保障资金的来源是多元化的,包括政府、企业、个人、社会捐赠等。③医疗保障涉及面广泛而复杂。既涉及医疗服务市场的主体、医疗保险市场的主体,还涉及政府及各相关部门,这些主体之间存在着复杂的利益关系。

5. 补偿性与基础性 补偿性与基础性包含两个方面的内容:第一,医疗保障制度是对保障对象因疾病风险导致的损失提供补偿,有利于减轻患者及其家庭由于患病或损伤而在经济上或精神上产生的负担,保障患者及其家庭的正常生活。补偿的比例与保障对象缴纳的保费数额无关,而是由医疗保障制度事前规定决定的。第二,政府提供的医疗保障制度提供基础性的保障水平,限于满足保障对象的基本医疗服务需求。不同国家对基本医疗服务需求的理解是不一样的,没有统一的标准,而是依赖于各自的社会政策目标、社会价值判断和经济发展水平而定。基本医疗服务需求是一个相对的概念,其内容要随经济增长和发展水平的变动而变动。

三、医疗保险

(一)保险的概念

保险是人们应对风险的现代管理机制,是集合具有同类风险的众多单位或个人,以合理计算分担金的方式,实现对少数成员因危害事故所致经济损失的补偿的行为。《中华人民共和国保险法》把保险的定义表述为:"本法所称保险,是指投保人根据合同约定,向保险人支付保险费,保险人对于合同约定的可能发生的事故因其发生所造成的财产损失承担赔偿保险金责任,或者当被保险人死亡、伤残、疾病或者达到合同约定的年龄、期限等条件时承担给付保险金责任的商业保险行为。"基于偏好差异,个体的风险态度是不同的,通常分为三种,即风险厌恶、风险中性和风险喜好,但绝大多数人属于风险厌恶型,针对客观存在的风险,有分散风险、降低损失的期望,保险提供了一个有效的风险分散、互助共济机制。

根据定义,保险是一种共同分担经济损失的补偿活动,其本质是在参与分担损失补偿的单位或个人之间形成的一种互助共济形式的分配关系,属于经济范畴,是一种经济补偿制度。但并非所有的风险均能通过保险的方式予以分散,只有可保风险才能通过保险的方式转嫁出去。可保风险必须满足以下条件:①是纯粹风险,即仅有损失机会而无获利可能的风险。②是偶然的。风险是客观存在的,但对个体而言是偶然的。偶然性包含两层意思,一是发生的可能性,不可能发生的事件不构成风险;二是发生的不确定性。③存在大量同质风险。据此,保险人能比较精确地预测损失发生的平均概率和程度。④损失必须是意外的。意外不仅是指风险发生不是投保人故意的,也是指风险发生的不可预知性。⑤有发生重大损失的可能性。风险发生会导致重大或比较重大损失的可能性,才会对保险产生需求。

保险可以从不同的维度进行分类,其中按保险标的物的不同,可以分为人身保险和财产保险。承保疾病风险的医疗保险属于人身保险的范畴。

（二）医疗保险的概念

医疗保险（medical insurance）是依据强制性的政策法规或自愿缔结的契约，将多种渠道筹集的资金集中起来形成医疗保险基金，对参保人（被保险人）因疾病而发生的医疗费用实施经济补偿的一种制度。医疗保险是疾病风险的分散机制之一，用于弥补疾病风险导致的直接经济损失，即医疗费用。

医疗保险按照经营性质的不同，可以分为社会医疗保险和商业医疗保险。前者属于社会保险的一种，是强制性的，一般由政府主办，按照国家法律、法规、政策等手段强制组织实施和经办管理；后者则属于商业保险的一种，按照自愿购买的原则，由商业保险公司主办，通过保险人与投保人签订保险合同，保险人对被保险人因疾病产生的医疗费按照合同约定的规则进行经济补偿。商业医疗保险虽然也起到了抵御疾病风险的作用，但与社会医疗保险有本质的不同，主要区别在于以下几点。

1. 目的不同 社会医疗保险是国家医疗保障制度的一种，目的是为国民提供基本的医疗保障，追求社会效益。商业保险是一种经营行为，以追求利润最大化为目的。

2. 性质不同 社会保险具有强制性，凡是符合法定条件的公民或劳动者，由国家立法直接规定必须强制性参加；商业保险依照平等自愿的原则，是否建立保险关系完全由投保人自主决定。

3. 保障范围不同 社会保险的保障范围一般由国家事先规定；商业保险的保障范围由投保人与保险公司协商确定，不同的保险合同下，被保险人所受的保障范围和水平不同。

4. 权利与义务对等关系不同 社会保险强调权利与义务对应关系，被保险人本人或代为缴费人必须履行缴费义务，但一旦缴费成为被保险人，其待遇水平与其缴费水平并不完全对等；商业保险主要表现为"多投多保，少投少保"的绝对对等关系。

5. 覆盖对象不同 社会保险的对象由法律规定，凡属法律规定范围内的对象必须参加，社会化程度很高；商业保险的对象范围比较灵活，依据市场预测自主确定，个人根据需要自由选择加入，其社会化程度低。

疾病导致的经济损失，除直接的医疗费支出外，还会出现间接经济损失，如因病缺勤引起的工资损失、交通费等。一些发达国家保险实践中不仅将医疗费用支出纳入保险补偿范围，也对疾病造成的间接经济损失进行补偿，还对分娩、残疾、死亡等也给予一定的经济补偿，有的还将保险范围拓展至疾病预防和健康维护费用，我们将这一类保险称为健康保险。相比较于医疗保险，健康保险的保障范围要大得多，因此建立健康保险，或者一个国家的保险制度从医疗保险转向健康保险，强有力的经济基础是不可缺少的支撑条件之一。

四、医疗保障与社会保障、医疗保险的关系

（一）医疗保障与社会保障的关系

根据上述定义，社会保障覆盖全体社会成员，为全体社会成员提供老年、遗属、残障、工伤、疾病及健康等共计9大类保障。作为抵御疾病与健康风险的一项重要制度安排，医疗保障是社会保障制度的一个重要的组成部分，在多数国家多层次医疗保障体系中占据主体地位的社会医疗保险制度，同养老保险、失业保险、工伤保险等共同组成了社会保障中的社会保险；医疗保障体系中的医疗救助制度也属于社会保障中社会救助制度范畴。

（二）医疗保障与医疗保险关系

医疗保障是以向全社会成员提供基本医疗保障为经线，以满足特殊医疗服务需求为纬线组成的安全网，因此从制度框架上来说，医疗保障不应当是单一的，而应当是多层次的、多种形式的、多样化的，这既是源于医疗保障基金筹资的多元化特点，也是为了满足不同收入阶层人群对医疗保障的现实需求。

医疗保险，不管是政府强制实施的社会医疗保险，还是私人市场的商业保险，均是医疗保障制度体系中不可缺少的组成部分，只是在不同国家的具体情境中，两类保险功能定位有所区别。譬如，在我国医疗保障体系中，社会医疗保险是医疗保障主体层，商业医疗保险则属于补充层，补充覆盖社会医疗保险没有覆盖的人群、医疗服务项目和药品种类等，立足于满足居民更高、更多样化的医疗服务需求。但我们也应当注意到，二者之间的这种相互关系并非绝对的。纵观国际医疗保障制度发展状况，各国由于政治、经济、文化、社会、历史等因素的差异，并非主体医疗保险制度均是社会医疗保险制度，比如美国的主体医疗保险制度就是商业医疗保险制度。

第二节　医疗保障的原则与构成

一、医疗保障的原则

尽管各国政府对医疗保障制度的理解、界定以及实践等方面存在一定差异，但医疗保障还是存在一些共同的一般原则，这些一般原则既是各国医疗保障建立和发展的经验总结，也是各国医疗保障国别特色存在的前提条件。医疗保障的一般原则包括以下几个方面。

（一）政府主导责任原则

现代医疗保障首先是一种政府责任，这种责任主要体现在国家通过立法制定一系列医疗保障制度的法律制度，相关政府机构在法律框架下，依法设计、规划、组织和实施医疗保障计划，并对医疗保障制度负有财政支持责任。建立和实行医疗保障制度，促进国民健康素质的提高是绝大多数国家的社会经济发展目标之一，各国政府都在医疗保障实践中承担了主导责任，尤其是在对弱势人群的医疗救助制度中，几乎承担了筹资与管理的全部责任。但强调医疗保障的国家主导责任，并不意味着可以完全用国家责任取代个人责任，医疗保障中国家责任与个人责任应当是平衡的，仅单独强调一方的责任不符合医疗保障基本原则。

（二）公民权原则

在现代社会中，享受医疗保障是公民基本权利——生命健康权的一种重要体现。1948年，《世界卫生组织宪章》首次倡导对健康权加以保护，世界上许多国家在宪法中对健康权进行了确认并采取了有效措施加以保障。我国从国家责任的角度对公民的健康保障作了规定，并通过实施包括医保制度在内的一系列的政策，保证健康权的逐步实现。《中华人民共和国宪法》规定："中华人民共和国公民在年老、疾病或者丧失劳动能力的情况下，有从国家和社会获得物质帮助的权利。"国家建立健全医疗保障制度正是为了维护这一基本权利。

（三）多层次与多种形式相结合原则

社会政策目标的多重性以及个人医疗服务需求的差异性等决定了医疗保障形式的选择必须遵循多层次与多种形式相结合的原则。根据国际实践，医疗保障制度体系中最核心的基本制度主要是两类：国家卫生服务制度与社会医疗保险制度，一个国家可以选择其中之一作为医疗保障的主体制度，并满足绝大多数国民的基本医疗服务需求。在此基础上，由医疗救助制度弥补基本医疗保障制度的不足，构成医疗保障体系中的最后一道防线，重点针对社会弱势群体的医疗保障问题。而各种卫生福利制度，企业或个人通过商业医疗保险等形式提供的保障措施等，是国家基本医疗保障制度的必要补充，有利于满足国民更高层次的卫生服务需求，并且将在未来的医疗保障制度体系发展中发挥越来越重要的影响。纵观世界各国，许多国家都存在多种医疗保障形式。

（四）筹资责任分担原则

任何一个国家的医疗保障制度都不可能完全依赖单一的筹资主体承担所有的筹资责任，应当建立合理的筹资责任分担机制。医疗保障制度的筹资主体主要有：国家、雇主和个人，此外还有社会慈善捐赠等。针对不同形式的医疗保障制度，各主体在其中承担的责任不同。基本医疗保障制度，如社会医疗保险的筹资责任主要在雇主和雇员，而选择国家卫生服务制度的国家，其筹资责任主要在政府，但也是在全体社会成员纳税的基础上。医疗救助制度的筹资责任也主要由政府承担，基本医疗保障制度之上的补充医疗保险则主要是依靠个人或者雇员和雇主共同承担。

（五）公平与效率相结合原则

公平和效率是社会经济政策与社会经济制度中永恒的话题。公平与效率相结合的原则是指医疗保障既要体现公平，又要兼顾效率。医疗保障的公平性体现在两个方面：一是筹资公平性，二是获得保障的公平性。筹资公平性是个人对医疗保障的筹资贡献应该根据其经济能力而定，支付能力低者应该承担更低的缴费责任或者免除缴费责任。保障公平性是针对享受医疗保障的机会与待遇水平而言的，包括机会均等与待遇标准均等两个层次。其中，机会均等是指任何人不管其个人特征、社会经济地位以及对医疗保障的贡献如何，均有同样的机会享受医疗保障；待遇均等是在机会均等的基础上，任何人不管其所患疾病如何，缴纳保费多少，所享受的医疗保障待遇标准是一致的。

医疗保障的效率可分为微观效率与宏观效率两类。微观效率主要表现在医疗保障资金的筹集、使用及卫生服务提供等方面。各相关筹资主体的积极性越高，医疗保障基金的筹集成本就越低，筹资效率就越高；医疗机构的服务提供行为越合理，医疗保障基金的浪费就越少，基金的使用效率就越高。宏观效率是指医疗保障基金投入产出的比较，通过医疗保障制度和运行机制的合理设计，在既定的投入水平下使产出水平最大化，包括覆盖人群最多、最高的补偿比例和最大范围的卫生服务覆盖等，最终实现健康产出的最大化。

（六）与经济发展水平相适应原则

医疗保障的发展应与经济发展水平相适应，实现两者之间的耦合协调。恰当的筹资水平，既可以充分发挥医疗保障的功能，让国民分享到经济增长的成果，享受到应该享有的福利水平，同时还可以稳定劳动力供给，为经济增长提供充足的健康人力资本，从而与经济增长之间形成良性循环。与经济发展水平相适应原则要求医疗保障的发展是渐进性的，不能一蹴而就，应当随着经济增长，分阶段、分步骤地实施，最终实现全部的医疗保障政策目标。

二、医疗保障制度的构成

从世界大多数国家的情况来看，医疗保障制度基本上是由国家医疗保障制度和补充性医疗保障措施两大类构成。前者由国家立法统一规范并由政府主导，一般包括基本医疗保障、医疗救助以及特殊人群的医疗保障制度，譬如，许多国家都为公务员、军人与特殊民族人口实行免费医疗服务制度。后者则通常是在政府的支持下由民间及市场来解决，一般包括企业补充医疗保险、慈善医疗救助、互助保障、个人及家庭保障等。

（一）国家医疗保障

1. 基本医疗保障制度　基本医疗保障制度是医疗保障的主体制度，也是核心制度。从目前世界各国的医疗保障实践来看，基本医疗保障制度主要有两种形式：社会医疗保险（social medical insurance）与国家卫生服务制度（national health system）。

这两种基本医疗保障制度的运行机制是不相同的，社会医疗保险是由政府通过立法推行，由社会组织或政府机构举办，强制某一群体将其收入的一部分作为医疗保险税（费）形成医疗保险基金，对被保险人因健康原因造成的损失提供补偿或为被保险人购买医药服务的一种社会和经济制度；国家卫生服务制度是指政府直接举办医疗机构，通过一般税收资金预算拨款给有关部门或医疗机构维持其运行费用，向全体国民提供免费或低收费的医疗服务的一种保障制度。

2. 医疗救助　医疗救助(medical financial assistance)是指国家和社会依据法律规定,面向社会弱势群体提供医疗援助的一项医疗保障制度,在现代医疗保障体系中具有不可替代的托底地位。尽管在多数国家的医疗保障体系中,医疗保险已经成为最重要的医疗保障形式,但医疗救助依然存在并且会长期存在,因为贫困现象会长久存在,孤、寡、残等弱势群体会长久存在,国家基本医疗保障制度的普遍规定不可能覆盖医疗风险给每个个体造成经济风险的所有情形。因此医疗救助在医疗保障体系中的托底地位不会改变。

在现代医疗保障制度出现以前,对社会弱势群体的医疗救助主要表现为一种社会行为,即民间或社会团体对救助对象的自发性救助,主要以自发性的募捐和其他慈善性活动的形式来表现,因此带有自发性或不确定性特点。在现代医疗保障制度出现以后,医疗救助通常被视为政府当然的责任或义务,因此表现为一种政府行为,由政府在相应的立法规范下实施,政府不仅对其负有直接的财政责任,也负有直接的管理与实施的责任。对于受助者而言,慈善救助与公民权利是不同的,因此,从民间慈善救助到政府医疗救助的转变,体现社会的进步和对人权的尊重。

(二) 补充性医疗保障

在各国的医疗保障体系中,除政府主导并由专门法律具体规范的基本医疗保障制度之外,往往还有一些非正式的医疗保障措施同时存在并发挥着相应的医疗保障功能,这些医疗保障措施总称为补充医疗保障,其"补充"是相对于"基本"而言的,主要包括:企业补充医疗保险、商业医疗保险、家庭保障等医疗经济风险分担形式和卫生服务提供的规定安排。

1. 企业补充医疗保险　企业补充医疗保险是企业根据自己的经济效益情况,在参加社会医疗保险的基础上,为进一步强化雇员抵御疾病风险的能力,自行采取的具有保障作用的措施。企业补充医疗保险是医疗保障体系的组成部分,对提高医疗保障水平具有重要的意义。企业补充医疗保险所需的资金可以由企业单独承担,也可以由企业和个人共同承担。政府的职责主要体现在,通过税收优惠对企业实施补充医疗保险给予财政支持,以鼓励企业积极承担这一补充医疗保险的职能。企业保障的实现形式是多样的,但大部分情况下,企业一般会选择购买商业保险的形式。

2. 商业医疗保险　商业医疗保险是指由当事人自愿缔结契约关系,投保人根据合同约定,向保险公司支付保险费,当被保险人因疾病造成损失时,保险公司根据合同的约定对被保险人给付保险金或代为购买医药服务的医疗保险。

3. 家庭保障　家庭保障虽然不是社会性医疗保障措施,但对于很多发展中国家,它又确实是国民一种重要的医疗保障机制。在此,家庭保障是指在家庭内部采取措施以承担疾病风险导致的损失。尽管家庭保障也是医疗保障体系中不可缺少的部分,但一个完善的医疗保障体系不应过多依赖家庭保障,这样不仅会增加家庭经济负担,还直接导致并加重社会的不公平。

第三节　医疗保障制度历史发展演进

医疗保障的原始形态和最初思想源于古老社会的济贫思想,但作为一种正式的社会经济制度,医疗保障有着一百多年的历史发展过程,同时仍在不断地发展。本节将从最初的萌芽、创立、发展以及后来的改革等几个阶段介绍医疗保障的发展历史。

一、医疗保障的萌芽时期

医疗保障最初萌芽于社会救济制度,我国与西方社会都具有悠久的社会救济传统。我国具有悠久的社会救济思想和实践传统,如早在春秋战国时期,诸子百家就提出有关社会救助的思想。我国古代政府也曾采取一些救济措施,如西汉政府建立常平仓,隋朝政府建立官仓,宋朝建有惠民仓、广惠仓、丰储仓等。并且还设立一些养恤措施,如施粥制度,以及在瘟疫流行时的救治和救济制度。

国外医疗保障制度的原始形态萌发于西方的救济传统。在中世纪欧洲的社会救济中,有三方面的力量扮演着重要的角色:①教会举办的慈善救济占有重要的地位。教会将其收入的一部分用于穷人的各种救济工作,并建立了许多救济院、医院、疯人院等机构。每个主教管辖区的主教负有对教区内穷人救济的责任,主教管辖区一般分成若干个牧师管辖区,由牧师对其辖区内的慈善事宜直接负责。②个人慈善救济发挥着重要的作用。一些有条件者特别是商人往往将自己的部分财产捐献给社会慈善事业,或者直接建立社会慈善机构。例如,1173 年,法国商人彼得·华尔多创办了著名的里昂济贫院。③中世纪晚期发展起来的行会组织也发挥了十分重要的救济作用。会员定期缴纳会费,行会筹资帮助生活困难或生病的会员渡过难关。行会章程对行会的社会救济职能作出了明确的规定。中世纪丹麦的一个行会规定:如果一个会员得了重病,就必须有两个会员在床边照顾,直到他脱离危险;如果去世了,会员必须把他送到教堂的墓地去埋葬。

1601 年英国政府颁布了历史上著名的《伊丽莎白济贫法》,标志着英国济贫法制度的正式建立。济贫法制度规定了对贫困人群的救济政策,其中就包括对患病者和身体不健全者提供救济和医疗服务。1834 年,英国颁布了《新济贫法》,《新济贫法》的主要特点是实行院内救济,贫困者必须进入济贫院才能获得救济,医疗救助的内容也扩大到提供生活救济金和医疗服务。新济贫法制度成为社会保险制度出现以前英国政府实施济贫的主要政策措施。

在这一时期,政策性救济措施在其他国家也开始推行。1763 年,瑞典政府颁布《济贫法》,规定各市镇当局应对贫困人口提供救济,并可征收济贫税,以保证救济工作的经费来源。1847 年,瑞典政府再次颁布《济贫法》,规定贫民享有要求救济的权利。1862 年,瑞典政府实行地方政府改革,对贫民实施救济的责任从由教会负责变为由地方政府负责,地方政府负有提供医疗关怀的责任。1788 年,德国城市汉堡设立中央办事处,综合管理全市的救济工作。基本救济原则是帮助人们实现自助,为失业者提供工作,将贫困儿童送往职业学校学习技艺,为患病者提供救治。1850 年,法国颁布《公共救济与预防法》,建立官方社会救济制度。

在这一时期,尽管没有形成专门的、独立的医疗救助的法律体系和制度安排,社会保障的人群也仅限于特定的贫困人群,但是在综合性社会救助中已经有了医疗救助的内容,可以看成是现代医疗保障制度的萌芽。

二、医疗保障的建立时期

一般认为,以 1883 年德国颁布《疾病社会保险法》为起点到第二次世界大战结束,为包括医疗保障在内的社会保障制度的建立时期。

德国是现代社会医疗保险的发源地,社会医疗保险是社会保障体系中出现最早的保险内容。德国的医疗保险制度的建立本质上是新历史学派主张国家干预社会经济生活、调节劳资矛盾政策的产物。作为工业化产物,社会保障制度首先在德国产生,而没有在当时工业化规模和对社会保障需求都远超过德国的英国产生,原因在于德国当时的社会结构有别于英国。在 19 世纪 70 年代后,德国产业资本壮大,无产阶级力量相当强大,而新兴的资产阶级则相对软弱无力,其内在矛盾开始显露,工人运动日益高涨。在这一历史条件下产生的新历史学派,主张国家应当直接干预经济生活,负起"文明和福利"的责任;提倡社会改良主义,主张实施社会立法;主张走调和劳资矛盾的道路以消除德国面临的社会问题。这些政策主张被德国当时的首相俾斯麦接受,并最终于 1883 年颁布了著名的《疾病社会保险法》。

《疾病社会保险法》是世界上第一部医疗保障法律,其颁布标志着用社会保险机制实现医疗保障的现代医疗保障制度的诞生。法案主要针对就业者,对工资劳动者实行强制疾病保险,费用由雇主承担 30%,雇员承担 70%,国家给予一定的补贴。雇员在疾病期间可以从保险基金中领取相当于工资的 50% 作为疾病津贴,但是领取疾病津贴的最高时限不能超过 13 周。该法案还规定,疾病保险基金由该项基金的公共法人管理,开始时可以利用共济会或互助会等组织来管理,随后建立起地方疾病保险协会和公共疾病保险协会进行管理。

自德国建立疾病保险基金后,医疗保险的思想广泛传播,许多国家先后颁布法律,建立了医疗保险制度。这一阶段,有 50 多个国家先后建立了医疗保险制度,并建立了健康、疾病以及诸如年老、残疾、生育、工伤、失业等相关法律,形成了一整套社会保险制度。1928 年,法国在全国范围内颁布了统一的《社会保险法》,包括对疾病、生育、死亡、残疾和老龄等风险的保障;1898 年和 1910 年,意大利分别颁布了《老龄残疾保险》和《生育保险》;1910 年,瑞典颁布了《疾病保险》,并在各地推行,直到 1947 年改变为国民健康保险制度;1911 年,英国颁布了《国民保险法》,明确实施健康保险制度。

医疗保障制度从欧洲逐步扩展到了其他地区。在亚洲最早建立医疗保险制度的国家是日本(1924 年),在美洲是巴西(1923 年)和智利(1924 年),在大洋洲是新西兰(1938 年)。

对医疗保障制度的普遍建立起到推动作用的还有两个因素:一是 1929—1933 年的全球经济危机,二是凯恩斯主义经济思想的诞生。1929—1933 年的世界性经济大危机给美国经济造成了严重的创伤,大批工厂倒闭,工人失业,失业人数达到全国工人总数的三分之一,六分之一的家庭靠救济金度日。1933 年罗斯福总统上台,为了摆脱危机,重振经济,缓和国内矛盾,美国实行了"罗斯福新政"。新政强调国家干预经济生活,其主要手段就是刺激社会总需求,其中社会保障制度是新政的一个重要组成部分。1935 年,美国通过《社会保障法》,以法律的形式将社会保障固定下来,标志着美国现代社会保障制度的诞生。在美国的影响下,阿根廷、墨西哥等国家相继建立起了社会保障制度。

凯恩斯的一般就业理论也是在 1929—1933 年的这一场经济危机中应运而生的。在凯恩斯的理论体系中,社会保障制度是国家干预经济的一种重要的手段,原因是,社会保障既可以刺激社会总需求,也可承担社会经济发展的内在稳定器的作用。凯恩斯主义经济思想一经诞生,直至 20 世纪 70 年代初期,长期成为官方制定经济战略与政策的主要依据,从而推动了社会保障制度的普遍建立。

这一时期的特点是许多国家建立了专门的医疗保障制度,各国建立起来的医疗保障制度在保障项目、覆盖率和保障水平等方面可能不同,有一个相同点是:保障都是非常有限的,保障的对象绝大多数局限于城市的产业工人及其家属,且主要涉及某些行业和特殊工种,保障水平仅限于补偿因疾病带来的直接利益损失。而且各保障措施大多呈分散状态,不成体系。

三、医疗保障的繁荣发展时期

在整个社会保障发展过程中,第二次世界大战是个分水岭。从第二次世界大战结束到 20 世纪 70 年代,是整个社会保障大发展时期,也是医疗保障繁荣发展时期。

这一时期的重要标志是英国 1948 年宣布建成世界上第一个福利国家。英国的工党是欧洲最大的民主党,1945 年工党当选为执政党,将其主张的福利国家的理论变为执政的纲领和现实的政策,根据贝弗里奇报告所确定的原则,颁布了一系列重要的社会立法,包括《国民保险法》《国民卫生保健法》《家庭津贴法》《国民救济法》等。其中,《国民卫生保健法》的核心内容是将全国医院实行国有化,并由国家对全民提供免费医疗。《国民卫生保健法》的实施标志着英国国家卫生服务制度的建立。这样,第二次世界大战后,英国不仅建立了更加完善的国民保险制度,而且建立了国民救济制度和国家卫生服务制度。加上原有的各种社会保障项目,英国就建立了一个为其国民提供"从摇篮到坟墓"全面保障的制度。

1946年，瑞典通过了新的《健康保险法》，1951年，建立起强制性健康保险制度，《强制性健康保险法》正式生效。1953年，法国颁布法令，将公共救济制度发展成社会援助制度。1954年，法国的普遍性社会保险制度扩大到残疾人、孀妇和战争孤儿，也分别建立了针对独立经营者、农业经营者的退休制度。1961年，法国开始实行农业经营者的疾病和生育保险制度，1966年，开始实行非农业经营者中自由职业者的疾病和生育保险制度。1970年，德国颁布法令，将强制性疾病保险制度的适用范围扩大到所有脑力劳动者和体力劳动者，1972年又将自耕农及其家属纳入强制性疾病保险制度。

总之，英国福利国家制度的建立对推动各国积极发展社会保障事业起到了巨大的作用。在英国之后，其他一些发达国家也先后宣布实施"普遍福利政策"，并宣布建成"福利国家"。尤其是20世纪50—60年代，世界范围内的经济繁荣，使得社会保障制度得到了扩张，各国都向劳动者提供与经济形势很好时相当的生活水平。1960—1975年，一些工业国的福利费用几乎增加了十倍。

1952年，国际劳工组织制定并通过《社会保障制度最低标准公约》（简称《公约》），对退休待遇、失业津贴、疾病津贴、医疗护理、工伤补偿、子女补助等所应遵从的最低标准都作了明文规定。虽然《公约》对任何国家都不具有实质的约束力，但它表明社会保障制度已经是一个全球化的事业。不但欧洲的发达国家，其他地区的国家也纷纷建立自己的医疗保障体系。

第二次世界大战以后，日本政府采取措施加快健康保险制度恢复与建设步伐。如改革健康保险的支付制度；调整健康保险制度与国民健康保险制度，推动二者合理发展；调整健康保险的缴费方式，确保基金稳定等。在此基础上，1958年，日本颁布新的《国民健康保险法案》，要求到1961年，在全国范围内基本建立"全民皆保险"的健康保险制度。

1946年土耳其开始实施《职工、职业病与妇女保险法》，建立起工伤保险和妇女保险制度。1950年，土耳其颁布《疾病与妇女保护保险法》，第二年又颁布了《残疾人、老年人和死亡保险法》。1965年，土耳其将上述各种社会保障立法合并成统一的社会保险法，建立起包括工伤事故保险、疾病保险、妇女保险、养老保险和残疾保险在内的社会保险制度。

在第二次世界大战以后，非洲国家民族解放运动热情高涨，为了缓和各种社会矛盾，殖民地宗主国不得不在非洲实行一些社会保障措施。如1959年，埃及制定了《医疗保险法》，1964年正式实施。

我国的医疗保障也是在这一时期建立的。1952年政务院发布《关于全国各级人民政府、党派、团体及所属事业单位的国家工作人员实行公费医疗预防的指示》和《国家工作人员公费医疗预防实施办法》，决定实施公费医疗制度。之后，公费医疗的适用范围逐步扩大。1951年，政务院颁布《中华人民共和国劳动保险条例》，1953年，劳动部颁布《中华人民共和国劳动保险条例实施细则修正草案》，逐步建立企业职工劳保医疗制度。

与医疗保障建立时期相比，医疗保障这一时期的繁荣发展主要体现在四个方面：一是世界上建立医疗保障制度的国家急剧增加；二是医疗保障的覆盖面和受益范围进一步扩大，有的甚至扩大到全民，保障内容涵盖从"摇篮"到"坟墓"各个阶段；三是医疗保障从最初的单一制度走向多元化的发展道路，各国的政治、经济和文化的巨大差异形成了不同的医疗保障制度模式；四是医疗保障的水平逐步提高，医疗保障开支占国内生产总值的比重显著提高，英国与北欧五国等福利国家就是典型的例子。

四、医疗保障的改革时期

20世纪70年代末以来，医疗保障进入改革时期。20世纪70年代，石油价格两次大幅度上升，国际金融体系瓦解，西方的"滞胀"现象出现，通货膨胀和失业都上升到大危机之后的最高水平，发达国家经济增长的速度慢下来,曾经使福利国家为之骄傲的社会保障制度,相对于它的经济增长来说,已经显得太过昂贵。与此同时,医疗科技的发展和人口老龄化等因素推动了医疗服务需求不断攀升,医疗费用快速增长。包括医疗保障在内的社会保障已经成为这些国家的负担,甚至是相当沉重的负担。一些福利国家的社会保障支出已经占到国家财政支出的一半以上,有些国家甚至到了需要举债来支撑社会福利制度的地步。欧洲共同体的各种社会福利支出占国内生产总值的40%左右,有些北欧国家超过50%。在这种经济背景下,产生了社会保障制度改革需要。

医疗保障改革的实践主要是开源节流,开源为开征社会保障所得税,提高总投保费率,增加社会保险费收入,对某些福利项目开始收费;节流为降低给付水平或减少给付的可得性。

首先实施福利政策的英国,对福利制度的改革也处在先锋的地位。早在20世纪70年代末,以撒切尔夫人为首的保守党执政时,就开始了改革。其指导思想是:首先,社会保障不应由政府包办,而应公私协作;其次,不能养成单纯依赖国家的"懒汉"思想,要鼓励个人用劳动争取福利。1991年后加快推进改革步伐,对国民健康服务的运营、组织、方法、权限等方面都做了彻底的改革。

德国自20世纪70年代末以来对医疗保障制度进行了一系列的改革。1981年颁布了《第一次医疗保险费用控制法案》,1989年颁布了《医疗改革法》,以建立保险与医疗机构的竞争机制,树立成本意识。之后在1993年、1997年又分别出台了几部关于医疗保障制度改革的法律文件,对医疗费用结算办法、补偿标准等进行改革,以控制医疗费用的日益增长。

过于慷慨的医疗保障给法国财政也造成了沉重的负担,1997年年初,法国政府出台了一项改革法案,核心内容就是将全年医疗保障预算分配到各地区医院,对医生行医、开药实行"配额制",不得突破。之后法国还进行了一系列的改革措施。

与欧洲发达国家不同的是,有一些国家因为不同的原因进行了医疗保障的改革。东欧各国由于经济体制发生了巨大变化,医疗保障制度也进行了相应的改革,纷纷从原来实施的国家医疗保险制度转变为社会保险制度。另外,亚洲的一些国家与地区由于进入了经济的快速发展时期,对医疗保障进行了改革,韩国与日本已经从组合式的医疗保障制度逐步发展为全民覆盖的制度。

当前各国医疗保障制度的改革仍在进行,将来还将继续进行下去,各国的改革原因或许不同,但都面临一个共性问题:医疗技术不断革新、人口老龄化和高龄化,带来的日益增长的医疗服务需求。因此改革的实践基本上都是遵循开源节流的思想,提高缴费水平,强化个人在卫生服务中的责任与义务。与此同时,建立多元化的医疗保障体系,不再依赖单一的制度来解决国民的卫生服务问题。

五、我国医疗保障制度的产生和发展

中华人民共和国成立以后,国家先后建立了多个医疗保障制度,经过几十年的发展,已经建立了以城镇职工基本医疗保险制度和城乡居民基本医疗保险制度为核心的多层次社会医疗保障体系。

城镇职工医疗保障制度发端于20世纪50年代,包括与就业相关联的劳保医疗制度和公费医疗制度。1951年政务院颁布《中华人民共和国劳动保险条例》,标志着劳保保险制度的建立。该制度为企业职工及其供养的直系亲属提供生、老、病、残、伤、死等方面的保障,其经费全额由企业按照工资总额的3%缴纳,具体到医疗保障部分的规定是,职工的诊疗、手术、住院和普通药费全部由企业承担,贵重药费、膳食和路费由个人承担,直系亲属的医疗费用企业承担一半。

公费医疗制度是1952年正式建立的,本质上是一项国家卫生服务制度。1952年政务院颁发《关于全国各级人民政府、党派、团体及所属事业单位的国家工作人员实施公费医疗预防的指示》,开始在全国范围内建立公费医疗制度,将公费医疗预防制度覆盖对象从革命根据地的公职人员扩展至全部的机关、团体和事业单位的国家工作人员和革命伤残军人,1953年扩展至大专院校的学生。公费医疗的经费由财政拨款,按照单位编制人数划拨给单位统筹使用。

随着社会发展与经济改革的不断深化，这两项制度的不足逐渐显现。为了更好地服务于经济改革，医疗保障制度改革拉开序幕，自20世纪80年代进入改革时期。20世纪80年代的改革措施主要是引入需方费用共担机制，并对医院采取一些费用约束手段。20世纪90年代随着经济改革的逐步深入，开始从制度层面进行城镇职工医疗保险制度的改革探索。首先是各地针对劳保医疗的种种弊端，自发进行改革探索，随后在1994年中华人民共和国国家经济体制改革委员会等四部委在江苏省镇江市、江西省九江市组织试点（史称"两江试点"）。在各地改革试点的基础上，1998年12月，国务院颁布《关于建立城镇职工基本医疗保险制度的决定》（国发〔1998〕44号），启动建立城镇职工基本医疗保险制度，标志着中国医疗保障制度正式由企业保障转入社会医疗保障制度。

进入21世纪，中国加快推进全民医疗保险制度工作，先后于2003年和2007年分别实施了针对农村居民的新型农村合作医疗制度和针对城市非就业居民的城镇居民基本医疗保险制度，并于2016年1月由国务院发布《关于整合城乡居民基本医疗保险制度的意见》，推进城镇居民医保和新农合整合，逐步在全国范围内建立起统一的城乡居民医保制度。

在推进基本医疗保险制度建立的同时，还积极推进城乡医疗救助制度的建立，分别于2003年和2005年建立了农村医疗救助制度和城市医疗救助制度。2015年《关于进一步完善医疗救助制度全面开展重特大疾病医疗救助工作的意见》发布，城乡一直独立运行的医疗救助制度整合成城乡医疗救助制度，并全面开展重特大疾病医疗救助工作。

经过几十年的发展，目前中国已经建立起较为完善的以城镇职工基本医疗保险和城乡居民基本医疗保险为核心，城乡医疗救助为托底，城乡居民大病保险、商业健康保险、公务员补充医疗、职工补充医疗保险、慈善捐赠、医疗互助为补充的多层次医疗保障制度体系，其中基本医疗保险制度的参保率稳定在95%以上，基本实现了全民医保目标。

2018年，国家医疗保障局组建，整合了人力资源和社会保障部、国家卫生和计划生育委员会、国家发展和改革委员会、民政部的医疗保障相关职责，理顺了医疗保障管理体制，破除了长期制约中国医保改革与发展的体制性障碍，推动医疗保障改革向纵深发展，并在短短几年内取得了较大进展，主要体现在以下几个方面。一是推进支付方式改革，加大按疾病诊断相关分组（DRG）付费和按病种分值（DIP）付费的试点力度，并探索紧密型县域医共体支付方式改革，初步基本形成在总额预算管理下的多元复合的医保支付体系；二是推动药品、耗材集中带量采购和创新药国家谈判机制的常态化，降低了人民群众的用药负担，提高了对创新药的可及性；三是建立医保待遇清单制，着力解决医保待遇不充分不均衡问题，推进国民医疗保障权益的公平；四是改革职工个人账户制度，2021年4月，国务院颁布《关于建立健全职工基本医疗保险门诊共济保障机制的指导意见》，将门诊费用纳入职工医保统筹基金支付范围，改革职工医保个人账户，建立健全门诊共济保障机制；五是加大基金监管力度，开展反医保欺诈专项行动，取得显著效果。2021年2月，国务院颁布《医疗保障基金使用监督管理条例》，标志医疗保障基金使用监督管理走向法治化。

第四节　医疗保障学研究

一、医疗保障学的定义

在迄今为止的文献中，我们并没有发现对"医疗保障学"的科学界定。传统认为，"学"是指在经过周密论证的知识体系之下，去进行论证和诠释并且已经完成了的知识体系。显然，医疗保障作为一门新兴的学科领域，并不具备这一条件，但我们认为，医疗保障研究涉及医学科学、经济学、社会学、政治学、管理学以及人口学等众多学科，不同的学者从不同的专业角度展开研究，对医疗保障有着不同的认识与理解,因此很难将其划归某一学科,应当将其视为一门多学科交叉的、根据发展实践不断探索完善的新兴社会科学。

在上述理解的基础上,本书将医疗保障学定义为:运用多学科的理论和综合研究方法分析医疗保障问题,揭示医疗保障发展与制度运行中一般规律的新兴交叉学科。将医疗保障作为一门独立的学科领域来发展,可以打破原有分割式的研究现状,有利于医疗保障理论全面、系统地发展。

虽然在不同的国家以及不同的历史时期,医疗保障问题的表现有所不同,但医疗保障产生至今,如何保证全体国民及时、公平享有基本医疗服务,并不会因此造成严重的经济负担,以及如何实现医疗保障的供给效率是医疗保障的两大基本问题,这两大基本问题也构成了医疗保障学的研究对象。具体来讲,医疗保障学的研究内容主要是围绕如下几个问题展开:医疗保障思想、医疗保障基础理论、医疗保障对象、医疗保障组织与供给、医疗保障的实现方式、医疗保障制度和医疗保障政策等。

二、医疗保障学与其他学科的关系

各个学科之间的交叉互融是当代社会科学发展的显著特征。医疗保障学作为一个典型的交叉学科,其产生与发展既受到保险学、社会保障学、人口学、福利经济学、政治学与伦理学等社会科学的影响,也与医疗卫生领域的卫生经济学、卫生管理学、社会医学、临床医学、药学等学科密切相关。本书将重点介绍社会保障学、保险学、卫生经济学与医疗保障学之间的关系。

(一)医疗保障学与社会保障学

社会保障学是主要研究人类生命周期中生、老、病、死等各类风险及其相应的制度安排的一门学科,作为研究如何应对疾病风险的医疗保障学,一般被归入社会保障学的范畴。医疗保障本身是社会保障制度的一个重要的组成部分,医疗保障中的社会医疗保险、医疗救助也分别属于社会保障的社会保险和社会救助的重要组成部分。因此社会保障学的基础理论、基本原理及政策制定的具体技术方法等均构成医疗保障学的重要依据。如社会保障研究中关注的公平与效率关系、制度实施对劳动力市场与经济增长的影响等基础性理论问题,不仅本身也是医疗保障学研究中的重要基础理论问题,同时也指导着医疗保障制度的设计理念和价值主张;社会保障关于筹资、支付、基金管理等方面的基本原理为医疗保障学提供了重要参考依据;社会保障实践中的很多技术方法,如关于救助对象界定的目标定位法等,也同样适用于医疗保障实践。

(二)医疗保障学与保险学

保险是利用"单一风险发生具有不确定性,但是总体风险事故发生具有可测定性"的特征,利用大数法则和精算技术为人们提供一种风险管理机制。保险学则是一门研究保险及保险相关事务运动规律的经济学科。保险学的风险管理理论、大数法则和费率精算等有关理论和技术也是医疗保障学需要遵循的,二者之间在基本原理和技术手段方面存在共通之处。

另外,随着互联网技术、金融科技等不断发展和衍生,不仅是保险的商业模式在持续创新,在保险经营方面,基于各种大数据、网络、区块链、地理信息等技术,从产品开发到定损和理赔的整个保险链条均在不同程度地出现技术和服务的创新。这些实践领域涌现出来的创新,如创新药领域出现的"保险 + 药品"模式、"保险 + 药品 + 服务 + 家庭成员保障"模式等,在推动保险学理论的发展的同时,也将推动医疗保障支付的理念、原理和技术的拓展。

(三)医疗保障学与卫生经济学

卫生经济学应用经济学的原理与方法,研究卫生系统在提供卫生服务时发生的经济关系与经济活动,从而以最优的方式筹集、分配和使用卫生资源,达到卫生资源使用的效益最大化。医疗保障学中关于医疗保险的基本理论、原理与方法的研究通常也被归入卫生经济学的一个分支,国内外的卫生经济学教科书中几乎均有专门的章节讲述医疗保险相关理论。

医疗保障学与卫生经济学之间存在很大的交叉性。卫生经济学是直接研究卫生资源合理配置的科学,目的是最大限度满足国民对卫生服务的需求,医疗保障学研究具有相同的目的,但在医疗保障学视角下,医疗保障学通过研究待遇水平、支付方式等各种政策参数的组合,间接引导卫生资源的合理配置。要满足国民对卫生服务的需求,涉及卫生系统的筹资和服务提供,卫生经济学研究不仅涵盖筹资,也涉及卫生服务提供过程中资源利用效率问题。医疗保障学的核心课题也是资金的筹集,二者之间的差异在于:卫生经济学研究的是整个卫生系统的资金筹集,医疗保障学更多是聚焦于需方维度的医疗费用的筹资问题。

三、医疗保障学的研究内容

作为一门学科,医疗保障学不仅要揭示医疗保障产生与发展的一般规律,而且还应该为医疗保障制度设计提供理论依据,使得医疗保障制度不仅能保持自身的健康可持续发展,而且能与本国的社会、经济乃至文化协调发展。因此,医疗保障学研究内容主要包含以下几个部分。

(一)医疗保障的基础理论

这一部分不仅包括医疗保障的基础性概念和基本范畴,还应当包括公共经济学、福利经济学、卫生经济学、福利社会学等和医疗保障相关的知识体系,这些构成了医疗保障学的理论基石。这部分内容主要包括:医疗保障的内涵、性质、特点、原则与作用,医疗保障的发展史,医疗保障的理论基础,医疗保障体系等内容。

(二)医疗保障的基本原理

这一部分主要研究对医疗保障实践有着普遍指导意义的基本原理与方法,如医疗保障基金筹集与配置、医疗保障基金测算、医疗保障费用支付与控制、医疗保障基金运行与管理、医疗服务提供与监管、医疗保障评价等。

(三)医疗保障制度理论

这一部分主要研究医疗保障的基本类型及其运行规律,包含医疗保障的实现形式与具体的制度内容。医疗保障的基本类型主要包括:国家卫生服务制度、社会医疗保险、商业医疗保险、储蓄医疗保险、医疗救助与社会慈善、补充医疗保险等。

(四)医疗保障的医疗服务管理

这一部分研究内容包括四个方面:一是医疗保障的保障范围和标准,如国家基本医疗保险的医疗服务诊疗项目、药品目录、医疗服务设施标准的确定,以及相应的管理办法;二是医疗机构的监督管理,如定点医疗机构和定点药店的确定与评价,机构行为的监督、管理与规范;三是对参保人就医行为的引导、监督和规范;四是医保、医疗、医药联动高效的高质量协同发展机制与路径。

(五)医疗保障的信息管理系统

这一部分主要研究医疗保障的管理信息系统,探讨如何有效利用现代信息技术提高医疗保障的监督管理和系统运行的效率,如信息系统的功能确定、结构设计、系统维护、运行管理、人员配备、智能监管,信息系统与外部其他系统的衔接与共享、数据安全,等等。

(六)医疗保障的政策、法律与法规

这一部分研究医疗保障的立法、政策制定和实施,探讨如何利用国家、政府和法律的力量规范和维持医疗保障的正常运行,对促进医疗保障的法治化管理具有重要的意义。

四、医疗保障学的研究方法

医疗保障问题的复杂性和医疗保障学科的多学科交叉,决定了医疗保障学的研究方法需要在立足现实的基础上,借鉴相关学科的研究方法,从发展的、开放的角度出发,选择合适的研究方法。

（一）比较研究法

比较研究法可以理解为根据一定的标准，对两个或两个以上有联系的事物进行考察，寻找其异同，探求普遍规律与特殊规律的方法。比较研究法现已被广泛运用于科学研究的各个领域。

医疗保障研究中常用的是横向比较与纵向比较。横向比较就是对空间上同时并存的事物的既定形态进行比较。对医疗保障进行国别或地区间的横向比较能够挖掘医疗保障在不同国家或地区的共性与个性，并且探寻不同国家或地区间的历史背景、文化、经济水平、政治制度、卫生政策等与医疗保障发展之间的关系。纵向比较即时间上的比较，就是比较同一事物在不同时期的形态，从而认识事物的发展变化过程，揭示事物的发展规律。对医疗保障发展进程进行纵向比较是发现医疗保障规律、实现医疗保障知识体系化的基础。

（二）调查研究法

医疗保障问题是具有很强的现实性和实践性的，因此在医疗保障学的研究方法上应当强调面向实践，即要面对处于实际运作过程中的医疗保障实践及与其相伴而生的各种问题与现象。调查研究法是采用自填式问卷或结构式访问的方法，系统地、直接地从调查对象那里收集资料，并通过对资料的统计分析来认识现象及其规律的研究方法。它直接面向人群，是一个典型的面向实践的研究方法，便于收集到第一手资料，因此它也是医疗保障研究中最常用的一种研究方法。

医疗保障研究中采用的调查研究方法是多学科调查方法的应用，包括流行病学调查方法、人口调查方法、卫生服务调查方法、社会学调查方法、市场调查方法等。这些调查方法按调查范围可以分为：普查、重点调查、典型调查、个案调查和抽样调查。其中，典型调查与抽样调查运用比较多。

（三）实验研究法

所谓实验研究是指按照特定的研究目的与理论假设，通过控制和操纵一个或多个自变量并观察因变量的相应变化以检验假设，探讨现象之间因果关系的一种科学研究方法。原是自然科学研究的基本方法之一，后被引入社会科学研究中。

医疗保障制度涉及的内容广泛、主体众多，因此从制度建立到具体每一项政策措施的出台，除了采用上述研究方法进行研究之外，有时还需要开展社会实验研究。在社会实验研究中，类似疾病防治方案的现场研究（设有试验组和对照组）比较少见，比较常用的是试点研究。例如：20世纪90年代的镇江与九江的城镇职工医疗保险改革试点，2003年实施的农村新型合作医疗试点，2007年实施的城镇居民医疗保险试点，2012年实施的城乡居民大病保险试点，2005年和2007年实施的农村和城市医疗救助试点，以及2017年按疾病诊断相关分组（DRG）付费试点等。开展社会实验研究不仅可以验证研究方案的正确性与可行性，而且可以进行新的运作模式、管理措施等的探索。

思考题

1. 简述多层次医疗保障的构成。
2. 社会医疗保险与商业医疗保险的主要区别是什么？
3. 各国医疗保障制度的改革当前正在进行，将来还将继续进行下去，但各个国家改革面临不同的问题。你认为当前中国医疗保障制度主要面临什么问题以及如何改革？

（姚　岚）

第二章　医疗保障体系及运行

医疗保障体系（medical security system）指各国建立的用以保障公民健康权,通过多个项目来实现居民的医疗服务可及性,保障和促进居民健康的一整套制度体系。本章将从医疗保障体系所涉及的主体及基本结构入手,通过介绍医疗保障实践中的多种类型的医疗保障制度,进而分析医疗保障体系不可或缺的组成部分。在建立和完善医疗保障体系的过程中,必须考虑制度变革对相关利益结构的调整,既要保证其基本方向和目标,又要选择各方面可以接受的具有现实基础的政策设计作为改革的初始方案,保证医疗保障体系有效运行。

第一节　医疗保障体系的主体及基本结构

医疗保障的整个运行过程是由多个制度、多个方面、多个要素相互联系,相互作用而形成的一个有机整体。这个有机整体一般由医疗服务供给主体、医疗服务需求主体、医疗服务筹资主体以及政府四方组成。通常医疗保障体系可以被抽象地看作一种资源的交换和转换机制,医疗服务供给方向患者提供所需的医疗技术服务和医药物品,患者或第三方付款人为此支付医疗费用。

一、医疗保障体系概述

（一）医疗保障与健康保障

医疗保障是指当社会成员出现因疾病、负伤、生育风险时,由社会提供必要的医疗服务和物质帮助来保护其生命和健康权利的一种制度安排。与医疗保障有关但又有所区别的另一概念是健康保障,它所保障的内容不仅是与减少医疗服务利用障碍有关的项目,而且还包括了预防、保健、康复服务的保障以及其他维护和促进健康的相关保障（如补偿因疾病损失的工资收入等）,即一种减少卫生服务利用障碍以及促进健康的保障,医疗保障只是健康保障系统中的一个重要组成部分。但是,由于健康本身是一个具有发展性和相对性的难以操作化的概念,且影响健康的因素广泛存在,因而人们很难界定健康保障的内涵与外延。所以,理论上健康保障应该是与健康有关的保障,即通过健康保障达到保护生命和健康不受侵害的目的,但在实际中很难给出健康保障的操作性定义。在某种意义上,健康保障应该是更高层面的目标。从目前各国在此方面的实践看,只有少部分经济发达的国家提供了不同类型的健康保障项目,对于大多数国家（包括我国）,在资源有限的情况下,目前只能提供基本的医疗保障。

（二）不同类型的医疗保障体系模式

社会医疗保障体系作为社会保障体系中的一个重要组成部分,其分类方式也有多种。常见的有按照理论来源分类、按照筹资模式分类、按照覆盖人群分类、按照承担责任分类。也有其他分类方式,如按照保障的层次分类和按照参加医疗保障项目的自愿性分类。（图2-1）

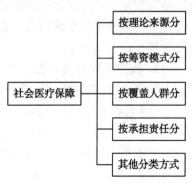

图2-1　医疗保障体系图

1. 按理论来源分类　在理论界,医疗保障体系按照所依据的理论基础不同,通常被分为俾斯麦模式、贝弗里奇模式和谢玛什科模式等。

（1）俾斯麦模式：俾斯麦模式的理论来源为德国新历史学派的社会政策观点。新历史学派反对传统古典经济学派关于"中性税收"的理论和政策,主张国家推行更为积极的社会税收和政策,即政府应该扩大各项政策的干预范围,主张通过一定的政策设计实现部分社会目的,改变国民收入分配,认为只有通过政策改变财产、所得分配的不公正的情况,才能缓解社会各阶层的矛盾,形成稳定经济发展所必需的社会秩序。在这套理论的基础上,德国在"铁血宰相"俾斯麦的推动下,通过了世界上第一部现代意义的医疗保障法《疾病保险法》,建立了世界上第一个社会医疗保险制度。它具有三个特征：第一,社会医疗保险的资金原则上来自雇主和雇员；第二,社会医疗保险待遇的享有以参保并依法履行缴费义务为前提；第三,社会医疗保险经办机构一般属于具有公法性质并进行自我管理的独立法人。因此,国际理论界往往将各国参照德国制度建立的各式社会医疗保险项目称为俾斯麦模式。

（2）贝弗里奇模式：贝弗里奇模式的理论基础源自素有"福利国家之父"之称的英国经济学家贝弗里奇的报告《社会保险和相关服务》,这份报告不但对医疗保障也对社会保障具有巨大的推动作用。贝弗里奇报告继承了福利经济学的思想,从英国现实出发,指出贫困、疾病、愚昧、肮脏和懒惰是影响英国社会进步、经济发展和人民生活的五大障碍,并据此提出政府要统一管理社会保障工作,通过社会保障实现国民收入再分配的建议。该报告的核心是把社会福利作为一项社会责任确定下来,通过建立一套以国民保险制为核心的社会保障制度,使由于各种原因达不到国民最低生活标准的公民都有权从社会获得救济。它改变了传统的救济贫民的"选择性"的原则,提倡"普遍性"原则。报告设计了一整套"从摇篮到坟墓"的社会福利制度,其中重要的一项是提出建立全方位的医疗和康复服务。基于贝弗里奇报告,英国工党政府在1948年通过《国家健康服务法》,遵循"享有医疗保障是公民的一项基本权利,国家有义务为全民提供免费、平等的卫生服务"等理念建立了英国的国民健康服务（national health service,NHS）体系。NHS的特征有：所有非营利医院都收归国有；除急诊外,任何患者住院必须由全科医生予以转诊；全民享有免费或低费医疗；以政府税收作为制度的主要筹资来源；卫生资源配置、医疗服务价格主要由政府调控。随后,这种国家卫生服务制度被许多国家借鉴,北欧诸国、南欧等国以及部分发展中国家都相应建立了这种国家卫生服务制度,学术界常常将这种医疗保障模式称为贝弗里奇模式。

（3）谢玛什科模式：这一模式源于苏联建立后,基于当时国家恶劣的卫生医疗情况,时任苏联人民公共卫生委员会主席的尼古拉•谢玛什科提出了一系列卫生医疗体制改革的基本原则,包括：为全体公民提供免费享有的卫生医疗服务；提供优质和专业的医疗服务；提供预防社会疾病的通道；紧密联系科学和医疗实践；提供一整套健康促进、治疗和康复的卫生医疗服务。基于这些原则,苏联建立了一个基于计划经济体制的向全体公民免费提供卫生服务的医疗保障体系。这一医疗保障制度在苏联的前几个五年计划中表现出色,快速改善了苏联的卫生医疗状况。之后随着国际共产主义运动的蓬勃发展,这种医疗保障模式也被诸多国家采用,如捷克斯洛伐克、波兰等原华沙条约组织国家都曾采用过这一医疗保障模式。在学术界,这一模式也被称为谢玛什科模式。

2. 按照筹资方式分类　医疗保障项目按照筹资方式不同,大致可以分为税收筹资、社会医疗保险费筹资、私营医疗保险费筹资和健康储蓄账户筹资四类。

（1）税收筹资的医疗保障项目：这种医疗保障项目以税收为主要筹资来源,但是税收的种类各式各样,既有直接税和间接税等不同收取方式的税收；也有中央税和地方税等不同层面的税收以及一般税和契约税等不同类型的税收。税收往往是实行国民健康服务的医疗保障体系的主要筹资来源,也是实行其他医疗保障体制国家医疗保障筹资的补充来源。例如：英国、葡萄牙、西班牙、波兰、希腊都是以国家税为主要筹资来源；丹麦、芬兰、挪威、瑞典、意大利和保加利亚则以地方或地区性税收为主要筹资来源。

（2）社会医疗保险费筹资的医疗保障项目：社会医疗保险费并不依据个体的风险水平征收，而是由相应政府机构或与政府关系紧密的机构依据个人收入情况按照一定比例予以征缴，具有按缴费主体缴费能力征收的特点，这种保险费通常是强制的，并且都由雇主和雇员分担。社会医疗保险费的征缴机构可以是单一的国家健康保险金，以克罗地亚、爱沙尼亚、匈牙利和斯洛伐克等国为代表；也可以将这种征税责任赋予独立的医疗保险基金、国家健康保险基金的地区性分支机构、地区或职业性医疗保险基金和保险协会等。

（3）私营医疗保险费筹资的医疗保障项目：以私营医疗保险费筹资的医疗保障项目在各国的作用不同，在部分国家是主体医疗保障制度筹资来源，如美国；在大部分国家这种筹资方式的项目只是主干医疗保障项目的有益补充，例如欧洲私营医疗保险大致可以分为替代型、待遇补充型及选择内容补充型私营医疗保险三种。

（4）健康储蓄账户方式筹资的医疗保障项目：以健康储蓄账户方式筹资的医疗保障项目，是通过设立专门的健康储蓄账户，由个人或家庭定期存入一定份额的资金，当个体及其家庭遭遇疾病时，由该健康储蓄中所积累的资金支付医疗费用。以这种方式筹资的主要目的是避免道德风险和私营医疗保险市场的逆向选择，但是其具体成效在学术界存在争议。在国际实践中，新加坡是典型的将这一项目作为强制医疗保障项目的国家；美国的私营医疗保险市场也存在程度有限的健康储蓄账户计划。

3. 按覆盖人群分类

（1）覆盖劳动群体的医疗保障项目：覆盖劳动群体的医疗保障项目指主要为处于劳动状态的人口提供医疗保障待遇的医疗保障项目，部分覆盖劳动人口的医疗保障项目也为劳动人口的直系家属提供医疗保障。劳动群体遭遇疾病风险的可能性较一般群体更高，因此，最初的医疗保障项目大都以劳动群体为保障对象。从国际实践上看，发展中国家的医疗保障项目大都以劳动群体为主要保障对象。

（2）覆盖非就业群体的医疗保障项目：覆盖非就业群体的医疗保障项目主要为处于非劳动就业状态群体提供医疗保障待遇。这种医疗保障项目统筹是覆盖劳动群体的医疗保障项目的重要补充，主要为低收入群体或弱势群体等由于各种原因无法劳动的群体提供医疗保障待遇，例如：我国的城镇居民基本医疗保险制度；美国为老年人提供保障的医疗救助（medicare）项目和为低收入群体提供保障的医疗救助（medicaid）项目。

（3）覆盖特殊人群的医疗保障项目：这种医疗保障项目主要以特殊群体为保障对象，通常指军人、警察、公务员等群体。从医疗保障国际实践上看，一些国家为保障国家职能的顺利实现，为关系到国家安全的人群提供专有的医疗保障计划，例如：美国建立了联邦政府负责筹资的向现役和退伍军人及其家属提供医疗保障待遇的军人医疗计划；其他国家也为警察、公务员、军人等特殊群体提供国家负责筹资、待遇水平更高的医疗保障计划。

（4）覆盖全民的医疗保障项目：这种医疗保障项目以全体公民为保障对象。在国际实践中，实行国家卫生服务体系和实行社会医疗保险体系的发达国家基本上都已实现医疗保障的全民覆盖。

（5）覆盖群体按照行业或职业划分的医疗保障项目：覆盖群体按照行业或职业划分的医疗保障群体项目是以群体所处的行业和职业状态决定是否符合项目覆盖资格的医疗保障项目。例如日本专为海员群体设立的海员医疗保险计划。

4. 按政府、市场和社会承担的责任进行分类

（1）政府直接举办的医疗保障项目：这类项目是指由政府直接管理和经办的医疗保障项目。政府直接举办的医疗保障项目大致有两种：一种是国家健康服务医疗保障项目，如英国、加拿大和澳大利亚等国的医疗保障项目；另一种是覆盖特殊群体的医疗保障项目，这既包括覆盖公务员、军人、警察等国家工作人员的医疗保障项目，也包括覆盖老年人群体、低收入群体、弱势群体等特殊群体的医疗保障项目。政府直接举办的医疗保障项目带有明显的福利色彩，其实现方式主要是通过建立公立医疗服务机构，向上述人群直接提供免费或费用较低的卫生医疗服务；或由政府出资向医疗服务机构购买相应卫生医疗服务，上述群体到相应医疗服务机构享受服务。在这种体制下，政府既是医疗保障项目的筹资人，又是医疗服务的提供者。

（2）政府扶持、社会举办的医疗保障项目：政府扶持、社会举办的医疗保障项目，是指主要由社会负责兴办的医疗保障项目，政府在医疗保障项目运营和管理中并不承担主要责任，而仅仅履行扶持医疗保障项目发展和运行并监督相应社会组织行为的责任，例如中国的惠民保是商业保险参与多层次医保体系的制度创新；比较典型的还有德国、法国、日本和韩国的社会医疗保险项目。在这种项目中，政府的责任主要是制定社会医疗保险相关的制度规定，保障参保人、医疗保险机构以及医疗服务机构的合法利益，一般不提供保险资金或只给予一定份额的资金补贴。具体保险业务由非政府部门或医疗保险基金管理机构负责经办，这类机构通常受公法而非私营约束。

（3）政府监督、市场运作的医疗保障项目：政府监督、市场运作的医疗保障项目，是指医疗保障项目的运行和管理主要交由市场实现，通常市场机制提高项目运行的效率和结果，而政府只是负责监管市场，减弱乃至防止市场失灵情况的出现。例如大部分国家的自愿依赖保险项目，其中最为典型的是美国的私营医疗保险项目和各国的自愿补充医疗保险项目。在这种医疗保障项目中，政府的责任主要是制定法律法规和市场规则，监管保险市场，保护保险人和被保险人的合法权益，政府不承担保险契约范围内的任何经济责任。医疗保险公司按照市场规则经验管理，并和投保人共担风险。以这种医疗保障项目为主体保障项目的国家，也多建有政府直接举办的医疗保障项目作为补充，防止严重市场失灵现象的出现。

（4）政府引导、个人自保的医疗保障项目：政府引导、个人自保的医疗保障项目形式，最典型的是新加坡的健康储蓄账户项目。在这种制度下，政府要求国民为自己的健康负责，往往通过立法建立保障个人及其家庭健康的强制性储蓄账户，要求雇主或雇员定期存入部分资金。

5. 其他分类方式

（1）按保障的层次分类：按照医疗保障项目的保障层次进行分类，大致可以分为基本医疗保障项目和补充医疗保障项目。

1）基本医疗保障项目是指保障国民基本健康权的医疗保障项目。通常是该国的法定医疗保障项目，由政府承担主要的供给责任。这些项目为覆盖群体提供基本的医疗卫生服务。基本医疗保障项目所包含的医疗卫生服务内容，通常基于循证医学并经过严格的成本效益分析而选定，是最经济有效的医疗卫生项目，通常不包括各种罕见疾病、美容、牙科等卫生诊疗项目。同时基本医疗保障项目往往不是全面补偿项目，而是部分补偿项目，要求个人承担一定份额的医疗费用。

2）补充医疗保障项目是指为了弥补基本医疗保障项目所提供的医疗保障待遇水平、内容甚至自主选择性等方面的不足，通常由市场提供、个人自愿参加的基本医疗保障项目以外的项目。该医疗保障项目的供给主体通常为各式各样的营利和非营利的健康保险组织，例如商业健康保险组织、互助保险基金等组织；在部分国家，政府也提供部分补充医疗保险项目。

（2）按照参加医疗保障项目的自愿性分类：按照参保者是否自愿参加医疗保障项目进行分类，可以分为强制医疗保障项目和自愿医疗保障项目两种。

1）强制医疗保障项目是指国家通过立法，强制相应保障群体必须参加的医疗保障项目。强制医疗保障项目多由政府承担主要筹资和监管责任，符合标准的人群必须参加，如不参加将受到相应惩罚，通常是一国的法定医疗保障项目，如国家卫生服务、社会医疗保险等。

2）自愿医疗保障项目是指个体可以依据自身个性需求而自愿选择是否参加的医疗保障项目。通常为各种私营医疗保险计划，也有部分国家的医疗保障计划为自愿参加，例如我国的新型农村合作医疗。

二、医疗保障体系的主体

医疗保障的整个运行过程是由多个制度、多个方面、多个要素相互联系、相互作用而形成的一个有机整体。这个有机整体一般由医疗服务供给主体、医疗服务需求主体、医疗服务筹资主体以及政府四方组成。通常医疗保障体系可以被抽象地看作一种资源的交换和转换机制，医疗服务供给方向患者提供所需的医疗技术服务和医药物品，患者或第三方付款人为此支付医疗费用。

（一）医疗保障筹资方

在消费者直接付费的方式中医疗保障的付款者为患者及其家庭，而在现代医疗保障体系中通常由第三方主体来支付医疗费用，这一主体在社会医疗保险体系中为健康基金或疾病基金，在国家卫生服务体系中为各级政府，在私营医疗保障体系中为各类私营医疗保险机构。这类机构往往负责管理通过各种方式征集来的医疗保障基金，并为参保者或享有者所消耗的医疗服务付费。简言之，就是负责医疗保障筹资并负责为享受医疗保障的群体支付医疗费用的一方。

（二）医疗保障供给方

医疗保障的供方指由医疗保障管理部门认可并与之签订医疗服务提供合同的各类与诊治疾病有关的医疗、护理、药剂等服务的提供者，包括个人和机构，即各类医疗机构及各种执业医师、各类药店及各种执业药师。广义的医疗服务供方还包括提供各种公共卫生服务的卫生机构和人员。

（三）医疗保障需求方

医疗保障的需方指医疗服务的需求者，包括对城市、农村人群的全覆盖，惠及机关、事业、企业单位职工，灵活就业人员，城乡居民，大学生，中小学生，儿童等全体公民。其主体是医疗保障覆盖群体中因罹患疾病需要消费医疗服务抵御疾病的群体，即患者。当然，在某种提供健康促进和健康教育服务的医疗保障体系中，这一群体也可能包括健康人群。

（四）政府

由于市场失灵和医疗保险系统中存在一些问题，政府的作用尤为突出。随着现代医疗保险制度的建立、发展和完善，政府逐渐参与到医疗保险市场中，并以经济、行政等手段进行干预和调节，维护公民的健康水平和医疗福利待遇。政府是社会政策的制定者和社会事务的管理者，在医疗保险领域同样也应发挥作用。

三、医疗保障体系的基本结构

（一）供需双方结构

在医疗保障体系中存在多种两方结构的医疗保障项目。现代医疗保障制度形成之前，患者和医生的关系是最原始的两方结构：医生为患者提供服务，患者直接支付医疗费用。其后随着医疗的发展，一种新的两方结构——先付制医疗保障模式出现，最为典型的是"蓝盾"和"蓝十字"所提供的医疗保障服务。这一结构中只有需方（患者）和供方（医疗服务提供者），即由相应参保群体向医生（医院）预先支付一定的费用，医生（医疗服务机构，通常为医院集团或医生联合体）承诺在参保者生病后为他们提供一定量的医疗服务，而患者获得医疗服务不需要再支付任何医疗费用。医疗服务提供者既是供方也是保险人，构成了保险人与被保险人之间的直接双向经济关系，在这种两方构成的医疗保险模式中，供方（医生和医院）向需方（被保险人）提供的不是费用补偿，而是服务补偿。

在学术界，国民健康服务模式通常也被认为是一种两方结构。这种观点认为国民健康服务中医疗服务筹资者和医疗服务提供者都为政府，整个医疗保障体系中只有政府和国民两个主体。

政府为医疗保障制度筹资并提供医疗服务供给，国民通过向国家医疗保障系统缴税从而获得享受医疗服务的权利，国民患病后到医疗服务机构免费或低价接受医疗服务。

（二）三方结构

随着保险业的发展，私营医疗保险的出现带来了新的三方结构，即产生了专业的医疗保险机构。这种结构下，个体通过向保险机构缴纳保险费获取在患病后从保险机构得到医疗费用补偿的权利，医疗保险机构与医疗服务提供方之间没有直接的经济关系，而是通过医疗服务的需求方发生间接的关系。许多国家和地区的私营医疗保险项目多是这种三方结构。

社会医疗保险项目也是一种典型的三方结构。社会医疗保险管理部门负责筹集并管理项目所需的资金，监督签约卫生医疗服务机构和患者之间的诊疗行为、结算和报销费用；医疗保险的签约卫生医疗服务机构和各类执业医师负责为患者提供卫生医疗服务；参保者履行缴费义务，在患病时到医疗保险签约的医疗卫生服务机构享受卫生医疗服务（图2-2）。

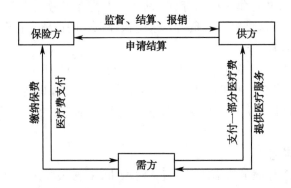

图2-2　医疗保险系统中保险方、供方、需方三者的关系

（三）四方结构

卫生服务具有福利性和公益性。要使全体居民的健康得到有效的保障，还需要政府的作用，尤其是在基本医疗和预防保健服务领域。现代社会医疗保险作为医疗卫生服务保障系统的重要组成部分，必然要受到政府的干预。因此，在现代社会医疗保险系统中，形成了由保险人、被保险人、医疗服务提供方和政府组成的四方三角结构（图2-3），其中，被保险人既是保险的需求方，也是医疗服务的需求方。

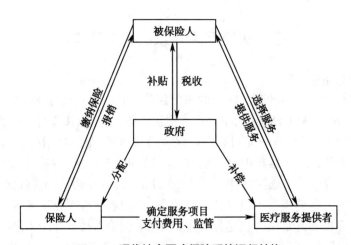

图2-3　现代社会医疗保险系统运行结构

被保险人缴纳保费，同时政府给予税收补贴。当被保险人生病时，可以向医疗服务提供者选择服务，接受服务后向医疗保险机构进行报销。政府可以分配医疗保险机构，同时对医疗服务提

供者进行资金补偿。医疗保险机构可以确定服务项目，向医疗服务提供者支付费用，同时对医疗服务提供者进行监管。整体上看，由保险人、被保险人、医疗服务提供方和政府组成的四方三角结构具有密切联系。医疗保险在资金上保障医疗需求，医疗服务从技术上保障医疗需求，具有功能的统一性。医疗保险提供经费补偿，医院通过医疗服务获得经济补偿，具有资源的互补性。

四、社会医疗保险系统中各方之间的关系及作用

社会医疗保险系统各方之间围绕着保险基金的筹集和医疗费用的补偿问题相互作用，相互影响。各方之间的关系主要表现在以下几个方面。

（一）保险机构与被保险人的关系

在我国社会医疗保险系统中，大多数医疗保险经办机构是在过去的公费医疗办公室的基础上形成的，有些地区称为医疗保险局或医疗保险中心，隶属于社会保障行政部门或者卫生行政部门，也有部分地区成立了社会保险事业管理局，医疗保险只是其中的一部分。

两者关系一般指其法律关系，即国家医疗保险法律确认和保护的具体的医疗保险被保险人与保险机构之间的权利义务关系，即被保险人和保险机构因特定的医疗行为所产生的权利与义务关系。它是在医疗服务过程中，医疗保险经办机构与被保险人之间的一种特殊的契约关系。

（二）被保险人与医疗服务提供者的关系

被保险方从医疗服务提供者处选择自己所需要的医疗服务，支付一定费用，接受医疗服务提供者所提供的服务。在这一环节中，医疗保险机构通过社会统筹和个人账户的费用分担方式，使被保险人进行自我约束，审慎地选择所需要的服务种类及服务量，以达到控制医疗费用的目的。这种约束作用可以影响被保险方选择服务的自由程度、被保险人直接支付服务费用的多少等。

（三）保险机构与医疗服务提供者的关系

保险机构为参保人确定医疗服务的范围，并通过一定的支付形式向医疗服务提供者支付医疗费用，同时还要对医疗服务质量进行监督。这个支付过程是保障被保险人获得基本医疗服务，控制医疗费用的关键环节。医疗保险机构通过确定承保范围为被保险人提供基本医疗服务，以保障他们的健康；通过改变支付方式使医疗服务提供者进行自我约束；同时还采取一些外部监督措施，以达到既保障医疗服务的质量又能够控制费用的目的。影响保险机构与医疗服务提供者关系的主要因素是服务范围的大小，项目的多少和费用的支付方式等。

（四）政府与保险关系其他三方的关系

1. 管理与控制　政府在医疗保险系统中既是参与者，也是管理者与控制者，扮演着规划、设计医疗保险市场的角色。政府根据各地的政治、经济、文化、医疗卫生状况等因素适时地设计和规划医疗保险市场，从宏观上把握方向，用法律形式对医疗保险三方地位、权利、责任和相互关系作出总体规定，发挥其管理与控制的作用，这个职能普遍存在于各个国家的医疗保险系统中。

2. 公共服务的委托人　在我国，政府充当着公共服务委托人的角色，即政府将一些公共医疗服务委托给保险机构，保险机构全权代理医疗服务提供的整个过程，政府在其中只充当监管者的作用。

3. 缴费义务代理人　缴费义务代理人主要是指政府帮助缴不起医疗保险费的公民代缴保险费，对其进行援助。部分群体对于国家规定的医疗保险费用的缴纳存在困难，因此政府代缴这部分人的保险费，使其也能享受基本医疗保险服务。

4. 医疗保险市场的监督者　在不同的国家政府的作用不尽相同，但充当保险市场监督者的作用却是不约而同的。从制定政策法规到保险市场交易各个环节，政府都充当着"把关人"的角色，充分保证和督促保险市场中不同角色行使权利和履行义务。

第二节　医疗保障运行的体系构成

有效的医疗保障系统都必须保证有效筹集资金,并将资金转变为优质、高效的卫生医疗服务,进而向其保障人群提供。因此,任何一个医疗保障项目的运行都要由筹资、服务和监督管理等各个系统环节组成。并且,随着医疗保障项目的不断发展,一些现代化管理手段融入其中,其运行系统也愈加复杂。医疗保障体系运行的系统构成如图2-4所示。

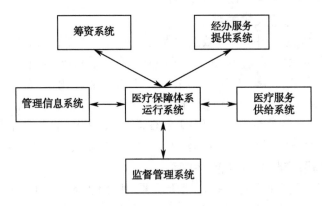

图2-4　医疗保障体系运行的系统构成

一、筹　资　系　统

医疗保障筹资系统的设计通常涉及三个问题:一是筹资的来源,即谁是费用负担主体;二是筹资的机制,即以税还是费的方式进行筹资;三是负责筹资的机构,即由谁具体筹集。

从医疗保障的费用负担主体上看,一般有雇主、雇员、个人、家庭、慈善团体等。从筹资的机制上看,大致可以分为税收筹资机制、社会医疗保险缴费筹资机制、私营医疗保险费筹资机制、健康储蓄账户筹资机制、自付费用机制和贷款、赠款和捐款等(图2-5)。

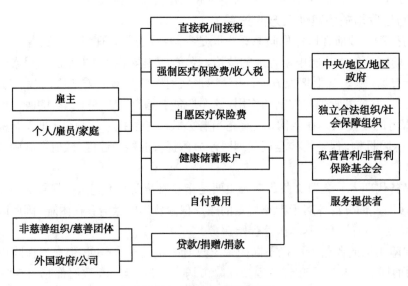

图2-5　筹资系统运行简图

（一）税收筹资机制

税收筹资机制主要依靠个人、家庭、公司所缴纳的各种直接税和交易税、商品税等各种非直接税为医疗保障筹集资金。其中，间接税可以是增值税类的一般税，也可以是对特定商品征收的税收，如营业税等。在实践中，许多国家的社会医疗保险缴费也是一种工资税。在税收筹资机制下相关税收的征收机构多为中央、地区和地方政府的税务部门。也有一些国家和地区对香烟征收专项税收，用于卫生支出或补贴医疗保险基金。

（二）社会医疗保险缴费筹资机制

社会医疗保险缴费筹资机制通常以雇员的收入为基数进行征缴，且多实行雇主和雇员分担的方式。当然，这种筹资模式也同样适用于没有雇主的自雇者，只是对于自雇者而言，其缴费基数由其收入或利润状况决定。在国际医疗保障实践中，社会医疗保险制度覆盖下的老年人、失业者和残疾人群体的缴费通常执行了较低的标准，这部分群体的退休金、失业补助金甚至由政府帮助缴纳，通常由政府机构、独立公法人和私营健康保险基金会等组织对这部分群体的医疗保险费用予以征缴。

（三）私营医疗保险费筹资机制

私营医疗保险费筹资机制，按照其投保主体的不同有所不同。雇主为雇员所购买的私营医疗保险产品，通常由雇主和雇员分摊保费，也有完全由雇主缴纳的情况。个人自愿购买的私营医疗保险产品，则通常由个人或其家庭支付。其中，保费的形式可以分为多种：一种是依据个人风险程度核定保费的风险费率方式；另一种则是依据一定区域内相应人口的风险情况核定保费总额，再由相关人口分担的社区保费形式；还有一种是依据参保团体的群体人员的风险情况核定保险费率的团体费率形式。负责征收私营医疗保险保费的通常是独立的私营机构，以及各类中介和代理组织。政府也常常通过提供税收减免等方式补贴私营医疗保险事业发展。

（四）健康储蓄账户筹资机制

健康储蓄账户筹资机制要求个人或家庭定期向一个专门开设的以支付医疗费用为目的的账户中存入一定金额的资金，这笔资金的用途单一，是一种专门应对个人及其家庭医疗费用支出的资金。从实践上看，健康储蓄账户通常与高免赔额的健康保险项目相联系，例如新加坡的健康储蓄账户和健保双全计划的组合，以及美国的健康储蓄账户计划。

（五）其他筹资机制

外国政府、各类组织和个人对医疗保障项目的捐款、赠款和贷款也是部分医疗保障项目筹资的重要补充方式。其中，各种捐款多被用于支付医疗救助项目支出；而外国政府的赠款和贷款则多用于资助发展中国家的医疗保障事业的发展，例如英国的外交联邦和发展办公室（FCDO）对部分发展中国家各类医疗保障项目的资助。

二、支 付 系 统

医疗保险支付系统是医疗保险运行体系中的重要环节，它主要是指保险机构和被保险人在获得医疗服务后，向服务供方偿付医疗费用的行为，而医疗保险费用偿付的途径和方法则称为医疗保险费用偿付方式。医疗保险费用偿付方式种类繁多，可以从以下几个方面进行划分。

（一）按偿付时间分类

按偿付时间可把偿付方式分为后付制和预付制。一是后付制，即在医疗服务发生之后，根据服务发生的数量和偿付标准进行偿付的方式。这是一种传统的、使用最广泛的偿付方式，按项目付费即为典型的后付制代表方式。二是预付制，即在医疗服务发生之前，医疗保险机构按照预先确定的偿付标准，向被保险人的医疗服务提供者偿付医疗费用。按照预付计算的单位不同，预付制又可分为：总额预算制（包干制）；按服务单元付费，即按预先确定的次均费用或床日费用偿付；按确定的病组费用标准偿付，即按疾病诊断相关分组（diagnosis related group，DRG）付费；按人头付费等。

（二）按偿付内容分类

按偿付内容可把偿付方式分为对医生的偿付方式和对医疗服务的偿付方式。一是对医生的偿付方式，如工资制、按人头付费制等。二是对医疗服务的偿付方式，包括对门诊医疗服务的偿付、对住院医疗服务的偿付、对药品和护理服务的偿付等。

（三）按偿付对象分类

按偿付对象可把偿付方式分为直接偿付和间接偿付。直接偿付是指被保险人在发生医疗费用后，由医疗保险机构直接把费用偿付给医疗服务供方。间接偿付指被保险人在发生医疗费用后，被保险人先向医疗服务供方偿付费用，然后按保险相关规定向医疗保险机构报销，由医疗保险机构给予被保险人一定的补偿。

（四）按偿付水平分类

按偿付水平可把偿付方式分为全额偿付和部分偿付。全额偿付是指医疗费用全部由保险机构偿付，被保险人享受免费医疗。部分偿付则指保险机构只承担部分医疗费用，由被保险人按保险规定自付一定比例的医疗费用，包括起付线、按比例自付、封顶线、混合偿付等方式。

（五）按偿付主体分类

按不同的偿付主体可把偿付方式分为分离式和一体化方式。分离式是指医疗保险机构和医疗服务供方相互独立，前者负责医疗保险费用的筹集与偿付，后者则负责向被保险人提供医疗服务。一体化方式是指医疗保险机构和医疗服务供方两者合为一体，既负责医疗保险费用的筹集与偿付，又为被保险人提供医疗服务，如美国的健康维护组织（HMO）。

三、经办服务提供系统

医疗保障经办机构是在医疗保障系统中具体负责医疗保障基金的筹集、管理、医疗费用结算和偿付等相关业务的机构。医疗保障经办机构的基本任务是按照国家的有关法律法规，在一定区域和特定人群中，合理有效地开展医疗保障经办管理服务，保障医疗保障制度的顺利运行，促进人群健康。经办机构的工作可以具体分为以下几方面：参与医疗保障法律法规政策的制定和调整；筹集医疗保障基金，保证医疗卫生服务的优质、高效提供；支付被保险人的医疗费用；对卫生医疗服务的供方和被保险方进行监督和控制；管理医疗保险基金等。按照医疗保障经办机构独立运营程度的高低，可以将医疗保障经办机构分为以下三类。

（一）政府附属型医疗保障经办机构

政府附属型医疗保障经办机构基本依照政府的相关规定运行，其主要目标是落实政府的医疗保障项目规划和管理，主要经办政府色彩浓厚的医疗保障项目，如医疗救助项目，国家卫生服务项目，军人项目等。这些机构并不具有独立法人资格，一般为各级政府的派出机构，或是获得政府授权的半政府组织。此类经办机构的运营活动风险较小，其运营效果主要取决于行政管理水平。

（二）市场经营型医疗保障经办机构

市场经营型医疗保障经办机构在医疗保障项目运营的各方面基本独立，在包括人事、财务、运营决策等一系列方面都具有自主决策权，只需要在医疗保障项目经办管理过程中，遵守相关法律法规，并接受政府相关部门的监督。这类医疗保障项目经办机构多具有独立法人资格，在财务经营方面自负盈亏。如美国、荷兰的主体医疗保障项目的经办机构多属于此种类型。

（三）非营利组织型医疗保障经办机构

非营利组织型医疗保障经办机构是指不以为组织者营利为目的，也多不以实现政府职能为目的，而是基于社会共同需求，依法设立的法定自我管理机构，可以弥补政府和市场在经办医疗保障方面的不足。这类医疗保障经办组织通常由法定自我管理机构、各类慈善团体、宗教团体和互助协会等组织演变而来。从国际实践上看：在医疗保障制度发源较早的欧洲，这种组织多表现为互助基金会、互助协会等；而在发展中国家，部分微型健康保险多由这类非营利组织负责提供经办服务。

四、医疗服务供给系统

医疗服务供给系统是医疗保障体系中不可缺少的部分，承担将医疗保障筹资转换为医疗卫生服务的功能。医疗服务供给系统的提供主体可以是医疗卫生服务机构，也可以是独立营业的各类医生。一般按照医疗服务机构所提供医疗卫生服务的不同，将其分为公共卫生服务供给系统、门诊服务供给系统以及住院服务供给系统。

（一）公共卫生服务供给系统

公共卫生服务供给系统为公众提供疾病预防和健康促进服务，并应对各种突发的公共卫生事件。这一系统多由公立医疗服务机构组成，在部分国家也试图由全科医生等独立营业的医生提供该种公共卫生服务。

（二）门诊服务供给系统

门诊服务供给系统为公众提供各种非住院医疗服务。从国际实践上看，这一系统多由独立营业的全科和专科医生提供，并承担相应的转诊责任；同时，政府为保障低收入群体和弱势群体的门诊服务享有权，多建立政府补贴或运行的联合诊所等机构提供该种服务。而在东亚国家，由于医院大多同时提供门诊服务与住院诊疗服务，故而医院也是提供门诊服务的重要组织之一。

（三）住院服务供给系统

住院服务供给系统为公众提供各类住院医疗服务，这一系统由各类、各级医院组成。这些医院具备一定数量的病床、医务人员和必要的设备，通过医务人员的集体协作，以达到对住院患者实施科学和正确的诊疗、保障患者健康的目的。按照国际学术界的一般分类，这一供给系统由二级医院和三级医院组成。二级医院负责诊疗一般和较常出现的需要住院的疾病，一般按照人口数量进行设置；三级医院负责诊疗疑难病症和进行医学研究，多为教学研究型医院。

五、监督管理系统

监督管理系统一般由五个元素构成，包括监督管理主体、监督管理内容、监督管理政策、监督管理方式以及所使用的监督管理工具。这个系统的效率和效力最大化要求五个要素相互支撑，有机统一。

（一）按监督管理主体分类

从国际实践看，按照监管主体职能分配方式大致分为功能型监管（functional regulation）、目标型监管（objective-oriented regulation）和机构型监管（institutional regulation）三类。功能型监管指依照医疗服务的功能划分监管机构；目标型监管指基于监管的目标来设计监管体制的思想，明确目标和内部控制重点以避免监管机构之间目标的重叠，如按照提升质量、保护患者权益、促进医院运行透明合法等目标设立监管机构；机构型监管有两层含义：一是指按照被监管机构的类型设立监管机构，二是指按照监管主体的机构职能分配监管职能，如由审计部门监管财务，由卫生行政部门负责监管服务质量。

（二）按监管内容分类

按照监管内容分类，则一般包括准入监管、质量监管、价格监管以及财务监管，各监管主体的侧重有所不同。各国政府一般保留法律权利和违反监管政策的最终处理权，如吊销执业执照等。同时，医疗机构和人员准入监管一般与国家和地区的整体卫生规划密切相关，这也是政府监管的主要方面。政府内监管比较注重质量监管和评价体系建设，行业性监管注重从业人员执业规范和培训。

（三）按监管方式分类

监管政策体系由法律、行政法规、部门规章、行业规范、专业评估指标体系等构成，监管政策是监管的立足点和依据，其完善有利于监管效力的最大限度发挥。监管方式一般分为警戒式和遵从式两种。警戒式监管假设私利会诱使被监管者忽视监管的存在，所以监管工具（制裁措施）严苛并强制执行。与之相对应，遵从式监管假定被监管者会自觉遵守监管政策，监管者只需要提供建议和支持，从轻从宽制裁。监管方式也会随着社会、经济和产业的需要动态调整，有些国家呈现由遵从式向警戒式监管方式转换的态势，如英国；而一些国家的监管方式逐渐从警戒式过渡到遵从式，如新加坡。

六、管理信息系统

（一）管理信息系统概念

管理信息系统（management information system，MIS）是一个以提高医疗保障信息管理效率和进行科学决策为目的，由人、计算机技术和数据信息等要素组成的，具有医疗保障相关信息收集、传递、储存、加工维护等功能的有机整体。医疗保障管理信息系统可以监测医疗保障运行过程中的各种情况，利用过去及现在的数据预测未来，辅助医疗保障相关管理机构进行决策，达到规划目标的目的。

（二）医疗保障管理信息系统内容

医疗保障管理信息系统的内容分为信息资源、信息网络、信息技术和设备、信息化人才、信息技术应用以及信息化政策法规和标准。其中，系统的核心层由计算机信息网络和信息资源组成，它与信息设备一起构成信息的基础设施；医疗保障管理信息系统的支撑层包括信息化所需的人才队伍、信息技术、信息产业以及相关的政策法规环境等；医疗保障管理信息系统的最外层是应用层，决定其应用层的重要因素有应用实效、组织机构、资金投入、用户需求、市场供应和价格定位等。

（三）医疗保障管理信息系统意义

医疗保障是一个庞大而完善的体系，由很多部门构成，涉及人类从出生到死亡的全部生命过程，功能非常强大。由于医疗保障系统的复杂性，以及医疗保障需求的层次性和多样性，医疗保障信息系统包含的内容复杂，在各类医疗保障信息的记录、存储、审核等方面发挥了很大的功能作用。信息系统同医疗保障工作有机结合，发挥出明显的社会效益和经济效益，它的突出作用表现在以下几个方面：①辅助业务的办理，节约时间，提高经办效率；②支持完成日益复杂和艰巨的工作，并提供科学决策支持；③规范办事程序，优化业务环节并规定管理权限；④促进个人对医疗保障的了解，并增加工作透明度。

《中共中央 国务院关于深化医疗保障制度改革的意见》（中发〔2020〕5号）对加快医保数字化发展提出了明确具体的要求，即"加强大数据开发，突出应用导向，强化服务支撑功能，推进医疗保障公共服务均等可及"。《"十四五"全民医疗保障规划》提出要在"医疗保障信息化、标准化建设取得突破，信息国家平台建成并投入使用，医保信息业务编码标准和医保电子凭证推广应用"。从而形成跨区域、跨层级、跨部门的"通用语言"，解决数据鸿沟、信息孤岛等突出问题。

智慧医保是数字化发展大势的要求，更是新发展阶段建设高质量医保制度的应有之义。在信息化成为现代化战略引擎的今天，奋力建设智慧医保应该成为医保人的必然选择和时代担当。我们不是为数字化而数字化，而是为了满足人民对美好数字生活的迫切期待。医保信息化建设的根本宗旨是贯彻以人民为中心的发展思想，把实现好、维护好、发展好最广大人民根本利益作为出发点和落脚点。建设以信息化为基础性支撑的智慧医保是建设高质量医保制度的战略引擎，这也更加体现了医疗保障信息系统的关键地位。

七、其他相关独立机构

在医疗保障体系中，除以上所说的关键机构外，还有一些独立机构和组织为医疗保障体系的顺利运行和发展提供支撑，在医疗服务提供过程中发挥了举足轻重的作用。

例如，英国的基金信托机构，其通过向投资者出售信托单位，管理人将所募集的资金投资于多种多样的公司证券，购买者则依其所持有的单位按比例分享从资产组合投资中所获得的收益的组合投资行为，主要负责资金的保值增值、投资运营等金融业务。这对于医疗保险基金的管理有着巨大的作用。

（一）医疗技术标准的制定机构

在医疗实践中，同种疾病在不同医疗机构的诊疗方式和成本不同，这一方面影响医疗保障资金的使用效率，另一方面也无法保证患者治疗的安全性。因此，20世纪以来，医疗保障体系中出现了一种通过提供评审和认证服务，以及通过旨在帮助医疗机构实施实用和可持续的解决方案的咨询和教育服务，来提高患者治疗的安全性的机构，如国际医疗卫生机构认证联合委员会；同时，也出现了卫生医疗服务标准制定的权威机构，如英国的国家卫生医疗质量标准署等。

（二）健康技术评估和准入机构

20世纪70年代，许多国家开始通过健康技术评估决定药品和服务的覆盖面和价格。这类机构多基于循证医学的各项数据，对药品和医疗技术进行成本效益分析，决定该种医疗技术和药品是否纳入法定医疗保障计划。这类机构和组织通常可以分为咨询和法定两种，两种机构都能进行或协调健康技术评估，但只有法定机构可以决定健康技术和药品是否纳入法定医疗保障计划，如丹麦健康技术评价和评估中心等机构；咨询性机构只能为健康技术和药品是否纳入法定医疗保障计划提供建议，如德国医疗质量和效率研究所。

（三）各类协会组织

各类协会组织在医疗保障体系中发挥了不可替代的作用，在发达国家都是由各类医师协会、医院协会与该国医疗保障经办管理机构协会谈判，议定医疗保障项目对各项医疗服务的补偿价格或资金总量。例如，德国多由医院和医师协会与疾病基金协会谈判决定单位医疗服务点数的补偿份额和资金。

（四）各类专业法律和风险服务机构

医疗保障体系在运行过程中，相关主体往往会陷入法律纠纷或者遭遇种种风险。因此，各类专业法律机构和风险服务机构也是一个完整的医疗保障体系中不可或缺的部分。例如，在美国，由于医疗问题所产生的法律诉讼是专业法律服务机构的重要业务之一。为防止医疗保险基金的过度风险集中，一般私营保险公司会将承保业务向专业再保险公司投保以分散风险；同时，医生和医院为应对医疗服务提供中的各种风险，也多购买医疗责任保险。

（五）各类志愿者组织

在国际医疗保障实践中，很多国家都拥有相应的志愿者组织，为医疗服务部门提供大量的志愿服务。这些组织并不以营利为目的，其人员都是自愿参加并进行义务工作。这类组织多由政府投入或社会捐赠的资金维持运行，其目的是通过各种志愿服务弥补政府和市场在医疗保障服务提供上的不足，满足社区卫生服务需求。例如：新加坡主要依靠政府资助的志愿者组织来为失能群体提供长期护理服务；美国、德国等也依靠志愿者组织为患者提供临终护理等一系列服务。

（六）营利性企业组织

虽然营利性企业组织作为市场经济的主体，主要追求经济效益，但是随着社会的发展，企业也需要承担各种社会责任。在大多数国家，部分医疗保障项目，特别是法定医疗保险项目筹资由雇员及其雇主共同承担，只不过分担的比例各有不同而已；除了法定医疗保险项目立法要求的企业缴费责任外，现代企业也将各种私营医疗保险产品作为一种员工福利给予员工，由企业承担全部或绝大部分费用。

此外，企业也多提供各种无偿捐款或赠款资助医疗保障事业的发展。例如，经典的公私合作（public-private partnership，PPP）方式下，多个知名医药企业都建有专门资助医药开发和卫生政策研究的科研基金，部分企业也为各类慈善医疗机构捐献资金。

第三节　医疗保障组织管理体制

一、医疗保障组织管理体制的权责分工

医疗保障组织管理体制分四个层次：一是行政管理部门，负责制定医疗保障政策、规划，加强监督和指导；二是执行机构，即医疗保障业务管理机构，负责医疗保障基金的收支、营运和管理，经办医疗保险的具体业务；三是医疗保障基金管理部门，主要负责财务管理和投资管理；四是监督机构，负责对医疗保障政策、法规执行情况和基金使用、管理工作的监督。

（一）医疗保障行政管理部门的设置及其职责

医疗保障行政管理的主要内容是：设计医疗保障发展规划，制定医疗保障政策，完善医疗保障管理制度；设置相应的医疗保障管理机构并进行人员配置；监督各项医疗保障政策、规章、制度的实施情况；监督医疗保障基金的收支、管理，并指导和监督经办机构的业务工作。医疗保障行政管理的首要特征就是依法性，因此，医疗保障的实施和运行必须有相关的法律、法规作为依据。

在我国，与医疗保障管理有关的立法主要是国务院以及省（自治区、直辖市）颁布的法规、规章及实施办法。这些法规、规章及实施办法规定了医疗保障的实施范围、享受条件、待遇标准、资金筹集办法以及有关部门的职责权限等。《中华人民共和国社会保险法》自2011年7月1日起实施，《中华人民共和国基本医疗卫生与健康促进法》自2020年6月1日起实施。我国的医疗保障行政管理实行行政区划分级管理的模式，依据属地原则对医疗保障进行行政管理。按照纵向划分的方式，我国的社会保险行政管理部门划分为中央管理部门、中层管理部门和基层管理部门。中央管理部门是国家医疗保障局，中层管理部门是地方各级医疗保障局，基层管理部门是直接为被保障人服务的管理部门。

（二）医疗保障业务管理部门的设置及其职责

以医疗保障资金筹集和待遇支付的具体过程为核心并相应延伸，我国的医疗保障业务经办机构是行政管理部门的派出机构，为被保险人提供各种社会保险服务，接受行政管理部门的监督。采取这种方式能在一定程度上减少资金筹集和待遇支付环节的管理成本，保证医疗保障基金按时、足额征缴，减少待遇支付中的损失，医疗保障业务管理部门和行政管理部门是分开的。业务管理部门是医疗保障政策法规的执行机构，为独立的法人机构，具有非营利性。其主要职责包括：负责医疗保障基金的征缴和待遇发放，依法承办医疗保障关系变更工作，提供咨询服务；负责对被保障人的基本信息进行登记、调查和统计；负责医疗保障基金的预算、决算的编制和执行；按照基金财务制度和基金会计制度的有关规定，负责医疗保障基金的财务管理和会计核算工作；核定医疗保障待遇，为被保障人开具医疗保障待遇的单证；依法审核被保障人是否有资格享

受医疗保障待遇,并确定其享受医疗保障待遇的标准和期限。

此外,医疗保障业务管理部门是为社会提供服务的窗口,要通过多种方式,如现场咨询、电话咨询、网站查询等,为被保障人提供服务;同时也是医疗保障业务的具体经办机构,属于非营利性质的事业单位,具体办理医疗保障基金的收支和管理工作,向医疗保障对象提供各种服务。医疗保障管理社会化,主要体现为医疗保障待遇发放的社会化、医疗保障服务的社会化等,体现了医疗保障管理的精简化趋势。

(三)医疗保障基金管理部门的设置及其职责

医疗保障基金管理指基金的运营管理,包括医疗保障基金的财务管理和投资管理等方面。管理目标是安全性,使医疗保障基金发挥保障被保障人基本生活的功能。

(四)医疗保障监督管理部门的设置及其职责

医疗保障监督管理部门是独立于行政管理部门、业务管理部门和基金管理部门之外的独立机构,负责对医疗保障运行过程、医疗保障其他管理部门的活动、医疗保障基金的运营过程、医疗保障体系的运作过程,进行全面的监督管理,包括内部审计机构和外部监督,如行政监督、专职监督和社会监督。

党的十九大后,我国全面推进各方面各领域的改革,根据《中共中央关于深化党和国家机构改革的决定》,2018 年 3 月 13 日,国务院机构改革方案公布:为完善统一的城乡居民基本医疗保险制度和大病保险制度,不断提高医疗保障水平,确保医保资金合理使用、安全可控,统筹推进医疗、医保、医药"三医联动"改革,更好保障病有所医,将人力资源和社会保障部的城镇职工和城镇居民基本医疗保险、生育保险职责,国家卫生和计划生育委员会的新型农村合作医疗职责,国家发展和改革委员会的药品和医疗服务价格管理职责,民政部的医疗救助职责整合,组建国家医疗保障局,作为国务院直属机构。这一举措将进一步促进实施"健康中国"战略,在医保制度体制的顶层设计上进行了重大变革,也标志着国家医疗保障局成为我国医疗保障组织管理体制的主体部门。在改革的目标任务上国家医疗保障局是顶层组织的设计,是全局性的新目标、新任务和新职能的重新定位,强调的是"保障",是医疗服务的第三方支付管理,是满足人民对美好生活需求的组合保证,它既要完成"社会保险"的职责,也要完成"医疗救助"的功能。

二、国家医疗保障局机构设定

国家医疗保障局是一个独立的责任整合后的机构,除有自身的制度 / 政策目标、任务和责任外,还有其特定的管理运行及治理模式与机制。国家成立医疗保障局是着眼于长远目标的具有大格局的改体制、改治理,是真正针对体制和机制制约的解决方案。

(一)职责与职能定位

从职责上,将原国家卫生和计划生育委员会的新型农村合作医疗保险,人力资源和社会保障部的城镇职工基本医疗保险、城镇居民基本医疗保险、生育保险,国家发展和改革委员会的药品和医疗服务价格管理、民政部的医疗救助等职责统一划分到国家医疗保障局。因此其职责与职能的内涵构成不仅是保险,而是保障。在具体运作中,国家医疗保障局下达的目标任务、管理类别、不同保障层次之间的衔接至关重要。特别是如何实现医疗救助的职责与职能,当前其运行机制与管理模式仍然亟待探索。

(二)医疗服务的主要购买者

通过职责与权利的整合后,医疗保障局成为医疗服务的主要购买者,故其对医疗服务体系的发展与卫生资源的配置将起到决定性作用,承担的责任与工作也很艰巨,包括询价与购买。所谓询价职能,就是医保经办机构作为参保者代表,以平等市场主体身份与医疗服务供方以及药品 / 耗材供方平等协商定价。这种询价不是现行的、被医疗机构诟病已久的、导致医疗机构严重行为扭曲的强制性行政定价；也不是被医药企业和医疗机构诟病已久的、导致药品供需双方均出现严重行为扭曲的行政招标采购。所谓购买职能，就是医保经办机构作为参保者代表，作为平等市场主体与医生和医疗机构以及药品和耗材企业，通过平等协商，在供需双方自愿基础上，以契约形式将接受约定的医疗机构纳入医保签约服务机构、将接受契约条款（主要是价格条款）的医药和耗材纳入医保目录。

（三）治理与管理的创新

为国民提供医疗保障服务，既要基于公平，也需考虑效率，这对国家医疗保障局的治理与管理提出新的挑战，需要更加专业、更加有效和更加高质量的治理能力、治理模式与管理水平。因此在新的国家医疗保障局组织体系架构形成之后，各类运行机制的创新将显得十分突出和重要，特别是涉及筹资、支付、监管等内部管理机制。社会医疗保险的要义就是非行政化的社会治理特色：共建、共治、共享，即党的十九大明确指出的社会治理新格局。国家医疗保障局的成立，为最终在医疗保障领域形成这一新格局奠定了基础。

（四）与其他相关部委机构的协作

特别是与国家卫生健康委员会、财政部门、中国银行保险监督管理委员会、红十字会等政府和民间机构，需要在一些共同的政策目标价值上达成共识，并进行协调与联动，实现政策效果最大化。国家医疗保障局隶属于国务院直接管理，对中国的医疗保障制度建设与发展而言，既给出了机遇，更提出了挑战。

思考题

1. 论述医疗保障与健康保障的区别与联系。
2. 医疗保障运行体系由哪些部分构成？分别在这一体系中承担什么职责？
3. 论述医疗保障组织管理的权责分工。
4. 论述国家医疗保障局的主要职责。

（毛　瑛　朱　斌）

第三章 医疗保险的需求和供给

医疗保险的需求和供给是影响医疗保险市场运行的基本要素,掌握了医疗保险需求和供给的作用规律也就找到了改善市场运行的途径。纯粹的医疗保险市场存在资源配置失效的市场失灵问题,需要政府的介入和监管,以确保医疗保险市场的健康运行。本章将从经济学角度分析医疗保险市场的供求机制和特点,同时对医疗保险市场失灵的根源和表现以及政府干预的途径和方法进行阐述。

第一节 医疗保险需求

一、医疗保险需求的内涵

(一)医疗保险需求的概念

经济学意义上的需求是针对消费者的购买力而言的,即在一定的价格水平上,以一定的货币支付能力为基础,消费者愿意并且能够购买的商品数量。因而,医疗保险需求(medical insurance demand)是指在一定时期内,在一定的价格水平上,消费者愿意并且能够购买的医疗保险的数量。

医疗保险需求必须具备两个条件,即购买意愿与支付能力。如果只有对医疗保险的购买意愿而无支付能力,只能算作医疗保险的需要,不构成有效的医疗保险的需求。

医疗保险需求方即为消费者,是医疗保险制度运行中的重要参与方,其依据医疗保险的筹资水平、疾病经济损失的补偿能力和补偿方式等对医疗保险制度或方案进行评价,同时其在医疗保险筹资和医疗服务利用过程中的行为,也将影响到保险制度或方案的健康运行。

消费者对医疗保险的需求体现在两个方面,一是物质方面的经济补偿,二是心理方面的安全保障。前者帮助消费者把疾病造成的经济损失降到最低,后者帮助消费者解除后顾之忧,以更稳定的心态投入工作和生活。

(二)医疗保险需求的特点

1. 需求的不确定性 医疗保险的需求以人群对健康风险的认知以及参保的效用判断为基础。因疾病风险发生具有不确定性,健康损害程度又难以估算,因此,对医疗保险的需求无法与购买其他商品一样在时间、地点及品种上进行详细规划,由此导致对医疗保险需求的不确定性。

2. 需求的多元性 医疗保险旨在满足人群对健康损失的补偿需求,而人群的健康损失有多种类型和层次,对健康的需求也有多种类型和层次,因此医疗保险在品种设定时需考虑需求的多元性。各国和地区在拓展医疗保险市场时,也在开发基于需求为基础的医疗保险产品,如护理保险、失能收入损失保险等。

3. 需求的差异性 人群对医疗保险的需求会因收入、年龄、职业等的不同而有所差异。就收入而言,高收入人群的选择性较强,可以参保价格虽高,但受益也高的商业健康保险;中等收入人群会以社会医疗保险为主,满足其基本医疗保险需求;低收入人群则可能选择医疗救助等以满足其基本生活需要。

4. 需求的发展性　人群对医疗保险的需求会因社会经济的发展而发展，如保险领域从传统的疾病诊疗、预防保健、健康防疫等扩展到康复、护理、急救等多个领域；再如保险覆盖范围和保障程度从住院统筹扩展到门诊统筹，从单一的基本保险扩展到大病保险与补充保险相结合。

（三）医疗保险需求的经济学解释

风险是保险存在的前提条件，疾病风险的不确定性是人们产生医疗保险需求最根本的原因。此外，医疗服务市场的信息不对称也使得人们需要一种集中化的购买制度来弱化其在医疗服务市场上的弱势地位，由此也产生了对医疗保险的需求。

1. 风险不确定性与医疗保险需求　由于疾病风险的不确定性，人们无法知道自己会在什么时候患病、患病的严重程度以及患病可能带来的经济损失。由于这种不确定性，人们产生了对医疗保险的需求。从经济学的角度，医疗保险的需求是基于风险不确定性的消费者效用最大化选择的结果。

医疗保险实质上是一种风险共担机制，个人通过定期缴纳一笔合理的费用（保险费），将自己的风险与购买同一个保险方案的其他人的风险集中起来，抵御疾病发生时的财务风险。大多数人之所以选择医疗保险的方式来规避疾病发生时的医疗费用风险，是因为较之于储蓄或其他的费用支付方式而言，医疗保险可以带给消费者更大的效用。下面将用经济学原理来解释这一选择的合理性。

医疗保险作为一种特殊的商品，经济学中用于分析消费者行为的基本假设，即效用最大化，同样适用于分析医疗保险的需求。对于医疗费用的支付，人们有两种选择。一种是自付，通常也称为自我保险，即个人承担所有的医疗费用。另一种是购买医疗保险，由医疗保险机构支付医疗费用。人们将根据效用最大化原则在两种方式中进行选择。

（1）自我保险：自我保险会面临两种可能性，一是患病而蒙受较大的经济损失；二是不患病而没有任何经济损失。

假设，消费者原有财富 W_3，效用是 U_3，消费者一旦生病，而又没有购买保险，他需自付全部的医疗费用，他的个人财富将从 W_3 下降到 W_1，其效用也将相应地从 U_3 下降到 U_1。患病是个随机的事件，患病概率 P 在 $0\sim1$ 之间，因此消费者预期效用可使用式（3-1）计算。

$$E_u = PU_1 + (1-P)U_3 \tag{3-1}$$

公式中的 E_u 为预期效用；P 为患病概率；U_1 为患病造成经济损失后的效用；U_3 为未患病时拥有财富所带给消费者的效用。

预期效用用图形表示即为一条直线。图 3-1 反映了总效用、预期效用与财富之间的关系。消费者健康时（$P=0$），拥有财富为 W_3，预期效用为 U_3，对应于效用曲线上 A 点。患病时（$P=1$），财富 W_1，预期效用 U_1，对应于效用曲线上 B 点。预期效用曲线为线段 AB，由图可见，它总是在效用曲线的下方，但其两个端点位于效用曲线上。

（2）购买医疗保险：如果消费者购买商业保险，就要先放弃一小部分财富，用于支付医疗保险的保险费，也就是说，他必须先承受一笔小额的经济损失，患病时，就可以避免更大的损失。保险费是在患病之前就必须支付的，因而是一个确定性事件。由于支付医疗保险费，消费者财富从 W_3 下降到 W_2，其效用也将相应地从 U_3 下降到 U_2，见图 3-2。

消费者是否会因不能预测的病伤事故而购买保险，还是不买保险选择自己承担风险，要取决于上述哪种选择给消费者带来较高的效用，即比较 U_2 和 E_u 的大小。消费者将选择给他带来较高效用的方案。

假定某个消费者现拥有的财富是 10 000 元，位于 W_3 点，该财富给其带来的效用为 U_3，100 单位。此时发生疾病事故，医疗费用是 8 000 元，财富下降为 2 000 元，位于 W_1，效用为 U_1，60 单位。假设此疾病的发生概率是 0.2，则纯保险费 = 患病概率 × 患病所带来的损失 = 0.2 × 8 000 = 1 600 元。支付纯保险费后的财富下降至 8 400 元，位于 W_2 点，效用为 U_2，98 单位。此人的预期效用

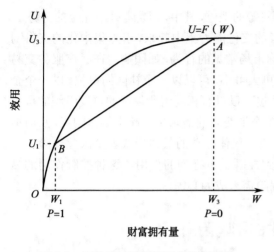

图 3-1　总效用与预期效用曲线示意图

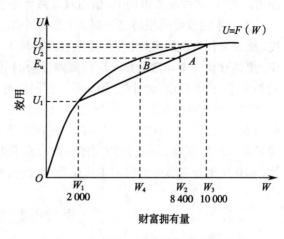

图 3-2　总效用、预期效用与财富的关系

$E_\mathrm{u}=0.2\times60+(1-0.2)\times100=92$ 单位，位于预期效用曲线的 A 点。显然，如果消费者的行为符合上述两个假设，并且医疗保险费是按纯保险费来收取的，那么其必然选择购买保险。因为购买保险所带来的效用大于自我保险的预期效用。

但实际上，商业保险机构是在纯保费基础上加附加费出售保险的，尽管如此，消费者仍然会选择购买保险，除非附加费超过了消费者愿意承担的最高金额。如图 3-2 所示，A 点是未投保的预期效用水平。如果从 A 点画一直线与实际效用曲线相交，在交点 B 上，实际效用水平等于预期效用。AB 间的距离所对应的财富大小，即 W_2 与 W_4 之差就是消费者愿意在纯保费之上支付的最高附加费金额。

2. 医疗服务市场的信息不对称与医疗保险需求　传统的经济学理论通常假设被分析的市场是信息充分的。在完全信息的基础上，所有的决策者，包括需求者和供给者，对这个市场上任何可及的产品或服务的价格和质量拥有完全的信息。但卫生服务市场中不完全信息或信息不对称却是广泛存在且影响深远的，其不仅存在于医疗服务市场，也存在于医疗保险市场。这里，我们仅就医疗服务市场上信息不对称问题作分析。

医疗服务就性质来说属于一种私人需求，因为大部分医疗产品的消费和服务的享用是完全排他的，其价格也可以用市场的边际法则来确定。但医疗服务的市场又不同于标准的竞争市场。完全竞争市场的有效性极大地依赖于交易双方拥有完全信息。但医疗服务市场存在典型的信息不对称和信息不完全问题。

信息不对称的问题产生于交易双方对信息的掌握程度不同，一方比另一方了解更多关于交易的信息。由于具有极强的专业性，医生（供给方）比患者（需求方）拥有更多的关于疾病诊断、治疗方案的选择、治疗效果、潜在的风险和副作用以及治疗费用等方面的信息。这种信息不对称，使得供需双方的关系从完全竞争市场上的相互平等的关系，演变成了一种委托 - 代理关系，患者将诊断治疗决策权赋予医生，成为委托人。一个完美的代理人能将患者的利益置于首要地位，作为完美代理人的医生会作出和患者了解情况而为自己作出的决定相一致的决定。但实际情况是，医生不仅是患者的代理人，为患者拟定治疗方案，同时还会谋求其本人的切身利益。如果提供服务项目的类型和数量与其经济收入之间有着密切的联系，医生就可能依靠信息上的优势，诱导需求，鼓励患者过度消费。

医疗服务的异质性又不可避免地加剧问题的严重性，一方面，医疗服务异质性使得消费者对医疗服务的比较变得非常困难；另一方面，医疗服务的异质性，加上信息的不对称和不完全，也使患者缺乏搜寻最低医疗服务价格的动力和能力，因此医疗卫生市场中的价格机制不能发挥正常的作用。此时,医疗服务市场中,供需双方完全处于不对等的地位,其中,消费者处于完全的劣势。

如何才能改善或扭转这一局面?将单个消费者的支付能力集中起来,引入集中化的支付制度,使议价行为变为集体行为,是改善或扭转不对称市场常见的行为,如团购。在医疗服务交易中,集体行动变得非常必要。这种集体行动的范围可大可小,可以以一个社区为单位,以一个企业为单位,也可以以一个国家为单位。在网络时代,也可以以有相同消费偏好的自发组织的群体为单位。不管哪种程度上的集体行动,目的都是将单个消费者的需求集中起来集体购买,从而增强消费者在市场交易中的谈判力量。而在医疗消费中,集体行动的最佳形式就是医疗保险。不管是私人医疗保险,还是社会医疗保险,都可以起到控制供方行为的作用。这种控制作用的显现,强化了消费者集中支付的集体化行为,使医疗保险需求成为必需。

二、医疗保险需求的影响因素

医疗保险的需求状况可以通过人们对纯保费之外的附加保险费的接受意愿和水平得到反映。疾病风险、消费者的收入、避险心态等都会影响消费者对医疗保险的需求。

(一)疾病风险

疾病风险是医疗保险需求存在的前提和基础。疾病风险的存在程度与医疗保险的需求强度成正比,即疾病风险越不确定,给人们带来的经济损失越大,人们购买医疗保险的积极性以及愿意支付的医疗保险费就会越高,医疗保险需求也就越大,反之,医疗保险需求就越小。

疾病风险对医疗保险需求的影响主要表现在两个方面:一是疾病发生的确定性。如果疾病的发生越接近于确定,消费者在纯保费之外愿意支付的附加保险费越少,如果疾病的发生越不确定,消费者越愿意支付更多的附加保险费,如图3-3所示。当疾病发生概率 P 越接近于0或1时,消费者对医疗保险的需求越小,愿意支付的附加保险费为较短的线段 AB 和线段 EF;当疾病的发生概率越接近于0.5时,消费者对医疗保险的需求越大,愿意支付的附加保险费为较长的线段 CD。二是疾病预期的损失幅度。疾病预期的损失幅度越大,消费者越愿意缴纳更多的保险费来降低可能的损失,如图3-4所示。当预期损失大时,消费者在未投保而患病时的损失为 W_3-W_1;当预期损失小时,消费者在未投保而患病时的损失为 W_3-W_2。当疾病发生概率相等时,预期效用曲线与实际效用曲线的面积在损失大的情况下比损失小的情况下要大。因此,消费者在保险费外愿意缴纳更多的附加费来降低大笔损失的风险。从而,疾病经济损失幅度越大,对医疗保险的需求越大。随着人口老龄化进程的加速以及疾病模式的转变,慢性退行性疾病对人们的健康威胁越来越大,由此带来的医疗费用越来越高,人们对医疗保险的需求必然会越来越大。

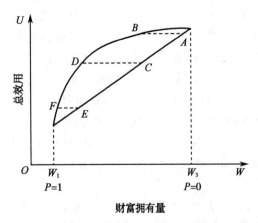

图3-3　不同疾病发生概率下消费者愿意支付的附加费水平

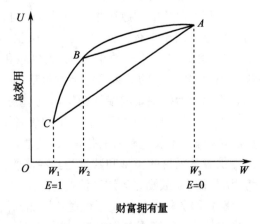

图3-4　不同预期损失情况下消费者愿意支付的附加费水平

（二）医疗保险价格

医疗保险的需求量也符合一般商品的需求规律，即与医疗保险价格呈反方向变化关系。医疗保险价格越高，消费者需要支付的附加费也就越高，对医疗保险的需求就越小，如果完全超越了消费者愿意支付的最高附加费限额，医疗保险的需求将降为零。反之，医疗保险价格越低，消费者需要支付的附加费就越低，对医疗保险的需求就越大。

（三）医疗保险的经济补偿能力

消费者购买医疗保险的目的就是补偿疾病发生的经济损失。医疗保险对消费者的经济补偿能力与医疗保险需求呈正方向变化关系，即医疗保险补偿能力越强，消费者购买这种医疗保险所获收益就越大，对于医疗保险的需求也就相应增大，反之，则会减少。医疗保险的经济补偿能力可以从保险的承保范围、费用分担方式等方面来调整。承保范围也就是医疗保险所提供的医疗服务项目，费用分担方式也就是医疗保险需方对费用的分担方式，包括起付线、封顶线、共付比等。

（四）消费者的收入

消费者的收入水平影响到其对医疗保险的支付能力。一般情况而言，消费者的收入越高，其对医疗保险需求的支付能力越强，对医疗保险的需求也会越多，反之，则越少，即消费者的收入与医疗保险的需求呈正相关关系。但当消费者的收入水平足够高，以至于疾病所导致的经济损失对其财富总量影响不大或者疾病导致的经济损失与购买医疗保险的费用支出相差不大时，消费者对医疗保险的需求就会相对减少。

（五）消费者的避险心态

不同的消费者面对风险的心态是不同的，一般认为，消费者对待风险的心态有三种：风险规避型、风险中立型和风险偏好型。就健康而言，大多数消费者属于风险规避型，会表现出避险行为，其财富效应曲线上表现出边际效用递减的现象，避险心态越严重的人，效用曲线递减速率越快，对医疗保险的需求越大。相反，偏好风险的消费者，其财富效用曲线不会表现出递减的趋势，甚至可以有递增的趋势，这类消费者对医疗保险的需求就会减少。

（六）相关医疗保险产品的价格

一种医疗保险的价格保持不变时，其需求量会受另一种相关医疗保险产品价格的影响。这种相关医疗保险可以是其替代品，也可以是其互补品，如果是替代品关系，说明两种保险产品可以相互替代，此时一种医疗保险产品的需求量与其替代品的价格呈同方向变动关系，如果是互补品关系，说明两种保险产品必须相互补充，共同买卖，此时一种医疗保险的需求量与其互补品的价格呈反方向变动关系。例如，市场上有一种医疗保险产品 A，同时还有一种与其同样条款、功能、附加值的医疗保险产品 B，此时 A 和 B 是属于替代品关系，当 A 价格不变，B 价格下降时，许多原想购买 A 产品的消费者会转而购买 B 产品，对 A 产品的需求会因 B 产品价格的下降而减少。如果 A 与 C 是需要捆绑销售的险种，则 A 与 C 是属于互补品关系，当 C 价格下降，对 C 的需求量就会增加，对 A 的需求量也会增加。

（七）医疗服务的供给

医疗保险通常会覆盖相应的医疗服务，如医疗服务的种类、提供医疗服务的机构类别、医疗服务的质量要求等，而这些医疗服务的种类、机构类别、服务质量等也会对医疗保险的需求产生影响。如果消费者参加医疗保险能获得种类比较全，技术水平、服务态度和服务质量比较高的医疗服务，则会增加对这种医疗保险的需求，反之，则会减少这种需求。

（八）其他

除上述影响因素之外，消费者的性别、年龄、文化程度、婚姻状况、职业、健康状况、家庭生命周期等也会影响其对医疗保险的需求。此外，医疗保险产品的某些方面，如保险理赔或费用补偿的额度、效率和程序等也会影响消费者对医疗保险的需求。

三、医疗保险需求曲线及其变动

（一）医疗保险需求曲线

1. 医疗保险需求函数　医疗保险需求函数用来表示医疗保险的需求数量与影响该需求数量的各种因素之间的相互关系。也就是说，医疗保险的需求数量是因变量，影响需求数量的各个因素是自变量，需求数量是所有影响医疗保险需求数量的因素的函数。因为医疗保险需求数量的影响因素有很多，如果对所有影响因素同时进行分析，会使问题变得复杂。为使复杂问题简单化，在对影响因素分析时只考虑最基本、最重要的影响因素，即医疗保险的价格，而假定其他影响因素保持不变，即把医疗保险的需求量仅仅看成是医疗保险价格的函数，于是，可得医疗保险的需求函数如式（3-2）所示。

$$Q^d = f(P) \tag{3-2}$$

式（3-2）中，P 为医疗保险价格；Q^d 为医疗保险的需求量。

2. 医疗保险需求表　医疗保险的需求函数表示医疗保险的需求量和医疗保险价格之间的一一对应关系。如果将这种一一对应关系呈现在表格中，即为医疗保险的需求表。医疗保险需求表是一张表示某种医疗保险险种的各种价格水平和与其相对应的医疗保险需求数量之间关系的数字序列表，如表 3-1 所示。

表 3-1　医疗保险需求表

价格 - 需求量组合	价格 / 元	需求量 / 份
A	1 000	500
B	2 000	400
C	3 000	300
D	4 000	200
E	5 000	100

从表 3-1 可以清楚地看到医疗保险价格与需求量之间的函数关系。例如，当医疗保险价格为 5 000 元时，医疗保险的需求量为 100 份，当医疗保险价格为 4 000 元时，医疗保险的需求量增加为 200 份，当医疗保险价格下降到 1 000 元时，医疗保险的需求量上升到 500 份，如此等等。

3. 医疗保险需求曲线　医疗保险需求曲线是以几何图形来表示医疗保险需求量和医疗保险价格之间的一一对应关系的。如图 3-5 所示，横轴表示医疗保险的需求量，纵轴表示医疗保险的价格。

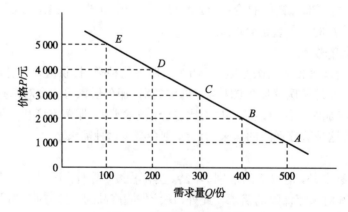

图 3-5　医疗保险需求曲线

将需求表中的每一个价格 - 需求量组合,描绘在平面坐标图中,可以得到相应的各点 A、B、C、D、E,假定医疗保险的价格和相应需求量的变化具有无限分割性,顺次连接这些点便得到一条光滑的连续的需求曲线。需求曲线可以呈线性关系,也可以呈非线性关系,主要依据其需求函数是线性或非线性。图 3-5 中的需求曲线具有向右下方倾斜,斜率为负值的特征,表示医疗保险的价格和需求量之间呈现反方向变动的关系。

(二)医疗保险需求曲线的变动

要了解医疗保险需求曲线的变动,必须区分医疗保险需求量的变动和医疗保险需求的变动这两个概念。需求量的变动和需求的变动都是需求数量的变动,但引起这两种变动的因素是不相同的,且两种变动在几何图形中的表示也是不相同的。

1. 医疗保险需求量的变动 医疗保险需求量的变动是指在其他条件不变时,由某医疗保险险种价格的变动所引起的该险种需求数量的变动。在几何图形中,表现为某保险险种的价格 - 需求量组合点沿着同一条既定的需求曲线的运动。如图 3-5 中,需求曲线上的 A 点移动到 E 点,这种变动虽然表示需求数量的变化,但并不表示整个需求状态的变化。

2. 医疗保险需求的变动 医疗保险需求的变动是指在医疗保险价格不变的条件下,由于其他因素变动所引起的该商品的需求数量的变动。这里的其他因素包括疾病风险发生的频率、医疗保险的经济补偿能力、消费者的收入水平、医疗费用的负担方式、消费者的避险心态、相关医疗保险产品的价格、医疗服务的种类和质量以及消费者的性别、年龄、文化程度、婚姻状况、职业、健康状况、家庭生命周期等。医疗保险需求的变动在几何图形中,表现为同一条需求曲线整体的左右移动。向右移动表示需求的增加,向左移动表示需求的减少。

以消费者收入为例,当消费者收入增加时,即使价格不变,消费者能够购买的医疗保险数量也会增加,医疗保险的需求就会增加,但因为价格不变,医疗保险的需求曲线表现为整体向右移动,即在图 3-6 中,表现为需求曲线由 D_0 向右移动到 D_1,在价格为既定的 P_1 时,消费者可以购买到更多的 Q_0Q_1 的保险数量。反之,当消费者收入减少时,曲线则向左移动到 D_2,消费者可购买的保险数量减少了 Q_0Q_2。医疗保险需求的变动是需求曲线位置的移动,表示的是整个需求状态的变化。

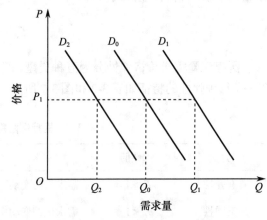

图 3-6 医疗保险需求的变动

四、医疗保险需求弹性

(一)医疗保险需求弹性的概念

当两个经济变量之间存在着函数关系,可以用弹性来表示因变量对自变量反应的敏感程度,即自变量变动 1% 时,它所引起的因变量变动的百分比。医疗保险需求数量是其诸多影响因素的函数,这些影响因素的变化,也会引起医疗保险需求数量的变化。医疗保险需求数量对其影响因素的反应程度如何,可以用医疗保险需求弹性进行分析。

因医疗保险需求弹性是两个变量各自变化比例的一个比值,所以,弹性是一个具体的数字,与自变量和因变量的度量单位无关,其一般公式为:

$$医疗保险弹性系数 = \frac{医疗保险因变量的变动比例}{医疗保险自变量的变动比例} \tag{3-3}$$

设两个经济变量的函数关系为 $Y = f(X)$，则具体的弹性公式为：

$$E = \frac{\frac{\Delta Y}{Y}}{\frac{\Delta X}{X}} = \frac{\Delta Y}{\Delta X} \cdot \frac{X}{Y} \qquad (3\text{-}4)$$

式中，E 为医疗保险需求弹性系数；ΔY、ΔX 分别为需求量 Y 和影响因素 X 的变动量。

（二）医疗保险需求弹性的分类

医疗保险需求的影响因素有很多，价格是其最主要的影响因素，除此之外，相关医疗保险产品的价格以及消费者的收入等都是对医疗保险需求影响较大的因素，因此医疗保险需求弹性主要有医疗保险需求价格弹性、医疗保险需求收入弹性以及医疗保险需求交叉价格弹性。

1. 医疗保险需求价格弹性　医疗保险需求价格弹性表示在一定时期内一种医疗保险产品的需求量的变动对于该产品的价格变动的反应程度。其公式可表示为：

$$需求价格弹性系数 = -\frac{需求量变动率}{价格变动率} \qquad (3\text{-}5)$$

因为医疗保险需求量与价格呈反方向变动，因此其弹性系数呈现负值，为了使需求价格弹性系数取正值，以便于比较，便在公式中加入一个负号。

假设需求函数为 $Q = f(P)$，ΔQ、ΔP 分别表示需求量和价格的变动量，E_d 表示需求价格弹性系数，则需求价格弹性公式为：

$$E_d = -\frac{\Delta Q}{\Delta P} \cdot \frac{P}{Q} \qquad (3\text{-}6)$$

医疗保险需求价格弹性分为五种类型，即富有弹性、缺乏弹性、单位弹性、完全弹性、完全无弹性，每种弹性的特征如表 3-2 和图 3-7 所示。

表 3-2　医疗保险需求价格弹性的五种类型

分类	弹性值	含义	图形
富有弹性	$E_d > 1$	需求量的变动率大于价格的变动率	a
缺乏弹性	$E_d < 1$	需求量的变动率小于价格的变动率	b
单位弹性	$E_d = 1$	需求量的变动率等于价格的变动率	c
完全弹性	$E_d = \infty$	需求量的变动率相对于无穷小的价格的变动率是无穷大的	d
完全无弹性	$E_d = 0$	无论价格如何变化，需求量的变动率总是为 0	e

就医疗保险产品而言，其需求富有弹性和缺乏弹性属于较为现实的两种弹性状态，其中以医疗保险缺乏弹性更为常见，其他三种类型可做理论模型分析。

2. 医疗保险需求收入弹性　医疗保险需求收入弹性表示在一定时期内，消费者对医疗保险产品的需求量的变动相对于消费者收入量变动的反应程度。假设需求收入弹性的函数为 $Q = f(I)$，其公式可以表示为：

$$E_i = \frac{\Delta Q}{\Delta I} \cdot \frac{I}{Q} \qquad (3\text{-}7)$$

式中，Q 为医疗保险需求量，I 为消费者的收入水平，E_i 为医疗保险需求的收入弹性。

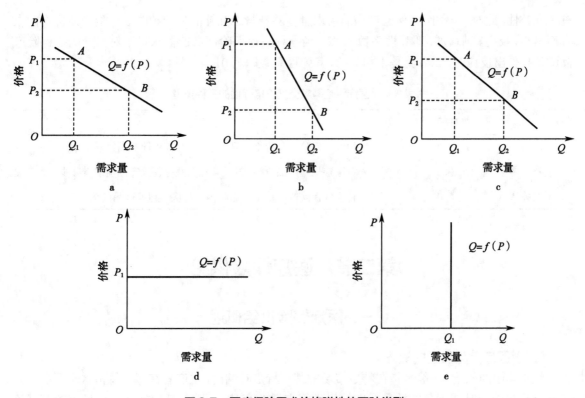

图3-7 医疗保险需求价格弹性的五种类型

a. 富有弹性；b. 缺乏弹性；c. 单位弹性；d. 完全弹性；e. 完全无弹性。

根据医疗保险产品的需求收入弹性系数值，可以将所有的医疗保险产品分为三类，如表 3-3 所示。其中，医疗保险产品中的奢侈品属于需求量随着收入增加而显著增加的，如高端健康险。而劣等品属于收入增加对其需求量反而减少的，如保障程度比较低的险种。

表3-3 医疗保险需求收入弹性的三种类型

分类	弹性值	含义
奢侈品	$E_i > 1$	消费者的收入增加时，对该产品的需求量显著增加
正常品	$0 < E_i < 1$	消费者的收入增加时，对该产品的需求量增加有限
劣等品	$E_i < 0$	消费者的收入增加时，对该产品的需求量减少

3. 医疗保险需求交叉价格弹性 医疗保险需求交叉价格弹性表示在一定时期内一种医疗保险产品的需求量的变动量对于它的相关产品的价格变动量的反应程度。假定某种医疗保险产品 X 的需求量 Q_X 是它的相关产品 Y 的价格 P_Y 的函数，即 $Q_X = f(P_Y)$，则产品 X 的需求的交叉价格弹性公式为：

$$E_{XY} = \frac{\dfrac{\Delta Q_X}{Q_X}}{\dfrac{\Delta P_Y}{P_Y}} = \frac{\Delta Q_X}{\Delta P_Y} \cdot \frac{P_Y}{Q_X} \tag{3-8}$$

依据医疗保险需求交叉价格弹性系数的符号和数值可以将医疗保险需求交叉价格弹性分为三类，如表 3-4 所示。当两种保险产品的条款、功能、附加值等都趋于相同时，两种医疗保险产品就具有可替代性，此时，一种医疗保险产品的需求量会随着另一种可替代的医疗保险产品价格的上升而增加，反之，则减少，因此其弹性系数为正；而当两种保险产品必须捆绑销售时，二者就具有了互补性,此时,一种医疗保险产品的需求量会随着与之互补的另一种医疗保险产品价格的上升而减少,反之,则增加,即弹性系数为负。当一种医疗保险产品的需求量不对另一医疗保险产品的价格作出反应时,二者就是不相关的,其弹性系数即为0。

表3-4　医疗保险需求交叉价格弹性的三种类型

分类	弹性值	含义
替代品	$E_{XY} > 0$	一种医疗保险产品价格上升,其相关医疗保险产品需求量增加
互补品	$E_{XY} < 0$	一种医疗保险产品价格上升,其相关医疗保险产品需求量减少
不相关品	$E_{XY} = 0$	一种医疗保险产品价格不影响另一种医疗保险产品的需求量

第二节　医疗保险供给

一、医疗保险供给概述

(一)医疗保险供给的概念

经济学中的供给,一般是指在特定市场的某一特定时期内,生产者在每一价格水平下愿意并且能够提供的商品或服务的数量。能够提供给市场的商品总量,包括已经处在市场上的商品流量和生产者能提供给市场的商品存量。

医疗保险供给(medical insurance supply)是指医疗保险机构在一定的时期内、一定的医疗保险价格条件下,愿意并且能够提供的医疗保险产品的数量。形成医疗保险供给包括两个基本条件:一是医疗保险机构具有提供医疗保险服务的愿望;二是医疗保险机构具有提供医疗保险服务的能力。这两个基本条件缺一不可。

(二)医疗保险供给的特点

1.复杂性　医疗保险的复杂性体现在两个方面:一方面,承保对象具有特殊性,医疗保险的承保标的是对被保险方获得医疗服务所产生的经济损失进行补偿;另一方面,医疗保险供给与医疗服务市场密不可分,补偿医疗费用的多少主要取决于医疗服务的运行情况和医患双方的费用意识,医疗服务的复杂多样决定了医疗保险供给在经营方式、保障内容和赔付方式等方面也需随之变化。因此,医疗保险供给不同于其他产品供给,也不同于财产保险和人寿保险供给,具有复杂性。

2.专业性　医疗保险供给涉及保险机构、医疗服务机构和被保险方三个主体,具有较大的道德风险,并且保险赔付率高、定价困难、经营难度大,共同决定了医疗保险需要专业经营。因此,从事医疗保险的专业人员需具备较高的专业素质、综合素养以及创新能力,并且还需不断研发有利于健康和医疗保险业发展的新技术,如医疗保险精算、医疗保险基金管理、医疗保险信息数据库等。

3.垄断性　医疗保险产品供给的边际成本递减特性与医疗保险经营的专业化要求使得医疗保险的供给具有一定的垄断性。其中社会医疗保险完全由国家来控制管理,其垄断性更强。医疗保险供给的垄断性可能导致医疗保险价格的提高。

4.外部性　保险机构供给医疗保险的目的是追求自身利益最大化,但高质量的医疗保险供给还能有效防控社会风险,促进社会公平与稳定,增进社会总效用,具有正外部性。医疗保险供给的正外部性体现在以下三个方面:一是有利于提升医疗卫生服务可及性,减轻疾病经济负担,缓解因病致贫和因病返贫,提高国民健康水平;二是有利于控制医药费用的不合理增长,提高医疗卫生资源的有效利用；三是有利于政府转变职能，社会医疗保险基金管理与商业医疗保险行业发展充分发挥了市场在资源配置中的决定性作用，促进经济社会提质增效。

（三）医疗保险供给者的组织形式

医疗保险供给者的组织形式因医疗保险性质的不同而有所区别，社会医疗保险一般由政府部门经办机构或非营利性机构供给，商业医疗保险则由经营性保险公司供给。

1. 由政府部门经办机构或非营利性机构供给　社会医疗保险一般通过国家立法强制实施，故政府部门设置经办机构或由非营利性机构专门提供社会医疗保险服务。医疗保险经办机构的运营目的是保证社会保险政策目标的落实。

我国的基本医疗保险经办机构是隶属于医疗保障部门的事业单位，向社会公众提供基本医疗保险。根据《中华人民共和国社会保险法》第九章与《国家医疗保障局关于印发全国医疗保障经办政务服务事项清单的通知》的规定，我国基本医疗保险经办机构的主要职责包括：筹集、管理基本医疗保险基金；基本医疗保险参保和变更登记；与定点医疗机构、定点零售药店签订基本医疗保险服务合同，并监督其履行情况；结算和支付基本医疗保险费；编制基本医疗保险基金的预算、决算以及行政主管部门赋予的其他职责。各统筹地区的基本医疗保险经办机构要结合当地的经济发展水平，按照"以收定支、收支平衡、略有结余"的原则自主确定基本医疗保险实施方案。此外，各统筹区域基本医疗保险经办机构还可在更高层级上，如省或市级层面，统筹协调各地的基本医疗保险业务，实现基本医疗保险基金的地区间调剂，提高基金抗风险能力。

2. 由经营性保险公司供给　商业医疗保险一般由经营性保险公司供给，经营性保险公司的组织形式通常包括以下三种类型：一是人寿保险或财产保险公司在办理人寿保险与财产保险等主要业务的同时，也提供商业医疗保险业务；二是由专业医疗保险公司专门办理商业医疗保险业务；三是由合作式医疗保险组织提供商业医疗保险业务。按所有权形式的不同还可细分为营利性的股份有限保险公司和非营利性的相互保险公司、医疗保险协会、医疗保险合作社等。以上组织形式共同发展，相互补充，形成了专业化与多样化的商业医疗保险供给组织体系。

（1）由人寿保险或财产保险公司供给：医疗保险并非人寿保险或财产保险公司所经营的主要保险业务，因此商业保险公司一般会采取以下三种形式办理医疗保险业务：一是寿险（产险）的附加形式，将医疗保险附加于寿险或产险业务上进行经营。二是保险公司事业部形式，由保险公司设立专门的医疗保险部门经营医疗保险业务，部门享有充分的产品开发权、业务拓展权与利益分配权。三是以保险公司子公司形式专业化经营医疗保险。

（2）由专业医疗保险公司供给：由保险公司专门围绕医疗保险业务进行经营决策，彻底改变医疗保险对人寿保险或财产保险的从属关系，扩大医疗保险的供给规模，改善医疗保险的供给质量。依所有权的不同，专业医疗保险公司可区分为股份有限公司和相互保险公司两类组织形式。股份有限公司分离了公司的所有权与经营权，资金实力雄厚，建立了有效的激励约束机制，降低了经营风险。相互保险公司是一种互助型保险组织，依此形式建立的医疗保险公司可有效避免保险人的不当经营和被保险人的欺诈骗保行为，最大限度地降低保险成本，同时不易出现短期行为。

（3）由合作式医疗保险组织供给：合作式医疗保险组织一般表现为生产者合作社，一般由社区团体组织、医疗保险公司或医疗机构发起，建立医疗服务筹资与医疗服务供给有机结合的组织形式，按保险机构与医疗服务机构达成的协议向被保险人提供医疗服务。如美国的蓝十字与蓝盾协会是典型的合作式医疗保险组织，其供给的医疗保险产品为管理式医疗保险。合作式医疗保险组织将传统医疗保险中保险公司、被保险人、医疗机构之间的三角关系转变为保险公司（医疗机构）与被保险人的双向关系。

（四）医疗保险供给者的经济行为

1. 抑制道德风险　道德风险（moral hazard）是指由于医疗保险的第三方付费而引起的参保

者或医疗机构态度和行为的异化。参保者由于医疗费用可以报销而不注意自己的健康行为,或者对医疗服务过度需求。医疗机构也可能出于自身经济利益的考虑,过度提供服务或诱导需求。道德风险削弱了医疗保险风险共担的效果,造成医疗资源的浪费,降低了医疗资源使用的效率。因此,医疗保险供给者一般会采取强有力的措施规范医疗服务供需双方行为,抑制其道德风险,减少自身利益损失。

(1)针对医疗服务需方:通过费用分担方式管控过度医疗。医疗保险供给者通过强化个人医疗费用分担机制,增强参保者费用意识,抑制医疗服务需方的道德风险。较典型的个人医疗费用分担机制包括起付线、按比例分担、封顶线等。

(2)针对医疗服务供方:通过创新支付方式管控服务供方的诱导需求。医疗保险供给者建立灵活高效的供方支付机制,构建激励机制调控医疗服务提供。医疗保险已探索出多种针对医疗服务供方的支付方式,包括按服务项目付费、按人头付费、按服务人次付费、按床日付费、按病种付费、总额预算、按绩效支付等。由于在传统的按项目付费下医疗服务供方诱导需求的现象较为严重,实践中常采取复合支付方式来抑制服务供方的道德风险。

2. 管控逆向选择 逆向选择(adverse selection)是由信息不对称造成的,由于被保险方比保险机构更了解自己的疾病风险情况,他们在健康时往往参加医疗保险的意愿不强,而存在疾病风险或患病时更愿意参加保险。逆向选择将导致购买保险的人群出现风险偏性,高风险人群的比例较高,保险机构只能提高价格应对此情况;价格的提高使更多的低风险人群退出保险,风险池具有更大的风险偏向,价格进一步提高,导致恶性循环。因此,医疗保险供给者会通过如下几种途径管控逆向选择。

(1)风险选择:医疗保险机构在追求利润最大化的过程中往往会表现出特有的经济行为——"风险选择"(risk selection),即保险机构对投保人的疾病风险进行判断和评估,决定是否承保。高风险人群的医疗成本高,保险机构会积极采取措施管控逆向选择,鼓励收入高、健康状况好、支付能力强的低风险人群参保,限制高风险人群参保,扩大保费收入与医疗费用补偿之间的差额,从而获取更大的利润。

(2)限制承保内容:保险机构可通过限制医疗保险合同中的承保内容管控被保险方的逆向选择行为。一是设置等待期,医疗保险合同生效后的约定时期(多为90天、180天)内所发生的保障范围内的费用,保险机构无赔付责任。二是设立免责条款,即保险合同中的除外责任。三是建立费用分担机制,设置免赔额(起付线)、共保条款、给付限额(封顶线)以及止损条款等。

(3)保险合同限期:医疗保险产品设置合同期限多为中短期(如一年期)。若在保险合同期限内被保险方的健康情况发生重大变化,保险机构有义务对医疗费用进行赔付。但合同期满后保险机构可能拒绝被保险人续保,提高保险费或者增加除外责任。为促进保险业务的稳定性,部分医疗保险产品已逐渐开发续保条款,如首年保证续保、投保3年保证续保、每5年保证续保等。

(4)定期调整保费:为防止被保险方的健康状况因年龄增长等情况发生显著变化,从而影响医疗费用支出与保险风险压力,医疗保险机构会定期核保,在不同时期按人群的年龄、性别、职业和健康水平精算不同水平的保险价格。

3. 金融行为 医疗保险机构具有融资功能。因此,医疗保险机构还表现出金融机构所特有的行为规范,即把积累的暂时不需要偿付的保险基金用于短期贷款以及流动性较强的投资和一部分中长期投资,以此来降低其积累的保险基金的机会成本,增加盈利。

二、医疗保险供给的影响因素

(一)医疗保险价格

根据经济学中的供给规律,医疗保险供给数量与医疗保险价格呈现正相关关系。保险价格越高,医疗保险供给数量越多,反之,医疗保险供给数量就越少。若医疗保险的价格上升,所收的医疗保险费增多,会刺激医疗保险供给;若医疗保险价格下降,则会抑制医疗保险供给。

（二）医疗保险成本

医疗保险成本是指承保过程中一切货币支出,包括医疗保险的偿付费用、医疗保险机构的人力成本、固定资产、管理费用以及其他运行费用。合理的组织架构、丰富的经办经验、良好的人员素质、灵活的激励机制等都会提升保险机构的运行效率,降低医疗保险成本,提升保险运行效益。一般情况下,医疗保险成本与供给之间呈反方向变动的关系,即相同保费收入前提下,医疗保险成本越高,医疗保险机构的经济收益越低,医疗保险供给越少,反之,医疗保险供给就越多。

（三）医疗保险机构承保能力

承保能力是指保险机构能够提供医疗保险产品或服务的能力。承保能力等同于企业的生产能力,也是决定医疗保险供给的重要因素。决定承保能力的基本要素包括保险经营资本量、保险机构数量及分布、保险从业人员的数量和素质、保险机构的工作效率等。医疗保险机构的承保能力越强,医疗保险的供给越多,反之,医疗保险的供给就越少。

（四）医疗保险机构的信誉度

信誉度主要来源于赔付的高效合理与品牌形象的良好经营,是医疗保险机构重要的竞争策略与融资基础。如果保险机构在社会上享有一定信誉,一方面会吸引更多的人来投保,医疗保险的需求增加,进而促使医疗保险供给增加;另一方面,保险机构可凭借良好的信誉获得成本相对低的信用融资或贷款,在资本市场上具有较低的风险溢价,可利用融资或贷款进一步扩大医疗保险的供给规模。因此,医疗保险机构信誉度越高,医疗保险供给越多,反之,医疗保险供给越少。

（五）医疗服务供给

医疗保险的运行需要医疗机构的参与和配合,医疗服务供给的数量和质量对医疗保险供给有重要影响。如医疗机构对参保患者因病施救、合理检查、合理用药,一方面减少医疗保险基金的浪费,增强医疗保险补偿能力的可持续性,另一方面缓解医疗保险机构对医疗机构的监管压力,提升医疗保险机构的运营效率,从而增加医疗保险供给。相反,医疗机构诱导需求,不仅浪费医疗卫生资源,还会削弱医疗保险的补偿能力,增加医疗保险机构的监管压力,最终导致医疗保险供给的减少。

（六）政府行为因素

政府行为因素包括政府的政策、法规和法制建设等,很大程度决定了医疗保险行业的发展,对医疗保险供给具有直接和决定性影响。社会环境和经济秩序的稳定、健全的法制建设、政府对医疗保险的大力扶持与有效监管,都有利于扩大医疗保险供给的规模。《中华人民共和国国民经济和社会发展第十四个五年规划和2035年远景目标纲要》要求"健全基本医疗保险稳定可持续筹资和待遇调整机制,完善医保缴费参保政策,实行医疗保障待遇清单制度。做实基本医疗保险市级统筹,推动省级统筹。完善基本医疗保险门诊共济保障机制,健全重大疾病医疗保险和救助制度。完善医保目录动态调整机制。推行以按病种付费为主的多元复合式医保支付方式。将符合条件的互联网医疗服务纳入医保支付范围,落实异地就医结算。扎实推进医保标准化、信息化建设,提升经办服务水平。健全医保基金监管机制。稳步建立长期护理保险制度。积极发展商业医疗保险",为我国医疗保险行业的发展指明了方向。

三、医疗保险供给曲线及其变动

（一）医疗保险供给曲线

医疗保险机构供给的产品数量主要取决于产品价格,在其他条件不变的情况下,医疗保险产品价格的上升会带来供给量的增加,价格的下降会引起供给量的减少,即供给量与价格呈正相关关系。医疗保险供给曲线（supply curve）是表示医疗保险产品供给量和价格之间函数关系的一种几何图形，如图 3-8 中的 S 曲线。该曲线从左下方向右上方倾斜，是一条光滑的曲线，它建立在价格和供给量的变化是连续的这一假设基础上。

医疗保险供给曲线有多种形状，可以呈现线性关系或非线性关系。当价格和供给量之间的关系为线性函数时，供给曲线为直线型；当价格和供给量之间的关系为非线性函数时，供给曲线为曲线型。

（二）医疗保险供给量变动

医疗保险供给量的变动是指在其他条件不变的情况下，医疗保险的价格变化而引起的医疗保险供给量的变化。供给量的变化是价格与数量组合的移动，在几何图形上表现为在一条固定的供给曲线上由一点移动到另一点，向右上方移动表示供给量的增加，向左下方移动表示供给量的减少。如图 3-8 中，当价格为 P_1 时，供给量为 Q_1，供给曲线上的点为 B，当价格上升为 P_2 时，供给量增加到 Q_2，供给曲线上的点由 B 点移动到 C 点，当价格下降到为 P_3 时，供给量减少到 Q_3，供给曲线上的点由 B 点移动到 A 点。

（三）医疗保险供给变动

医疗保险供给的变动是指除医疗保险价格以外的其他因素发生变化时，供给曲线会发生变动。除价格外的其他因素包括保险机构的承保能力、医疗保险成本、政府行为因素、医疗服务供给等，这些因素的变化均会导致同一价格水平下供给的增加或减少。在几何图形上表现为同一坐标系中整条供给曲线的左右平移。如图 3-9 所示，在同一价格水平 P_0 下，供给曲线从 S_1 向左移动到 S_2，供给量由 Q_1 减少到 Q_2；供给曲线从 S_1 向右移动到 S_3，供给量由 Q_1 增加到 Q_3。

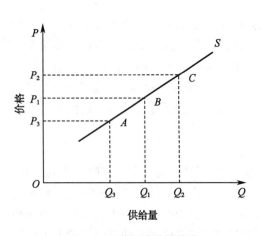

图 3-8　医疗保险供给曲线

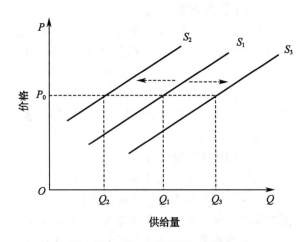

图 3-9　医疗保险供给曲线的变动

四、医疗保险供给弹性

（一）医疗保险供给弹性概述

1. 医疗保险供给弹性的概念　供给弹性表示某一商品或服务的供给量变化相对商品决定因素变化的反应程度，表示决定因素变动与数量变动的相对关系，一般可分为价格弹性、收入弹性与交叉弹性。

医疗保险的供给弹性公式可表示为：

$$E_s = \frac{\Delta Q}{Q} \Big/ \frac{\Delta X}{X} = \frac{\Delta Q}{\Delta X} \cdot \frac{X}{Q} \tag{3-9}$$

其中 E_s 表示医疗保险的供给弹性，X 为供给决定因素，Q 为供给量，ΔX 和 ΔQ 分别表示供给决定因素和供给量的变化量。

2. 医疗保险供给弹性的分类　可根据医疗保险的供给弹性系数大小,将供给弹性分为五种类型(依次为图 3-10 中 a 至 e 所示图形)。

(1) $E_s > 1$:表示弹性充足或富有弹性,说明某一险种供给量变化率大于供给决定因素变化率。

(2) $E_s < 1$:表示弹性不足或缺乏弹性,说明某一险种供给量变化率小于供给决定因素变化率。

(3) $E_s = 1$:表示单位弹性,说明某一险种供给量变化率等于供给决定因素变化率。

(4) $E_s = \infty$:表示完全弹性或无限弹性,说明某一险种供给决定因素的微小变化会导致供给量的无限变化。

(5) $E_s = 0$:表示完全无弹性,说明某一险种供给决定因素(如价格)变化对供给量无影响。

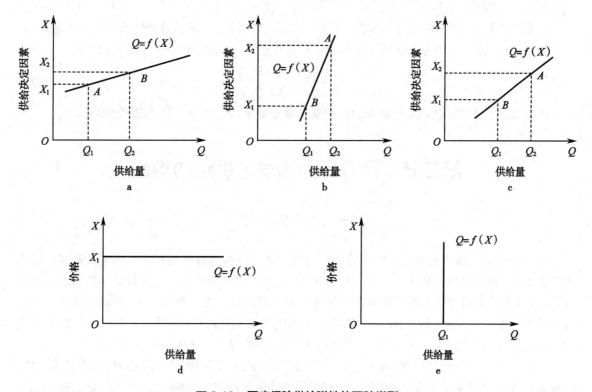

图 3-10　**医疗保险供给弹性的五种类型**
a. 富有弹性;b. 缺乏弹性;c. 单位弹性;d. 完全弹性;e. 完全无弹性。

3. 医疗保险供给弹性的特征　社会医疗保险的供给弹性与商业医疗保险的供给弹性差别很大。商业医疗保险相对于社会医疗保险来说更富有供给弹性,这是由商业保险的供给特征决定的。

(1) 商业医疗保险可替代性强:社会医疗保险由国家强制推行,可替代性弱,其供给数量与价格水平由政策规定。而商业医疗保险可替代性强,在政策上更为灵活,各商业保险公司对商业医疗保险险种拥有定价权,以及与特定保险人签订合同的权利,可根据市场价格自主选择保险产品的供给数量。因此商业医疗保险的供给量受价格的影响就更为显著,更富有供给弹性。

(2) 商业医疗保险所需货币投入量更大:商业医疗保险的筹建成本与经营初期成本较高,出于营利的目的,商业保险公司会设置相对于社会医疗保险更高的保费(价格)。一般而言,保险资本量与保险供给量呈正比例关系。如果商业医疗保险的市场价格未达到预期,商业保险公司可随时将货币资本转投向其他险种,从而导致商业医疗保险的供给量显著减少。社会医疗保险则不然,其必需程度高、货币投入稳定。因此商业医疗保险更富有供给弹性。

(二)医疗保险供给的价格弹性

医疗保险供给的价格弹性是指保险供给量变动的百分率与价格变动百分率的比例关系,反映了供给量对价格变化的敏感程度。医疗保险的价格弹性还可进一步区分为价格点弹性与价格弧弹性。

1. 医疗保险供给的价格点弹性　供给的点弹性表示医疗保险供给曲线上某一点的弹性,用 E_s 表示点弹性,Q 表示供给数量,P 表示价格,则公式为:

$$E_s = \frac{dQ}{dP} \cdot \frac{P}{Q} \tag{3-10}$$

2. 医疗保险供给的价格弧弹性　供给的弧弹性表示医疗保险供给曲线上两点之间的弧的弹性,用 E_s 表示弧弹性,Q 表示供给数量,P 表示价格,则公式为:

$$E_s = \frac{\Delta Q}{\Delta P} \cdot \frac{P}{Q} \tag{3-11}$$

需要注意的是,当价格上升和价格下降时,在相同一段弧上,所计算出的弧弹性是不一样的。为了避免这一问题,一般考虑使用平均价格和平均数量计算供给的弧弹性,即中点公式:

$$E_s = \frac{\Delta Q}{\Delta P} \cdot \frac{P_1 + P_2}{Q_1 + Q_2} \tag{3-12}$$

用 E_s 表示弧弹性,Q_1、Q_2 分别表示弧两端的供给数量,P_1、P_2 表示弧两端的价格水平。

第三节　医疗保险需求与供给的均衡

一、均衡的形成

医疗保险的供需均衡是指医疗保险的供给量与需求量相等时候的状态。供需均衡时的价格为均衡价格,数量为均衡数量。在这一价格水平上,医疗保险消费者对医疗保险的需求都能得到满足,医疗保险机构提供的医疗保险数量也都能被市场消化。在几何图形中,市场需求曲线与市场供给曲线相交的交点即为均衡点。均衡点上的价格和相应的供求数量,即为均衡价格和均衡数量。医疗保险市场上需求量和供给量相等的状态,也被称为医疗保险市场出清的状态。

在图 3-11 中,假定 D 曲线为医疗保险市场的需求曲线,S 曲线为医疗保险市场的供给曲线。D 曲线和 S 曲线的交点 E 即为均衡点,E 点对应的均衡价格 $P=3\,000$ 元,$Q=300$ 份。在均衡价格 3 000 元的水平,消费者对医疗保险的购买量和医疗保险机构提供的医疗保险数量是相等的,都是 300 份。也可以反过来说,在均衡数量 300 份的水平上,消费者愿意支付的价格和医疗保险机构愿意接受的价格是相等的,都是 3 000 元。因此,这样一种状态便是一种使医疗保险消费者和医疗保险机构都感到满意并愿意持续下去的均衡状态。

医疗保险市场的供求均衡状态是静态的、短暂的,在需求和供给两种力量的相互作用下,价格会不断调整,市场也会不断出现需求量和供给量不相等的非均衡状态。在市场机制的作用下,这种供求不相等的非均衡状态会逐步消失,市场价格会逐步恢复到均衡价格水平。

在图 3-11 中,当市场价格高于均衡价格,为 4 000 元时,医疗保险的需求量为 200 份,供给量为 400 份,面对这种供给量大于需求量的超量供给的市场状况,一方面,消费者可以以更低的价格获得该产品,另一方面,医疗保险机构也会逐步减少该险种的销售量。两种力量共同作用下,医疗保险的价格会逐步下降,从 4 000 元逐步下降到 3 000 元。在价格下降的过程中,医疗保险的需求量会逐步上升,从 200 份增加到 300 份,医疗保险的供给量会逐步下降,从 400 份减少到 300 份,从而实现供求相等的均衡数量 300 份。相反地,当市场价格低于均衡价格为 2 000 元时,医疗保险的需求量为 400 份,供给量为 200 份。面对需求量大于供给量的超量需求的市场状况也是如此。当市场价格偏离时,市场上供需双方相互作用,使得市场最终实现均衡或出清状态。

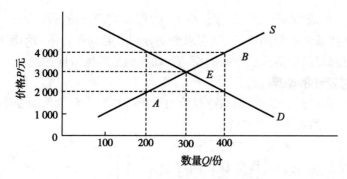

图 3-11　医疗保险市场均衡的形成

二、均衡的变动

医疗保险的均衡价格和均衡数量是由该保险的市场需求曲线和市场供给曲线的交点决定的。需求曲线和供给曲线的位置会因为除价格外的其他因素的变动而变动,相应地,市场均衡状态就会被打破,均衡价格也会发生变动。

（一）需求变动的影响

在供给不变的情况下,需求增加会使需求曲线向右平移,使得均衡价格和均衡数量都增加;需求减少会使需求曲线向左平移,使得均衡价格和均衡数量都减少。

在图 3-12 中,既定的供给曲线 S 和最初的需求曲线 D_1 相交于 E_1 点。在均衡点 E_1,均衡价格为 P_1,均衡数量为 Q_1。当消费者收入增加或者消费者的风险意识增强,使得需求增加,需求曲线向右平移至 D_2 曲线的位置,此时,D_2 曲线与 S 曲线相交于 E_2 点。在均衡点 E_2,均衡价格上升为 P_2,均衡数量增加为 Q_2。相反,需求减少使需求曲线向左平移至 D_3 曲线的位置,D_3 曲线与 S 曲线相交于 E_3 点。在均衡点 E_3,均衡价格下降为 P_3,均衡数量减少为 Q_3。

（二）供给变动的影响

在需求不变的情况下,供给增加会使供给曲线向右平移,使得均衡价格下降,均衡数量增加;供给减少会使供给曲线向左平移,使得均衡价格上升,均衡数量减少。

在图 3-13 中,既定的需求曲线 D 和最初的供给曲线 S_1 相交于 E_1 点。在均衡点 E_1,均衡价格为 P_1,均衡数量为 Q_1。当医疗保险成本下降或者政府出台政策法规,使得医疗保险供给增加,供给曲线向右平移至 S_2 曲线的位置,此时,S_2 曲线与 D 曲线相交于 E_2 点。在均衡点 E_2,均衡价格下降为 P_2,均衡数量增加为 Q_2。相反,供给减少使供给曲线向左平移至 S_3 曲线的位置,S_3 曲线

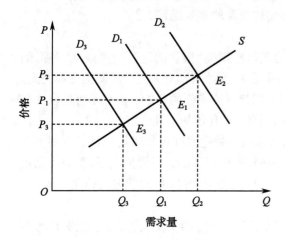

图 3-12　需求的变动和均衡价格的变动

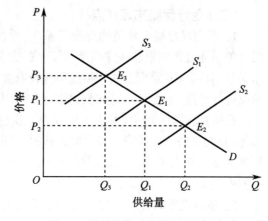

图 3-13　供给的变动和均衡价格的变动

与 D 曲线相交于 E_3 点。在均衡点 E_3，均衡价格上升为 P_3，均衡数量减少为 Q_3。

综上所述，在其他条件不变的情况下，需求变动分别引起均衡价格和均衡数量的同方向的变动，供给变动分别引起均衡价格的反方向的变动和均衡数量的同方向的变动。

（三）供求同时变动的影响

如果需求和供给同时发生变动，则医疗保险的均衡价格和均衡数量的变化是难以确定的，这要结合需求和供给变化的具体情况来决定。

在图 3-14 中，假定消费者收入水平上升引起需求增加，需求曲线由 D_1 向右平移至 D_2。同时，医疗保险机构的管理成本下降使得供给增加，供给曲线由 S_1 向右移至 S_2。比较 S_1 曲线与 D_1 和 D_2 曲线的交点 E_1 和 E_2，可知，收入水平上升引起的需求增加，使得均衡价格上升。再比较 D_1 曲线与 S_1 和 S_2 曲线的交点 E_1 和 E_3，可知，成本下降引起供给增加，使得均衡价格下降。需求增加和供给增加同时作用时，均衡价格是上升还是下降，要取决于需求和供给各自增长的幅度。图中由于需求增加的幅度大于供给增加的幅度，最终的均衡价格是上升的，即 D_2 曲线和 S_2 曲线的交点 E_4 高于 D_1 曲线和 S_1 曲线的交点 E_1。

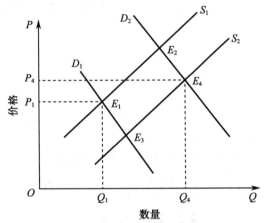

图 3-14　需求和供给的同时变动

第四节　医疗保险的市场失灵和政府的干预作用

一、医疗保险市场

（一）医疗保险市场定义

医疗保险市场是从事医疗保险买卖的有形的交易场所或利用网络及电子化设备进行交易的接洽点。从本质上来说，医疗保险市场是医疗保险买卖双方相互作用并得以决定其交易价格和交易数量的一种组织形式或制度安排。

医疗保险的市场运行需要依靠供求价格机制和竞争机制的相互作用和制约。在理想的条件下，在医疗保险市场中，买卖双方为追求自身利益，借助医疗保险价格的变动调整自己的市场行为，通过供求的相互作用影响生产要素的组合，最终实现资源的有效配置。

（二）医疗保险市场特点

1. 买卖双方是一种契约交换关系　一般商品的交易原则是"钱货两清"，一旦成交，商品的买卖关系即宣告结束。医疗保险市场中的交易则不同，医疗保险买卖双方是一种契约交换关系，即保单销售后，保险商品的交换过程并没有完结，而是医疗保险责任的开始。该交易可以以次为单位进行计量，也可以以时间长短进行计量，如一年、几年、十几年甚至几十年。

在医疗保险市场中，参保人定期或一次性缴纳医疗保险费是医疗保险市场正常运行的前提条件，这是在医疗保险责任发生时提供医疗服务费用补偿的物质基础。一般情况下，保险商品销量越大或参保人越多，承保机构的风险越小，缴纳的医疗保险费越高，风险的覆盖范围越大，保障程度越高。

2. 多方主体共存　医疗保险市场运行的主体，除了医疗保险的买卖双方，还包括医疗服务提供机构和政府部门。医疗保险承保机构，即卖方，对消费者履行医疗费用赔偿责任，这种赔偿的数量和合理性关系到医疗保险机构的生存和发展，不仅与消费者的就医行为有关，更与医疗服务提供者的服务行为有关。卫生服务的福利性和公益性需要政府的参与，在保险制度的运行和管理以及医疗服务的正常运转等方面提供保障。因此，在医疗保险市场体系中，形成了保险人、被保险人、医疗服务提供方和政府多方主体共存的市场结构特征。

二、医疗保险的市场失灵

（一）医疗保险市场失灵的概念

医疗保险市场在完全理想化的假设条件下可以实现资源的有效配置，实现帕累托最优状态。但现实的医疗保险市场无法满足理想化的假设条件，不能实现资源的有效配置，存在帕累托改进的余地，这种情况被称为医疗保险的市场失灵。

（二）医疗保险市场失灵的原因

医疗保险市场失灵的根源在于信息不对称，即医疗保险市场中的一方掌握其他方无法拥有的信息，各方处于信息不对等的状态。例如保险机构无法清楚了解投保人的健康状况、生活习性、健康观念、维护健康的意愿等信息，而投保人对自己的健康状况有更多的了解。

（三）医疗保险市场失灵的表现

1. 逆向选择　逆向选择是指投保人在投保时从自身利益出发，作出与保险人利益不一致的合同选择，如高风险的人积极投保，而低风险的人则退出保险市场，从而出现"逆选择"问题，使保险人可能承担较大风险。

由于个人疾病风险、医疗卫生习惯和风险态度不同，对医疗服务的需求也有所不同。高风险的被保险人掌握着自己的健康信息，了解自己可能需要更多的照顾、更多的医疗服务和更多的药物，未来也可能需要更多的医疗费用。而保险人则很难掌握这些信息，很难将高风险和低风险的人群严格区分开来，只能根据平均预期损失和平均风险来计算保险价格。此种情况下，高风险人群将更愿意购买保险，因为根据平均风险所决定的保险费低于根据其本身高风险所确定的保险费，而低风险的人群将不愿购买保险，因为根据平均风险所确定的保险费高于根据其本身低风险所确定的保险费。

这种逆向选择会导致购买保险的人群风险偏高，保险公司为应对高风险的参保人群，需要提高价格，价格提高又会导致更多低风险人群退出保险，风险池具有更大的风险偏向，进而导致价格进一步提高，如此形成恶性循环。

逆向选择必然带来经济低效率，因为高风险人群需要更多的保险来预防未来的医疗开支，并且其面临的是一个有利的价格，因此会过度投保，而低风险人群会因为面临一个不利的价格而投保不足。这种低效率有可能导致有效市场的消失。

2. 风险选择　风险选择是指保险人为追求利润最大化而吸纳健康状况良好的投保人，拒绝健康状况很差或具有较高风险的投保人。

医疗保险中的风险选择属于事前选择，即保险人对投保人的疾病风险进行判断和评估，决定是否接受其承保。高风险人群的医疗成本高，出于利润最大化的考虑，保险人会采取各种措施，限制其参保，如收取极高的价格，或直接拒绝其参保。低风险人群是医疗保险机构的优质客户，参保人会鼓励这些人群参保，如通过年龄、家族史、就医记录等筛查低风险人群，为其提供有针对性的广告，设计附加保险利益，提供便利服务等。

医疗保险市场中的风险选择是医疗保险机构的竞争性行为，虽然能提高保险人的经济利益，但因其无法为最需要保险的那些高风险人群提供保险服务，而影响了这部分人群的医疗服务的可及性，从而影响了整个社会的医疗服务的公平性。

3. 道德风险　在医疗保险市场中，医疗保险对医疗费用的补偿一方面降低了医疗服务消费者实际支付的医疗费用,另一方面也关系到医疗服务提供者的收益,医疗服务供需双方在不完全承担风险后果时会最大限度地采取使自身效用或利益最大化却不利于医疗保险运行的行动,这便是道德风险,表现为医疗服务需方的过度消费和医疗服务供方的诱导需求,两者共同作用推动医疗服务利用及其费用不断增长。其产生的原因主要在于医疗服务的不确定性、医疗服务的供方利益驱动机制及医疗保险市场的三方主体性等。

三、政府在医疗保险市场中的职能

由于医疗保险的市场失灵,仅靠市场机制无法实现市场运行的高效率或持续均衡,也因为医疗服务事涉民生,单纯依靠市场机制无法从社会福利角度实现社会公平,因此,有必要从国家或政府层面对医疗保险市场进行干预。

政府干预并不意味着取代市场调节,而是通过干预措施消除影响市场机制正常运转的诸多因素,促进市场的良性竞争,保护消费者的利益,使得社会经济生活趋于良性发展。

政府在医疗保险市场的干预作用主要表现在三个方面。

(一)设计和规范医疗保险市场模式

医疗保险市场的有效运行需要以规范的医疗保障制度模式为前提和基础,即一国以什么样的方式为主导去保障国民的疾病风险。医疗保障制度模式需要政府依据本国的政治、经济、社会、文化、历史、人口与医疗卫生发展状况等诸多因素,从国家层面进行总体设计和规划。依据政府承担责任的不同,各国可以在国家医疗保险模式、社会医疗保险模式、商业医疗保险模式、储蓄医疗保险模式等国际公认的医疗保险模式中进行选择。医疗保障的主体制度模式一旦确定,除非经济转型或社会变革,否则不能轻易转换,因为主体制度模式的转换需要付出巨大的改革成本,甚至会引发社会的不稳定。当医疗保险制度模式确定后,改革的重点便转为政策的调整和制度的完善。

(二)监督和管理医疗保险市场运行

医疗保险市场存在诸多矛盾和不稳定因素,影响着医疗保险市场的正常运行,如"三方关系"中的利益冲突、医疗服务费用的过快增长、医疗保险市场的不公平竞争和过度竞争等。政府可以通过经济、行政、法律等手段加强监督和管理,对各方的市场行为进行干预和控制,协调各种矛盾和冲突,消除市场运行中的干扰因素,促进医疗保险市场的规范健康有序发展。监督和管理医疗保险市场是政府管理医疗保险最主要的日常工作,政府通过成立专门的机构,履行监督和管理医疗保险市场的职能。

(三)弥补医疗保险市场不足

医疗服务中的一些项目具有外部性,需要免费或低价提供,如果依靠市场机制的自发调节,必将影响到这部分医疗服务的市场供给,进而影响到消费者的健康权益。此外,低收入和残障人群等特殊人群的健康状况影响健康公平性,需要重点关注,但其医疗保障程度可能因为社会经济等因素而受到影响。对于这些医疗保险市场无法解决的问题,政府需要通过提供医疗服务、经济补偿、提供医疗救助等行政、经济、法律手段进行解决,以弥补医疗保险市场的不足。

> **思考题**
>
> 1. 医疗保险需求受哪些因素影响?
> 2. 医疗保险供给的特点有哪些?
> 3. 医疗保险市场失灵的原因有哪些?政府如何进行干预以弥补市场失灵?

(付文琦　陈　文)

第四章　医疗保险基金测算

医疗保险基金的科学、规范测算是医疗保险制度建设过程中的一个很关键的环节,是保障医疗保险基金财务科学可持续发展的重要举措。本章从医疗保险基金测算的概念、范围、机制入手,并结合我国现有医疗保险制度的政策实践,介绍医疗保险基金测算的基本原理、测算方法和主要内容,从数量方面研究医疗保险基金管理的规律,为社会医疗保险管理机构的经营管理提供决策依据和参考。

第一节　医疗保险基金测算概述

医疗保险基金测算是从医疗保险基金的筹集、分配和使用等角度,对医疗保险的缴纳和补偿数据进行统计、分析和预测的过程。医疗保险基金的测算隶属于保险精算的分支,但又是不同于人寿保险精算的一类特殊的保险精算类型。它是全面衡量参保对象面临的健康风险、政府社会及个人的筹资能力、参保意愿,同时结合医疗保险的支付制度和社会医疗保险政策法规等因素进行测算的。

一、医疗保险基金测算的概念及测算范围

(一)医疗保险基金测算的概念

医疗保险基金测算就是利用经济学、统计学、精算学等相关学科的理论、技术和方法,综合考虑参保人群的健康状况、疾病风险程度、医疗服务需求以及保障水平等各种因素,从医疗保险基金的筹集、分配和使用等角度,对医疗保险费用的缴纳和补偿等数据进行统计、分析和预测的过程。

医疗保险基金测算过程是通过全面审视被保障对象所面临的健康风险,个人和社会以及政府的医疗保险基金筹资能力、参保意愿,并结合医疗保险基金的补偿方式和社会医疗保险政策制度等因素综合决定的。因此,社会医疗保险基金的测算可以借鉴商业医疗保险的基本思想和理论基础,同时也要注意自身的一些特殊性,综合考虑社会医疗保险基金的影响因素。

医疗保险基金测算是筹集医疗保险资金的基本依据和前提,也是保证医疗保险制度财务稳定的最基本问题。医疗保险基金测算的基本目的是为医疗保险制度的政策调整和完善管理提供基本依据,以维持医疗保险资金的收支平衡,保证医疗保险制度的正常运行。

(二)医疗保险基金测算范围

医疗保险基金的运转流程,首先是通过各种筹资方式来筹集医疗保险资金,其次是通过医疗保险制度实现医疗保险资金的分配,最终通过医疗服务机构向城乡居民提供医疗卫生服务。因此,医疗保险基金的测算可以从医疗保险资金的筹资、分配和利用三个环节来进行,以充分掌握医疗保险资金在不同运行阶段的特点,全面反映医疗保险制度的运行情况,更好地进行监督和管理,保证医疗保险基金运行的有效、有序和公平。

1. 医疗保险基金的筹集　医疗保险基金筹集可以反映一个国家或地区在一定时期医疗保障

基金筹集能力以及与经济发展水平的相适应的程度,其测算过程可以从筹资总额和筹资水平两个方面进行。医疗保险基金筹集总额测算可以反映一个国家或地区在一定时期内能全部用于医疗保险的基金额度,包括政府、社会和个人三方对医疗保险基金的投入金额总量;医疗保险基金筹集水平测算是指一个国家或地区在一定时期内政府、社会和个人三方对医疗保险投入的相对数量和水平,例如人均筹资数额、征缴率、医疗保险基金占国内生产总值(GDP)的比例,以及医疗保险基金占居民人均医疗费用支出的比重、医疗保险基金支出占居民人均可支配收入的比重等。对于社会医疗保险基金的筹集的来源角度,可以从以下两个方面进行测算。

(1)医疗保险纯保险费用:医疗保险纯保险费用测算是保险人根据对被保险人拟定的保险标的或法定待遇,对参保人群的疾病风险发生概率、费用损失程度和费用总额,以及政府财政收支水平、个人或家庭收入水平进行分析和测算。医疗保险纯保险费用测算的主要目的是确定保险金额、保险费率、纳保收入基数、各类缴费义务人分担比例等,以确保医疗保险基金的来源稳定,提高对参保人群的医疗保障力度,这是医疗保险费用测算的出发点和根本任务。

(2)医疗保险运行管理费用:医疗保险运行管理费用是指医疗保险的运行管理机构由于组织和管理社会医疗保险业务而导致的费用,是医疗保险机构维持正常运营所需要的费用。主要包括:①初期的医疗保险产品开发费用,包括调研、宣传广告、人员培训、计算机网络建设、软件开发等;②日常经营管理费用,包括人员工资、办公费、资料报表等公务和劳务性费用支出,交通费用,资产折旧和设备维护费用等。

2. 医疗保险基金的分配 从基金分配的角度测算医疗保险资金,是测算一个国家或地区在一定时期内,分配与流入各个医疗服务机构或不同医疗服务项目的医疗保险基金的总额,可以反映医疗保险基金的分配流向,通过测算医疗保险基金流入不同地区、不同层级医疗服务机构的分配比例,分析医疗保险基金分配的公平性和合理性。

3. 医疗保险基金的利用 医疗保险基金利用测算是对医疗保险基金使用的效率、效果和效用的测算。提高医疗保障水平是医疗保险制度建设的根本目的和落脚点。从基金利用的角度测算医疗保险基金,就是在对相关数据进行测算的基础上,对医疗保险基金的流向和支出水平、居民医疗保险的实际受益水平、医疗保险的公平程度等进行分析,以了解和分析医疗保险基金的利用效率。

医疗保险基金的流向和支出水平可从门诊和住院补偿金额、基金结余额等角度进行测算;参保对象的实际受益水平(保障程度)可以从参保对象的医疗费用减免程度(人均赔付额和赔付率)、医疗保险费用占医疗总费用的比例等角度进行分析;医疗保险的公平程度可以利用参保对象自付医疗费用占家庭消费性支出的比例、灾难性卫生支出的发生率等指标进行测算和分析。

二、医疗保险基金测算基本原则

(一)保障基本医疗需求的原则

社会医疗保险的基本职能是为参保对象的基本医疗服务提供经济补偿,提高参保对象的医疗服务可及性,保障参保对象的健康水平。社会医疗保险的宗旨是保障基本医疗服务,参保对象的基本诊疗服务、基本药物、基本服务设施检查等费用获得医疗保险基金的补偿,同时基本医疗又是一个相对的概念,是根据国家或地区的经济发展水平、医疗保险范围、医疗保障项目的多少、医疗保险待遇水平来确定的,也会随着经济社会的进步和发展进行适当的调整。

(二)经济可行的原则

医疗保险基金的测算既要考虑充分保障参保对象的健康水平、补偿医疗费用的需要,又要考虑政府财政支出、医疗保险基金的可持续性、参保对象的个人现金卫生支出能力,保证医疗保险基金的筹资水平与政府财政收支水平、居民收入水平和社会经济发展水平相适应,同时医疗保险基金的支出范围和保障深度,要与人口年龄结构、经济发展水平、医疗保险基金的可承受范围等相适应。

(三)相对稳定与绝对变动的原则

从短期看,医疗保险基金的筹集水平应当保持基本稳定,这有利于医疗保险基金的管理和运营。但随着社会经济、医疗科学技术、人口年龄结构等形势的发展和变化,人群的预期寿命、健康风险、医疗费用水平、个人和家庭的经济收入等都会发生变化,医疗保险基金的筹资水平和补偿标准就应根据经济、社会、医疗服务等多方面的实际情况作出适时的调整,否则难以体现其充分保障参保对象健康水平的原则。

(四)收支平衡的原则

无论是何种形式的医疗保险模式,从政府或医疗保险机构的角度来说,它们所支付的医疗保险基金都是来自参保对象缴纳的税费或保险金,其目的是补偿参保对象的医疗服务费用;从参保对象的角度来说,他们交纳税费或保险金是为了获得相应的医疗卫生服务或医疗费用补偿。政府、医疗保险机构与参保对象之间存在一种"赔偿给付与缴纳对等"的原则。但是,对于医疗保险机构来说,过多的医疗保险基金结余将影响参保对象的受益程度和居民参保的积极性,但同时又不能有较大的赤字,不利于医疗保险基金的可持续。因此,必须对不同参保对象的医疗费用和不同补偿方案进行科学的测算,以保持医疗保险基金收支平衡,保证医疗保险基金的正常运转。

(五)防损原则

医疗保险的运行过程中存在供方的"诱导需求"和需方"道德损害"的现象,因此防损原则显得尤为重要。当然,要实现这一原则,除了在科学制定保险费率时要进行特殊处理外,还需与社会医疗保险补偿制度结合起来,如制定合理的起付线、共付率、封顶线,利用大数据技术分析医疗服务项目使用的合理性等。

三、医疗保险基金测算基本原理

医疗保险基金的测算一般是由疾病风险发生的次数频率分布和每次发生疾病风险的费用分布情况共同决定。假设医疗保险费用由疾病风险次数分布与疾病损失分布两者相结合决定的总索赔 S 分布的某一个函数来确定,不同函数表达式的选择反映了不同的医疗保险费测算的基本原理。假设医疗保险承保的风险可以理解为总索赔 S 分布,它是一个随机变量,因此,S 分布有某一确定的分布形式。医疗保险基金测算是寻求某种对应的规则(H),使得某一实值 P 与随机的总索赔 S 分布相对应,医疗保险基金测算是基于这样一种关系来确定的:P=H(S)。规则 H 的不同形式对应着不同的医疗保险费用测算原理。

医疗保险基金测算的影响因素比人寿保险、财产保险要更加复杂,既包括人群的健康状况指标(如发病率、患病率、死亡率等)、疾病持续时间指标、医疗卫生服务利用指标(如门诊利用率、住院率等)、损失额度指标(如年人均门诊次数、年人均住院次数、次均住院天数、次均门诊费用和次均住院费用等)和利息率、通货膨胀率等保险费用测算中常见的基本要素,又包括医疗服务价格、保险因子、医疗服务机构的级别、地区差异等人寿保险、财产保险费用测算中不常涉及的因素,加之上述因素对保险费用的影响不易被完整、准确地测量出来,使得医疗保险的保险费测算与人寿保险以及其他非寿险业务存在明显的不同。社会医疗保险基金测算依据的原理如下。

1.共济保费原理　采用共济原理进行医疗保险费用测算可以被称为共济保费或一致保费。在共济保费制度模式下,被保险人缴纳的保险费与他们实际的健康风险状况有较大的差异,也就是说医疗保险费用的测算与被保险人的性别、年龄等影响补偿概率和每次补偿费用的风险因素无关，而是对某一地区的所有被保险人收取同样的保险费，并不会因为老年人健康风险概率升高而收取更多的保费，年轻的被保险人和年老者之间实行风险共济。共济保费原理的实际应用过程中为了医疗保险费用筹集方便，会根据一些社会和经济因素（如家庭人口数、工资收入等）来确定筹资费用高低。

社会医疗保险常采用共济原理来测算医疗保险费用。如 1998 年我国的城镇职工基本医疗保险中在职职工和单位的筹资比例分别为工资总额的 2% 和 6%；美国的蓝盾和蓝十字计划和健康维护组织（HMO）采用的社区保费制，也属于共济保费的范畴。共济原理下的医疗保险费用测算模式要求某一地区所有参保对象按统一的标准缴纳医疗保险费用，保险费率是由医疗保险机构根据当地的人口和经济特征、医疗消费水平和医疗服务机构的竞争程度等因素来决定的。

2. 平衡保费原理　平衡保费原理又称为等价保费原理、净保险费原理。采用平衡保费原理测算出的医疗保险费称为风险保费。从保险精算原理出发，医疗保险费用的测算要保证收支平衡，也就是说被保险人缴纳的医疗保险费用与他们实际的风险损失费用是一致的，即在整个保险期限内各类风险人群的总保险费应与整个医疗保险金的赔偿金额和核保、核赔等管理费用的支出总额一致。

利用平衡保费原理测算医疗保险费用时，要测算各类参保对象真实健康风险的大小，即根据风险因素的不同水平将被保险人分类后测算保险费。平衡保费原理在实际应用中形成了以下两种保费制度。

（1）自然保费制度：又称逐年变动费率制度，是按照各个年龄段的预测疾病发生率和次均赔付费用测算出来的，保险合同每年签发一次，期满续保。由于参保对象的年龄是逐年增加的，医疗保险费率每年都会发生变化。中国的社会医疗保险基金采用的是现收现付制，每年都可以进行保费费率的调整，实际运行过程中可能不是每年调整一次，而是几年才调整一次。

（2）平准保费制度：又称均衡保费制度，参保对象在保险合同有效期内每年都缴纳等额的保险费，保险费并不会随着年龄的增长，因疾病风险概率提升而增长。平准保费制度要求测算医疗保险费用时要考虑预期补偿金额的逐年变化，设置年龄准备金，以应对将来逐渐增长的医疗费用。西方发达国家的个人健康保险业务常采用平准保费制度。

第二节　医疗保险基金测算方法

医疗保险基金测算需要利用概率论和数理统计分析工具，借助保险精算模型测算某一国家或地区在一定时期内健康风险发生的频率和损失金额，据此来确定参保对象应缴纳的保险费用。医疗保险基金测算不仅包括医疗费用的补偿，还应包括医疗保险的经营管理过程中涉及的责任准备金的提留、偿付能力评估和营利能力分析。医疗保险基金的测算是基于历史数据对未来医疗费用的预测，所采用的预测方法有粗估法、灰色系统法、分部模型精细法和风险模型精细法。

一、医疗保险基金测算内容

医疗保险基金从支出的角度可以定义为用于开展医疗保险业务活动的经费的总和。从支出的角度来看，医疗保险基金主要由医疗服务补偿费用、运营管理费用和风险准备金三部分组成；从医疗保险基金的构成角度看，医疗保险基金由纯保费及其附加保费两大部分构成，纯保费相当于医疗服务补偿费用，附加保费是指运营管理费用和风险准备金。

1. 医疗服务补偿费用　医疗服务补偿费用是指用于补偿在医疗保险范围内发生的医疗服务的直接费用。医疗服务补偿费用的概念相当于商业医疗保险中的纯保费，它是医疗保险中最基本、最重要的部分。医疗服务补偿费用取决于参加保险的人数及该时间内平均医疗服务补偿费用两大因素。由于一定时期内参加医疗保险的人数是固定的,因此,医疗服务补偿费用的测算主要是人均医疗服务补偿费用的测算。人均医疗服务补偿费用主要由人均医疗费用和赔付率两方面决定。测算时必须同时考虑到医疗保险对参保对象医疗服务利用程度的影响,这种影响通常用保险因子来表示。

2. 管理费用　管理费用是指医疗保险各相关部门(政府、保险机构、参保企业、医疗机构等)由于组织和管理医疗保险业务而导致的费用,是医疗保险机构维持正常运营所需要的费用。主要包括:①初期的保险产品开发费用,包括调研、宣传广告、人员培训、计算机网络建设、软件开发等;②经营管理费用,包括人员工资、办公费、资料报表等公务和劳务性费用支出,交通费用,资产折旧和设备维护费用等。

管理费用的影响因素有四个方面。①医疗保险的覆盖范围:医疗保险的覆盖范围越广、人数越多,就越符合保险经营分散风险的原则,医疗保险机构的管理费用就越有可能降低;②医疗保险的管理体制:统一管理的强制性社会医疗保险的管理费率低于分散管理的商业性医疗保险;③医疗保险产品:例如住院医疗保险产品的管理费率低于门诊医疗保险产品;④医疗保险管理手段:以宏观控制为主要手段的医疗保险管理费率低于以微观控制为主的医疗保险。

管理费用一般按纯保费乘以一定比例来计算,具体的比例应由实际情况并根据既往的经验费率决定。中国城镇职工基本医疗保险、城乡居民基本医疗保险的管理费用按规定由财政预算解决,不从医疗保险基金中支出。

3. 风险准备金　风险准备金是指为应对超常风险或由费率预测的误差原因造成保险基金出现赤字,而在纯保险费之外筹集的专用后备基金,主要用于超常风险发生时保障投保人基本权益。医疗保险面临的超常风险常表现为:大规模的自然灾害、区域性流行性疾病、疾病谱的演变、地区社会经济的大幅波动以及其他特殊原因造成的风险暴发。

影响风险准备金的因素主要有保险覆盖面、保险对象风险波动程度和超常风险发生的概率。保险覆盖面越大,风险分担能力越强,保险系统的风险波动越小,风险准备金的提取比例就越低;保险对象风险波动程度与保险覆盖人群的社会经济与人口学状况有关,也与保险覆盖范围有关,例如人口老龄化程度越大,健康风险波动程度就越大;风险准备金的提取比例还与保险制度有关,采取个人账户的保险制度,会使部分资金沉淀在个人账户而使用于社会共济的资金减少,保险系统的抗风险能力下降,因此提取的风险准备金比例相应提高;再者,如果发生超常风险的概率越小,用于准备金的资金就可以越少。

二、医疗保险基金测算数理基础

医疗保险基金测算的数理基础是概率论和数理统计知识,其中最重要的数理基础是大数法则。大数法则是用来说明大量随机现象由于偶然性相互抵消所呈现出必然数量规律的一系列定理的统称。概率论和大数法则是医疗保险费用测算的数理基础,可以帮助我们科学、精确地进行医疗保险费用测算。

(一)概率论

假设一个随机实验可重复地进行 n 次实验,随机事件 A 在实验过程中出现了 m 次,那么随机事件 A 在每次单独实验过程中发生的概率为 $P(A)$,由概率论的相关知识可以知道,对于任何随机事件 A,满足 $0 \leq P(A) \leq 1$。

居民参加医疗保险后,是否发生疾病风险就是一个随机事件 A,每个参保者都有可能发生疾病风险事故,获得医疗保险的补偿;或者并不会发生疾病事故,不能获得医疗保险金的赔付,发生疾病风险的概率可以用式(4-1)进行表述。

$$P(A)=\lim_{n\to\infty}\frac{n}{m}=p \tag{4-1}$$

参保者在保险期限内是否发生疾病风险事故是不确定的,参保者发生疾病风险事故带来的经济损失和健康损害,以及医疗保险机构对参保者的医疗保险费用补偿,也是随机的。保险合同的双方(参保者和医疗保险机构)的不确定性,使得医疗保险的发展成为可能。如果参保者的疾病风险事故是必然发生,那么医疗保险机构就不会承保;反之,如果疾病风险事故根本不可能发生,参保者肯定也不会支付保险费来投保医疗保险。

医疗保险费用是参保者缴纳的,参保者并不能有效预测自身获得保险金赔偿的金额,也就是说参保者能获得的医疗保险金是一个随机变量,并且所获得的赔偿金累计不能超过保险金额,医疗保险运作过程中通常称之为封顶线。每个参保者可以按照自身未来可能获得的保险金赔偿的数学期望来缴纳医疗保险费。假设参保者的医疗保险金额为 T,实际获得的保险金的赔付为 X,且 $X \leqslant T$。假设 $E(X)$ 表示为 X 的数学期望,参保者应该缴纳的医疗保险费为 P,那么 $P=E(X)$。

医疗保险金赔付额 X 在理论上是一个连续型随机变量,取值范围是在 0 和医疗保险金额补偿的封顶线之间,可以定义其数学期望如下:

$$E(X)=\int_0^T XP(X)\,\mathrm{d}X \tag{4-2}$$

但是在实际运行过程中,X 是一个离散型随机变量,其数学期望可以表达为随机事件出现的概率 P 和每次医疗保险的补偿额度 X 的求和,如式(4-3)所示。累计求和数值不能大于其医疗保险金额补偿的封顶线。

$$E(X)=\sum X_i P_i \tag{4-3}$$

(二) 大数法则

大数法则也可以被称为大数定律:大量随机事件的发生由于偶然性相互抵消,随着观测样本量的增加,样本发生的概率和总体发生的概率之间的差异性越来越小,这个差异性逐渐趋为 0。根据大数法则可知,随着居民参与医疗保险的人数增加,实际发生的医疗保险的赔付率和客观存在的疾病风险发生概率之间基本一致,医疗保险机构在保险费用测算过程中只需要关注参保群体的总体疾病风险发生概率,而不用具体地计较每一个参保对象的疾病风险损失,但前提是要有足够广泛的医疗保险覆盖面。根据大数法则的实际应用情况,大数法则又分为切比雪夫大数法则、伯努利大数法则和泊松大数法则。

1. 切比雪夫大数法则 切比雪夫大数法则是医疗保险精算中最重要的一项大数法则。该法则说明,当医疗保险参保者总数 n 足够大时,参保者人均实际获得的赔款金额与每个参保者获得赔款金额的期望值相等,这一法则为医疗保险机构合理地收取纯保险费提供了科学依据。

假设有 n 个居民参与医疗保险,X_n 表示每个参保对象发生疾病风险的经济损失,它是一个随机变量,假设 n 取值不同时,X_n 具有相同的数学期望和方差,$E(X_1)=E(X_2)=\cdots=E(X_n)=\mu$,$\mathrm{var}(X_1)=\mathrm{var}(X_2)\cdots=\mathrm{var}(X_n)=\sigma^2$,对于任意的正数 $\varepsilon>0$,满足以下条件:

$$\lim_{n\to\infty}P\left\{\left|\frac{1}{n}\sum_{k=1}^n X_k-\mu\right|<\varepsilon\right\}=1 \tag{4-4}$$

尽管在医疗保险的实际运营过程中,并不满足每个参保对象的实际医疗费用损失相等的假设条件,但是根据切比雪夫大数定律,只要参保对象的人数足够多,参保者缴纳的医疗保险费用的数学期望 μ 和每个参保者实际发生损失的平均值 $\frac{1}{n}\sum_{k=1}^n X_k$ 是基本吻合的,也说明了只要参保人缴纳的医疗保险费用等于其疾病风险损失的数学期望,可以保证医疗保险的收支平衡。

2. 伯努利大数法则 伯努利大数法则是医疗保险精算中经常用到的一种大数法则。该法则说明,当观察频数趋于无穷大时,索赔频率的数学期望不变,恒为 P,而标准差则趋近于零,即在被保险人很多或保险期限很长的情况下，每个被保险人损失的发生概率与实际损失的发生频率很接近。这一法则对于保险经营和风险管理中利用以往的经验统计资料来估计损失发生的概率是极其重要的。

伯努利大数法则是切比雪夫大数法则的特殊情况，在切比雪夫大数法则的分析框架下，假设疾病风险的经济损失是满足 $0-1$ 分布的随机变量，$P(X_i=1)=p$，$P(X_i=0)=1-p$，$E(X_i)=p$，那么随机事件疾病风险 A 发生的概率为 p，n_A 是 A 事件在 n 次的随机独立重复试验中出现的次数，对于任意的正数 $\varepsilon>0$，满足以下条件：

$$\lim_{n\to\infty}P\left\{\left|\frac{n_A}{n}-p\right|<\varepsilon\right\}=1 \tag{4-5}$$

伯努利大数法则说明疾病风险发生的概率具有一定的稳定性，当试验次数 n 无穷大时，疾病风险实际发生的频率和预测概率之间的误差非常小，也说明了只要参保对象足够多，根据伯努利大数法则计算出来的疾病风险发生概率和实际的疾病风险发生频率之间的误差在可接受范围内，医疗保险费用预测的稳定性和真实性会越高。

3. 泊松大数法则　泊松大数法则在医疗保险中有较多的应用。该法则说明，当观察频数无限增加时，疾病风险事故平均发生概率与实际观察频率间的差异将小于任何无限小的数量。这表明尽管各个相互独立的风险单位的损失概率可能各不相同，但只要有足够多的样本，仍可在平均意义上求得一个共同的损失概率。实际应用中常将性质相近的保险标的合并求出一个平均费率，再用调整法予以适当调整，使各分类的费率更加科学，同时又在整体上保持收支平衡。这一法则是分类测算保险费和核保时进行保费调整的理论基础。

假设随机事件 A 疾病风险在第一次、第二次、……第 n 次随机试验中发生的概率分别为 p_1，p_2，$\cdots p_n$，n_A 是 A 事件在 n 次的随机独立重复试验中出现的次数，对于任意的正数 $\varepsilon>0$，满足以下条件：

$$\lim_{n\to\infty}P\left\{\left|\frac{n_A}{n}-\frac{p_1+p_2+\cdots+p_n}{n}\right|<\varepsilon\right\}=1 \tag{4-6}$$

泊松大数法则说明尽管各个相互独立的疾病风险发生的概率各不相同，但只要参保对象足够多，他们在平均意义上可以得出相同的疾病风险损失概率，只要医疗保险的参保对象足够多，可以通过统计数据计算出来的预测疾病风险损失概率和实际发生疾病风险损失概率之间的误差就会在可接受范围之内。

三、医疗保险基金测算所需统计资料

进行医疗保险基金测算时，为了对疾病发生率和疾病持续时间等影响因素作出科学的估计和假设，必须要收集一定的既往统计资料，包括外部资料和内部资料。

1. 外部统计资料　是指来自医疗保险机构外部的一切与医疗保险业务有关的统计资料，例如：政府主管部门、科学研究机构、医疗服务机构等公开发表的有关疾病发生率、各类疾病的实际医疗费用、平均住院天数、意外伤害发生率、平均住院费用等的统计资料；医疗服务提供者的运行情况，疾病发生率的地区之间的差异性以及吸烟、饮酒等不良生活习惯在人群中的分布等统计资料。此外，一个国家或地区的社会经济发展情况、人口数量和结构等统计资料对于医疗保险费用的测算和分析也是非常必要的，如国内生产总值、城乡居民可支配收入水平、城乡居民的消费支出及结构、医疗卫生消费支出占总消费支出的比例、卫生总费用及构成、政府卫生支出及卫生事业费、人口总数量、老年人口占总人口的比例、少儿人口占总人口的比例、总和生育率、婴儿死亡率等。

利用外部统计资料时,必须注意审查资料的可信度和权威性,例如:研究机构进行的回顾性入户微观调查数据,要求调查对象回忆时间越短越好,否则可能存在回忆性偏倚,带来数据的测量误差;外部统计资料的收集还要注意资料的观察基础与医疗保险费用测算时的情况是否一致,例如,外部统计资料所属的地区和人群基本特征与目标参保群体的人口学、社会经济特征是否存在一致性;外部统计资料是否可以移植到相应的医疗保险费用测算以及统计资料的抽样方法、数据采集等过程是否严谨科学等。

2.内部统计资料 是指反映医疗保险机构内部各地区、各部门和各类医疗保险业务经营状况的统计资料,例如各类医疗保险业务的参保人数、医疗保险费收入、申请补偿的总人数、人均申请补偿次数、次均补偿医疗费用金额以及据此测算出的其他相关数据和指标等。

由于外部统计资料通常不能完全满足医疗保险费用测算的需要,在实际测算过程中存在数据不充分、指标不符合要求等问题,导致医疗费用测算结果的可信度不高;如果能结合医疗保险机构的内部统计资料,两者相互补充、相互支撑,可以为医疗保险费用测算提供丰富的数据支持和保障。因此,做好医疗保险业务经营过程中相关业务数据的积累和统计分析是医疗保险费用测算中非常重要的一项工作。

总之,只有在掌握大量准确可靠的外部和内部统计资料的基础上,才能确定不同风险类别人群的预期索赔率(疾病或意外伤害发生率)、预期补偿金额(次均住院天数、次均住院费用)以及补偿率、退保率等医疗保险费用测算所需的统计资料。

四、医疗保险基金测算模型

医疗保险基金测算的核心是对未来一段时间内发生的医疗费用进行预测,以概率论和数理统计的知识作为数理基础,预测一段时间内健康风险的发生概率及经济损失额度,由此来确定医疗保险补偿损失所需要的风险成本。医疗保险基金测算不仅需要测算投保费用和实际风险损失之间的关系,还需要考虑医疗保险运营管理费用、风险责任准备金的提留等费用的支出。根据预测方法的不同,医疗保险基金测算模型和方法可分为四大类:粗估法、灰色系统法、分部模型精细法和风险模型精细法。

(一) 粗估法

粗估法是利用历史经验数据,结合经验估计对医疗保险基金进行的粗略估算,粗估法包括下述两种方法:①时间序列预测法:医疗保险基金测算中大多数的数据是随时间变化的,我们可以根据历史经验数据的时间变化趋势进行外推,常用的外推方法是移动平均法。移动平均法是根据近期实际发生的历史数据来预测未来一期或几期预测值的统计方法,常用于无快速增长或下降,也不存在季节性因素等大幅度波动的短期时间序列的预测,根据是否加入加权因子,又可以分为简单移动平均法和加权移动平均法。②平衡收支粗估法:平衡收支估计的思想来源于财政学中财政收支平衡分析方法,在一段时间内参保对象缴纳的医疗保险费用和对疾病风险事故的医疗费用补偿金额之间达到该时间内的平衡,也就是国际上医疗保险常用的费用预测模式——现收现付制。这种模式是需求引导式,要依据医疗保险即将赔付的费用来决定参保者要缴纳的医疗保险费用,然而参保者缴纳保费时并不清楚其发生疾病风险的概率及疾病所花费的医疗费用,医疗保险机构可以依据上一年参保者的患病率以及医疗保险赔偿的医疗费用,同时还要考虑到物价上涨、医疗技术进步、医疗保险刺激因素等方面给予一定的加权,对预期的医疗费用赔偿金额进行预测。

粗估法的优点是所需要的资料比较简单,操作简便易行。但是,粗估法主要是对以后的医疗保障费率作出粗略的估计,预测的精度较低,适用于医疗保险运行的起步阶段或缺乏比较全面资料的情况。

（二）灰色系统法

灰色系统法的估计思想来源于系统控制理论的灰色系统分析思想，研究对象的行为具有随机变化的特征，可以利用概率论和数理统计的分析方法，在面临数据缺失和信息不完全的情况下，根据数据生成的时间变化和其他相关因素影响的变化规律，生成新的数据系列后再做相关研究和分析。灰色系统理论认为：尽管数据存在随机分布的特征，但其内部一定存在某些有序的发展趋势，可以从已有数据中去开拓、挖掘这些内在规律。

医疗保险基金测算过程中可以收集到大量的医疗费用筹集和支付信息，但也存在着大量的不确定信息和未知世界，但其内部可能存在某些运行规律和特征，满足灰色系统理论的分析框架，可以根据已有的历史经验数据进行处理，建立灰色系统模型，对其时间序列变化趋势进行预测，先建立起医疗保险费用的影响因素模型，然后计算影响因素对医疗费用的关联度，得出其关联矩阵，建立微分方程形式的动态模型，利用灰色系统模型（grey system model）对医疗保险费用的发展变化规律进行估计和预测。实证研究过程中应用较多的有灰色系统模型、灰色马尔可夫预测模型等。灰色系统模型适用于符合指数变化规律的时间序列，数据需要满足平稳性假设条件，对于非平稳的时间序列数据可以采用灰色马尔可夫预测模型。

与粗估法类似，灰色系统法所需的资料较简单，但计算相对烦琐，可对今后几年的医疗保险费率作出模糊测算，但预测精度较低，适用于医疗保险运行的起步阶段。

（三）四部模型法

奈华·邓（Naihua Duan）于 1982 年提出了医疗服务需求的四部模型，基本思想是先将医疗服务划分为门诊服务和住院服务两部分，再将医疗服务利用和医疗费用分开，即第一部分是门诊概率模型，第二部分是门诊费用模型，第三部分是住院概率模型，第四部分是住院费用模型。四部模型法各部分的表达式如下。

门诊概率模型：Prop = pr{利用门诊 / 门诊补偿比，年龄等}

门诊费用模型：Cop = exp{门诊费用 / 利用门诊，门诊补偿比，年龄等}

住院概率模型：Prip = pr{利用住院 / 住院补偿比，年龄等}

住院费用模型：Cip = exp{住院费用 / 利用住院，住院补偿比，年龄等}

门诊概率和住院概率模型用 logistic 回归拟合，费用模型则使用对数化多元线性回归拟合。个人的医药费用 = Prop × Cop + Prip × Cip。因此，四部模型法的主要步骤就是先根据人群的卫生服务调查资料建立上述模型，然后把预测期所有保险对象的年龄、性别、人均收入、保险类型等医疗费用影响因素的预期均数代入模型即可以得到预测的医疗费用，进而推算出保险费率。

医疗保险参保对象的医疗服务需求数据属于观察性数据，只能观察到遭遇健康风险冲击个体的门诊利用或住院利用，并不能观察到那些没有遭遇健康风险冲击的医疗服务需求行为，统计样本数据不满足随机变化，产生了选择性偏误。医疗服务行为分为两个步骤，第一个步骤是离散型选择变量，如是否选择就诊或住院；第二个步骤是连续型变量，如门诊费用或住院费用；四部模型法根据这一特征进行分步骤估计，解决了非随机样本的选择性偏误和自选择等统计估计问题。这一估计方法在医疗保险费用预测和医疗服务需求的估计中得到广泛应用。

（四）风险模型精细法

风险模型精细法对以往几年或者十几年的医疗保险基金进行研究，建立个体风险模型或集体风险模型。风险模型综合了疾病风险事故发生的频度和严重程度形成复合分布，结合最大风险、风险的标准差，最终得出医疗保险基金的水平。风险模型精细法对医疗保险费用测算的步骤如下：第一是因素选择，选择使用哪些因素来解释医疗保险费用；第二是数据的预处理，如时间序列数据的平稳性检验、异常值和缺失值处理等；第三是因素暴露计算，先对每个因素进行标准化处理，根据因素的相对重要性赋予权重系数；第四是因素收益模型估计，根据不同疾病的风险类别不同，建立相应的因素收益模型；第五是建立因素收益协方差矩阵，因素收益协方差矩阵是对因素收益模型的扩展和外延,使用 Newey-West 方法进行协方差矩阵估计;第六是特殊风险预测,对模型中无法涵盖的特殊风险因素进行修正和调整。

风险模型精细法属于比较成熟的保险费预测方法,测算精度较高,科学性强,需要一定数量的几次横截面抽样调查样本,但调查的变量不多,适用于比较成熟的医疗保险估计模型。

综上所述,四类医疗保险费用的测算方法各有利弊,在具体工作中需要根据实际情况进行选用。同时,需要指出的是,上述四类测算方法在实践工作中一般是混合使用,互相参照,以增加测算的稳定性和准确性。

五、医疗保险参数的测算

社会医疗保险费用测算包括医药补偿费用、管理费用、风险准备金三个部分。医药补偿费用是指根据医疗保险合同规定应该给予参保者的医药费用的保险金额理赔,是医疗保险费用测算的主要内容,占到医疗保险费用的 80%～90%;医药补偿费用测算中涉及医疗费用基数、增长系数、保险因子和赔付率四个参数。管理费用是指医疗保险经办机构在经营管理过程中产生的费用,包括管理人员工资、办公费用、房屋租赁费用、资产折旧和设备维护费用等。管理费用测算中涉及的参数有管理费率。风险准备金是指为了应对一些突发性的风险因素或因测算误差出现了基金赤字而启动的后备基金。风险准备金测算过程中涉及的参数有风险准备金率。

(一) 医药补偿费用中相关参数测算

医药补偿费用即纯保险费,是用于补偿在医疗保险补偿范围内发生的医疗服务的费用。纯保险费一般占总保险费的 80%～90%,它取决于参加保险的人数及该时间内平均医药补偿费两大因素。医药补偿费用的相关参数有医药费用基数、增长系数、保险因子和补偿比。医药费用基数是指按照历史经验数据测算的人均年医药费用水平。增长系数是指因物价上涨、医疗技术进步、居民医药服务需求质量提升等原因带来的医疗费用的平均增长趋势。保险因子是指参保者购买医疗保险后,风险偏好程度上升带来的医疗费用利用率上升。补偿比是指医疗保险机构支付给参保者的医疗费用占全部医疗费用的比率。

1. 医药费用基数的测算　医药费用基数测算依据参保地区往前追溯 3～5 年的年人均医药费用,包括门诊人均次费用、就诊率、住院人均次费用、住院率等指标,测算的方法主要有回顾性调查、保险运行前登记、低补偿比试运行、同类借用四种方法。

(1) 回顾性调查:回顾性调查方法要求医疗服务机构或医疗服务利用者回忆前一段时间产生医药费的情况,针对门诊费用的回顾性调查一般要求在 1 个月以内,住院费用的回顾性调查一般要求在半年以内。调查对象产生的医药费用会随着时间的推移存在记忆模糊、认识偏差等问题,导致数据出现不真实等问题,统计学中称之为"回忆性偏倚"。

(2) 保险运行前登记:保险运行前登记方法是针对调查对象在医疗保险合同生效前一段时间内(一般是一个月)所产生的医药费用进行登记,包括参保者就诊的次数、就诊的医疗服务机构、产生的医药费用等信息。保险运行前登记数据的真实情况需要进行相关核实,可能存在瞒报、漏报、误报等情况。

(3) 低补偿比试运行:低补偿比试运行是指采用较低的医疗保险补偿比(一般为 30%～40%)试行一段时间(一般是 3 个月左右),以便了解医药费的补偿情况。医疗费用的就诊率和住院率可能存在季节性因素,在不同的季节进行试运行,产生的医疗费用季节性偏差较大,例如,在冬季和春季,温度较低,患病率较高,产生的医疗费用可能较高;而在气温较高的夏季患病率较低,产生医疗费用较低。另外,在医疗保险试运行阶段,参保者可能还未进入医疗保险应用状态,实际利用率低,会导致医疗费用低估等问题。

(4) 同类借用:同类借用法,即新开展的医疗保险地区缺少历史经验数据,可以参考和借鉴与之类似的已开展医疗保险地区的社会经济、医疗卫生状况、医疗保险费用等资料进行测算。借鉴不同于照搬，新开展地区的医疗保险费用测算实践存在着诸多的个性化特征，需要在实践中进行探索和创新。

2. 保险因子的测算 居民参与医疗保险制度后，参保者医疗费用可以部分或全部由医疗保险机构来支付，个人支付医疗服务的费用就下降了，会导致参保对象对医疗服务的利用率增加，从而使得医疗费用上涨。医疗保险机构对参保者的不同医疗保险支付模式，会对参保者的医疗服务行为和利用程度产生不同程度的影响。

保险因子是衡量参保人购买医疗保险后，健康风险意识下降，医疗服务需求上升、医疗费用上升等因素的大小。计算保险因子的相关表达式为：

$$f(R) = 1 + \beta \times R \tag{4-7}$$

式（4-7）中，$f(R)$ 为保险因子，R 为补偿比，β 为待测系数。保险因子的测算就是确定适宜的系数，建立补偿比与保险因子之间的换算公式。但是，医疗保险测算实践过程中很难收集到较为可靠的补偿比为 0 时的人均医疗费用，而用补偿比为非 0 的数据获得的数学模型外推计算补偿比为 0 时的人均医疗费用又会带来较大的测算误差。此外，经验研究表明，补偿比低于 20% 时，医疗保险的刺激作用较小，医疗保险费用测算的实践中常将补偿比为 20% 作测算起点。因此，保险因子的测算公式可修正为：

$$f(R) = 1 + \beta \times (R - R_0) \tag{4-8}$$

获得保险因子的途径主要有两个：一是借鉴已经开展医疗保险的同类地区历史经验数据；二是进行预试验，通过设计具有在一定变化范围之内的补偿比的医疗保险项目，收集研究对象参与医疗保险前后的医疗费用数据资料，通过简易估算法或数学模型法来测算保险因子。

3. 增加系数的测算 医疗服务技术的进步，居民可支配收入增加、人口老龄化等因素引起的居民对医疗服务需求的增加，以及通货膨胀因素导致医疗服务价格的上涨，势必引起医疗保险费用的增加。增加系数就是反映医疗服务价格的上涨、居民对医疗卫生服务需求的自然增长以及医疗卫生服务条件改善所引起的医疗服务费用增加程度的一个参数。

增加系数的测算方法有比值法、处方划价法、统计加权移动平均法、数学模型法和药物增长系数法。

（1）比值法：比值法是利用已经实施医疗保险项目地区历史数据中向前追溯两年的人均或次均医疗费之间的比值作为增加系数。用人均医疗费用指标来测算增加系数不仅可以了解医疗服务价格的上升情况，还可以知道居民对医疗服务需求的增长水平。用次均医疗费用指标进行测算的，可以直接利用各级医疗服务机构的数据报表，从而全面认识医疗费用的增长和医疗服务价格的提升情况。

（2）处方重复划价法：处方重复划价法是随机抽取已经实施医疗保险项目地区某一年度的处方样本数据，按照本年度的医疗服务价格重新划价，计算医疗费用的增长比例，并以此作为增加系数。处方划价法实施较为简单，可操作性强，数据资料获取容易，但是在处方样本的抽取过程中可能存在随机性偏差，样本代表性不强，导致增长系数高估或低估。

（3）统计加权移动平均法：统计加权移动平均法对已经实施医疗保险项目地区的人均月医疗费用或次均月医疗费用进行移动平均的统计处理，来消除偶然性因素带来的波动，从而获得较为稳定的增加系数，移动平均法选取的月数应该根据医疗费用测算的实践活动来决定，每次选取一定数量的月数求取次均月医疗费用，按照时间顺序依次推进。

医疗服务价格和需求数量会受到季节性的影响，不同季节医疗服务数量和价格会存在波动，为了减少季节性波动带来的误差，可以选取一定数量季节周期的数据，按照时间顺序逐次推进，每隔一个周期时，根据其变化趋势，增加一个新周期的数据，再进行平均处理。假设 x_1、x_2、x_3、$\cdots\cdots x_{12}$ 是测算出的 1～12 月份的医疗服务费用平均值，N 为移动期，一次移动平均值的计算公式为：

$$M_{t+(N-1)/2} = \frac{x_1 + x_2 + \cdots x_{t+N-1}}{N} \tag{4-9}$$

统计加权移动平均法计算出医疗费用的月平均增长率，为了消除季节的价格波动，可以采用连续3年的月平均医疗服务费用进行移动平均模拟，获得较为稳定的增加系数。

（4）数学模型法：根据经验研究成果收集影响医疗费用增长的影响因素及相关数据，建立多因素的数学模型，如多元线性回归、主成分分析、因子分析等统计模型，计算出医疗保险费用的增加系数。数学模型法估计增加系数的科学性取决于数据的真实性和模型的解释力，需根据真实世界的医疗保险费用增长的因果解释进行相应的修正。

（5）药价增长指数法：医疗保险基金的增加系数主要体现为医药费用的上涨，我国的医疗服务机构的价格处于政府的长期管制之下，难以反映医疗费用的上涨趋势，而药物基本是由市场来定价，因此可以用药物价格的增加系数来替代医疗费用的增加系数，当医药价格上涨较大而需求和费用的增加相对不显著时，就可以用药价增长指数来代替增加系数。

4. 赔付率的测算　赔付率，又称补偿比，即医疗保险机构对参保对象产生的医疗费用进行补偿的比例。补偿比可以分为名义补偿比和实际补偿比。名义补偿比是不同医疗保险补偿方案确定的理论补偿比；实际补偿比是指扣除不在补偿范围之内的诊疗项目（或药品）费用，以及起付线以下和封顶线以上需自付的费用后，参保对象实际获得补偿的医疗费用占总医疗费用的比例。

赔付率的测算是医疗保险费用测算的核心部分，也是最为重要的部分。赔付率的测算不仅关系到医疗保险费用的收支平衡，还与保险因子系数估计的精准程度有密切关系。赔付率的测算需要考虑到参保者的疾病风险分布情况、赔付率对医疗服务机构和参保者的行为影响、赔付率直接影响到医疗保险费用的缴纳能力等方面。

假设参保者按照年龄可以分为 n 组，第 i 组的人均医疗费用以 x_i 表示，赔付率为 p_i，年龄组人口数用 q_i 表示，则平均赔付率可以用式（4-10）表示。

$$平均赔付率 = \sum_{i=1}^{n}(p_i \times x_i \times q_i) / 基期医疗费用总额 \times 100\% \tag{4-10}$$

对赔付率进行测算时，首先确定医药费的基数、增长系数、保险因子、风险准备金费率、管理费率；其次，根据医疗保险筹资的可行性来确定可能参保的人数范围、医疗保险费用的人均筹资标准，同时也要考虑到哪些人群有欠缴的可能；然后，根据可筹集到的医疗保险费用，综合平衡系数、增长系数，确定赔付率。可筹集到的医疗保险费用较少时，要降低赔付率；可筹集到的医疗保险费用较多时，可以适当提高赔付率。另外，不同的医疗保险支付制度，医疗保险赔付率的测算方法也有所不同，例如，设立起付线、封顶线、分级支付等制度，需对起付线上下参保者的医疗保险费用分布、封顶线上下的医疗保险费用分布、不同级别医疗机构的医疗保险费用分布情况作出测算，然后对赔付率进行调整。医药费用补偿比是否合适，可以用平衡系数进行判断：平衡系数 <0.01 时为平衡，$0.01\sim0.05$ 时为基本平衡，$0.05\sim0.1$ 为结余稍多，>0.1 为结余较多。

（二）风险准备金率的测算

风险准备金是医疗保险机构用于应对"超常风险"损失进行赔偿或给付的费用。医疗保险面临的超常风险包括地区性的疾病大流行、大规模的自然灾害、地区疾病谱的变化、地区经济的大幅度波动以及其他特殊的原因。根据统计资料计算出的纯医疗保险费，一般只能对常规风险发生的损失进行赔偿或给付，难以涵盖超常规风险引起的损失。因此，在测算纯医疗保险费时，要把偏离"平均"的超常规风险因素考虑进来。

对于新开展医疗保险的地区，风险准备金可以参考已经开展医疗保险类似地区的历史经验数值，也可以按医药补偿费用的一定比例来计提，一般不超过医疗保险基金的10%。对于已开展医疗保险的地区，风险准备金的具体测算办法有以下两类。

1. 标准差决定风险准备金的计提 根据方差来衡量纯医疗保险费与实际人均补偿费的偏离程度。根据统计学的基础知识可知，假设 M 为纯医疗保险费的均值，σ 为纯医疗保险费与实际人均补偿费用偏离的标准差，实际人均补偿费有 68.27% 的可能性发生在 $M\pm\sigma$ 区间内，有 95% 的可能性发生在 $M\pm1.96\sigma$ 区间内，有 99% 的可能性发生在 $M\pm2.58\sigma$ 区间范围内。

因此，从数理统计的角度，需要在纯医疗保险费均值的基础上增加 2.5 倍左右的标准差，就能充分保障医疗保险费用的财务稳定性。但是，在风险准备金的测算实践中，对于强制性参保的职工医疗保险，因其参保范围的广泛性和连续性，风险准备金达到 1 个标准差就可以满足风险缓冲的需要；对于自愿参保的城乡居民医疗保险，风险准备金可增加到 2 个标准差；对于风险程度很高且易于遭受巨大损失的重大疾病保险，才有必要将风险准备金提高到 3 倍标准差。实际运营中，既要保障医疗保险机构的财务稳定性，又要尽量减少参保者的经济负担，因此要综合考虑确定合理的医疗保险风险准备金比例。

2. 基金赤字情况决定风险准备金计提 已经开展医疗保险项目的地区，可以根据医疗保险机构历年出现的财务赤字情况计算下年可能需要的风险准备金数额。人均风险准备金用式（4-11）计算。

$$人均风险准备金 = \sum_{i=1}^{n}\left(第\,i\,年的赤字费用\,/\,n\,年参保总人数\right)\times(1+\alpha) \qquad (4\text{-}11)$$

式（4-11）中，第 i 年的赤字费用 = 第 i 年的实际补偿的医药费 − 第 i 年预测的医药补偿费，$i=1,2\cdots\cdots n$，α 为安全系数，可根据实际情况而定，经验研究中一般取 5%。

（三）管理费率的测算

医疗保险管理费用是指在其经营管理过程中的产生的必要的开支和费用，比如医疗保险产品的开发费用、工作人员的劳务费用、场所的租赁费用、办公费用、资产折旧和设备维护费用等。

医疗保险管理费率的确定要遵循科学适度的原则，既要保证医疗保险经营管理的实际需要，又要兼顾参保者的经济承受能力。医疗保险管理费率也是按医药补偿费用的一定比例来测算的，具体的比例视实际情况而定，一般认为医疗管理费率应控制在总费率的 5%～8%。经验研究中常用的医疗保险管理费率测算的方法是根据历年产生的实际支出的医疗保险管理费用为依据进行测算。

$$管理费率 = 往年实际发生的管理费率均值 \times 待估算年度物价上涨指数 \qquad (4\text{-}12)$$

根据中国医疗保险现行的政策和条例，城镇职工基本医疗保险、城乡居民基本医疗保险的管理费用不在医疗保险基金内部列支，由各级政府的财政预算来解决。因此，医疗保险费用的测算过程中可以不考虑管理费率部分。

第三节 我国社会医疗保险基金测算的地区实践

我国现行的基本医疗保险制度有城镇职工基本医疗保险和城乡居民基本医疗保险，根据我国国家医疗保障局公布的相关数据，截至 2022 年底参与城镇职工基本医疗保险人数有 36 242 万，参与城乡居民基本医疗保险的人数有 98 328 万，覆盖了超过 95% 的人群。本节将以我国广西壮族自治区城乡居民基本医疗保险基金测算为实例进行地区测算实践探讨。

根据《国务院关于整合城乡居民基本医疗保险制度的意见》（国发〔2016〕3 号），将原有的新型农村合作医疗和城镇居民基本医疗保险两项制度整合到一起，建立城乡居民基本医疗保险制度。打破了城乡的隔阂，把制度统一起来，增加了医疗保险费用的共济能力，管理效率更加提升。广西壮族自治区于 2017 年 1 月 1 日起正式实行城乡居民基本医疗保险制度。

一、城乡居民基本医疗保险基金测算依据

城镇居民基本医疗保险和新型农村合作医疗保险制度融合并未明确规定城乡居民医保的筹资水平，只提出应根据当地的经济发展水平以及成年人和未成年人等不同人群的基本医疗服务需求，并考虑当地居民家庭经济负担能力和政府财政负担能力，确定筹资水平。在此基础上，进一步探索建立筹资水平、缴费年限和待遇水平相挂钩的机制。因此，为满足城乡居民对基本医疗服务的多样化的需求，在制度设计中还需要设计多层次、多水平的实施方案，并进行相应的费用测算。

城乡居民基本医疗保险费用测算的主要内容就是确定基本医疗保险适度缴费水平，然后将适度的保障水平（如补偿范围、补偿比例等）根据收支平衡的原则进行细化。因此，适度缴费水平的确定是关键。基本医疗保险缴费水平适宜性的判定，从理论上要满足下面几个条件：①从需求的角度，将有利于保障人口健康安全的基本医疗服务的需求程度，换算为相应的医疗费用支出，测算筹集资金的适宜性水平；②从供给能力的角度，可以将基本医疗消费支出占国民收入的一定比例作为判断适宜性的标准，换算为基本医疗保险人均筹资水平；③从经济效率的角度，基本医疗保险缴费要有利于资源的充分利用和优化配置，保险基金主要用于满足成本 - 效益好的基本医疗服务项目，且能达到基金的总体收支平衡。

二、城乡居民基本医疗保险基金测算所需基本数据

测算城乡居民基本医疗保险费率需要参考实施城乡居民基本医疗保险后的历史经验数据，要求测算前 3 年内的年度统计资料（文献测算的数据为 2017—2019 年 3 年），具体包括以下内容：①统筹地区的财政收支和社会经济发展情况，如地区生产总值、产业结构及贡献率、财政税收和转移支付等。②城乡居民家庭的经济状况，如统筹地区城乡居民家庭收入来源与水平、生活费用支出结构（食品消费、服装消费、住房消费、教育消费、健康消费等）。③城乡居民参保意愿，如能够接受的医疗保险费用的筹资水平、能够接受的医疗保险费用的补偿支付方式及个人对医疗费用的支付意愿和能力。④城乡居民的健康状况，如两周患病率、慢性病患病率、患病天数、卧床天数等。⑤城乡居民的医疗服务利用及费用情况，如两周就诊率、住院率及患者对医疗服务机构的选择偏好、次均门诊费用、次均住院费用、住院天数等。

城乡居民基本医疗保险费用测算分别从政府行政主管部门获取宏观统计数据，从科研机构获得微观家庭追踪调查，或者根据研究需要直接进行问卷调查和访谈。在数据使用和清理过程中，要注意回忆性偏倚和医疗费用的季节性波动等因素带来的估计偏差，还要根据社会经济发展、医疗技术进步、医疗保险对医疗需求行为的刺激作用导致的医疗费用增长情况来测算增长系数。

三、城乡居民基本医疗保险基金测算模型

按照城乡居民基本医疗保险的"以支定收"的筹资原则，对广西壮族自治区的居民医疗保险基金进行测算，张伟艺等（2021）采用的是社会医疗保险筹资的保险因子模型，这个模型最初是国际劳工组织和国际社会保障协会提出来的，该模型中将社会医疗保险筹资分为医疗补偿费用、管理费用和风险准备金三个部分。作者根据广西壮族自治区现行的分级分项的医疗保险报销制度，将城乡居民基本医疗保险基金测算模型细化如下：

医疗保险基金 = 住院医疗保险待遇支出 × 住院保险因子 × 住院增加系数 + 门诊医疗保险
待遇支出 × 门诊保险因子 × 门诊增加系数 + 管理费用 + 风险准备金　　　　（4-13）

张伟艺等（2021）的测算模型既有奈华·邓（Naihua Duan，1982）四部模型的思想，将医疗费用细分为门诊和住院两部分，又分为是否门诊、住院以及门诊、住院的费用；还融入了风险模型精细法的思想，将其风险准备金包含在模型中。

四、城乡居民基本医疗保险基金参数的测算

（一）保险因子的测算

居民参与医疗保险制度后，参保者医疗费用可以部分或全部由医疗保险机构来支付，个人支付医疗服务的费用就下降了，会导致参保对象对医疗服务的利用率增加，从而使得医疗费用上涨。医疗保险机构对参保者的不同医疗保险支付模式，会对参保者的医疗服务需求和利用程度产生不同程度的影响。

保险因子是衡量参保人购买医疗保险后，健康风险意识下降，医疗服务需求上升、医疗费用上升等因素的大小。计算保险因子的相关表达式为：$f(R)=1+\beta\times R$。张伟艺等（2021）根据广西壮族自治区实行的分级分项的医疗保险报销制度，将保险因子进一步细化：①一级和其他未定级的医疗机构的 β 为 1.1，R 减去 0.1；②二级医疗机构的 β 为 1.15，R 减去 0.2；③三级医疗机构的 β 为 1.21，R 减去 0.35。

（二）增加系数的测算

医疗服务技术的进步，居民可支配收入增加、人口老龄化等因素引起的居民对医疗服务需求的增加，以及通货膨胀因素导致的医疗服务价格的上涨，势必引起医疗保险费用的增加。增加系数就是反映医疗服务价格的上涨、居民对医疗卫生服务需求的自然增长以及医疗卫生服务条件改善所引起的医疗服务费用增加程度的一个参数。张伟艺等（2021）采用 2018 年相对于 2017 年、2019 年相对于 2018 年的人均医药费用比值，计算两次增长率的平均值，然后就可以得到增加系数。

（三）赔付率的测算

赔付率，又称补偿比，即医疗保险机构对参保对象产生的医疗费用进行补偿的比例。补偿比可以分为名义补偿比和实际补偿比。名义补偿比是不同医疗保险补偿方案确定的理论补偿比；实际补偿比是指扣除不在补偿范围之内的诊疗项目（或药品）费用，以及起付线以下和封顶线以上需自付的费用后，参保对象实际获得补偿的医疗费用占总医疗费用的比例。

赔付率的测算是医疗保险费用测算的核心部分，也是最为重要的部分。赔付率的测算不仅关系到医疗保险费用的收支平衡，还与保险因子系数估计的精准程度有密切关系。赔付率的测算需要考虑到参保者的疾病风险分布情况、赔付率对医疗服务机构和参保者的行为影响、赔付率直接影响到医疗保险费用的缴纳能力等方面。

在张伟艺等（2021）的测算模型中，赔付率分别从门诊统筹赔付率、慢性病门诊统筹赔付率以及住院统筹赔付率进行测算。

（四）管理费率的测算

医疗保险管理费用是指在其经营管理过程中产生的必要的开支和费用，比如医疗保险产品的开发费用、工作人员的劳务费用、场所的租赁费用、办公费用、资产折旧和设备维护费用等。

医疗保险管理费率的确定要遵循科学适度的原则，既要保证医疗保险经营管理的实际需要，又要兼顾参保者的经济承受能力。医疗保险管理费率也是按医药补偿费用的一定比例来测算的，具体的比例视实际情况而定，一般认为医疗管理费率应控制在总费率的 5%~8%。张伟艺等（2021）的测算模型认为，广西壮族自治区的医疗保险经办机构所需要的人员工资、办公经费等是由财政专款拨付，没有从医疗保险基金中列支，因此没有在城乡居民基本医疗保险基金的测算中考虑管理费用。

（五）风险准备金率的测算

风险准备金是医疗保险机构用于应对"超常风险"损失进行赔偿或给付的费用。医疗保险面临的超常风险包括地区性的疾病大流行、大规模的自然灾害、地区疾病谱的变化、地区经济的大幅度波动以及其他特殊的原因。根据统计资料计算出的纯医疗保险费，一般只能对常规风险发生的损失进行赔偿或给付，难以涵盖超常规风险引起的损失。因此，在测算纯医疗保险费时，要把偏离"平均"的超常规风险因素考虑进来。

张伟艺等（2021）的测算模型结合广西壮族自治区 2017—2019 年 3 年的城乡居民基本医疗保险基金收支和运行情况，在保障社会医疗保险基金供应充足的前提下，选取 5% 作为风险准备金率的测算系数。

五、城乡居民基本医疗保险基金测算结果

张伟艺等（2021）的实证测算发现，2017 年理论模型测算的人均筹资标准为 755 元，个人缴费和政府补贴的比例为 1:3，个人缴费额为当年个人可支配收入的 0.94%；2018 年理论模型测算的人均筹资标准为 880 元，个人缴费和政府补贴的比例为 1:3.6，个人缴费额为当年个人可支配收入的 1.09%；2019 年理论模型测算的人均筹资标准为 1 168 元，个人缴费和政府补贴的比例为 1:4.6，个人缴费额为当年个人可支配收入的 1.49%。2017—2019 年广西壮族自治区城乡居民基本医疗保险基金的筹资比例呈现连续上涨趋势，个人筹资额占人均可支配收入的比例为 1%～1.5%，处于已有经验研究报告的 1%～3% 的范围内，同时个人筹资和政府补贴的比例高于政策要求的 1:1 的最低标准，财政补贴在城乡居民基本医疗保险费用中的构成比例过大，筹资来源过度依赖财政补贴，不利于医疗保险基金的可持续发展，应进一步优化个人和政府的基金分担比例，减小城乡居民基本医疗保险运行风险。

六、城乡居民基本医疗保险基金测算需要注意的问题

城乡居民组织化程度低、年龄跨度大，参保者的健康状况复杂，城乡居民基本医疗保险费用的测算难度要比城镇职工基本医疗保险的难度大，测算结果的精准程度关系到政府对医疗保险的补偿力度，也直接影响到城乡居民参保的积极性。因此，做到科学精准地测算城乡居民基本医疗保险费用，应注意以下几个问题。

（一）数据要力求真实可靠

城乡居民基本医疗保险测算需要大量的基础数据，这些数据既有来自医疗卫生、医疗保障、劳动保障、统计等政府部门的宏观数据，还有来自科研机构的微观家庭调查数据，以及一些推测性数据。数据的真实性和有效性直接影响到测算结果，因此，在使用数据时一定要力求真实可靠。

（二）参保人群分组要合理

城乡居民基本医疗保险覆盖的人群年龄跨度大，不同年龄段人群的健康风险和医疗需求差别较大。尽管所有参保者实行的均衡医疗保险费率，但进行医疗保险费用测算过程中还是需要按照人群进行分组测算，既要体现城乡医疗保险的互助共济性，也要调动不同年龄群体的参保积极性，逐步探索实行不同年龄段群体的差别费率制度。

（三）测算尽量留有余地

城乡居民参与医疗保险后，医疗服务需求会有一定程度的提升，因此在确定城乡居民就诊率和次均医疗费用时，要充分考虑到保险因子的影响。另外，城乡居民基本医疗保险的医疗服务需求具有一定的时间滞后性，投保初期可能利用率不高，中后期是医疗费用补偿的高峰期，因此在

城乡居民基本医疗保险费用报销制度设计过程中要留有余地，否则在运行的下半年可能出现基金入不敷出的局面。

（四）基金结余科学合理

城乡居民基本医疗保险费用的测算要做到收支平衡，略有结余，但其结余数额不宜过大，要科学合理，结余过高会影响参保者的积极性，参保者的健康需求不能得到很好的满足。结余率要保持适度的水平才科学合理，这个需要根据统筹地区的社会经济发展水平、医疗资源配置、医疗服务需求等因素综合确定，根据各地城乡居民基本医疗保险运行的经验来看，基金结余率保持在10%左右是比较合理的，可以确保基金的运行安全。

思考题

1. 名词解释　保险因子；增加系数；赔付率；大数法则。
2. 简述医疗保险基金测算的基本原则。
3. 简述医疗保险基金测算的基本方法。

（廖宇航）

第五章　医疗保障筹资

　　本章通过三节的内容介绍医疗保障筹资的概念、原则、渠道和财务运行模式等。第一节是医疗保障筹资概述，介绍医疗保障筹资的相关概念、意义和理论，医疗保障筹资具有立法强制性、专款专用性、基金累积性和统筹互济性的特点。各项医疗保障基金的运行都需要经过资金筹集、支付、运营与监管三个环节。第二节是医疗保障筹资的原则及渠道，介绍了医疗保障基金筹集需要遵循的原则，还介绍了国际上四种主要的医疗保障基金筹集形式，以及医疗保障征税和缴费的对比。第三节介绍了医疗保障筹资的三种财务运行模式，以及这三种模式的优势与不足。

第一节　医疗保障筹资概述

一、医疗保障筹资概念与意义

　　任何有效的医疗保障项目都要以合理的筹资作为前提。医疗保障筹资是医疗保障制度运行的关键环节，是医疗保障制度可持续发展的基本保证，对医疗保障制度运行具有深远的意义。

（一）医疗保障筹资的概念

　　医疗保障基金（funds of medical security）是根据国家有关法律、法规和政策的规定，为实施全民医疗保障制度，以法定或约定方式建立起来，由专门机构组织管理，用于医疗保障各项目的专项资金。我国的医疗保障基金一般按不同的项目分项建立，如社会医疗保险基金、医疗救助基金、补充医疗保险基金、商业健康保险基金、医疗慈善基金、医疗互助基金等。

　　医疗保障筹资（medical security financing）是医疗保障基金筹集的简称。狭义的医疗保障筹资是指医疗保障项目的实施主体将社会资金通过各种渠道筹集起来的过程。广义的医疗保障筹资不仅包括医疗保障基金的筹集，还包括医疗保障基金的分配和使用等环节。医疗保障筹资是一种行为过程，在这个过程中有多个基本要素，具体包括筹资主体、筹资客体、筹资方式、基金构成、基金累积方式和筹资水平六大要素。

　　医疗保障筹资的目的不仅仅是筹集足够的资金以维持医疗保障系统的运转，还要建立医疗费用的风险分摊机制，并构建对医疗保健服务提供者的经济激励机制，从而保证每名社会成员得到所需的可支付的服务，实现各个医疗保障项目的健康可持续发展。

（二）医疗保障筹资的意义

　　由医疗保障筹资的概念可知，医疗保障筹资是各项医疗保障制度的经济基础和关键环节。医疗保障的筹资水平直接决定着被保障群体的保障水平。世界各国医疗保障的实践证明，筹集足够多的医疗保障基金是保证制度正常运行的核心环节。医疗保障基金的多方筹集既有利于增强被保障者的自我保障意识，也有利于控制不合理的医疗费用。医疗保障的筹资主体包括各级政府、用人单位、社会以及个人。例如：我国的城镇职工基本医疗保险，个人需要按工资比例缴纳一定的医疗保险费，这样的措施可以促使职工个人关心社会医疗保险事业，承担起自己的一份责任。

　　医疗保障筹资可以提高卫生资金的配置效率。全民医疗保障制度建立后，医疗保障基金成为医疗服务筹资市场中最重要的组成部分。医疗保障基金的筹集和支付过程将医疗服务需方和供方连接起来。在医药卫生体制的各项改革中，通过理顺医疗保障这个关键环节，可以使得改革任务快速推进。在医疗卫生资金的配置上，可以通过医疗保障基金的经济杠杆作用，创新相关支付制度，引导患者到基层医疗机构就诊，促进分级诊疗体系的构建，促使卫生资源合理配置。

二、医疗保障筹资相关理论

医疗保障是社会保障的一个重要组成部分，在筹资过程中也应用了社会保障筹资的理论。社会保障的实质是一种国民收入再分配的实现机制。从医疗保障资金筹集到分配，构成了整个医疗保障制度运行的主线。任何医疗保障项目都必须通过一定的方式筹资，然后分配给受保障者。医疗保障筹资既是医疗保障制度实现收入再分配功能的基础，也是医疗保障制度运行的中心环节。

（一）收入分配的理论

收入分配一直是经济学中的重要理论问题，对于收入分配的研究可以归纳为两个分支。李嘉图从生产投入角度来考察收入分配，创立生产要素分配理论，认为国民投入劳动获得工资、投入资本获得利润、投入土地获得地租……帕累托将收入分配的研究重心放在每一经济单位所得到的收入，忽略生产要素的资产权利，旨在解释微观经济单位的收入分配形式和收入不平等程度。

对于收入分配问题，经济学家更多的是从生产角度关注收入的生产要素分配问题，从而更关注效率；社会学家可能更多地关注个人或家庭的收入分配问题，从而更关注社会的公平。从收入分配理论的属性角度来看，可以分为两种：一种是经济学范畴的收入分配理论，通常与经济增长和经济发展有关，研究收入分配的计量和分配方式；一种是政治经济学范畴的收入分配理论，它研究收入分配关系，体现收入分配的社会性质。对于社会保障而言，收入分配的社会性质显然是其基础性理论。

一般认为，生产力发展水平与生产方式是影响收入分配的根本因素，收入分配的发展变化决定于生产力发展水平和生产关系的变化。一个国家的经济体制对收入分配也产生重要影响，主要体现在整个社会对效率与公平关系的处理上。社会政策及其目的的不同，对收入分配的影响也十分明显，如现阶段我国以共同富裕为目标的社会政策，必然会强化对国民收入的公平分配程度。另外，国家强制力量也是收入分配的影响因素。

（二）国民收入的再分配理论

国民收入的分配方式一般被分为初次分配与再分配两种。初次分配是指物质生产部门的劳动者在一定时期内创造的新价值在与物质生产有直接联系的社会成员或社会集团之间进行分配。国民收入的再分配指国民收入在初次分配的基础上，各收入主体之间通过各种渠道实现现金或实物转移的一种收入再次分配过程。再分配主要由政府调控机制起作用，政府进行必要的宏观管理和收入调节。除了初次分配和再分配之外，慈善公益事业较为发达的国家，通过社会捐赠将一些人的财富转移到另一些人手中，客观上也起到了国民收入再分配的作用。因而，也被称为第三次分配，不过第三次分配的比重不大，它对整个国民收入的分配只能起到有限的微调作用。

国民收入再分配是由国家主持进行的，是对初次分配的必要调整手段，也是维护整个社会经济协调发展的必要机制，而社会保障构成了其中的基本部分。从现代社会保障制度的发展来看，它的项目体系与规模日益完善，是一种国家对收入分配领域的干预不断增强的表现。各国的发展实践表明，一个国家的社会保障制度越健全，社会保障水平越高，则国家干预分配的力度越大。现阶段我国的多层次医疗保障制度日趋完善，医疗保障范围逐渐扩大，保障水平稳步提高，这些都是通过强有力的国民收入再分配来实现的。

（三）资金筹集的理论

从医疗保障资金筹集的方式来说，一般可以分为征税方式、征费方式和自由筹资方式。尽管不同国家在筹资方式上会有侧重，但制度型征税与征费和非制度性自由筹资通常会并存于一个国家。因此除少数国家选择征税以外，绝大多数国家筹集医疗保障基金均采取三种方式并存的多元混合的筹资方式。在医疗保障筹资的实践中要求：一是资金的筹集方式应当与制度模式相适应；二是资金筹措渠道必须畅通；三是资金的来源必须要稳定；四是已筹措的资金能满足目前医疗保障制度的需要。

从社会保障的筹资比例上来说，一般有三种可供选择的方案：一是综合费（税）率制，不分具体的项目，征收社会保障资金亦是一笔统一资金，医疗保障筹资也包含在内；二是综合分类费（税）率，即归纳数种社会保障项目采用一个费（税）率，对于其他个别项目则另外确定单独的费（税）率；三是分项费（税）率，即根据不同的社会保障项目分别制定费（税）率，所筹集的资金分别用于具体的医疗保障项目。我国医疗保障目前采取的就是分项费率的筹资方式。

医疗保障的筹资比例不可设定得太高，也不能太低。定得太高会加重个人和企业的负担，影响个人消费和企业竞争力，从而对社会生产有负面影响；定得太低，所筹集到的资金又非常有限，起不到对医疗经济风险的保障作用。

社会保障制度的设立是为了促进公平，高收入者缴纳的社会保险税绝对金额比低收入者高，但社会保障待遇差别不大，从高收入者的角度看，效率受到了抑制。另外，社会保险税对工薪所得课征时有最低限和最高限，从这个角度看，社会保险税又兼顾了公平。社会保障费（税）率设定的高低和社会保障收支的相互作用，会导致综合费（税）率在结构上的畸形，进而可能造成贫困陷阱和失业陷阱等新问题，从而牺牲效率。

三、医疗保障筹资特点

医疗保障筹资是多项医疗保障项目基金筹集的总称，也是各项医疗保障制度运行的物质基础，是医疗保障制度得以正常运行的首要环节，对医疗保障的发展实践起到了决定性的作用。一般来说医疗保障筹资有如下特点。

（一）立法强制性

医疗保障是社会保障体系的一部分，多数国家都采取立法的形式强制实施社会保障项目。目前我国的医疗保障体系以政府主导的社会医疗保险为主体，也就意味着医疗保障基金主要通过社会医疗保险项目进行筹资。我国的社会医疗保险项目依照《中华人民共和国社会保险法》在全社会强制实行，社会医疗保险基金的筹集、管理和使用都具有法律强制的特征。在我国，根据《医疗保障基金使用监督管理条例》，医疗保障基金的管理全过程做到法治化、程序化、规范化。社会医疗保险的筹资标准与缴费项目，保障待遇的给付标准与给付条件等，均由国家的法律法规或地方政府的政策文件统一规定。商业健康保险基金、民间医疗互助基金等按照合同或约定筹资，大多不具备国家立法强制性。

（二）专款专用性

医疗保障各项制度依据国家法律法规的相关规定运行。医疗保障基金支付诊疗规范合理的医药服务开销，支付时医疗机构向医疗保障机构参保人员如实出具费用单据和相关资料，不得分解住院，不得违反诊疗规范过度诊疗，不得重复收费，不得串换药品、医用耗材、诊疗项目和服务设施等。医疗保障基金依法依规设立，专款专用，任何组织和个人不得在任何情况下擅自侵占或者挪用。医疗保障基金按不同项目分别建账，分账核算，统一管理。

（三）基金积累性

筹集医疗保障基金是为了能抵御风险，就必须未雨绸缪，根据疾病风险发生的概率，事前在资金上做好预留。医疗保障基金一般可分为积累型基金和现收现付型基金。无论在哪种情况下，医疗保障基金筹集到医疗保障基金支出客观上都存在时间差，因此医疗保障基金必然存在积累性。虽然不同的医疗保障项目在基金运行上有所不同，但基本都无法做到完全的现收现付，总会存在一定的基金积累现象。

（四）统筹互济性

医疗保障是社会保障的一个子系统，具备社会保障的互助共济功能。医疗保障互济功能的发挥依赖于医疗保障基金，这也是医疗保障基金的一个重要特点。在各种医疗保障项目中，每个人发生疾病风险的概率不相同，但大多数保障项目在基金筹集时不考虑这种差异，而是按照统一的标准筹资。这样使得每个人享受的保障待遇并不等于其对医疗保障基金的贡献度，那些疾病风险小的人群就帮助了疾病风险大的人群，防止其遭遇疾病经济风险，这就是医疗保障基金互助共济功能的体现。

四、医疗保障基金运行流程

医疗保障基金由医疗保障机构运营和管理，用于补偿和补助被保障人规定范围内的全部或部分医药费用。不同医疗保障基金的来源与支付虽有不同，但基金运行的流程大体一致，一般都需要经过以下三个不同的环节。

（一）资金筹集

医疗保障制度的管理主体通过各种方式将不同渠道的资金筹集起来，形成不同的医疗保障基金，用于特定的医疗保障用途。具体选择何种筹资渠道，取决于医疗保障制度的性质、当地的经济条件、医疗保障制度的政策取向和实施要求。例如：美国的医疗保障资金来源主要是雇主，而政府的职责主要是监管和支付小部分费用；英国的资金来源主要是国家，财政承担着大部分医疗保险费用；德国的资金来源主要是雇主和雇员，不同收入的人群缴纳不同的费用；新加坡的资金来源主要是个人或家庭，缴纳的资金也主要用于个人或家庭的医疗费用。

（二）基金的支付

医疗保障制度分担风险和补偿损失的功能均是通过医疗保障基金的支付来实现的，只有被保障者获得了基金的补偿，才真正实现了医疗保障制度的目标。医疗保障基金支付时一般需要遵循：①统一性原则，即同一统筹区域内必须执行统一的支付标准；②适度性原则，即医疗保障基金的支付水平要维持在合理的范围内，既要满足缓解疾病经济风险的需要，又要考虑基金的承受能力；③与社会发展相适应原则，即随着各地经济社会的发展，应该及时调整支付水平，逐步提高医疗保障制度的保障能力。另外，医疗保障的支付方式也直接影响着医疗费用的控制、医疗资源的流向和医疗保障项目的保障效果，在医疗保障制度中具有重要的杠杆作用。

（三）运营及监管

资金筹集后建立医疗保障基金，为了发挥医疗保障制度的作用，医疗保障基金需严格按照法律法规的要求对基金进行运营与监管。例如：我国于 2021 年 5 月开始实行《医疗保障基金使用监督管理条例》，该条例对社会医疗保险基金、生育保险基金、医疗救助基金等医疗保障基金的使用及其监督管理做了详细规定。在我国，县级以上地方的医疗保障、卫生健康、中医药、市场监督管理、财政、审计、公安等部门分工协作、相互配合，共同开展医疗保障基金使用监督管理工作。医疗保障经办机构建立业务、财务、安全和风险管理制度，进行服务协议管理、费用监控、基金拨付、待遇审核等运营工作，并定期向社会公开医疗保障基金的收入、支出、结余等情况，接受社会监督。

第二节 医疗保障筹资的原则及渠道

一、医疗保障基金筹集原则

医疗保障基金的筹集是医疗保障制度运行的物质基础和核心内容,它不仅与国家当前的法律法规、宏观政策相关联,而且涉及用工企业和被保障人的切身利益,关系到医疗保障制度是否能够顺利地开展。遵守以下原则,才能保证医疗保障基金的有效筹措。

(一)与经济发展水平相适应原则

医疗保障基金的筹集水平要遵循发展性原则,适时调整以保持相对稳定。企业、集体、个人的医疗保障缴费基数,应根据经济发展、职工工资的增长、物价水平以及医疗保险费用支出的实际情况进行适当的调整。医疗保障费率一旦确定,就应该在一定时期内保持相对稳定,不宜经常变动。

(二)以法律为依据的原则

医疗保障是政府通过法律法规在全社会强制推行的,个人和单位必须无条件遵守。如《中华人民共和国社会保险法》第四条规定,中华人民共和国境内的用人单位和个人依法缴纳社会保险费。社会医疗保险的缴费标准由国家的法律法规或地方性法规统一规定,单位和个人无自由选择和更改的权利。参保人应该依法按时、按照法定费率缴纳费用。医疗救助的资金也是以中央和地方的政策法规为依据进行筹措。

(三)保障基本的原则

医疗保障制度的目的是在居民暂时或永久失去劳动能力,以及由于各种原因无法承担疾病经济损失时给予帮助,发挥着社会稳定器的作用,制度目标决定了保障程度只需满足居民最基本的医疗需要,并不需要保障居民所有的医疗需要。社会存在多层次的医疗需要,但从医疗保障的制度目标来看,其保障目标定位于基本保障。

(四)合理分担原则

医疗保障的资金应该由多方共同分担。医疗保障基金按资金来源性质的不同可以分为政府提供、政府强制筹措和民间组织或个人自愿提供。所谓政府提供是指由政府从财政收入中直接向社会成员提供医疗保障基金。医疗福利基金、医疗救助基金和医疗优抚基金主要由政府财政提供。政府强制筹措是指政府通过立法,强制要求用人单位、劳动者缴纳医疗保障费或税,形成特定用途的基金,如医疗保险基金。民间或个人自愿提供指由民间组织或个人无偿捐赠或有奖募捐形成的基金。

(五)公平互助原则

在医疗保障基金筹集上,应充分考虑制度的互助共济功能,高度重视筹资的公平性问题。首先考虑筹资的水平公平性,即收入水平相同的人,缴纳的保险费也应该相同;其次考虑筹资的垂直公平性,即收入水平不同的人,所缴纳的保险费也应该不同,收入水平高的人,保险费多缴,收入水平低的人,保险费少缴,即根据人们的经济承受能力来筹集。在社会医疗保险中,尽管参保人由于收入不同缴纳不同的费用,但享受同样的保险待遇,体现了互助共济的制度目标。

二、医疗保障基金筹集渠道

医疗保障基金的筹集渠道是指医疗保障资金的来源。纵观世界各国,医疗保障基金的筹集渠道是多元化的,主要由政府财政拨款、雇主或雇员缴费(税)和其他资金来源构成。

（一）政府财政拨款

在现代医疗保障制度中,政府是最主要的责任主体,政府财政补贴成为了社会保障基金的一个固定的、重要的来源。

许多国家将医疗保障基金直接纳入国家的财政预算,如英国、瑞典等,政府全面承担起医疗保障的财政责任。有的国家医疗保障基金虽然在财政预算系统之外运行,但政府也通过各种手段对基金进行密切监控。如美国的医疗保障基金主要来源于医疗保险税、捐款和联邦基金的拨款,基金独立于国家预算,接受公众的监督。有的国家建立了完全独立于财政预算系统的社会医疗保险基金系统,如新加坡、智利等,国家财政仍然承担对社会救济、社会福利事业的直接拨款责任,有时还对财政系统之外的医疗保障基金给予适当的援助。

国家财政对医疗保障的支持,主要概括为三种方式:一是直接拨款实施医疗保障项目,例如社会医疗救助等项目都是由政府财政全额供款的,有的国家财政还分担社会医疗保险缴费的责任;二是财政承担社会医疗保障运行的费用,例如我国社会医疗保险的运行成本主要来自政府财政拨款;三是国家对医疗保障缴费实行税收优惠,例如政府允许将劳动者和企业的纳税基数定为缴纳了社会医疗保险费(税)之后的金额,实质上是政府损失了一定的财政收入,可以视为政府对社会医疗保障的资助。

（二）雇主或雇员缴费（税）

雇主或雇员缴费(税)主要见于社会医疗保险形式。大多数国家的社会医疗保险基金筹集方式采取了政府、雇主与雇员三方分担或雇主与雇员两方分担的方式,少数国家采取了由一方独立承担的方式。所以,社会医疗保险缴费(税)成为除政府财政拨款外最主要的医疗保障基金筹资方式。有缴税制和缴费制这两种征缴的方式。

1. 雇主缴纳的社会保险费（税）　雇员所在的雇主(或单位)按照雇员工资的一定比例为雇员缴纳一定数量的保险费(税)。从多数国家的情况看,雇主是社会医疗保险最主要的供款责任人之一。从经济学角度来看,医疗保险费(税)是劳动力再生产费用的一部分,是企业人工成本的组成部分,是劳动者必要劳动的一部分。雇主成为雇员医疗保障资金来源的主体,以体现其用人的经济责任。

医疗保障水平越高,需要缴纳的费用就越多,企业的人工成本越高。在这种情况下,市场竞争中的企业就趋向于尽可能使用更少的人力,用资本代替劳动,特别是那些劳动成本在全部成本中比重较高的劳动密集型企业。对于劳动力资源丰富、就业压力大的国家而言,这种情形十分不利。因此,社会医疗保险费(税)率需要看国家的情况具体而定。

雇主缴纳的社会医疗保险费的多少取决于各个国家的实际情况。就世界各国的缴纳情况来看,大部分社会保险国家(如德国、日本、韩国)实行的是等比制,医疗保险基金的缴纳是雇主与雇员各一半。也有的实行级差制,即雇主和雇员的缴费费率不一样,可以是雇主多缴,也可以是雇员多缴。我国城镇职工基本医疗保险制度规定,职工个人缴纳个人工资基数的2%,用人单位缴纳单位工资基数的6%,用人单位缴费的比例要略高于个人。

2. 个人缴纳社会医疗保险费　个人缴纳社会医疗保险费具有独特的意义:一是有助于社会医疗保险互助共济功能的实现,特别是当劳动者按工资报酬的同一比例缴纳,工资报酬高的人实际缴纳的金额多,工资报酬低的人实际缴纳的金额低,社会医疗保险互助共济功能就能清晰地体现出来。二是有助于基金的积累,个人缴纳机制使得每位参保人都更加关心医疗保险基金的积累、运行和管理,容易形成人人监管的格局,有利于医疗保险基金的良性运行。

对于劳动者个人而言,其缴纳的医疗保险费取决于个人工资额的水平,通常按照其年平均工资总额的一定比例提取。可通过自愿缴纳保险费的形式,也可采用强制性保险对收入进行扣除,或采用纳税的形式。社会医疗保险的缴纳基数以个人工资额为准,与劳动者个人的其他收入如遗产收入、储蓄利息、红利、彩票中奖、股息等无关。我国的城乡居民基本医疗保险比较特殊,其参保对象主要是非就业人口，其医疗保险缴费无法与个人工资额挂钩，采取定额缴费、财政补贴的方式。

实际操作中，个人社会医疗保险费筹集一般设有最低缴费线和最高缴费线。当劳动者的收入低于最低缴费线时，可以少交甚至免交社会医疗保险费。设定最低缴费线是为了保护低工资收入者，同一缴费率看似平等，但对于低工资收入者来说，一定比例收入的减少会对他们的生活产生很大影响。设定最高缴费线是为了体现激励机制的作用，体现社会效率。如果所有劳动者按照同一费率缴纳社会医疗保险费用，工资水平越高，缴纳的保险费越多，当缴纳的费用过多时，会影响到劳动者的工作积极性，降低社会效率。为了保护劳动者的工作积极性，确定个人缴费基数的上限，超过上限的工资额不用再缴费。

劳动者个人出资的比例在不同国家各不相同。日本雇员缴纳的保险费占到本人工资的4%～5%，法国为5.5%，新加坡的健康储蓄计划中雇员缴纳个人工资的3%，我国目前约为2%。我国社会基本医疗保险的筹资规模如表5-1所示。

表5-1　我国城镇职工与城乡居民基本医疗保险基金筹资情况

| 年份 | 城镇职工基本医疗保险 | | | | 城乡居民基本医疗保险* | | | |
	参保人数/万人	基金收入/亿元	基金支出/亿元	累计结余/亿元	参保人数/万人	基金收入/亿元	基金支出/亿元	累计结余/亿元
2011	25 227.1	4 945.0	4 018.3	5 683.2	22 116.1	594.2	413.1	496.8
2012	26 485.6	6 061.9	4 868.5	6 884.2	27 155.7	876.8	675.1	760.3
2013	27 443.1	7 061.6	5 829.9	8 129.3	29 629.4	1 186.6	971.1	987.1
2014	28 296.0	8 037.3	6 696.6	9 449.8	31 450.9	1 649.3	1 437.0	1 195.0
2015	28 893.1	9 083.5	7 531.5	10 997.1	37 688.5	2 109.4	1 780.6	1 545.7
2016	29 531.5	10 273.7	8 286.7	12 971.7	44 860.0	2 810.5	2 480.4	1 992.6
2017	30 322.7	12 278.3	9 466.9	15 851.0	87 358.7	5 653.3	4 954.8	3 534.6
2018	31 680.8	13 537.8	10 706.6	18 749.8	102 777.8	7 846.4	7 115.9	4 690.1
2019	32 924.7	15 845.4	12 663.2	22 554.1	102 482.7	8 575.5	8 191.0	5 142.5
2020	34 455.1	15 731.6	12 867.0	25 423.5	101 676.0	9 114.5	8 165.1	6 076.5

数据来源：历年《中国统计年鉴》。

注：*2016年及以前仅统计城镇居民基本医疗保险的数据。

（三）其他筹资渠道

1. 医疗保障基金运营管理收益　医疗保障基金除了支付被保障人的医疗费用和管理费用以外，其余部分应按国家规定管理，如获得收益，应归入医疗保障基金，从而使医疗保障基金能够保值增值。

2. 城市定制型商业医疗保险缴费　我国城市定制型商业医疗保险具有社商融合的特征，是这种筹资渠道的典型代表。作为一种商业医疗保险，其缴费有政府支持、政府参与设计方案的特点。为解决我国医疗保障发展不均衡不充分的问题，丰富保险产品的供给，城市定制型商业医疗保险由商业医疗保险机构主办，属于商业医疗保险产品，但其"低保费、高保额、宽门槛"的特点区别于普通的商业医疗保险。城市定制型商业医疗保险主要由社会基本医疗保险参保人个人自愿缴费参加，一个地区范围内确定统一的收费标准，不限制年龄、健康状况和人群，其筹资与常规商业医疗保险完全不同，体现出更多的公共性，可以视为多层次多样化医疗保障形式中的一种，增加了一种新的医疗保障筹资渠道。

3. 社会无偿捐赠　随着经济不断发展,居民收入不断增加,人们的思想道德素质也在不断提高,一些社会团体和个人对医疗保险机构的无偿捐赠也成为医疗保障基金来源的一个方面。

医疗保障基金还有其他资金来源,例如:发行特种国债筹集资金,应对医疗保障支付高峰;当大的自然灾害或战争爆发时,寻求国际援助也可成为医疗保障资金的来源,等等。

我国医疗保障制度的主要筹资来源如图 5-1 所示。

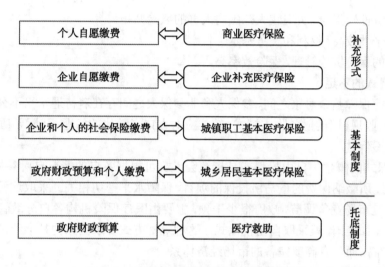

图 5-1　我国医疗保障制度的主要筹资来源

三、医疗保障基金筹集形式

各国实行不同的医疗保障模式,其医疗保障基金筹集形式也大不相同。根据目前各国的医疗保障实践,可将国际上主要的医疗保障基金筹集方式分为国家税收式、强制缴费式、自由投保式、储蓄账户式四种。

(一)国家税收式

1. 国家税收式的概念　国家税收式是指国家通过财政征税的形式筹集医疗保障基金,然后由中央政府和地方政府通过逐级拨款的方式为医疗服务提供资金,为本国居民提供免费或低收费的医疗服务。英国、加拿大等实行国家医疗保障模式的国家,就是采用税收式的筹资方式。这种筹资方式具有集中管理的特点。

2. 国家税收式的优势

(1)能有效筹集到大量资金,资金来源稳定,有国家财政作保障。

(2)社会共济能力最强,能在全民内分担疾病风险。

(3)社会公平性高,所有公民均能平等享受,人人平等。

(4)计划性较强,便于政府宏观调控,对医疗费用控制能力较强。

3. 国家税收式的不足

(1)个人在医疗保障中的筹资责任不明确,费用意识差,国家财政负担重。

(2)受政府税收政策影响大,医疗保障的相对独立性差。

(3)政府计划性强,服务效率较低。

(二)强制缴费式

1. 强制缴费式的概念　强制缴费式是指国家通过法律、法规强制性地让在一定收入水平范围内的个人及其单位按缴费基础的一定比例缴纳保险费。该方式筹资渠道多样,管理的形式分为两类：一类是政府机构掌握较多的管理权力，这类国家福利倾向大，国家补贴多；另一类主要由各种社会非营利性组织自行管理，国家补贴较少，仅制定政策法规。德国、法国、韩国等这些典型的社会医疗保险国家采用强制缴费制。

2. 强制缴费式的优势

（1）资金来源稳定，基金的独立性较强，费率的灵活性较高，可根据国家经济和居民收入水平进行调整。

（2）社会共济性较强，能实现较大范围内人群的风险共担。

（3）社会公平性较高，权利和义务基本一致。

（4）由专门的保险机构管理，保险效率高。

3. 强制缴费式的不足

（1）不同医疗保障基金对象之间、参保人和非参保人之间存在着待遇水平不公平的情况。

（2）实行"现收现付"的财务收支模式，较难应对人口老龄化的问题，代际矛盾相对突出。

（三）自由投保式

1. 自由投保式的概念　自由投保式是指社会人群可根据各自的情况自愿参加保险项目，并缴纳一定的费用，所缴纳保费的量与所投保的项目、保障水平密切相关。采取这种筹资形式的国家，医疗保险通过市场竞争调节，政府很少干预，主要由医疗保险机构各自分散管理。实行商业保险模式的国家，如美国，就采取自由投保式。这种筹资方式要求国家的社会经济发展水平和个人的收入水平较高，而且有高度完备的市场经济体系。

2. 自由投保式的优势

（1）能够满足社会对于医疗保障的多层次、多样化的需求。

（2）消费者的选择度大，促进各医疗保障机构和医疗服务机构的竞争。

（3）国家负担较轻。

（4）体现了权利和义务的对等。

3. 自由投保式的不足

（1）社会公平性较差，高危人群和低收入人群缺乏医疗保障。

（2）保险效率低，多个保险组织分散经营，管理成本高。

（3）资金来源不稳定。

（四）储蓄账户式

1. 储蓄账户式的概念　储蓄账户式是指国家通过法律规定，强制要求每一个有工作的人储蓄医疗基金，建立医疗账户。这种筹资方式是通过足够长的时间纵向分担疾病风险。储蓄医疗保障模式的国家，如新加坡，采用这种筹资形式。

2. 储蓄账户式的优势

（1）能应对人口老龄化带来的基金压力，解决了老龄人口医疗保障需求的筹资问题和代际矛盾。

（2）便于个人对基金的监督，有利于增加需方的医疗费用节约意识。

（3）政府的负担较轻。

3. 储蓄账户式的不足

（1）社会公平性较差。保障待遇和个人收入直接挂钩，不利于低收入人群的医疗保障。

（2）社会共济性较差。仅在个人生命周期和家庭成员之间实现了风险共担，低收入者难以承受较大的疾病风险。

世界上大多数国家医疗保障基金筹集并不是单纯的某一种筹集模式，而是以其中一种为主要模式，同时辅以其他模式。

四、医疗保障征税与医疗保障缴费

国际上对企业和个人的医疗保障基金筹集可以分为两类：一是通过征税的方式筹集基金。征税筹集的医疗保障基金直接构成政府的财政收入，成为政府预算的重要组成部分，组织和管理社会医疗保障收支是政府部门的一项经常性的工作。二是通过收费的方式，由社会医疗保障基金经办部门征收，企业和个人缴费由政府指定的专门社会医疗保障机构负责管理和运作，筹资不直接构成政府财政收入，政府财政部门不直接参与医疗保障基金的管理和运营，但对医疗保障基金运营进行监督。

各国的实际操作中对不同的保障项目会出现不同的费（税）率处理方式，分为综合保险费率制、综合分类保险费率制和分类保险费率制。如苏联和东欧一些社会主义国家采取综合保险费率制，将多种保障项目设为一个完整的保障制度，规定一个费率。而法国实行的综合分类保险费率制，是将生育、疾病、慢性病、残疾、老年死亡等保险费率综合计算，只将工业伤害保险及家庭津贴保险费率分别另行计算。日本实行分类保险费率制，将健康保险、厚生年金保险、国家公务员共济组合保险、劳动者灾害补偿保险、失业保险及船员保险六项保险的费率，均单独计算征集。

（一）征收医疗保险税的优势与不足

社会保险税（social security tax）是为筹集特定社会保险基金而对一切发生工薪收入的雇员就其获得的工资和薪金收入为课税对象征收的一种税。大部分国家制定综合保险税率，将包括医疗保险的多种项目统一规定一个税率征收。1935 年，美国率先征税，为整个社会保险制度筹集资金，对老年人、疾病患者、失业者和其他低收入阶层进行保障，在美国的经济社会发展中较好地发挥了"安全阀"的作用。其他西方国家纷纷效仿，成为了大多数国家普遍采用的筹资形式。虽然保险征税出现时间不长，是一个年轻的税种，但在一些国家中占税收总额的比例不断上升，已经成为头号税种。

各国目前对社会保险税的课征制度虽有许多不同，但有其根本的共同点，课税对象均为在职人员的工资收入以及自营者的纯收入。这里的工资并不是全部工资收入，而是对其中的最低与最高应税限额之间的工资收入课税，对低于最低应税限额的工资和高于最高应税限额的收入免征。同时，工资不允许有减免或费用扣除，应把毛工资收入额直接作为课税对象。对于资本利得、利息、股息等非工资收入免征保险税。具体操作上，企业按照工资总额，个人按照工薪收入，自营者以缴纳个人所得税的所得额作为课税对象。

1. 征收医疗保险税的优势

（1）有利于保障制度，实现法治化管理。

（2）采用征税形式更具强制性，具有更强的法律约束力，其适应性大大增加。税收的强制性和规范性将克服资金筹集过程中的种种阻力，杜绝拖欠、不缴和少缴以及随意减免的现象。

（3）统一的税率更能体现公平性。

（4）有利于国家范围内统一，提高统筹层次。

（5）可以利用现有完善的税务体系开征保险税，大大降低了缴费的成本。

（6）保险税专款专用，由税务机关统一征收并缴纳国库，使用过程中通过正规渠道返回，更有利于公平分配和人员的跨地区流动。

（7）全民必须纳税参保，从而让更多的人有资格享有保障的权利。

2. 征收医疗保险税的不足

（1）提高了个人负担比例，使个人经济负担加重。

（2）实行保险税，企业承担固定的保险税负担，会大幅抬高企业的用工成本。

（3）统一的征税和支付可能导致保险待遇与地区社会经济水平不适应的现象。

（二）征收医疗保障费的优势与不足

医疗保障费（medical security premiums）是指资金的来源主要依靠个人和企业缴费的一种基金筹集制度。医疗保障基金不构成政府财政收入，由政府指定的专门机构负责管理和运作，不足的部分政府财政再给予专款补助。相比而言，缴费制的待遇标准与缴费额的关联性更大一些，权利与义务的对称性较强。

1. 征收医疗保障费的优势

（1）医疗保障费率制定具有灵活性。

（2）可以实现医疗保障制度权利和义务的对等，利于强化个人和企业的责任。

2. 征收医疗保障费的不足

（1）公平程度略低。社会保险费的征收制度灵活，可以根据不同险种、不同地区的经济发展水平制定相应的费率，由于各地经济发展水平不同，会导致一国范围内出现不同的统筹地区和统筹层次，一国范围内的社会保险项目的筹资和待遇标准会出现明显的差异，难以实现国家和地域范围内的整体公平。

（2）社会保障费的法律强制力低于税收，征收乏力，欠缴严重。

开征保险税与保障缴费是社会保障基金筹集的两种基本方式，从理论上看，保障费和保险税都具有"固定性"和"强制性"这两个特点。但是他们之间在"无偿性"上却存在重要区别：对保障费来说，保障费具有明显的补偿性，受益人是相对固定的，受益群体有很强的针对性，是一种直接受益的关系，其缴费数量与受益程度之间基本存在着一对一的对称的关系，在缴费者与国家之间存在着一种"有偿交换"的关系，具有一定的返还性质。对保险税来说，虽然它在缴税人与政府之间也存在一种"交换"关系，却是无偿的，缴税人参与缴税后就获得了享有国家提供的公共产品的权利，这个权利与其是否实际缴税、缴税的实际金额关系不大，并且缴税的数量与其从国家提供的公共物品和公共服务中获得的收益也不是完全对称的，这是纳税与缴费之间最本质的区别。区别"税"和"费"的重要标志是看缴款人的当前供款与未来待遇之间的关系是否存在比较紧密的精算关系。如果存在这种关系，就应该属于费；如果基本不具有精算关系，就应是税。这是纳税与缴费之间的本质区别。

（三）我国医疗保障费征缴的理论与实践

我国的社会保障制度建立后，从 20 世纪 90 年代初就开始了征税和缴费的讨论。支持征税的观点认为，保障制度是一种公共物品，像其他的公共物品一样，会使消费者具有"搭便车"的动机，同时也不具有显示个人偏好的激励，需要通过税收手段筹集。而且全球主要国家征收保险税，我国已经具有开征保险税的基本条件，征收保险税还可以优化税制结构，解决我国保障费收取中存在的征收力度小、制度缺乏公平性、企业负担不均、统筹层次低、管理分散等问题。支持缴费的观点认为：筹资模式和保障制度相关，税收的公共性质和我国社会保险中个人账户的私人性质不相容，税收的固定性、统一性与我国保障制度改革中的渐进性和地区差异性的矛盾难以协调，并不能通过税收实现利益分配的公平性；加强费用征缴法律体系建设也能提高缴费的强制力。

2011 年，我国正式实施《中华人民共和国社会保险法》，其中明确规定"用人单位和个人依法缴纳社会保险费"，明确了我国"社会保险费"的性质。但是其中并没有明确社会保险费的统一征收机构，只是提出"社会保险费实行统一征收，实施步骤和具体办法由国务院规定"。这就导致了各省区市有不同的征收方案：有的省区市由税务部门征收，如广东省；有的省区市由社保机构征收，比如北京市、天津市。总体看来，社保机构征收社保费是主流。据统计，截至 2017 年年底，全国有 24 个省区市税务部门不同程度参与了社保费征收，征收额仅占全国社保费总收入的 43.3%。

社保机构征收社保费给一些企业少缴费提供了操作空间。《中国企业社保白皮书 2018》指出，企业参保在及时性、险种覆盖上遵守度较好，但是社保缴费基数不合规企业占比 73%。其原因在于社保机构相比税务机关，掌握企业财务信息比较少，征收力量比较弱。

2018 年，中共中央办公厅、国务院办公厅印发了《国税地税征管体制改革方案》，提出"从 2019 年 1 月 1 日起，将基本养老保险费、基本医疗保险费、失业保险费、工伤保险费、生育保险费等各项社会保险费交由税务部门统一征收"。结束了我国社会保险费社保机构和税务机构双机构征收并存 20 多年的情况。

第三节　医疗保障筹资的财务模式

一、现收现付制

代际转移理论认为，一代人的医疗保障待遇可以由同时期正在工作的下一代人缴费支付，医疗保障财务可以实现横向平衡。依此理论形成的财务制度是现收现付型财务制度。

（一）现收现付制的概念

现收现付（pay-as-you-go system）即非基金式分摊方式，是以近期横向收支平衡原则为依据的基金财务模式。在这种模式下先测算出一个周期内（一般为 1 年）需支付的医疗保障费用，然后以支定收，将这笔费用按一定的提取比例分摊到参加医疗保障的所有单位和个人。当年提取，当年支付，基本不留积累基金，只需保持基金的基本平衡。

这种财务模式的做法是：首先对周期内医疗保障所需支付的费用进行科学测算，医疗保障费的测算一般根据上年度实际支付的总额，加上本年度预计增加额求得，也可以根据工资、物价和医疗费用平均增长率来确定。然后按照需要分摊到参加医疗保险的单位和个人，按照统一的比例进行提取、缴纳。世界上有 100 多个国家实行这种财务模式。

（二）现收现付制的优势与不足

1. 现收现付制的优势

（1）简便易行。现收现付制操作方法比较简单，由于平衡期短，容易测算单位和个人缴纳的社会医疗保险费的比例，并可以参照当年或近期的需要来确定或者及时调整，不需要较大数量的风险储备金，也不存在基金的投资和保值增值问题，还可减少通货膨胀导致的基金贬值风险。

（2）易于纳入财政预算。由于该模式追求在一个年度内的收支平衡，便于与其他的社会保障项目共同构成国家的预算项目。

（3）基金保值增值的压力较小。基金追求短期平衡，通货膨胀率一般不会变化过大，基金即收即支，保障基金受物价变动的影响较小。

2. 现收现付制的不足

（1）缺乏必要的基金积累。难以适应人口结构变动带来的医疗费用快速上涨的压力，医疗保障基金的提取比例会不断上升。

（2）没有长期规划，预测时间短，稳定性较差，往往会因为各种偶发的因素导致基金收支失去平衡，从而需要应急性调整基金的使用。

（3）抵御大规模风险爆发的能力弱。由于以近期的平衡为原则，没有一定的积累资金，在时间、空间上的调节能力较差，不能够很好地应对突发风险。

二、完全积累制

个人收入纵向平衡理论认为，劳动者享受保障待遇所需费用总和可与其投保形成的基金总和保持平衡，完全积累制正是依此理论而形成。完全积累制的创建时间较晚，直到 20 世纪 50 年代才在新加坡有初次实践。

（一）完全积累制的概念

完全积累制（funded pooling）即预提分摊式，是一种以远期纵向收支平衡为原则来确定费率的基金筹集财务模式。这种模式需要劳动者在整个就业或投保期间，采取储蓄积累方式筹集医疗保障基金。

完全积累制的做法是：在预测未来若干年内医疗保障支出的需求基础上，综合测算出被保障人员在整个保障期内享受医疗保障待遇所需要的医疗保障基金总额。采取先提后用的办法，按照一定比例分摊到参加医疗保障各项目的单位和个人。参保的单位和个人从参保时间起按一定比例为未来相当长时期内的医疗保障逐月储存基金。该模式具有储蓄性质，由于在较长时期内做到个人的收支平衡，故称为"纵向平衡"。此法也广泛适用于商业健康保险项目。

（二）完全积累制的优势与不足

1. 完全积累制的优势

（1）能形成庞大的基金积累，能应对人口结构变动和突发事件的冲击，并能够通过储蓄、投资效应促进经济发展。

（2）费率比较稳定，不必经常调整。

（3）被保障对象的权利义务联系非常紧密，有效增强了参保单位和个人的责任，能避免逃费和代际冲突。

2. 完全积累制的不足

（1）计算复杂，实施难度大。由于完全积累制预测期很长，需要考虑的影响因素多，因此难以对医疗费用作出精准的预测。对于医疗保障待遇水平的预测甚至需要考虑到几十年之后的社会经济发展水平，实施难度大。

（2）社会共济能力差。完全积累制具有储蓄的性质，强调个人和单位为个人未来的医疗保障储存基金，无法实现当代社会人群之间的互助共济。

（3）基金的使用与管理难度大。由于跨越年度多，储备基金易受到通货膨胀的影响，基金管理保值增值的难度大，并需要建立专门的管理机构，支付大量的管理费用。

（4）制度建立初期，当代劳动者可能产生需同时为自己的未来和目前已退休劳动者双重供款的压力，负担较重。

三、部分积累制

由于现收现付制和完全积累制都有不易克服的缺陷，许多国家采取了介于两者之间的混合型，称为部分积累制。

（一）部分积累制的概念

部分积累制（part funded pooling）是将近期横向收支平衡和远期纵向收支平衡相结合的筹资财务模式，在满足现时一定支出需要的基础上，留有一定的积累以应对未来需要。采取这种模式的国家，将医疗保障基金的筹资分成两个部分，即社会统筹部分和个人账户部分，简称统账结合。目前我国城镇职工基本医疗保险制度就是采取统账结合的模式，属于部分积累制的财务模式。

部分积累制的做法是：在测算出当年（或近几年）医疗保障支出需求的基础上，按一个高于支出需求的标准筹集资金，在满足现时一定支出需要的前提下，留出一定的储备以满足未来开支的需求。

（二）部分积累制的优势与不足

1. 部分积累制的优势

（1）部分积累制既可避免完全积累制的财务制度在初期费率过高的弊端，又可较好地解决现收现付制费率不稳定、易受人口结构和突发事件影响的缺陷。

（2）部分积累制能形成适度的基金积累，而且累积基金增幅较小，贬值风险和投资压力较小。

2. 部分积累制的不足

（1）涉及变量多，计算烦琐，预测的难度大。

（2）不能完全避免现收现付制和完全积累制的缺陷。

思考题

1. 医疗保障筹资有哪些特点？

2. 医疗保障基金筹集方式有哪几种？

3. 医疗保障基金通过征税和缴费筹集分别有什么优势与不足？

4. 部分积累制的医疗保障筹资的财务运行模式有哪些优势与不足？

（陈曼莉　孟雪晖）

第六章 医疗保险费用支付与控制

本章通过四节的内容介绍医疗保险费用支付的概念、分类、原则及体制，医疗保险需方和供方费用支付方式分类及主要特点，医疗保险费用控制基本原则及主要途径等。第一节是医疗保险费用支付概述，介绍医疗保险费用支付的概念、分类、原则，医疗保险费用支付体制三种模式的特点。第二节是医疗保险需方费用支付方式，介绍医疗保险需方费用支付方式分类及主要特点，我国医疗保险需方费用支付方式。第三节是医疗保险供方费用支付方式，介绍医疗保险供方费用支付方式分类，各种费用支付方式的优势与缺陷，我国医疗保险供方费用支付方式。第四节是医疗保险费用控制，介绍医疗保险费用控制的基本原则，对医疗保险需方和医疗服务供方费用控制的主要途径。

第一节 医疗保险费用支付概述

一、医疗保险费用支付概念

医疗保险费用支付（medical security expense payment）是医疗保险运行体系的重要环节，也是医疗保险最重要和最基本的职能之一，它主要是指参保人在获得医疗服务后，由医疗保险机构向医药服务提供者支付医疗费用及参保人分担医疗费用的行为，而医疗费用支付的途径和方法则称为医疗保险费用支付方式。

医疗保险费用支付作为医疗保险最重要和最基本的职能，一方面，它是一种经济补偿制度，即参保人及其所在单位、政府相关部门向医疗保险机构缴纳（拨付）一定数量的经费，形成医疗保险基金，当参保人因病获得医疗保险范围内规定的医疗服务时，医疗保险机构应按照保险合同或医疗保险法规条款给予参保人全部或部分经济补偿。另一方面，通常情况下，医疗保险费用支付又是一种法律契约关系，即医疗保险机构、参保人、医药服务提供者都必须签订医疗保险费用支付合同，各方在合同和医疗保险规则的约束下履行自己的权利与义务。同时，医疗保险费用支付作为一种经济激励手段，它对医疗资源配置、医患行为规范及医疗费用控制等具有很强的导向作用，是医疗保险实施过程中涉及各方经济利益最直接、最敏感的环节。

二、医疗保险费用支付分类

医疗保险费用支付方式种类繁多，可以从多个角度进行划分。

（一）按支付时间分类

1. 后付制 后付制（post payment system）是指在医疗服务发生之后，根据服务发生的数量和支付标准进行支付的方式。这是一种传统的、使用最广泛的支付方式，按项目付费即为典型的后付制代表方式。后付制的优点是能够调动医药服务提供者的积极性，参保人对医疗服务有较多的选择性；其缺陷是供方容易产生诱导需求，造成医疗服务的过度利用，难以有效控制医疗费用过快增长。

2.预付制　预付制（pre-pay system）是指在医疗服务发生之前，医疗保险机构按照预先确定的费用支付标准，预先向参保人的医药服务提供者支付医疗费用，或确定费用支付额度后，再分期分批支付。根据预付计算的单位不同，预付制又可分为多种支付方式，例如：总额预算，按预先确定的门诊次均费用或床日费用支付，按确定的病种费用标准支付，按人头付费，等等。预付制的优势是可以较好地控制医疗服务的过度利用，从而控制医疗费用过快增长；其缺陷是医药服务提供者为了自身的利益，会减少医疗服务的数量，降低医疗服务质量。

（二）按支付内容分类

按照支付内容可以把支付方式分为两类。

1.对医生的支付方式　如工资制、按人头付费制、以资源为基础的相对价值标准支付等。

2.对医疗服务的支付方式　包括对门诊医疗服务的支付、对住院医疗服务的支付、对药品和护理服务的支付等。

（三）按支付对象分类

按照支付对象可把支付方式分为直接支付和间接支付。

1.直接支付方式　即参保人在接受医药服务提供者的服务后，由医疗保险机构按照供方的服务量和一定的费用标准直接向医药服务提供者支付其医疗费用，参保人只按照医疗保险的规定支付个人应该承担的医疗费用。直接支付方式操作简单，有利于制约医药服务提供者的服务行为，合理控制医疗费用，管理成本也相对较低。

2.间接支付方式　即参保人在接受医药服务提供者的服务后，先由参保人向医药服务提供者支付医疗费用，医疗保险机构再按照医疗保险的规定向参保人补偿（报销）费用，医疗保险机构与医药服务提供者不发生直接费用关系。间接支付方式操作复杂，工作量大，管理成本相对较高，难以有效控制医药服务提供者的诱导需求行为，不利于合理控制医疗费用。

（四）按支付水平分类

按支付水平可把支付方式分为全额支付和部分支付。

1.全额支付方式　是指参保人在接受医药服务提供者的服务后，所发生的医疗费用全部由医疗保险基金支付，参保人享受免费医疗。尽管此种方式有利于体现医疗保险的公平性，但由于参保人存在费用意识差以及道德损害等问题，全额支付方式难以有效控制参保人的医疗服务需求行为，不利于合理控制医疗费用。

2.部分支付方式　即参保人在接受医药服务提供者的服务后，医疗保险基金只承担所发生医疗费用中符合保险合同或医疗保险规定的一部分，而参保人必须按保险合同或医疗保险的规定承担一定比例的医疗费用。

（五）按支付主体分类

按不同的支付主体可把支付方式分为分离式和一体化方式。

1.分离式　是指医疗保险机构和医药服务提供者相互独立，前者负责医疗保险基金的筹集与费用支付，后者则负责向被保险人提供医药服务，这是通常的方式。

2.一体化方式　即医疗保险机构和医药服务提供者两者合为一体，既负责医疗保险基金的筹集与费用支付，又为被保险人提供医药服务，如美国的健康维护组织（HMO）。

三、医疗保险费用支付原则

（一）收支平衡

收支平衡即医疗保险费用的支出水平必须与筹资水平基本一致，这是医疗保险费用支付必须依照的基本原则。为了确保医疗保险基金安全和制度的平稳运行，医疗保险机构支付医疗费用的总额，一般只能低于或等于医疗保险基金可支付金额的总额，不得超出医疗保险基金支付能力和筹资水平,力求动态平衡,这是医疗保险制度可持续发展的基础与前提。

（二）权利与义务对应

在医疗保险实施过程中,除医疗救助等,权利与义务对应的原则强调参保人享受医疗保险为其支付医疗费用的权利必须与其承担的医疗保险义务相一致。在医疗保险费用给付对象上,则体现为"参保给付,不参保不给付",即只有参加医疗保险的参保人才能得到医疗费用支付,未参保人员的医疗费用不得给付。在医疗费用给付水平上,则体现为"多投多保,少投少保"。尽管社会医疗保险不同于商业医疗保险,更强调公平性,但仍然体现出权利与义务的基本一致。如我国城镇职工基本医疗保险制度设置的个人账户,同样的筹资标准,收入较高的参保人,其个人账户的资金较多,支付能力就相对较高。又如参保人在参加基本医疗保险之外,还可以在其能力范围内再参加其他补充医疗保险等。即医疗保险费用支付取决于参保人缴纳的保险费（premium）,投保的保险金额,保险危险程度以及保险期限等。

（三）符合医疗保险规范

医疗保险费用支付必须局限于医疗保险规定的范围,如药品目录、服务设施、诊疗项目及疾病病种等;超出支付范围的医疗费用,医疗保险机构不予支付。各国医疗保险机构支付医疗费用的范围存在差异,医疗保险机构支付的医疗费用一般主要包括参保人患病就医所发生的直接医疗费用,其他非直接医疗费用,如往返交通费、伙食费、患病后的误工费,或因医务人员失职造成的医疗差错或医疗事故损失等费用,医疗保险机构一般不予支付。

（四）有限支付

为了维持医疗保险基金收支平衡,保证医疗保险制度的正常平稳运行,促进参保人承担必要的经济责任,医疗保险费用支付金额一般不超过参保人实际发生或支付的医疗费用。在医疗保险实施过程中,为了控制医疗服务的不合理使用,参保人也需依照医疗保险规定或合同约定分担一定数额的医疗费用。

四、医疗保险费用支付体制

医疗保险费用支付体制决定医疗保险资源的配置,根据各国医疗保险资源配置不同的集中程度,医疗保险费用支付体制可分为三种模式。

（一）集中统一支付模式

集中统一支付模式是指在一个国家或地区,医疗保险基金通过统一的医疗保险计划流向医药服务提供者,即医疗保险基金集中于单个付款人,由该付款人以分配预算资金的办法,将医疗费用统一支付给医药服务提供者。由政府资助的全民健康保险国家多采用这种支付模式,如英国和加拿大。实行集中统一支付模式的国家,其医疗服务系统的全部收入主要来自国家医疗保险基金,政府成为全国医疗保险费用的唯一支付人。这种支付模式的优点是:计划性较强,政府掌握配置全社会医疗保险基金的主动权,可以较好控制整个国家或地区的卫生费用支出,管理成本相对较低。

集中统一支付模式又可分为三种类型:一是联邦政府作为单一支付人模式,其特点是医疗保险基金由中央政府直接掌握,中央政府作为单一支付人,以国家预算形式分配医疗保险基金,该模式的典型国家是英国。二是省政府作为单一支付人模式,其特点是医疗保险基金可能来源于省政府税收,也可能来源于联邦和省政府两级税收。省政府作为医疗保险费用的唯一支付人,以省政府预算的方式分配医疗保险基金,该模式的典型国家是加拿大。三是地方政府作为单一支付人模式,其特点是医疗保险基金主要来自地方政府（多数为县政府）的税收,地方政府按照与医药服务提供者组织协商确定的预算总额,统一支付给医药服务提供者,该模式的典型国家是瑞典。

（二）比较集中的准统一支付模式

比较集中的准统一支付模式是指医疗保险基金通过多渠道筹集，最终集中到社会医疗保险机构，由它们根据统一的费用支付标准，按照与医药服务提供者组织协商确定的支付办法集中支付。实行该模式的国家主要是实施全民社会医疗保险的国家，如德国、法国、荷兰等。这种模式通过统一的社会医疗保险机构控制医疗保险资金的主渠道，决定医疗服务系统的规模，并可根据区域卫生规划调整卫生资源的投入方向，能够保持卫生费用占国民生产总值的适当比例。同时，由于医疗服务的价格由社会医疗保险机构与医药服务提供者组织协商确定，与医药服务提供者组织自行定价相比，该模式更利于医疗费用的控制，医疗保险管理成本也比较低。

（三）分散独立的支付模式

分散独立的支付模式是指在公、私医疗保险并存，或以私人健康保险为主的多元医疗保险体制下，多个支付人以不同的方式和标准支付医疗保险费用。由于存在许多分散、独立的保险机构，医疗保险费用由多个分散、独立的支付人支付给医药服务提供者。实行该模式的国家以美国为代表。这种模式的特点是参保人有较多的选择性，可满足不同层次的医疗保险需求。但由于医疗费用支付渠道多，控制点分散，难以有效控制医疗费用的过快增长。同时，由于各类医疗保险机构各自为政，竞争激烈，需要耗费大量行政管理费用。

医疗保险费用支付体制是一个复杂的系统，涉及很多方面，世界各国实行不同的支付体制，有其自身的社会、经济、文化及传统等背景。同时，各国医疗保险费用支付体制又处在不断变化和完善中，例如：分散独立的支付体制向集中统一支付体制发展；单一支付模式向混合支付模式发展；支付标准由自由定价向政府控制价格或统一价格发展；各国内部从单一支付方式和标准向多种支付方式与标准并存发展等。

第二节　医疗保险需方费用支付方式

医疗保险需方的费用支付方式主要是指医疗保险需方，即参保人，在医疗保险过程中分担一部分医疗费用的方法。世界各国医疗保险制度的实践证明，由参保人分担一部分医疗费用，可以有效减少卫生服务的过度利用，减少卫生资源的浪费，控制卫生费用的过快上涨。各国都在探索适合本国的需方费用支付方式，以期有效利用卫生资源，促进本国卫生费用的合理使用。

一、医疗保险需方费用支付方式分类与特点

医疗保险需方常见的支付方式主要包括以下几种。

（一）起付线方式

起付线方式（deductible）又称为扣除保险，它是由医疗保险机构规定医疗费用支付的最低标准，即起付线。低于起付线的医疗费用全部由参保人个人负担或由参保人与其单位共同分担，超过起付线的医疗费用由医疗保险机构支付。

该方式的特点：一是起付线以下的医疗费用由参保人个人负担或参保人与其单位共同分担，增强了参保人的费用意识，有利于减少医疗资源浪费；二是将大量的小额医疗费用剔除在医疗保险支付范围之外，减少了医疗保险结算工作量，有利于降低管理成本；三是小额医疗费用由参保人个人负担，有利于保险高额费用的疾病风险，即保大病。

起付线方式的难点在于起付线的合理确定。起付线的高低直接影响医疗服务的利用效率和参保人的就医行为。起付线过低，可能导致参保人过度利用卫生服务，不利于有效控制医疗费用；起付线过高，可能超过部分参保者的承受能力，抑制其正常的医疗需求，导致少数参保人小

病不及时就医而变成大病，反而增加医疗费用。另外，过高的起付线，可能影响参保者参加医疗保险的积极性，缩小医疗保险覆盖面和受益面。

在医疗保险的操作过程中，为了使起付线方式更加完善，可采用多种具体形式。如不同等级医疗机构的起付线不同，级别越高的医疗机构起付线越高；不同病种的起付线标准不同；以一段时期内医疗费用的累计数额计算起付线，不同阶段的费用额起付线标准也不同；参考医疗服务次数计算起付线，如一个年度内多次住院的参保人，其后面住院的起付线可适当降低；以个人或家庭的医疗保险储蓄额为基础制定起付线等。同时，为了避免高额医疗费用加重低收入个人或家庭的经济负担，也可考虑规定医疗费用支出占个人或家庭总收入的一定比例或人均医疗费用不超过一定比例等来计算起付线标准。

（二）共同付费方式

共同付费方式（cost-sharing）又称按比例分担，即医疗保险机构和参保人按一定的比例共同支付医疗费用，这一比例又称共同负担率或共同付费率。共同付费可以是固定比例，也可以是变动比例。

该方式的特点：简单直观，易于操作，参保人还可根据支付能力适当选择医疗服务，从而调节医疗服务消费，控制医疗费用。

共同付费方式的难点在于参保人自付比例的合理确定。自付比例的高低直接影响参保人的就医行为。自付比例过低，对参保人制约作用小，达不到控制医疗费用不合理增长的目的；自付比例过高，可能超越参保人的承受能力，抑制正常的医疗需求，造成"小病不治，酿成大病"，加重参保人的经济负担，达不到医疗保险的目的。此外，不同人群和不同收入状况采用同一自付比例，可能出现卫生服务的不公平现象。

为了使共同付费方式更加完善，在医疗保险的操作过程中，可采用变动比例或相应辅助办法。如采用分级共同付费方式，即随着医疗费用总额的增加，逐级减少参保人的自付比例，使得少数患大病的参保人能够承担得起医疗费用。还可按年龄段确定不同的自付比例，如中青年自付比例高一些，老年人自付比例低一些。

（三）最高限额方式

最高限额方式也叫封顶线（ceiling），是与起付线方式思路相反的费用分担方法。该方法由医疗保险机构确定一个医疗费用支付的最高限额，即封顶线，医疗保险机构只支付低于封顶线以下的医疗费用，超出封顶线以上的医疗费用由参保人或参保人与其单位共同负担。

该方式的特点：一是在社会经济发展水平和各方承受能力比较低的情况下，本着保险基本医疗，提高受益面的原则，将高额医疗费用剔除在医疗保险支付范围之外；二是有利于限制参保人对高额医疗服务的过度需求，以及医药服务提供者对高额医疗服务的过度提供；三是有利于督促参保人重视自身的身心健康，提高参保人的身体素质，降低重大疾病发生的可能性。

从医疗保险本质和特点来看，大病、重病的发生概率小，但经济风险高，是所有医疗服务中最符合保险原理、最需要保险的部分，特别是在医疗保险方式单一的情况下，往往难以对大病、重病的医疗提供有效保险。因此，封顶线的确定需要综合考虑参保人的收入水平、医疗保险基金的风险分担能力、医疗救助情况等因素。对超出封顶线的医疗费用，需要通过建立各种形式的补充医疗保险办法给予保险。

（四）混合支付方式

由于上述三种医疗保险需方的支付方式各有其优缺点，因此，在医疗费用支付的实际操作中，往往将两种以上的支付方式结合起来应用，形成优势互补，更有效地促进医疗保险需方合理利用医疗服务，控制医疗费用的过快增长。例如，对低额医疗费用实行起付线方式，对高额医疗费用实行最高限额保险方式，并对中间段的医疗费用实行共同付费方式，共同付费的比例可以固定，也可以根据参保人不同的年龄段以及不同的费用段等实行变动比例。

二、我国医疗保险需方费用支付方式改革与发展

我国经济和社会发展水平的客观现实,使得医疗保险对需方收取适合其经济能力的费用,成为确保我国医疗保险制度运行效率的必要政策选择。伴随着我国经济体制改革的不断深入和社会医疗保险制度的不断完善,我国医疗保险对需方的支付方式也在改革和完善,主要体现在以下三个方面。

(一)确定与参保人承受能力相适应的费用分担比例

国内外医疗保险的实践证明,共同付费是医疗保险制度实施中控制医疗费用的一种有效措施,采用该方式需要考虑几方面问题:个人的分担比例;分担的形式;分担哪部分费用;分担比例是固定的,还是采用累进制或累退制;不同层次的医疗服务(如不同医院级别、不同医疗服务项目)是否采取不同的自付比例等。在上述问题中,个人的分担比例是关键。国际研究表明,个人负担医疗费用比例在 20% 左右,既可以达到制约浪费的目的,又可以避免个人经济负担过重。我国为了提高卫生资源利用的公平性和效率,依据不同的年龄、医疗费用、医疗服务项目、住院次数、住院级别等对不同类型社会医疗保险的个人费用分担比例进行了不同的设定,个人医疗费用的分担比例整体介于 10%~50% 之间。

个人费用的分担比例需考虑人民群众的心理承受能力和经济承受能力。随着我国社会主义市场经济体制不断健全,社会保险制度日益完善,广大人民群众的心理承受能力和经济承受能力的提高,个人分担比例可逐步提高。不同地区可以因地制宜,确定适合本地区的个人负担比例,如在职职工个人负担医疗费用比例高于退休职工,低年龄段职工个人负担比例高于高年龄段职工。

(二)优势互补,综合应用多种支付方式

需方的支付方式主要包括共同付费、起付线、封顶线三种方式。因三种支付方式各有利弊,在需方支付方式的选择上,可以选择不同支付方式进行综合应用,以达到优势互补。如通过设置起付线,提高保险结算工作效率,增强参保人的费用意识。对起付线以上的医疗费用采用共同付费的方式,并且随着医疗费用额的增加,逐步减少参保人的负担比例。对高额医疗费用采取封顶线方式,并结合补充医疗保险和医疗救助,解决高额医疗费用的支付问题。在此过程中,需要对各种方式的实施进行细化,如起付线、封顶线和自付比的设置水平和标准,调整的频率和幅度,按单次费用设置还是按月度或年度累计费用设置,门诊统筹和住院统筹的政策衔接,重点人群的政策倾斜等。

(三)加强个人账户管理,发挥个人账户作用

我国城镇职工基本医疗保险为参保人设立了个人账户,用于支付参保人门诊就医或在零售药店购药的费用。其目的在于发挥个人医疗账户的积累功能,促进医疗保险效率的提高。由于运行过程中个人账户基金积累较多,有的地区甚至达到 40%~50%,与 8%~15% 的适度基金结余率差距较大。为加强个人账户的管理,国务院办公厅于 2021 年 4 月发布了《关于建立健全职工基本医疗保险门诊共济保障机制的指导意见》,改进了个人账户的计入办法,将单位缴纳的基本医疗保险费全部计入统筹基金,不再划入个人账户。个人账户基金的使用也实现了家庭共济,即不仅可以为参保人本人,还可以为其配偶、父母、子女支付在定点医疗机构和定点药店发生的需由个人支付的医疗费用。

个人账户资金的使用需遵循专款专用原则,对于挪用等资金使用不合理的行为,需建立个人账户全流程动态管理机制,加强对个人账户使用、结算等环节的审核。各地也在探索个人账户资金的限制性使用方式,如限定医疗机构或药品种类等,以加强对个人账户资金使用的监管,确保个人医疗账户资金真正用于参保人合理的医疗服务消费。

第三节　医疗保险供方费用支付方式

医疗保险供方的费用支付方式是指参保人在接受医药服务提供者的服务后,由医疗保险机构作为第三者代替参保人向医药服务提供者支付医疗费用的方法,包括向医疗机构或医务人员支付医疗费用,这是医疗保险主要的费用支付方式。

一、医疗保险供方费用支付方式分类与特点

医疗保险供方的费用支付方式主要包括以下几种。

(一)按服务项目支付方式

1. 按服务项目支付的概念　按服务项目支付(fee for service)是所有费用支付方式中最传统、运用最广泛的一种。它是指在医疗保险的实施中,对医疗服务过程的每一个服务项目制定价格标准,参保人在接受医疗服务后,按各服务项目的价格和数量计算医疗费用总额,然后由医疗保险机构按照相关规定向医药服务提供者支付医疗费用。所支付的医疗费用额取决于各服务项目的价格标准和实际的服务量。

2. 按服务项目支付的优势

(1)参保人对医疗服务的选择性较大,对服务的各种要求容易得到满足,比较容易得到数量较多和方便及时的医疗服务。

(2)由于医药服务提供者的收入与医疗服务的实际数量有着直接联系,按服务项目支付有利于调动医药服务提供者的工作积极性。为了吸引更多的参保人到所在的医疗机构就医,医药服务提供者会不断改善服务条件、增加新的医疗设备、开展新的服务项目,以满足参保人的需要。医务人员也会通过加强专业知识的学习,不断提高自身专业技能和水平,改善服务态度,以获得更多的收入。

(3)按实际发生的服务项目和项目的价格标准计算并支付医疗费用,操作方法比较简单,所需要的配套条件比较少。

(4)按服务项目支付符合一般市场常规,适应范围广泛。医药服务提供者在收费标准系统的控制下开展工作,医疗保险机构按照各服务项目的收费标准及相关规定向医药服务提供者支付医疗费用,并对医药服务提供者实行监督管理。

3. 按服务项目支付的缺陷

(1)按服务项目支付属于后付制类型,它只能在事后对医疗服务的账单进行监督检查,难以在事前对供方提供正确的经济诱因,供方诱导需求现象往往比较严重。容易产生检查、用药、治疗等服务项目增加,住院天数延长,高新医疗技术过度配置等问题,难以有效遏制医疗费用过快增长。

(2)由于医疗服务项目种类繁多,制定合理的服务价格困难不少。为了实施对医疗保险的有效管理,医疗保险机构还必须对医疗服务逐项进行审核、支付,工作量大,管理成本相对较高。

为了克服按服务项目支付的缺陷,在医疗保险的实际操作中,可以相应采取一些管理措施:一是科学制定合理的医疗服务项目价格标准;二是对医疗服务价格进行适时的修订、调整;三是对医疗服务供需双方实行严格的审核制度,规范双方行为,有效遏制医疗费用的过快增长;四是对参保人实行医疗费用分担,减少参保人对医疗服务的不合理需求;五是采用现代信息技术和管理手段,提高工作效率,加强对医疗保险的监管。

(二)按人头支付方式

1. 按人头支付的概念　按人头付费(capitation)是指医疗保险机构按合同规定的时间(一

月、一季或一年),根据医药服务提供者服务的参保人数和每个人的支付定额标准,预先支付一笔固定的费用给医药服务提供者。在此期间,医药服务提供者为参保人提供合同规定内的医疗服务均不再另行收费。其特点是医药服务提供者的收入与服务的参保人数成正比,服务的参保人数越多,医药服务提供者的收入越高。

2. 按人头支付的优势

(1)按人头支付是一种预付制方式,具有预付制的许多特点,是所有医疗保险费用支付方式中费用控制效果较好的方法之一。

(2)由于对医药服务提供者实行按人头支付,每一人头的支付标准是固定的,有利于医药服务提供者强化内部管理,增强其费用意识和经济责任,控制医药服务提供者过度提供医疗服务的行为,减少无效医疗。

(3)为了尽可能减少参保人发生疾病,以减轻将来医疗服务工作量,降低医疗费用支出,该支付方式有利于促使医药服务提供者为参保人提供预防服务。

(4)按人头支付方式适应范围比较广泛,管理成本相对较低。

3. 按人头支付的缺陷

(1)由于按人头支付实行定点医疗,相对减少了参保人对医疗服务的选择性,对促进医疗服务机构之间的竞争产生不利影响。

(2)医药服务提供者基于控制成本及自身利益的考虑,可能减少对参保人的服务数量,服务效率低下;可能减少高新医疗技术的使用,降低医疗服务质量。医药服务提供者可能拒绝接收危重参保人的就医,出现参保人就医等待的现象,并可能引发医患矛盾。

(三)按服务人次支付方式

1. 按服务人次支付的概念　按服务人次支付又称按服务单元付费,即通过制定每一门诊人次或者每一住院人次的费用支付标准,医疗保险机构根据医药服务提供者实际提供的服务人次数,按照每一人次的费用支付标准向医药服务提供者支付医疗费用。

2. 按服务人次支付的优势

(1)在服务人次支付标准确定的前提下,按服务人次支付能够促使医疗机构降低服务成本,减少过度医疗行为,对医疗费用的控制效果相对比按服务项目支付好。

(2)由于每一门诊人次或每一住院人次的费用支付标准固定,服务时间延长如住院时间延长,服务成本支出增加,意味着医药服务提供者收入相对减少,因此,按服务人次支付有利于缩短参保人的住院时间。

(3)医疗费用结算、审核等监督管理相对简单。

3. 按服务人次支付的缺陷

(1)由于医药服务提供者的收入与服务次数直接相关,医药服务提供者可能通过诱导需求或分解服务人次增加其收入。

(2)基于控制医疗成本的考虑,医药服务提供者可能减少对参保人的服务数量,降低服务水平,从而影响医疗服务的质量。

(3)尽管按服务人次支付结算、审核相对比较简单,但由于各级各类医疗机构的特色、参保人的疾病情况以及疾病种类等都存在较大差异,采用统一的支付标准不符合医疗服务实际,而根据医疗机构、参保人以及疾病种类的不同分别制定不同的服务人次支付标准,工作量较大。

(四)按以资源为基础的相对价值标准支付方式

1. 按以资源为基础的相对价值标准支付的概念　以资源为基础的相对价值标准(resource-based relative value scale,RBRVS)是美国老年社会医疗保险中采取的一种医生服务费用支付方法。该方法的基本思想是:根据医疗服务中投入的各类资源成本,计算出医生服务或医疗技术的相对价值或权数,应用一个转换因子把这些相对价值转为收费价格。

相对价值是以成本为基础来确定的,这是一项相当复杂的工作,大体上要为 7 000 多项服务制定相对价值,而且对数据需要不断进行分析和更新。制定相对价值标准所依据的消耗成本包括:医生的服务时间;服务的复杂性;机会成本,使接受不同培训时间的医生能够得到相应的回报率;开业的管理费用,如办公室人员工资及设备折旧等。RBRVS 的计算公式如式(6-1)。

$$RBRVS = TW \times (1 + RPC) \times (1 + AST) \tag{6-1}$$

以上公式中,RBRVS 为特定医疗服务的以资源投入为基础的相对价值;TW 为医生劳动总投入;RPC 为不同专科的相对医疗成本指数;AST 为以普通外科为标准的专科培训机会成本相对分摊指数。

2. 按以资源为基础的相对价值标准支付的优势

(1)能够全面合理地估计和比较每个医生服务资源的投入,并以此为基础使各种服务得到近似于理想的竞争市场中的补偿标准。

(2)该支付方式将医生劳务价值与药品和检查等脱钩,能够对医生的服务行为提供一个中性的激励机制,促使医生将其活动范围向诊治及管理性服务转移,减少不必要的外科手术、手术性诊断试验。既可能使医疗质量得到提高,又可降低医院及医疗设施的使用率,降低医疗成本和卫生费用增长速度。

(3)由于 RBRVS 支付方式改善了各医学专业补偿不公平的现象,能够潜在地影响医科院校毕业生的专业选择,改善初级卫生保健专业人员短缺状况,增加家庭医师服务,引导卫生人力资源合理流动。

3. 按以资源为基础的相对价值标准支付的缺陷

(1)制定以资源为基础的相对价值标准,在衡量医师服务量时,采取了平均估值办法,单纯考量了不同医疗服务项目的相对价值,没有考虑到医生的能力差异和患者疾病的严重程度及复杂程度。还未考虑到医疗服务的产出质量,即治疗效果。

(2)由于大学教学医院和医疗中心收治的患者病情相对较重,因而 RBRVS 将对大学教学医院和医疗中心带来不利影响。

(3)该支付方式标准的制定,往往需要收集大量的资料以及运用复杂的计算公式,管理成本相对较高。

(五)按住院床日支付方式

1. 按住院床日支付的概念 按住院床日支付(per diem system)又称按床日标准支付,即医疗保险机构根据测算首先确定每一住院床日的费用支付标准,在参保人接受医药服务提供者的服务后,由医疗保险机构根据参保人实际住院的总床日数支付医药服务提供者医疗费用。按住院床日支付方式主要适用于床日费用比较稳定的病种。

2. 按住院床日支付的优势

(1)按住院床日支付具有预算性质,医药服务提供者要想从医疗服务中获得收益,其每床日的医疗成本必须低于医疗保险机构规定的费用支付标准,高于这一支付标准,医药服务提供者将处于亏损状况。医药服务提供者的收入与其每床日提供服务的实际成本成反比。因此,按住院床日支付方式有利于医药服务提供者降低服务成本,提高工作效率。

(2)按住院床日标准支付医疗费用,支付标准单一、固定,医疗保险机构无须对医疗服务账单逐项详细审核,减少了医疗保险机构支付费用的工作量,有利于降低医疗保险管理成本。

3. 按住院床日支付的缺陷

(1)按住院床日支付医疗费用的标准固定,医药服务提供者出于自身经济利益,可能出现延长参保人住院时间的情况:一方面,对于一些实际成本低于费用支付标准的参保人,医药服务提供者可能通过延长其住院时间,以获得更多的收入;另一方面,由于一般参保人住院前期的花费较高,后期花费往往较低,医药服务提供者也可能通过延长其后期住院的时间,以增加其收入。

因此，按住院床日支付方式有刺激医药服务提供者延长参保人住院时间的可能，不利于有效控制医疗费用。

（2）由于不同参保人的病情往往存在较大差异，而医疗费用的支付标准相同，这将刺激医药服务提供者收治病情相对较轻的参保人，而采用转院等方法尽可能拒收病情较重的参保人。医药服务提供者也可能通过减少必要的服务而减少医疗成本，从而影响医疗服务质量和参保人利益。

（六）按疾病诊断相关分组支付方式

1. 按疾病诊断相关分组支付的概念　按疾病诊断相关分组（diagnosis related group，DRG）的定义一般包含以下三部分含义：第一，它是一种患者分类方案，核心思想是将具有某一方面相同特征的病例归为一组，以方便管理；第二，DRG 分类的基础是患者诊断，在此基础上考虑参保人的年龄、手术与否、并发症及合并症等情况的影响；第三，它把医院对患者的治疗和所发生的费用联系起来，从而为付费标准的制定，尤其是预付费的实施提供了基础。在 DRG 支付方式下，依诊断、治疗手段和患者特征等的不同，每个病例会对应进入不同诊断相关组。在此基础上，医疗保险机构不再按照患者的实际医疗费用支付给医疗机构，而是按照病例所进入的诊断相关组的付费标准进行支付。

2. 按疾病诊断相关分组支付的优势

（1）有利于控制医疗费用不合理上涨。医疗保险机构通过实施 DRG 支付，可以控制参保人每次住院的医疗费用，促使医药服务提供者提高工作效率，减少"小病大治""轻病久治"等现象，减少诱导性医疗费用支出，规范诊疗流程，提高床位周转率，降低服务成本。

（2）有利于促进医疗质量提高。准确有效的诊断和治疗，意味着医药服务提供者服务成本的降低，因此，DRG 将促使医药服务提供机构和医务人员加强临床路径应用，规范合理用药，缩短住院天数，不断提高诊疗水平。

（3）实施 DRG 对病案质量、流转流程等管理提出更高要求。病案质量会直接影响 DRG 的入组情况，从而影响到权重及支付标准。DRG 在医院绩效考核方面也有着广泛的应用，DRG 将促进医药服务提供者和医疗保险机构加强科学管理，尤其是标准化管理，不断提升医疗保险的管理水平。

3. 按疾病诊断相关分组支付的缺陷

（1）由于病情的轻重和复杂程度与病组支付的标准成正比，为了获得更多的收入，医药服务提供者可能夸大参保人的病情，编码高套。或诱导参保人手术和住院，或缩短参保人住院时间，让参保人提前出院后再入院。

（2）由于每一病组的支付标准固定，医药服务提供者从自身经济利益考虑，可能减少对参保人的必要服务，减少高新技术的使用，降低医疗服务成本。或推诿重症参保人，或引导参保人自费承担相关诊疗项目费用，影响医疗服务质量和参保人的利益。

（3）实施 DRG 要求推行标准化的诊疗路径，有完善的信息系统和较高的管理水平支持，对于医疗机构、医务人员以及医保部门的技术要求更高，管理成本相对较高。

（七）按资源利用组Ⅲ支付方式

1. 按资源利用组Ⅲ支付的概念　资源利用组Ⅲ（resource utilization groups，version Ⅲ，RUG-Ⅲ）是美国开发的用于慢性疾病医疗费用支付的病例分类模式的第三次修改方案，适用于慢性病和康复病种的管理，以突出医疗、护理服务量为特点。RUG-Ⅲ主要针对 DRG 中存在的重症患者入院困难或提前出院的情况而设计，依据患者的临床特征和医疗资源的利用程度，将其划分为不同组别，同一组的患者具有相似的医疗护理服务需求，护理院根据个体的需求情况制订标准化的护理计划，并为其提供标准化的服务，收费标准以提供的服务为基础，同一组别费用接近，不同组患者费用水平不同。RUG-Ⅲ的基本思想是根据医疗机构服务对象的病例构成确定支付医疗费用的数额，而对医疗机构按其服务对象的医疗需要进行资源分配。

RUG-Ⅲ分类方法分为三个阶段：第一阶段，按临床医疗服务工作量分为七类，如康复、广范围服务、特殊护理、临床复杂性、思维障碍、行为问题、身体机能低下等；第二阶段，按患者的日常生活机能进行分类，如床上可动性、厕所使用、移行、饮食；第三阶段，按思维障碍、行为问题、身体机能低下等临床表现，是否由护理人员实施康复护理等进行分类。

2. 按资源利用组Ⅲ支付的优势　相对于 DRG 而言，RUG-Ⅲ具有以下优势。

（1）分类方法更具有临床适用性，即考虑了慢性病患者的日常生活机能和心身医学方面的需要。

（2）考虑成本更加全面，增加了人事费用等。

（3）管理控制更加全面，根据治疗的工作量分组，结合患者的生活机能来分配资源，可以有效控制过度供给。

（4）既能按照规定不接收轻症患者入院，又能消除重症患者不能从医院转至护理院的待床状况。

3. 按资源利用组Ⅲ支付的缺陷　在 RUG-Ⅲ实际操作中，病例分组难以确定，因为某一患者可能同时属于几个组，所需支付的费用也需几组合并计算，可能因为不合理的合并造成资源浪费。

（八）按病种分值支付方式

1. 按病种分值支付的概念　按病种分值付费（diagnosis-intervention packet，DIP）是基于中国国情利用大数据优势所建立的完整医保费用支付与管理体系，通过发掘"疾病诊断＋治疗方式"的共性特征对病案数据进行客观分类，在一定区域范围的全样本病例数据中形成每一个疾病与治疗方式组合的标化定位，客观反映疾病严重程度、治疗复杂状态、资源消耗水平与临床行为规范，可应用于医保支付、基金监管、医院管理等领域。在总额预算机制下，根据年度医保支付总额、医保支付比例及各医疗机构提供服务病例的总分值计算分值点值。医疗保险机构基于病种分值和分值点值形成支付标准，对医疗服务提供方每一病例实现标准化支付，不再以医疗服务项目费用支付。

DIP 主要适用于住院医疗费用结算（包括日间手术、医保门诊慢特病医疗费用结算），精神类、康复类及护理类等住院时间较长的病例不宜纳入 DIP 范围。

DIP 是医保、医疗大数据的挖掘利用，在分组方法、实施路径等方面实现了理论和方法的创新，还有待于在实际运用中进一步探索完善。

2. 按病种分值支付的优势

（1）有利于控制医疗费用不合理上涨。在实施 DIP 的统筹区域，定点医疗机构所获得医保基金支付额与其提供医疗服务的数量和质量有密切关系，由于区域内医保预算总额确定，各定点医疗机构之间存在相互竞争的关系。定点医疗机构为了获得更多医保基金支付额，主要通过收治更多的患者，取得更高的病种分值，增加分值总量，同时还要规范诊疗行为与控制成本。DIP 的实施并没有增加医保支付总额，DIP 能促进定点医疗机构增强控费意识，主动采取有效措施控制医疗服务成本，从而有效控制医疗费用不合理上涨。

（2）促进医疗机构精细化管理。在实施 DIP 过程中，医保对区域内所有定点医疗机构进行总额预算，而不再限制单个医疗机构的总额指标。各定点医疗机构要想在所处的统筹区内形成相对优势，获得更高的医保支付额，势必要在医疗质量、医疗技术、价格及服务等方面狠下功夫，促使医疗机构更加注重加强内涵建设与精细化管理，多劳多得，优绩优酬。医疗机构通过提供差异化的医疗服务，提高市场竞争力，促进医疗机构之间的专业分工和良性竞争，减少低水平重复竞争，真正体现优胜劣汰。医疗机构要重点推进编码管理、信息传输、病案质控、内部运营机制建设等方面的协同改革，逐步建立适应 DIP 的医院管理体系。

（3）促进医疗机构转变服务模式。实施 DIP 对医疗机构与医务人员提出了新要求：医疗机构要从过去依靠规模的粗放式发展模式向内涵质量效益型发展转变；从只关注业务数量如门诊人次、出院患者数、手术台次等，转变为更看重病种结构、关键疗效指标如 CMI、病种入组率、次均费用、平均住院日、高新技术、疑难杂症等；从简单复杂病种都看，向更加注重发挥医联体内各医疗机构作用，实现分级诊疗转变，等等。医务人员要尽快转变以往基于按项目付费机制下形成的诊疗服务习惯，真正体现以患者健康为中心，如建立专科专病诊疗中心、微创手术中心、开展日间手术，开设日间病房等，压缩住院时间，降低次均费用。要不断优化诊疗路径，减少无效资源消耗，提高手术难度，应用高新技术，让参保人有更多的获得感、幸福感、安全感。

（4）有助于促进分级诊疗。医疗机构之间可以根据自身的特长、比较优势、专科发展方向，自发形成分工协作的格局。如部分医疗机构通过提供疑难杂症、危急重症或某专科疾病的高质量诊疗服务，可以凭借高分值的优质服务形成优势，从而获得更多的医保支付。部分医疗机构通过提供数量较多并具有成本优势的常见病诊疗服务，同样可以获得相应医保支付。各级别、各类型医疗机构通过提供适合自身的病种服务，从而逐步形成合理的分级诊疗模式。

（5）相比 DRG，DIP 为本土原创，对数据的要求相对简单，基于大数据理念，基础条件和分组技术方面的障碍少，更具包容性，容易推广，医疗机构参与积极性更高，也有利于主管部门考核监管。

3.按病种分值支付的缺陷

（1）病种分类及分值标准有待完善。DIP 主要依赖历史病案数据，其中存在的问题不能完全排除，部分临床医生反映目前病种细分程度低，部分病种分值标准不合理，不足以反映临床诊治的情况，对异常病例合理补偿标准的设置等，仍需要通过试点逐步完善。

（2）科学合理设置医疗机构等级系数难题仍需破解。鉴于不同医疗机构之间医疗水平以及医疗资源的消耗等存在差异，为纠正病种分值按统筹地区医疗机构平均分值界定各医疗机构分值的偏差，目前 DIP 试点设置了医疗机构等级系数，平衡不同医疗机构之间的差异，体现公平合理。如何科学合理设置等级系数，对医疗资源进行合理配置，促进分级诊疗和各医疗机构健康发展，从而实现效益最大化，减少支付方式改革阻力，成为当前推进 DIP 改革亟须解决的难题。

（3）对医保经办管理提出了更高要求。与 DRG 一样，DIP 管理专业化程度高，医保监管难度较大，DIP 实施的全过程都要求医保经办管理具有较高专业水平。与以往基于按项目支付相比，DIP 对医疗机构与医务人员提出了新要求，医保部门与医疗机构之间的沟通协商机制也尚待建立完善。

（九）总额预算方式

1.总额预算方式的概念　总额预算（global budget）是指医疗保险机构与医药服务提供者事先协商确定由医疗保险机构支付给医药服务提供者医疗费用的年度总预算额，并预付给医药服务提供者包干使用，用于购买一定数量和质量的医疗服务。医药服务提供者的预算额度一旦确定，其从医疗保险机构获得的收入通常不能随着服务量的增加而增加，医药服务提供者必须为参保人提供规定的医疗服务。年度总预算的确定，往往考虑医院规模、医院服务质量、服务地区人口密度及人群死亡率、医院是否是教学医院、医院设施与设备情况、医院上年度财政赤字或结余情况、通货膨胀等综合因素。医疗费用预算总额一般每年协商调整一次。

2.总额预算方式的优势

（1）医药服务提供者的预算额度一旦确定，其收入通常不能随着服务量的增加而增加，所以总额预算方式能够较好地控制医疗费用总量，总额预算方式是所有费用控制方法中费用控制效果较好的方法之一。

（2）由于医疗保险机构对医药服务提供者的预算额度确定，为了获得较好的经济收益，医药服务提供者有控制费用的动力。总额预算方式有利于促使医药服务提供机构在预算总量固定的情况下，降低服务成本，提高资源利用效率，促进医疗卫生资源合理配置。

（3）总额预算方式将医药服务提供者从控制费用的被动方转变为积极主动的参与者，大大减少了医疗保险机构的工作量，促使医疗保险费用结算更加简便，节省了管理费用。

3.总额预算方式的缺陷

（1）由于医疗保险机构对医药服务提供者支付的预算额度固定，医药服务提供者的收入通常不能随其服务量的增加而增加,可能降低其提供服务的积极性和主动性,导致服务数量减少,出现参保人住院困难,服务强度和服务质量下降等现象。

(2)总额预算的确定将对医药服务提供者的生存和发展产生重大影响,因为医药服务提供者的收入通常不能随其服务量的增加而增加,将直接影响医药服务提供者提高医疗技术、更新医疗设备的积极性和主动性,可能阻碍医疗技术更新与发展。

(3)由于总额预算的确定需要综合考虑各方面因素,合理确定医疗机构总额预算比较困难,并非适用于所有医疗机构。在实际操作过程中,对于超过总额预算的医疗费用,如何合理确定医疗保险机构与医药服务提供者的分担比例,也存在不少现实困难。

二、我国医疗保险供方费用支付方式选择的依据与思路

我国城镇过去实行的公费、劳保医疗制度,医疗经费主要来源于国家财政拨款和企业的经济收益,个人很少或根本不承担医疗费用。医疗费用供方支付方式主要是国家对医药服务提供机构的财政预算拨款以及单一的按服务项目付费,农村合作医疗制度也采用按服务项目付费的方式,这些支付方式长期实行的结果是医疗费用居高不下。为了遏制医疗费用过快上涨的势头,促进卫生资源的合理配置,政府组织实施了各种形式的供方支付方式改革。根据我国医疗保险多年的改革与探索以及各种供方支付方式的特点,我国医疗保险供方支付方式选择的基本依据和基本思路逐步形成。

(一)我国医疗保险供方费用支付方式选择的基本依据

1. 符合现阶段国家发展卫生健康与医疗保险事业的政策方向　我国卫生事业的性质是政府实行一定福利政策的社会公益事业,发展卫生健康事业的目的是为人民健康服务,为社会主义现代化建设服务。医疗保险费用供方支付方式的选择必须符合健康中国总体战略,必须有利于医疗卫生事业的健康发展。决不能牺牲卫生健康事业来发展医疗保险事业,卫生健康事业与医疗保险事业相辅相成,任何一方的发展都离不开另外一方的支持。卫生健康事业的发展也要适应建立覆盖全民的基本医疗保障制度的需要,提升发展质量,不断增强人民群众的获得感、幸福感、安全感。

2. 适应现阶段卫生服务和医疗保险管理体制　目前我国的卫生服务管理体制和医疗保险管理体制是偏向计划型的,但同时又具有市场型的某些特征。因此,在选择医疗保险供方支付方式的时候,要兼顾两方面的特性。脱离我国现阶段的卫生服务管理体制和医疗保险管理体制来选择医疗保险供方支付方式,或者一味照搬其他国家的做法,都将阻碍我国医疗保险事业的健康发展。

3. 充分考虑现阶段医院管理和医疗保险管理水平　一种支付方式的实施需要有相应的医疗费用信息、医院管理信息、医院管理手段和医疗保险管理手段作为支撑。同样,一种供方支付方式的设计不能脱离现实的医院管理和医疗保险管理条件。尽管国外采用的一些支付方式如DRG等具有其优势,但在我国目前的医院管理和医疗保险管理条件下,要想实施这些供方支付方式,还需要通过试点不断总结经验。同时,我们也要努力探索符合国情、具有中国特色的支付方式,如目前正在试点之中的DIP支付方式。

4. 兼顾控制费用和提高医疗服务质量两方面要求　实施医疗保险制度改革的重要目标之一是要控制医疗费用的过快上涨,与此同时也要促进医疗服务质量的提高,既能保证参保人基本医疗需求,又能有效减少浪费,合理利用卫生资源,为参保人提供适宜的医疗卫生服务。医疗保险供方支付方式的选择绝不是一味追求如何控制医疗机构和参保人的费用支出,而是减少浪费,提高医保基金使用效率。当前我国过度医疗与医疗不足现象并存,医疗服务效率具有较大提升潜力。

5. 有利于医疗保险和卫生健康事业协调发展　供方支付方式的选择要有利于促进医疗机构管理科学化和现代化,促进医疗机构顺应全球卫生系统实现价值医疗的发展趋势,实现发展策略

从服务量驱动向价值驱动转变，从过去依靠规模的粗放式发展模式向精细化内涵质量效益型发展转变。选择任何形式的医疗保险供方支付方式，都必须促进医疗保险和卫生事业的协调发展，牺牲任何一方的发展，另外一方的发展都将不存在。

（二）我国医疗保险供方费用支付方式选择的基本思路

1. 以总额预付为基础，实行预付制与后付制的有机结合　支付方式从"后付制"向"预付制"发展，是国际上医疗保险支付方式的发展趋势，根据我国现阶段卫生健康事业和医疗保险的特点，对医药服务提供者的支付实行总额预付制较为适合。采取总额预付方式有利于从宏观上控制卫生费用的增长规模，而且有一定的弹性，在微观上对医疗服务质量的影响较小，如与后付制的一些支付方式相结合，可以取得较好的效果。预付制主要包括总额预算、按人头付费、DRG、DIP 等方式。

2. 根据医疗服务的多样性综合应用多种支付方式　由于医疗服务复杂性、不确定性及多样性，从服务的种类、人群、地区、要求等角度，可以将医疗服务进行多种划分。如门诊服务、住院服务，手术治疗、非手术治疗，基本医疗、非基本医疗，还有不同的诊疗技术、诊疗方案等。参保人有在职职工、退休职工，城镇居民、农村居民。根据各种医疗服务的不同特点，对医药服务提供者的支付可以综合应用多种支付方式。选择支付方式的基本原则是有利于保证基本医疗、费用控制和管理简便。例如：对社区医疗服务可以采用按人头付费的办法；对特殊的疑难疾病可采用按服务项目付费的方法；对于诊断明确、治疗方法相对固定的病种可实行按病种付费；而对床日费用变动较小、床位利用率较高的疾病可采用按床日费用付费的方法等。

3. 依据质量监测评估结果合理调整支付费用　为了激励医疗机构在总额预算内加强内部管理，提高医疗服务质量与效率，减少医疗机构采取不合理手段增加收入的行为，可以建立一个由参保人及其家属、医学专家等多方人士组成的医疗质量评估体系。每月或每季度对医院进行考核，根据考核结果打分，得出一个质量校正系数。医疗保险机构根据这个系数对支付给医院的费用进行调整，从而建立起经济上的激励和奖惩机制。质量校正系数的确定必须综合考虑参保人的反应、医疗服务量、服务态度、医疗质量、医疗管理等多方面因素。为了操作简便，可以在每次支付给医院费用时，预留一定比例的费用，年终根据对医院的总体考核状况给予奖惩。目前我国各地医改中都有这样类似的费用控制方法。

第四节　医疗保险费用控制

医疗保险费用的筹集、支付与控制是一个系统工程，医疗保险费用支付方式与水平通常取决于费用筹集水平，同时，也依赖于是否具有强有力的医疗费用控制机制。医疗保险费用控制是医疗保险费用支出管理的一项重要手段，通过采取适宜的方法和信息技术等对参保人发生的医疗费用实行有效的监管和调控，以最大限度实现医疗保险的目的。医疗保险费用的水平主要取决于实际发生的医疗费用，医疗保险费用控制也主要是针对医疗费用采取控制措施。医疗费用包括合理的医疗费用及不合理的医疗费用。不合理的医疗费用是指相对于健康状况或病情过度提供服务和提供不必要的服务（绝对不合理），以及相对于经济承受能力提供人们负担不起的医疗服务（相对不合理），控制医疗保险费用应是控制不合理的医疗费用及医疗费用的不合理增长。

一、医疗保险费用控制基本原则

（一）宏观调控与微观控制相结合

宏观调控是政府通过宏观政策的调整和完善，对医疗保险相关的投入、价格以及医疗服务范围、质量、安全进行具体调控或直接干预。如对医疗机构基础设施建设及大型医疗设备引进等的投入控制、医疗服务收费及药品价格的控制、医疗服务与药品报销范围控制、对参保人费用补偿范围及补偿标准的调节控制等。医疗保险费用的微观控制是指医疗保险经办机构根据医疗保险管理要求对医药服务提供者的服务费用、药品费用以及费用发生过程中的医疗服务行为进行直接监督,这是医疗保险业务管理的一个重要组成部分。

(二)长期控制与重点控制相结合

医疗保险费用长期控制是医疗保险经办机构的一项主要任务,它通过制定各类规章、制度、办法、标准等措施达到医疗保险制度设计的"收支相抵、略有结余"的目的,具体制度如医疗保险定点管理、合同管理、费用结算、质量考核等。重点控制是指对医疗费用发生过程中的具体单位或某个服务项目进行重点监督检查,是规范医疗服务机构行为的一项有效措施。如针对定点医疗机构存在的不规范医疗行为进行的阶段性、突击性督查;对参保人就医过程中反映较多的收费和用药问题的监督;对医疗服务收费中较含糊的检查费、治疗费、材料费、手术费等收费项目的重点监督等。

(三)供方控制与需方控制相结合

在医疗保险费用控制过程中,不能仅对供方或需方采取单一措施,而应该对供需双方同时采取相应措施。供方费用控制主要是针对医疗机构或医务人员诱导参保人医疗需求的控制,需方费用控制主要是控制参保人的道德风险,道德风险失控所造成的医疗需求膨胀对医疗保险制度造成重要影响。道德风险对医疗保险的影响程度取决于参保人和医务人员的行为,主要取决于医生的医疗行为。

(四)自觉控制与强制控制相结合

医疗服务供需双方既是一对矛盾,又是不可分割的共同体,控制医疗费用是对供需双方的控制。由于医疗保险长期性、复杂性等特性的存在,对供需双方的费用控制应该以自觉控制为主,即供需双方自觉遵守医疗保险相关规章,合理利用医疗服务与卫生资源。强制控制只能作为一种临时、应急性的费用控制措施。

二、对医疗保险需方的费用控制途径

(一)分担医疗费用

需方分担费用是控制医疗费用的有效方法,常见的方式有起付线、共同付费、最高限额及混合支付等类型。费用分担能够增强参保人的费用意识,减少不合理及不必要的医疗服务。在实施费用分担的过程中,要处理好公平与效率之间的关系,兼顾一般人群与特殊人群的差异,确保弱势群体的基本医疗。国际上通常的费用自付比例为20%,当自付比例达到25%或以上时,参保人就诊会受到明显抑制。

(二)限制保险范围

为了有效控制需方过度医疗需求和超前消费,可采取制定医疗保险服务范围等相关措施。例如:制定医疗保险报销的诊疗项目、服务设施及药品目录,参保人使用目录外的服务项目将不予报销;在保障基本用药品种的同时,对限制药品品种,适当提高个人自付比例;对不同等级的医疗机构制定参保人应该承担费用的不同比例,引导参保人首先选择等级低的医疗机构就诊等。

(三)建立激励机制

在医疗保险实施过程中,对医疗保险需方建立相关经济激励机制,也是非常有效的费用控制方法。如对于保险期内未就医者,可进行适当奖励,以鼓励参保人节约医疗资源,减少医疗服务过度使用。德国曾于1989年制定卫生服务法规,对一年内未就医者,由各州疾病基金会奖励相当于一个月保费的红利。国内某些城市医疗保险实施办法也明确规定职工当年结余医疗经费的

20%结转下一年度继续使用,历年结转未用的余额,在职工迁离该市时发给职工本人,若职工死亡,则可由其家属继承。当个人医疗费用超过某一限度后,有的国家对超费用者还采取适当征收附加费(税)等办法控制其医疗消费。同时,要加强对参保人员医疗保险与费用意识教育,增强其合规合理利用医疗服务的自觉性。一旦发现就诊时冒名顶替、费用转嫁等现象,要对违规参保人员进行严肃处理,如通报批评、经济处罚等。

(四)强化预防保健

加强预防保健,不断提高国民的健康水平,是从根本上控制医疗保险费用的长期策略。通过健康教育和健康促进,强化参保人员自我保健意识,培养良好的卫生习惯,自觉养成健康的行为方式,是降低疾病发生率、减少医疗费用支出的有效方法。国内外研究资料均表明,提供数量适宜、质量较好的社区医疗保健服务,加强健康管理,是成本效益较好的医疗费用控制措施。

三、对医疗服务供方的费用控制途径

由于医疗服务市场以及医疗消费的特殊性,控制医疗保险费用的关键在于对医疗服务供方的费用控制。对供方的费用控制有多种手段,如准入制度、建立技术规范、支付方式、审查医疗行为和道德约束等,其中最有效的手段是通过建立适宜的支付制度从而建立费用约束机制,对医疗服务供方的费用控制主要有以下途径。

(一)控制服务供给量

1. 限制资金预算　采用资金总额预算限制,可以有效控制医疗保险费用的上涨幅度。政府可通过制定相应的卫生政策,对医疗费用的上涨幅度加以控制,采取资金预算限制的国家有西班牙、爱尔兰、意大利、葡萄牙、英国等。丹麦也实施卫生资金预算限制,当各个郡的医疗费用超出预算范围的15%时,必须在下一个年度经费预算中予以扣除。上海市对医疗机构医药费用实行的"总量控制、结构调整"政策,有效遏制了医疗费用的增长速度。

2. 医疗经费预算包干　即对医疗机构年度内的医疗经费实行预算包干,结余归医疗机构,超支不补或按照一定比例补偿。医疗经费预算包干是控制医疗机构费用支出的一种有效办法,一方面可以促进医疗机构加强医疗质量管理,降低医疗成本,减少"诱导性"或"超前性"医疗消费行为。另一方面可以促进医务人员规范诊疗,尽可能使用成本低、效果好的诊疗技术,做到合理检查、合理用药。

3. 控制医疗机构规模和数量　据相关资料统计,医疗费用中住院费用约占50%～60%,门诊费用占30%左右,因此,控制医疗费用的重点是住院费用,控制医疗机构的规模和数量是控制住院费用的有效方法之一。控制医疗机构规模主要是对医院床位数量与床日费用定额的控制,数量控制主要是限制医疗设施的增加和医疗服务的范围。如欧美许多国家关闭效率不高的公立医院和小医院,同时限制大医院规模,转换和调整现有医院功能,将一部分医院转化为慢性病医院或老年保健院,促使医院规模合理化。

4. 限制大型医疗设备配置与使用　为了限制医疗机构购置和过度使用大型医疗设备,有效缓解医疗费用上涨,世界各国都采取了相应的办法。早在1974年,美国国会通过了《全国卫生规划和资源发展法案》,成为各州政府用于制定医疗卫生规划和监管、合理配置医疗资源,以及降低医疗费用的法律依据。各州通过需求评估许可法案(certificate of needs,CON)加强大型医用设备配置和卫生资源规划布局,以此来限制每一个州每年医疗设备投资的数量和最高限额。我国对大型医疗设备配置及高新技术使用也建立了完善的管理办法。

(二)控制卫生人力资源

1. 限制医生数量　限制医生人数是控制医疗费用增长的方法之一,据美国有关卫生管理部门统计资料:按每一医生服务2 000人口左右,医生数量每增加10%,卫生服务费用增加4%。德国有关部门统计，每增加 1% 的医生数量将导致 1.1% 卫生服务需求的增加。因此，限制医生人数已经成为许多国家控制医疗费用的重要方法，美国等西方国家对个体开业医师建立了严格的审批及考核制度，既保证个体开业医师的医疗质量，又能有效控制个体医师数量，从而控制医疗费用的不合理增长。

2．合理配置医务人员 适当调整临床医师与预防医师的比例、专科医师与全科医师的比例、医护与辅助人员的比例均是降低医疗费用的有效措施。只有合理配置医、护及其他各类人员，才能最大限度地发挥各级各类人才的优势和作用，使卫生人力资源配置趋于合理化，更加有利于疾病诊治与费用控制。

3．引导医务人员流向基层 采取激励措施鼓励医务人员向基层流动，向初级卫生保健和预防保健流动，逐步增强初级卫生保健服务能力。尽可能将常见病、多发病的治疗和预防在基层解决，从而降低医疗费用支出。

（三）增加非住院保健服务

医疗保险费用的水平主要取决于实际发生的医疗费用，而住院服务费用是影响医疗费用水平的主要因素，因此，有效控制住院费用是控制医疗费用水平的关键。要不断改革和完善医疗服务模式，适应参保人不同的医疗服务需求，相应增加非住院保健服务项目，提升健康服务与管理水平，减少参保人对住院服务的使用，从而减少住院医疗费用。如建立社区卫生服务中心、健康管理中心、老年护理院、临终关怀机构等，开设夜间医院、家庭病床、日间病房及日间手术等。

（四）加强医药机构监测

各国医疗保险实践证明，通过多种方式加强对医药机构的监测，规范医药机构和医务人员的服务行为，是控制医疗费用过快增长的有效途径。制定医疗保险基本用药范围、基本诊疗项目和诊疗常规，及时调整不合理的医疗服务价格和医药收费结构，是对医疗服务供方监测通常采用的办法。通过对医药服务机构的考核与评估，医疗保险部门可以择优签订定点医药机构，促进医药机构之间的有序竞争，扩大参保人自主选择定点医药机构的范围，促使医药机构以优质、高效、合理收费来吸引参保人就医。此外，加强医务人员医德医风教育，对违规医药机构和医务人员给予经济等处罚，对严重违反医疗保险法律法规的医药机构或医务人员，取消其医疗保险服务资格等，也是各国采用的有效监测措施。

（五）完善费用支付方式

任何单一的费用支付方式都有各自的优缺点，需要综合使用各种支付方式，尽可能减少单一支付方式所造成的医疗费用上涨。同时，要针对各种费用支付方式制定相应的配套措施，有效控制医疗费用的支付与医疗机构、医务人员收入的联系。完善医疗机构补偿机制，逐步提高医疗机构和医务人员主动参与医疗保险管理的积极性，强化医疗机构的自我管理意识。

思考题

1. 如何从医疗保险需方控制医疗费用增长？
2. 试比较医疗保险费用预付制与后付制的特点。
3. 医疗保险供方费用支付方式主要有哪些？你认为采取哪种供方费用支付方式比较适合我国国情？

（李绍华 付文琦）

第七章　医疗保障基金管理

医疗保障基金管理（medical security funds management）是医疗保障制度运行的重要环节，是保障基金安全的重要手段。本章共包括四节内容。第一节对医疗保障基金管理进行概述，介绍医疗保障基金管理的意义、原则，医疗保障基金管理主要内容，财务管理与投资运行管理的主要原则和方法，是本章重点需要掌握的内容。第二节介绍医疗保障基金的风险预警与管理，并给出了预警管理指标体系，第三节是医疗保障基金监督管理，介绍了监督管理的部门、内容和方式，以上两节是本章需要熟悉的内容。第四节系统介绍了中国医疗保障基金监管体系的政策和发展历程，是本章需要了解的内容。

第一节　医疗保障基金管理概述

医疗保障基金管理，是指根据国家医疗保障的方针政策、法律法规、规章制度，按照医疗保障基金运行的客观规律，对基金筹集、支付与补偿、运营与控制进行计划、组织、协调、控制、监督、预警等工作的总称，从而保障医疗保障基金的安全，发挥医疗保障基金战略性购买作用。医疗保障基金的管理是整个医疗保障管理的重要组成部分，对医疗保险制度平稳运行和可持续发展具有重要意义。

一、医疗保障基金管理意义

（一）医疗保障基金是医疗保障制度运行的基础

医疗保障基金是医疗保障制度运行的物质基础，医疗保障基金的安全和合理有效使用，是医疗保障制度运行的前提条件和基础保障。因此，加强对医疗保障基金的管理成为医疗保障制度中最重要、最核心的环节，也是保证参保人利益的重要手段。纵观各国医疗保障制度的发展，医疗保障基金管理都是医疗保障制度发展中的重要环节。

（二）医疗保障基金的管理是医疗保险制度可持续发展的重要保证

医疗保障制度可持续发展的前提是实现基金收支平衡，同时保证参保人基本医疗需求得到满足，经济负担得以减轻，医疗机构的资源消耗得到及时补偿，医疗机构得以发展。医疗保障基金管理就是要通过协调医疗保险参保人、医疗服务提供机构、医疗保险管理机构三方利益关系，来实现医疗保险制度的可持续发展。

对参保人来讲，医疗保障基金管理关系到参保人切身利益能否得到实现。参保人在定点医疗机构接受医疗服务，医保经办管理部门通过加强定点医疗机构的管理，控制医疗保障基金的不合理支出，从而降低个人医疗费用负担，减轻参保人个人自付压力，从而保护他们的医疗权益。

对医疗服务提供机构来讲，医保经办管理部门要对医疗机构的合理资源消耗进行补偿，同时，通过定点服务协议管理和相应监管措施，促使医疗机构提供合理的诊断和治疗，防止过度医疗服务行为，降低医疗费用水平，提高医疗保险基金使用效率。

对保险方来讲，医保经办管理部门要充分发挥基金的经济杠杆作用，制定与当地经济发展和医疗消费水平相适应的补偿方案,合理调整患者流向和资金流向,加强征缴管理和医疗费用的支出管理,从开源和节流两方面,平衡医疗保障各方利益,保证医保基金收支平衡。

(三)加强基金管理,保证基金安全是发挥医保基金作用的前提

医疗保障基金是医疗保障制度发展的主要组成部分。随着医疗保险制度全面覆盖和快速发展,医疗保险基金的运行面临着越来越大的风险,例如人口老龄化、医疗技术进步、疾病谱变化等因素都使得医疗费用持续上涨。因此,通过加强管理,保证医疗保障基金安全,织密织牢医疗保障基金的笼子,使其发挥应有的引导作用,这将成为未来医疗保障制度发展非常重要的任务。

(四)加强医疗保险基金管理是减轻政府经济负担的有效措施

目前,我国城乡居民基本医疗保险制度中,政府是筹资主体。医疗保障基金一旦出现风险,或者将会提高个人筹资标准,或者增加政府财政补助。增加筹资,也就意味着政府财政支出的增加。从国际经验来看,尤其是一些高福利国家,过高的医疗保障基金已经是政府财政赤字的一个重要原因。因此,实施医疗保险基金管理,控制不合理基金支出,保证了基金安全,也减轻了政府的财政负担。

二、医疗保障基金管理原则

医疗保障基金管理的首要目标,也是最重要的目标,就是基金安全。保证医疗保障基金专款专用,防止贪污、挪用和挤占;严格执行医疗保障相关规定,防止医疗保障欺诈;同时还要实现基金保值增值。因此,医疗保障基金管理原则包括以下几方面。

(一)集中管理,控制风险

医疗保障基金管理应由各部门配合完成各项工作,医保经办部门集中统一管理,统一使用,保证基金不被挪用。集中管理一方面符合保险大数法则的原则,另一方面使基金抗风险能力增强,也是基金专业化管理的前提。

(二)部门协调,各行其责

医疗保障基金管理涉及不同的部门。每个部门有自己的责任。国家/地方医疗保障局制定医疗保障补偿政策、法规,并对医疗保障事业进行规划、调控、监督等。医保统筹地区税务部门负责基金代征代缴;医疗保障经办机构负责执行医保政策,依法独立行使职能,保持医疗保障基金正常运行;财政部门按照医疗保障基金财务管理制度对基金收支进行核算和管理;卫生部门负责定点医疗机构费用控制和行为监管,控制不合理诊疗行为和骗保行为;民政部门负责贫困人口审核和医疗救助费用的支付和管理。各个部门相互协调、配合,各行其责,从而保证基金安全。

(三)专款专用,专账管理

医疗保障基金管理实行专款专用,任何地区、部门、单位和个人均不得挤占、挪用。按照医疗保险基金财务管理和会计核算制度的规定,医疗保险基金收支分开,实行两条线管理。银行账户应设立基金收入户和支出户,两个账户应分开管理,分别做账,实现专款专用,专户存储。医疗保障经办机构内部设立基金征缴部门和支出部门,分别负责基金征收和医疗费用审核支付。杜绝挪用、转移基金等违规行为,保证基金安全。

(四)量入为出、收支平衡

医疗保障基金管理要遵循"量入为出、收支平衡、略有结余"的原则。医疗保障补偿方案要根据基金筹资总额和基金支出总额进行合理设计。基金的收支平衡是医疗保障基金管理的重点。医疗保障基金的支出必须保证收支平衡,略有结余,即不能基金结余过多,使参保人的医疗待遇下降;也不能超支过多,带来基金风险。收支平衡是医疗保障基金管理的首要原则,只有收支平衡,医疗保障制度才能稳健运行。

（五）基金效率原则

效率原则就是要使有限的基金发挥最大的效益。随着时间的推移和物价上涨，基金本身也会发生贬值。一方面基金本身固有的增值属性客观上要求基金做到保值和增值。另一方面医保基金支出不断增加也要求对基金做到保值增值。因此在保证基金安全的前提下，开展基金的运营管理，保证医疗保障基金合理利用，也是医疗保障基金管理的重点和难点。

三、医疗保障基金管理主要内容

医保基金的运行包括三个环节：基金筹资、基金分配与支付、基金投资运营。根据医疗保障基金运行的环节、规律和特点，医疗保障基金的管理包括以下内容。

（一）基金征缴管理

征缴管理主要是基金筹资环节中的征缴和稽核，即根据医疗保障基金不同的筹资来源渠道，制定医疗保障征缴的相关条例法规，向单位、个人征收医疗保险费。城镇职工基本医疗保险制度的缴费主要是以工资收入一定比例缴纳，由单位代扣代缴。城乡居民医疗保险制度个人缴纳部分一般在规定时间规定银行，由个人自行缴纳或者税务部门代缴，财政补助直接纳入银行医疗保险基金专户中。为了保证应收尽收，基金征收管理还涉及参保缴费基数的稽核。

（二）基金支付管理

按照医疗保障制度具体实施方案，医疗保障基金的支付管理主要包括医疗保障基金的分配、医疗费用的审核和支付。审核参保人员的医疗费用支出，并按照医疗保险政策规定支付参保人员就医后发生的医疗费用。同时还需要对医疗机构、药店是否遵守医疗保险、卫生、物价、药监等相关部门的规定进行医疗稽核。医疗保障基金支付管理是医疗保障基金管理的核心内容。

（三）基金投资运行管理

医疗保障基金的投资运营管理主要是通过不同投资方式保证基金的保值增值。医疗保障制度不同，其投资运行的方式、手段等内容均不同，其管理机构和管理方式也不同。加强对基金投资运行管理，控制基金风险，保障基金安全，是医疗保障基金管理的重要内容。

（四）基金风险和预警管理

在医疗保障基金运行过程中，要及时对医疗保障基金的运行情况进行监测与分析，一旦发现基金面临风险时，及时查找原因，采取相应措施加强管理。医疗保险基金的风险管理一般要求建立医疗保障运行分析制度，尤其是医疗费用分析制度，建立医疗保障基金预警系统。

（五）基金监测管理

医疗保障基金要建立有效的监督监测机制，包括内部监督，外部监督。内部监督指在医疗保险经办机构建立健全有关管理制度，建立相应的制约和协调机制，定期或不定期对医疗保障基金筹集、使用情况等进行检查。外部监督包括行政监督、专业审计监督、人大政协组织监督、社会监督等。

四、医疗保障基金财务管理

医疗保障基金财务管理制度（fund financial management system）是根据会计科目、账户设置等专门方法，对医疗保障基金的征缴、医疗费用支付、投资运营等资金活动进行记账管理的规章制度，是医疗保障基金管理专业化的重要手段。医疗保障基金都配有相应的财务管理制度。随着社会保险事业不断发展，2017年财政部修订了《社会保险基金财务制度》和《社会保险基金会计制度》，进一步规范社会保险基金财务管理行为，加强基金收支的监督管理。

（一）财务管理的基本规定

1. 基金管理的总体要求 明确医疗保障基金的定义、目的、主体和任务，明确基金管理部门或机构、管理人员配置要求,基金管理办法的实施时间、适用范围等内容。

2．账务处理的基本原则　包括严格执行国家法律法规和方针政策,依法筹集和使用基金;合理编制基金预算和进行预算执行管理;健全财务管理制度,加强基金财务监督和内部控制等;基金财务管理和会计核算一般采用收付实现制。

3．医疗保障基金专户的设置原则　实行"收支两条线"管理。医保基金按照险种及不同制度分别建账、分账核算、分别计息、专款专用。基金之间不得相互挤占和调剂,不得违规投资运营,不得用于平衡一般公共预算。

（二）财务管理的主要内容

1．医疗保障基金预算编制与管理　医疗保障基金预算(funds budget)是指经办机构根据医疗保障制度的实施计划和任务目标编制的、经规定程序审批的年度基金财务收支计划。包括预算的编制、审批、执行和调整几个步骤。医疗保障基金不仅要开展预算编制,更主要的是预算的执行和管理,加强对医疗保障基金预算管理也是目前基金监管的主要手段和方法。

2．医疗保障基金账户管理　医疗保障基金账户是财政部门按照有关规定设立的社会保障基金专用计息账户,包括基金收入户、基金支出户和基金财政专户。基金收入户主要用途是暂存医疗保障基金的各项收入和向财政专户划转基金。基金支出户的主要用途是支付医疗保障基金各项支出款项。财政专户的用途一是接收各种与医疗保障基金相关的收入,二是按规定拨付支出资金,三是办理跨省异地就医结算业务等国家规定的其他用途。三种账户中最核心的是财政专户。

3．医疗保险基金决算　年度终了后,经办机构要根据财政部门规定的表式、时间和要求编制年度医疗保险基金财务报告,即基金决算(final accounts)。基金决算的主要内容包括:①医疗保障基金的收入和支出情况;②医疗保障基金结余情况;③医疗保障基金预算执行情况和进度;④基金管理的主要工作、问题和建议;⑤财政部门规定格式的报表,包括资产负债表、收支表、有关附表以及财务情况说明书。

4．监督与检查　财务制度一般要明确对医疗保障基金的监督管理以及违法行为如何处理等内容,并定期向社会公告基金收支、结余和收益情况,接受社会监督。对社会保险基金管理中的违法行为,按照相关法律法规追究法律责任。涉嫌犯罪的,依法移送司法机关处理。

五、医疗保障基金投资运营管理

（一）医疗保障基金投资运营的概念

医疗保障基金投资运营(funds investment management)是指医疗保障经办机构或受其委托的机构,用医疗保障基金购买特定的金融资产或实际资产,获得适当预期收益的基金运营行为,其实质是保证医疗保障基金保值增值。

（二）医疗保障基金投资运营管理的意义

1．确保基金安全稳定　医保基金的安全是医保制度得以平稳运行和可持续发展的财务基础,它不仅关系着广大参保人的切身利益,也关系着众多药品、医用耗材、医用设备等生产企业的生存发展,事关经济社会发展稳定大局。医疗保障市场本身固有的道德风险、逆选择等因素,导致医疗服务利用率增加。人口老龄化、疾病谱等变化也导致医保基金风险增加。因此,需要通过医保基金规范化、科学化的运营管理,确保基金运行总体安全稳定。

2．充分利用医疗保障基金运行时间差　在医疗保障基金运行中,总有一定数额闲置资金,使得医疗保障基金投资成为可能。对于统筹基金来说,即使实行的是现收现付管理模式,基金的征缴和支付也存在时间差,使得部分基金成为闲置资金。为了补充因物价上涨带来的基金贬值,进行医疗保障基金的投资是必要的。

3. 基金固有属性要求对医疗保障基金进行投资管理　截至 2021 年年底,我国基本医疗保险(含生育保险)累计结存 36 121.54 亿元。保险经济补偿是通过建立保险基金来进行的,所以保险的经营其实是属于负债经营。按照基金财会制度的要求,医疗保障基金存放于国有商业银行储存,而基金的使用具有时间差,对于如此庞大的基金总体,即便是为了规避通货膨胀,客观上也要采取一定的方法进行基金投资运行,从而保证基金的增值。

(三)医疗保障基金投资的原则

医疗保障基金的投资运营及其效果关系到医疗保障制度能否正常运行,必须采取谨慎的态度,制定严格的投资原则。

1. 安全性原则　即指基金投资风险小,该种投资方式能保证按时足额收回基金,不影响基金的支付。这是医疗保障基金投资遵循的首要原则和基本原则。医疗保障基金在选择投资方式和投资项目时,必须经过周密的可行性研究和反复论证,以保证基金安全。发达市场经济国家都通过建立和完善相应制度体系保障基金运营安全,如资本市场监管体系、投资运营机构选择等。我国也组建了全国社会保障基金理事会,对各类社保基金进行管理。

2. 盈利性原则　即指在保证安全性的前提下,投资能够取得适当的收益。盈利是医疗保障基金投资的直接目的,也是必须遵循的收益原则。盈利不仅可使医疗保险基金保值增值,也有利于减轻国家、企业和个人的医疗支出负担。一般来说国家会对投资收益率作出规定,比如,有的国家规定一个最低收益率,有些国家规定具体百分比,还有些国家规定投资收益率不低于精算师的估计值等。

3. 流动性原则　即指投资资产在不发生价值损失的前提下可随时变现,以满足随时可能支付医疗保险待遇的需要。我国医疗保险统筹基金属于短期保险计划,应急性很强,对流动性要求较高,因此适宜做短期投资,不适宜做长期投资。

4. 分散投资原则　即多方位投资原则。采取分散投资的方式,以避免投资太过集中可能因为意外风险导致的重大损失。分散投资包括类别分散和区域分散。类别分散是指采取储蓄存款、国家公债等多种投资方式,有计划地分散投资;区域分散是指基金不集中投资在某一区域,而是分散在不同地区,比如东西部的国内市场等。

5. 合法性原则　即指医疗保障基金的运营须符合国家有关资金运营的政策,遵循医疗保障基金投资方向、对象和范围的规定,严禁进行投机性的冒险投资,损害医疗保障对象的利益。

6. 社会效益和经济效益相兼顾的原则　医疗保障基金的用途是补偿参保人员的医疗伤残等费用,只有保障参保人医疗补偿基金正常运转的前提下,才能够利用闲置资金进行投资,医疗保障基金投资的目的是提高资金的使用价值,最大限度地保障参保人利益。医疗保障基金的投资在保障医疗保障基金使用和补偿的前提下,才能够考虑到基金投资效益,使用效益第一,经济效益第二,两者兼顾,不可偏颇。

(四)医疗保障基金投资运营的方式

投资方式不同,其风险与收益也不同。一般投资风险越高,收益也越大;投资风险越低,收益越小。主要投资方式包括以下几种。

1. 储蓄存款　目前,银行储蓄存款是各国共同的投资方式。我国社会医疗保障统筹基金主要采取银行存款形式,国家在利息上给予优惠。当年筹集的部分按活期存款利率计息,上年结转的基金本息,按 3 个月期整存整取存款利率计息,存入财政专户的沉淀资金,比照 3 年期零存整取储蓄存款利率计息,并且不低于该档次利率水平。

2. 购买债券　政府债券主要包括国库券和各种债券。一般认为,国库券是由国家发行的,由国家财政做担保,利率比同期存款利率高,风险不大,因而大多数国家都鼓励将医疗保障基金用于购买政府债券,确保基金保值和安全。

3. 委托银行贷款　医疗保障经办机构不能直接发放贷款,只能采取委托银行贷款的方式进行投资。也可以根据国家政策扶持一些有发展前途和社会公益性的产业,提高社会保障在社会经济中的地位。

4.基金管理公司托管形式 很多国家已经建立新的基金管理模式和投资管理体制。各国在控制风险的前提下,在强调审慎投资原则的同时,逐步放宽基金投资限制,扩大投资管理渠道,鼓励金融机构创新。目前我国社会保障基金也采取了基金管理公司托管的形式进入资本市场进行投资。

5.其他形式的保值产品 随着市场经济的发展和金融系统的改革,国有银行推出一系列具有保值性质、风险不高的产品。例如:各个银行推行的理财产品,在同等期限内,它的收益比银行存款高,风险并不大,在保证基金流动性的前提下,可以购买国有银行的理财产品,保证在相同时间内,社保基金的增值空间要大于银行同期存款利率。

第二节 医疗保障基金的风险预警与管理

一、医疗保障基金风险控制与管理的意义

风险是客观存在的、损失的发生具有不确定性的一种状态。医疗保障基金风险(funds risk)是指在现有医疗保障基金运行体系下各利益相关主体所产生的基金风险总和,具有客观性、危害性和不确定性等特征。医疗保障基金风险的存在,将会影响到医疗保障制度的运行,从而使国家、单位和个人的经济利益受到损失。因此,为了保证医疗保障制度的政策运行,监控医疗保障基金的风险并实施有效手段进行管理和控制显得尤为重要。

二、医疗保障基金风险因素与种类

医保基金面临的风险是多种多样的,按照基金运行流程进行划分,可以分为医保基金筹资风险、医保基金支付风险和医保基金投资风险。根据风险来源可将医保基金风险划分为内部风险与外部风险。

(一)按基金运行流程划分

1.医保基金筹资风险 筹资风险主要包括资金征缴过程中的风险。从筹资来源看,我国职工医保筹资以单位、个人筹资为主,部分地区还没有实现市级统筹,统筹层次较低。城乡居民医保筹资包括个人和财政补贴,其中个人承担较弱,政府财政负担逐渐增加,医保基金筹资也没有形成与社会经济发展和人均可支配收入相挂钩的筹资机制,无法满足日渐增加的医疗保险基金支出和参保群众日益增长的医疗需求,这些因素都会带来筹资风险。从筹资过程来看,职工医保采取代扣代缴的方式进行筹资,现实中存在着欠费、拖欠和工资总额计算等问题。居民医保采取个人缴费方式,在筹资过程中也存在着缴费不到位不及时等问题,这些都会带来基金筹资过程中的风险。

2.医保基金支付风险 随着医保政策的不断完善,医保政策待遇不断提高,基金支出激增。人口老龄化、疾病谱变化、过度医疗等问题导致参保人医疗费用逐步增加,将导致医保基金支出处于高风险状态。

3.医保基金投资风险 随着保险基金的不断积聚,如果遇到物价上涨等情况,资金可能就会出现贬值,从而影响对于参保人的费用补偿。另外,基金投资本身就是不确定的事件,具有一定的风险,极易受到社会发展各方面因素的影响,导致收益下降或者亏损,很大程度上增加了医保基金投资风险的压力。

（二）按风险来源划分

按照风险来源可将医保基金风险划分为内部风险与外部风险。内部风险主要是在医保基金运行过程中由经办机构等内部管理因素所造成的潜在风险,外部风险则是社会经济环境、人类疾病谱和技术发展对医保基金形成的冲击风险。

1. 内部风险

（1）医保经办机构的经办管理水平所带来的风险:医疗保障政策的实施是由各地医保经办机构来完成的。医保经办能力主要体现在对医院医疗费用的结算和监管能力上。目前,各地医保经办机构人员来自各个行业,缺乏医疗保险管理经验和人才队伍,医保经办能力和技术等仍需不断摸索完善。当前医保监管中存在工作量大,人员不足,监管手段滞后、监管方式单一、监管力度不足等问题,与高质量监管体系的建立还有一定的距离。

（2）医疗机构的管理所带来的风险:医疗机构是医疗保障制度实施的平台和载体,医、患双方在医疗过程中总会追求自身利益的最大化。医生可能存在过度治疗、过度检查开药等行为,参保人也会产生道德风险,过度利用医疗服务,骗取医保基金等,这些行为都可能导致不合理的费用支出,从而增加医保基金的风险。

2. 外部风险

（1）社会经济风险:医保基金发展受国家财政影响较大,如果宏观经济增长速度变缓、人均可支配收入受到影响,便会抑制医保基金的收入,进而影响医保基金的可持续运行。地区内经济发展不平衡,也会阻碍统筹规划的实施。就业人员的工资变化也会影响医保规定的缴费比例以及医保基金的收入增速。社会经济发展本身也面临着诸多的不确定性,一定程度上也使医保基金运行存在隐患。

（2）人口老龄化带来的疾病谱风险:随着我国老龄化程度不断加深,疾病谱发生重大改变,慢性病、失能、疑难杂症等人群基数逐年增长。随着人口老龄化的趋势,退休人员比例增大,人均筹资水平下降,但老年人口的医疗服务需求增加,人均医保基金支付额上升,老年人口结构变化将严重影响医保基金的收支平衡。老年人的医疗保险基金支出不断上涨,给医疗保险基金可持续运营带来了巨大风险。

（3）医疗费用增长的因素:随着经济水平的增长,参保人对医疗需求不断扩大,医疗费用水平持续上升,从而增加了医保基金支出风险。随着需求的增大,医疗新技术同样呈爆发式增长,医疗行业以创新为驱动,新药与高科技医疗技术在医疗领域得到推广,也增加了医疗费用的支出风险。医疗费用持续增长对医疗保障基金来讲是最大的风险,也使医保基金支出压力增大,这些成为医保管理的不可控风险因素。

（4）骗保风险:骗保风险包括参保人或者定点医疗机构的蓄意骗保行为。例如,参保人或者定点医疗机构通过伪造材料等手段骗取医保基金,主要包括滥用医保卡、篡改就诊单据和提供虚假发票、住院挂床等。医疗机构在以往按服务项目付费方式下,易产生过度诊疗、分解住院、诱导患者等不规范诊疗行为,造成医保基金支出风险加大。

此外,医保基金同样面对突发公共卫生事件带来的风险。例如,2020年暴发新冠疫情以来,其所发生的医疗救治费用纳入医保报销,也进一步加重了医保基金支付压力。

三、医疗保障基金风险应对措施

医疗保险基金的风险监控应该进行规范化管理,加强预警监督机制建设。针对医疗保障基金的特点,可以采取法律约束、制度防范、监管防范、技术防范等手段进行风险应对。

（一）依法管理是医保法制化的重要手段

维护医保基金安全,统一法制医保思维是管理的重要手段。2021年5月,国务院发布的《医疗保障基金使用监督管理条例》开始施行,对医保基金监管机构、方式、内容及法律责任等多方面作出明确规定。同年6月,国家医疗保障局印发《规范医疗保障基金使用监督管理行政处罚裁量权办法》,对违法行为的事实、情节、社会危害程度及当事人主观过错等因素,划分行政处罚种类及处罚幅度的权限。该办法联合卫生、医保、公安与司法部门,明确各部门的责任权限,加强民事执法、行政执法与刑事司法的衔接,对欺诈行为依法处罚,并剥夺医保基金使用权,加强失信惩罚效力,起到威慑作用,促进合法使用医保基金。

(二)加强医保专业化队伍建设

完善医疗保障专业人才结构,医疗保障专业人才应包括社会保障学、大数据计算、管理学和医学等众多学科高学历复合型人才,应定期组织业务培训,重点关注基金监管法律法规,违法违规典型案例、查处方式方法等内容,通过"以案说法、以案教学",快速提高监管队伍业务水平。

(三)建设全国统一医保信息化平台

我国已经建立并实施了全国统一的医保信息平台。利用大数据技术,实现规范化、高质量的信息收集和管理,形成全国统一的医疗保险信息管理平台建设,完善参保患者的档案信息管理,加快实现医保电子凭证"一卡通",使医保信息业务编码得到推广和应用,建立国民健康管理大数据,树立预防、保健和治疗的健康管理意识,开展职工和居民健康数据追踪。探索定点零售药店和定点医疗机构外购处方信息的互通,加快推进医保统筹管理相应功能模块的应用,建设异地就医统一结算平台,实现"信息多跑路,患者少跑腿",利用信息化平台对医保数据质量进行实时监控,从而达到强化过程监管的目的。

(四)全面推进医保支付方式改革

推进医保支付方式的改革是防范医疗保险基金风险最有效的手段之一。积极探索多元复合式医保支付方式,推进区域点数法总额预算,制定医保支付方式技术规范,在门诊服务上推进按人头付费,住院服务支付上积极推广按疾病诊断相关分组(DRG)和按病种分值(DIP)医保支付方式,康复和精神类按床日付费,发挥医保支付方式就医引导作用,促进分级诊疗格局形成,最大程度发挥医保基金对医疗资源调控作用,保障医保基金使用效率,实现医保基金的价值购买。

(五)利用互联网技术创新医保基金监管方式

应用互联网、云计算、人工智能等大数据技术进行医保基金监管是必然趋势。通过医保大数据追查,发现可疑违规病例,为医保经办部门专项检查工作提供线索。大数据技术不仅能够实现对医疗服务行为进行实时性、全方位、标准化、精细化监管,还能有效确保医保基金支付安全,防止欺诈行为发生,真正做到质量、安全和效率三方保障。

(六)健全医保基金的社会监督机制

构建"多主体、多形式、多环节、多技术"的多元协同化监督管理机制,医保局、卫生健康委员会、公安部门、司法部门、审计部门、医疗机构、人大、政协、社会公众等多社会主体共同参与监督。向社会公布医保基金相关知识和欺诈行为典型案例,提升社会各界对医保基金安全的关注度,进而形成社会监督效应,形成全社会共同防范风险的格局。

四、医疗保障基金预警体系建立

建立医疗保险基金预警监测制度,对医疗保险基金阶段性的支付情况进行研究分析,预测医保基金支出规律,针对性地提出整改建议和措施,防止潜在的风险演变成现实的损失,确保医保基金安全有效运行。

(一)医疗保障基金预警和预警系统的概念

1.预警的概念 预警即预测报警,是指通过对事物现有状态和特定信息的观察、分析、对比变化趋势进行判断、描述和预测,并与预期目标进行比较,同时利用设定的方式和信号,给予风险预告和警示，以便预警主体采取相应对策。

2. 预警系统　预警系统实际上就是根据所研究对象的特点，通过收集相关的资料信息，监控医疗保障基金风险因素的变动趋势，并评价各种风险状态偏离预警线的强弱程度，向决策层发出预警信号并提前采取预控对策的系统。要构建医疗保障基金预警系统，首先需要构建基金监测评价指标体系，并对指标类别加以分析处理；其次，依据预警模型和基金评价指标体系，进行综合评判；最后，依据评判结果设置预警区间，并采取相应对策。

（二）医疗保障基金风险预警过程

医疗保险基金风险预警体系（funds risk alarm system）是对医疗保险基金运行风险进行有效预警的综合系统。主要包括三部分：①组织系统，即负责风险管理和预警的机构、承担预警工作的具体部门和人员；②数据系统，即通过建立信息管理系统，采取风险预警所需要的指标数据，对医保基金收支全过程及时监控，并定期利用预警模型对数据进行判别分析，作出预警报告；③制度系统，即医疗保障基金系统运行中的各类操作规范，包括数据采集制度、指标动态调整制度、定期分析制度、预警报告制度等。

风险预警的作用在于在风险事件发生之前发出警告。预警的过程包括风险识别、风险分析、风险评价、风险预警等步骤。风险预警过程如图 7-1 所示。

（三）医疗保障基金预警系统的构建

构建医疗保障基金预警体系的核心内容是建立科学的风险预警指标体系。它是通过对社会经济环境、政策目标和运行效果进行深入分析，识别产生基金风险的各类因素，并明确哪些因素是可控制的，哪些因素是不可控制的，确定若干重要的、可以量化的风险预警指标，建立预警指标体系。医疗保障基金预警指标体系包括：内部环境指标，例如反映医疗保险基金筹资水平的支付能力、基金结余等；外部环境指标，例如人口年龄结构、社会平均工资基数、医疗服务价格等。对每一项指标要确定警戒线，即阈值。当这项指标的运行偏离了正常水平并超过某一阈值时，把它作为风险信号进行预警。根据各项指标的权重，测定基金综合风险的阈值。

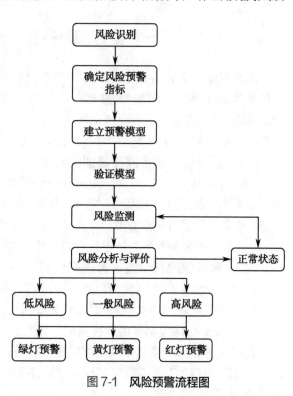

图 7-1　风险预警流程图

（四）风险预警系统的步骤

在风险预警系统中，根据医疗保障基金运行情况，合理划分风险预警区间，判断风险值所处的状态。

1. 划定预警区间　风险预警可分为三个预警区，即Ⅰ区（低风险区）、Ⅱ区（中等风险区）、Ⅲ区（高风险区）。对于风险评判等级一般采用三分制，即"高风险""中等风险""低风险"，评判得分为 3、2、1。根据风险值的大小，判定基金风险所属区域。若风险小于或等于 1，则处于较低风险区，暂时风险不大；若风险在 >1～3 之间，则处于中等风险区，需要关注；若风险大于 3，则处于较高风险区，需要监控，并考虑采取相关措施。

2. 设计灯号显示系统　预警系统可采取类似交通管制信号灯的措施，设有三个预警区间，使用红灯、黄灯、绿灯三种标识。高风险显示为红灯，一般风险显示为黄灯，低风险显示为绿灯。

3. 建立预警分析报告制度　医疗保障经办机构应定期上报基金风险预警报告书，召开基金风险分析会,对基金征缴收入、统筹基金支付、统筹基金使用情况作出判断,对变化趋势作出预测,对可能的风险发出警示并提出应对措施。相关管理部门要高度重视风险预警结果,及时采取应对措施,缓解风险,开发并调整预警应用软件,修改和完善基金预警指标体系,总结经验,完善基金风险预警体系。

4. 建立基金管理三大机制　基金管理部门应建立重大风险预警机制和风险金动用机制及基金超支应急机制。明确责任人,规范处置程序,确保特殊情况的及时处理。对月度基金使用情况实行动态监测,建立基金支出预警机制。不断完善统筹基金风险预警指标体系,建立指标预测模型,使得风险量化,能够及时发现危机并作出预警。

第三节　医疗保障基金监督管理

一、医疗保障基金监督管理的概念与意义

医疗保障基金作为社会保障专项基金,任何组织和个人不得侵占或者挪用。医保基金是医疗保障体系运行和发展的物质基础。医疗保障第三方付费的特点使得医保基金在管理、使用、支付等各个环节中,存在多种道德风险。因此,医疗保障基金监督管理是医疗保障管理部门的重要工作,确保基金安全是各级党委和政府的重要工作职责。

(一)医疗保障基金监督管理的概念

医疗保障基金监督(funds supervision)管理是指依据国家有关法律、法规,由国家医保行政部门、医保经办部门、专职监督部门以及医疗保障利益相关方,对医疗保障基金的预决算、基金收支、基金运营管理的合法性、真实性、有效性实施监督检查,保证基金安全有效使用,维护国家、用人单位和参保者等利益相关方的合法权益,促进医疗保障事业健康发展。

(二)医疗保障基金监督管理的意义

医疗保障基金监督管理部门主要针对纳入基本医疗保障基金支付范围的医疗服务行为和医疗费用加强监督管理,确保基本医疗保障基金合理使用、安全可控。

1. 保证医疗保障制度可持续发展　医疗保障基金是医疗保障制度的物质基础,医保基金收支平衡是医疗保障制度可持续发展的重要保证。医疗保障基金主要保障符合基本医保政策规定的医疗服务项目、药品、耗材和服务设施,主要保障基本医疗服务。在医疗保障待遇清单制度之外的费用不可纳入保障。

2. 切实维护医疗保障各方利益　医疗保障基金通过补偿参保人就医费用流向定点医药机构等服务主体和市场主体。基本医保全民覆盖后,基本医保基金成为定点医药机构稳定运营的重要资金来源,有效利用医保基金,杜绝骗保、欺诈与浪费,是医疗保障各利益相关方的共同诉求。

3. 规范医疗保障相关各方行为　医疗卫生领域存在严重信息不对称,医疗保障利益相关方存在较为普遍的道德风险,譬如过度诊疗、分解收费等,医保基金可能被骗保、套取、滥用。因此,基金监督管理通过查处违约违规违法行为,规范各方行为的同时提高基金使用效率与效益。

4. 为完善医疗保障制度提供方向　医疗保障利益相关方多,利益链条长且机制复杂,通过医保基金监督管理可以发现问题,对于普遍存在的共性问题,长效机制是推进制度建设。基金监督工作可发现制度漏洞,监督工作使管理者掌握制度运行风险及一般规律,基于规律的制度建设可以降低交易成本,提高服务效率,提高基金使用效率。

5. 维护医疗保障领域的良好生态　医疗保障基金是人民群众的"保命钱""救命钱"。如果不能有效遏制贪污、挪用、骗保等行为,医药卫生行业关键领域生态有进一步恶化的风险。因此,加强医保基金全流程的监督管理,有利于营造风清气正的行业环境,提升人民群众的信任度与获得感。

二、医疗保障基金监督管理的主体与客体

《中华人民共和国社会保险法》第七十七条规定，县级以上人民政府社会保险行政部门应当加强对用人单位和个人遵守社会保险法律、法规情况的监督检查。《中华人民共和国基本医疗卫生与健康促进法》第八十七条规定，县级以上人民政府医疗保障主管部门应当提高医疗保障监管能力和水平，对纳入基本医疗保障基金支付范围的医疗服务行为和医疗费用加强监督管理，确保基本医疗保险基金合理使用、安全可控。上述两部法律指明，我国医疗保障基金监督管理的主管部门是县级以上人民政府医疗保障行政部门。同时，《医疗保障基金使用监督管理条例》第二十二条规定，医疗保障、卫生健康、中医药、市场监督管理、财政、审计、公安等部门应当分工协作、相互配合，建立沟通协调、案件移送等机制，共同做好医疗保障基金使用监督管理工作。管理条例说明医疗保障基金监督管理主体涵盖多个政府部门，部门间协同综合监管尤为重要，同时也涉及其他利益相关方机构或受托社会组织。

《医疗保障基金使用监督管理条例》第二十条规定，医疗保障经办机构、定点医药机构各单位及其工作人员和参保人员不得通过伪造、变造、隐匿、涂改、销毁医学文书、医学证明、会计凭证、电子信息等有关资料，或者虚构医药服务项目等方式，骗取医疗保障基金。此外，与基金管理和使用环节相对的参保登记筹资环节，也是监督管理的关键环节，譬如用人单位依法履行参保登记义务，足额及时缴纳基本医疗保险费等。因此，医疗保障基金监督管理客体主要是指医疗保障基金来源及流经对象、保障对象及经办部门，包括企事业单位及雇员、医疗保障经办机构、医保定点医药机构等单位及其工作人员和各类参保人员等。

三、医疗保障基金监督管理内容

医疗保障基金监督管理的目的是确保基金合法使用，维护基金安全。2020 年 6 月 30 日，国务院办公厅印发《国务院办公厅关于推进医疗保障基金监管制度体系改革的指导意见》(国办发〔2020〕20 号)，明确了推进医疗保障基金监管制度体系改革的主要目标，即到 2025 年，基本建成医保基金监管制度体系和执法体系，形成以法治为保障、信用管理为基础，以多种形式检查、大数据监管为依托，党委领导、政府监管、社会监督、行业自律、个人守信相结合的全方位监管格局，实现医保基金监管法治化、专业化、规范化、常态化。我国医疗保障基金监管逐步构建网状监管体系，本节从监管主体和监管方式两个维度，介绍具体监管内容，各监管主体可同时运用多种监管方式。

（一）按照监管主体分类

医疗保障基金监管执行主体涉及医疗保障行政部门、多部门综合主体、医保经办机构、受托第三方及其他社会主体等，具体分为医疗保障行政执法、医保基金综合监管、经办机构协议管理、经办机构稽核监管、医疗保障第三方监督、医疗保障社会监督。

1. 医疗保障行政执法　行政执法是行政机关履行政府职能、管理经济社会事务的重要方式。医疗保障行政部门行政执法工作从监督对象角度考察，涉及医保经办机构、定点医药机构、药品经营机构等单位及其工作人员，从制度角度考察，涉及基本医保制度、生育保障制度和医疗救助制度，从医保事务角度考察，涉及医药服务行为、医药服务价格、药品耗材集采等，从执法手段考察，可以采取的措施包括：进入现场检查；询问有关人员；要求被检查对象提供与检查事项相关的文件资料，并作出解释和说明；采取记录、录音、录像、照相或者复制等方式收集有关情况和资料；对可能被转移、隐匿或者灭失的资料等予以封存；聘请符合条件的会计师事务所等第三方机构和专业人员协助开展检查；以及法律、法规规定的其他措施。

2. 医保基金综合监管　《中华人民共和国社会保险法》规定，社会保险行政部门、卫生行政

部门、社会保险经办机构、社会保险费征收机构和财政部门、审计机关对属于本部门、本机构职责范围的举报、投诉,应当依法处理;对不属于本部门、本机构职责范围的,应当书面通知并移交有权处理的部门、机构处理。有权处理的部门、机构应当及时处理,不得推诿。《国务院办公厅关于推进医疗保障基金监管制度体系改革的指导意见》指出,适应医保管理服务特点,建立和完善部门间相互配合、协同监管的综合监管制度,推行网格化管理。医疗保障部门负责监督管理纳入医保支付范围的医疗服务行为和医疗费用,规范医保经办业务,依法依规查处医疗保障领域违法违规行为。卫生健康部门负责加强医疗机构和医疗服务行业监管,规范医疗机构及其医务人员医疗服务行为。市场监管部门负责医疗卫生行业价格监督检查,药品监管部门负责执业药师管理,两部门按照职责分工负责药品流通监管、规范药品经营行为。审计机关负责加强医保基金监管相关政策措施落实情况跟踪审计,督促相关部门履行监管职责,持续关注各类欺诈骗保问题,并及时移送相关部门查处。公安部门负责依法查处打击各类欺诈骗保等犯罪行为,对移送的涉嫌犯罪案件及时开展侦查。

3. 医疗保障协议管理 医保协议是指由经办机构与医疗机构经协商谈判而签订的,用于规范医疗服务行为以及明确双方权利、义务及责任等内容的协议。协议管理的核心是经办机构稽核工作,经办机构稽核处理依据主要是协议规定。医疗保障稽核是指医疗保障经办机构依法依规对定点医疗机构、定点零售药店履行医保协议情况,参保人员享受医疗保障待遇情况以及其他单位和个人涉及医疗保障基金使用情况实施的检查。医疗保障稽核类型主要包括:日常稽核、专项稽核、重点稽核。稽核方式包括:网络方式、实地方式、书面方式、问询方式。稽核内容包括:定点医药机构履行医保协议、落实医疗保障政策情况;定点医药机构履行医保协议、使用医疗保障基金的数据和资料;定点医药机构向经办机构申请支付的医疗服务项目、药品、医用耗材等费用情况;参保人员享受医保待遇情况及遵守医疗保障政策规定情况;定点医药机构及其工作人员履行医保协议的其他情况;相关单位和个人使用医疗保障基金的其他情况;医疗保障行政部门委托实施监督检查的其他事项。稽核处理视不同情况可以根据协议规定作出处理或移交医疗保障行政部门。

4. 医疗保障第三方监督 《医疗保障基金使用监督管理条例》对第三方进行明确界定,参与主体包括信息技术服务机构、会计事务所、商业保险机构等符合条件的第三方机构,参与形式为受医保行政部门聘请或购买服务,参与内容是对医疗保障基金管理机构和使用行为进行调查、审计或协助调查,目的是提升监管的专业性、精准性、效益性。第三方参与监督的主要形式有:一是参与专项工作,譬如参与国家医疗保障局组织开展的飞行检查;二是独立第三方监管服务,由具有医学背景的第三方专业技术人员组成独立第三方监管服务机构,实现医保稽查与第三方监管服务一体化运行;三是监管科技研发,医保部门与第三方合作,探索新一代信息技术在基金监管中的运用,协同推进监管技术进步,创新监管工具。第三方力量参与监管的主要作用表现为:一是打造全方位智能化基金监管体系;二是统筹人力,充实监管队伍;三是有效提升监管效能,形成一套完整的工作流程。

5. 医疗保障社会监督 《中华人民共和国社会保险法》第八十条规定,统筹地区人民政府成立由用人单位代表、参保人员代表,以及工会代表、专家等组成的社会保险监督委员会,掌握、分析社会保险基金的收支、管理和投资运营情况,对社会保险工作提出咨询意见和建议,实施社会监督。2020年2月出台的《中共中央 国务院关于深化医疗保障制度改革的意见》指出,实施跨部门协同监管,积极引入第三方监管力量,强化社会监督。《欺诈骗取医疗保障基金行为举报奖励暂行办法》鼓励医疗保障部门聘请社会监督员对欺诈骗取医疗保障基金行为进行监督举报。《医疗保障基金使用监督管理条例》规定,县级以上人民政府及其医疗保障等行政部门应当通过书面征求意见、召开座谈会等方式,听取人大代表、政协委员、参保人员代表等对医疗保障基金使用的意见,畅通社会监督渠道,鼓励和支持社会各方面参与对医疗保障基金使用的监督。

（二）按照监管方式分类

从落实医疗保障基金监管的方式、手段或工具维度考察,医疗保障基金监管可以分为飞行检查、信用监管、智能监管和行业自律。

1. 医疗保障飞行检查　医疗保障基金飞行检查,是指国家和省级医疗保障行政部门组织实施的,对定点医药机构、医保经办机构、承办医保业务的其他机构等被检查对象不预先告知的现场监督检查。国家医疗保障行政部门负责组织实施全国范围内的飞行检查。飞行检查实施程序包括启动、检查、处理三个步骤。医疗保障行政部门采取"双随机、一公开"的方式组织开展年度工作计划安排的飞行检查。因举报投诉、智能监控、新闻媒体曝光等涉及的可能造成重大基金安全风险或造成重大社会影响的,以及保密需要等,可直接开展检查工作。被检查对象应当按照飞行检查组要求,明确现场负责人,配合现场检查工作,及时提供真实、有效、完整的文件、记录、票据、凭证、数据、病历等相关材料,如实回答飞行检查组的询问。现场检查作出检查结论前,飞行检查组应当向被检查对象反馈检查的有关情况。被检查对象有异议的,可作出解释说明,补充相关材料。对于检查结果进行分类处理,对违反医保服务协议的,交由医保经办机构按照协议约定进行处理,对违反医疗保障相关法律、法规、规章的,依法作出行政处罚,对发现中共党员、监察对象,或者定点医药机构、医保行政部门、医保经办机构等单位负责同志的相关涉嫌违纪或者职务违法、犯罪的问题线索,移送纪检监察机关,对涉嫌违反相关法律、法规、规章,应由其他部门处理的,移送相应部门处理。

2. 医疗保障信用监管　医疗保障基金信用管理是指医疗保障部门依据相关法律法规,按照规定的方法和程序,运用医疗保障领域信用信息,对信用主体进行动态评价,并依据评价结果确定其医疗保障基金使用信用等级,实施信用监管、信用奖惩,以规范信用主体使用医疗保障基金行为的管理活动。信用管理涉及的信用主体包括:医药企业、医保定点医药机构及相关工作人员和基本医疗保障参保人。信用信息来源包括政府公共信息平台的共享信息、相关部门提供的互认信息、医保信息系统的信息及自行采集的相关信息。信用评价方法可以采用积分制和记分制,积分制一般适用于企业,记分制一般适用于个人信用主体。信用评价指标包括服务协议执行情况、违规违约情况、满意度和社会信用状况等。信用评价结果通过适当渠道发布,并推送至相关部门或"信用中国"网站,建立事前信用信息异议、投诉处理和纠错机制。信用奖惩是信用评价结果的运用,包括守信激励和失信惩戒机制。信用修复是自我纠错、主动自新的社会鼓励和关爱机制,修复机制需要明确惩戒期限,期限过后信用自动修复,需要明确可修复事项以及明确修复措施。

3. 医保基金智能监控　全民医保实现后,医疗服务需求释放,医保管理的宽度、深度在不断扩展和延伸,传统人工管理模式难以适应实际需要。开展智能监控工作是医保事业发展的客观需要,也是提高经办管理水平的必然选择,利用智能化手段对各种可能的违规违法嫌疑进行实时监控,可以辅助管理者有效实施医保事前提醒预防、事中监督、事后审核,提高监管效率。医保智能监控系统具备监控功能、监测功能、警示预警功能、系统管理功能。监控主要是对现场情况的抓取,为调查提供证据。监控场景一般锚定定点医药机构及经办机构特定场景,譬如,频繁就医、检查滥用、虚假住院等,涉及医生的服务行为、参保人就医行为。监测功能是指对已经发生的医疗费用,利用数理统计方法,发现欺诈疑点,形成预警和警示信息。警示预警功能是对监测或监控异常情况的提示,警示方式有多种,类似交通信号灯设置。警情场景的设定需要依靠既定算法,在监测数据和现场监控的支持下发出警示,发挥事前、事中提醒作用。系统管理功能主要包括数据管理和数据存储,包括用于监控、监测和预警的医保知识库、规则库、模型库,实现人工智能对医疗服务行为和就医行为的辅助监管。

4. 医保基金监管行业自律　《中华人民共和国基本医疗卫生与健康促进法》规定,国家建立健全机构自治、行业自律、政府监管、社会监督相结合的医疗卫生综合监督管理体系。其中,行业自律被明确规定为医疗卫生综合监督管理体系的一个重要组成部分。《国务院办公厅关于推进医疗保障基金监管制度体系改革的指导意见》指出，推进行业自律管理，积极推动医药卫生行业组织发展，引导和支持其在制定管理规范和技术标准、规范执业行为和管理服务、促进行业自律等方面更好发挥作用。定点医药机构要切实落实自我管理主体责任，建立健全医保服务、人力资源、财务、系统安全等内部管理机制，履行行业自律公约，自觉接受医保监管和社会监督。《医疗保障基金使用监督管理条例》规定，医疗机构、药品经营单位等单位和医药卫生行业协会应当加强行业自律，规范医药服务行为，促进行业规范和自我约束，引导依法、合理使用医疗保障基金。

第四节 中国医疗保障基金监管体系发展

一、中国医疗保障基金监管法规及政策

医疗保障基金从筹资、管理到支付，涉及主体多、链条长、利益关系复杂，点多面广，存在多种或显性或隐性的基金管理隐患。因此，医保基金监督管理尤其强调协同性、系统性和全局性。近年来，尤其是国家医疗保障局成立以来，中共中央、国务院及政府各行政部门，以《中华人民共和国社会保险法》《中华人民共和国基本医疗卫生与健康促进法》等法律为依据，先后制定出台十余部医保基金监督管理相关的政策和部门规章，见表7-1。

表7-1 涉及医疗保障基金监督管理的法律法规与政策

年份	名称	层级
2010	《中华人民共和国社会保险法》	法律
2019	《中华人民共和国基本医疗卫生与健康促进法》	法律
2020	《中共中央 国务院关于深化医疗保障制度改革的意见》	中共中央、国务院政策、规范性文件
2020	《国务院办公厅关于推进医疗保障基金监管制度体系改革的指导意见》	国务院政策、规范性文件
2003	《社会保险稽核办法》	部门规章
2020	《零售药店医疗保障定点管理暂行办法》	部门规章
2020	《医疗机构医疗保障定点管理暂行办法》	部门规章
2018	《欺诈骗取医疗保障基金行为举报奖励暂行办法》	部门规范性文件
2020	《国家医疗保障局关于建立医药价格和招采信用评价制度的指导意见》	部门规范性文件
2020	《医疗保障系统全面推行行政执法公示制度执法全过程记录制度重大执法决定法制审核制度实施办法（试行）》	部门规范性文件
2021	《规范医疗保障基金使用监督管理行政处罚裁量权办法》	部门规范性文件
2021	《医疗保障行政处罚程序暂行规定》	部门规章
2020	《基本医疗保障用药管理暂行办法》	部门规章
2021	《医疗保障基金使用监督管理条例》	行政法规
2021	《国家医保局 公安部关于加强查处骗取医保基金案件行刑衔接工作的通知》	部门规范性文件
2021	《"十四五"全民医疗保障规划》	行业规划
2023	《医疗保障基金飞行检查管理暂行办法》	部门规章

资料来源：郝春彭，谭中和.中国医疗保障基金监督管理发展报告（2021）.北京：社会科学文献出版社，2021：46-47.（并作更新）。

二、中国医疗保障基金监管体系发展

随着全民医保的实现，以及国家医疗保障管理体制机制改革，我国医疗保障基金监督管理体系逐步建立。由于医药科技和服务供需发展快，医疗保障基金监管体系建设仍处于探索阶段，监管形势依然严峻，需要深化监管实践，把握监管工作规律，加强监管能力建设，降低监管成本，提高监管效率。

（一）医疗保障基金监管基本格局

国家医疗保障局成立以来，始终致力于医保基金监管的顶层设计和创新探索。目前，基金监管顶层设计的框架已经确立，监管制度体系不断创新，并在维护基金使用安全的实践中彰显威力。根据表 7-1 所列示的相关法律、法规和部门规章，构建医保基金监管的基本格局，构建了由党委、政府、社会、行业、个人等监管主体参与的，建立了法治、行政、科技、联动的协同监管机制，采取了全方位立体化监管方式的医保基金监管格局，如图 7-2 所示。

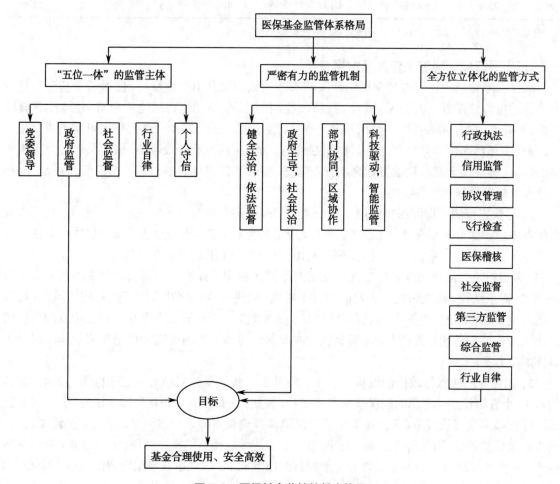

图 7-2 医保基金监管的基本格局

（二）医疗保障基金监管成效

2018 年国家医保局成立以来，在医保基金监管体系建设、制度建设、能力建设等方面，有力推进了打击欺诈骗保专项行动、信用管理、飞行检查、行政执法、协议管理、社会监督、奖励举报、"两试点一示范"等工作。2019—2021 年，针对两定医药机构、医保经办机构、参保人等利益相关方，开展基金监管工作。2019 年，全年共追回资金 115.56 亿元，国家医保局共组织 69 个检查组开展全国性飞行检查,覆盖 30 个省(自治区、直辖市)、149 家医药机构,共计查出涉嫌违法违规金额 22.26 亿元。2020 年,国家医保局共组织 61 个飞行检查组赴全国各省(自治区、直辖市)开展现场检查,飞行检查组共现场检查定点医疗机构(含医养结合机构)91 家、医保经办机构 56 家、承办城乡居民医保和大病保险的商业保障公司 40 家,共查出涉嫌违法违规资金 5.4 亿元。2021 年,组织开展飞行检查 30 组次,实际检查 29 个省(自治区、直辖市)的定点医疗机构 68 家、医保经办机构 30 家,查出涉嫌违法违规资金 5.58 亿元(表 7-2)。

表 7-2　2019—2021 年定点医疗机构及参保人基金监管

年份	检查定点医药机构 / 万所	违法违规违约医药机构 / 万所(占比 /%)	其中: 解除协议 / 所	行政处罚 / 所	移交司法 / 所	违法违规参保人员 / 万人	其中: 暂停结算 / 人	移交司法机关 / 人
2019	81.5	26.4(32.39)	6 730	6 638	357	3.31	6 595	1 183
2020	62.7	40.1(64.00)	6 008	5 457	286	2.61	3 162	2 062
2021	70.8	41.4(58.48)	4 181	7 088	404	4.57	6 472	1 789

资料来源: 2019 年、2020 年、2021 年中国医疗保障事业发展统计快报。

(三)医疗保障经济监管体系发展趋势

医疗保障领域的第三方付费机制和医药服务领域的信息不对称特征,使得医保基金监管成为公认的世界性难题。在医保、医疗、医药领域,利益驱使下的道德风险可谓防不胜防,具有隐匿性、界定难、取证难等特征。医保基金流程长、链条长、主体多,单一部门绝无可能完成此项工作,需要多部门高度协同协作,体系建设包括医保局牵头的政府行政监督、依托医保经办机构的协议监管、体现医药服务供给方行为的行业自律、媒体和监督代表参与的社会监督,以及法人和自然人以信用为基础的自我约束。

1. 尽快完善医疗保障法律法规　基金监督管理应该做到有法可依,立法是根本。构建长效机制首先应该做好顶层设计,做到立法先行,应根据实际需要、相关立法事项的性质和立法成本等考量因素来决定所需的立法层级,充分利用当前《医疗保障法》正在立法这一契机,填补制度空白,完善相关的法律制度。根据现存立法的不同问题和具体的立法需求来提供不同的立法解决方案,对于法律、法规和规章规定的内容不明确,须进一步细化和完善相关立法的问题,可以通过制定《实施细则》或进一步低层级细化立法来实现,对于立法规定存在与高位阶或同阶位的立法或规范性文件相冲突的问题,需要梳理冲突部分需要保留的规定并根据相应法律层级提出具体解决方案。

2. 组建专门医保行政执法机构　医疗保障基金监督需要建立相对独立的机构。目前,全国约有 10 个省市设立了专职的医保基金监管机构,例如,北京设立了医疗保障执法总队,上海设置了医疗保障局监督检查所,天津设置了医疗保险监督检查所等。一般而言,有三种设置模式:一是事业单位性质的监督所,如上海、天津、徐州;二是行政性质的执法分局,如大连市,专门从事检查、调查、行政处罚,与基金监管分工承担行政监管职能;三是事业单位性质的反欺诈中心,如湖州市,接受行政授权开展打击欺诈骗保行动。北京市 2019 年 11 月组建北京市医疗保障执法总队,具体职责包括:依据有关法律法规,制定综合执法工作制度并组织具体实施,指导各区医疗保障部门开展监督检查工作;对本市定点医药机构、用人单位以及参保人员医保支付费用发生情况实施数据监控和动态管理;受理疑似违规行为的投诉、举报等案件,相应开展行政执法工作。

3. 加强医保监督执法能力建设　医保基金长效监管机制需要有一支素质过硬的监管执法队伍。当前,各地普遍面临监管队伍人手少、专业能力不强的问题,面对繁重的监管任务心有余而力不足。监管力量层级配置不尽合理,与统筹层次不协调,执法权威性不强,行政监督和基金管理相互脱节。各统筹地区成立垂直管理的医保基金执法队伍,配备具有医学、药学及临床经验,法律、统计、财会、计算机、审计等专业知识和实践经验的工作人员。落实执法监督相关工作人员长效培训机制,由于医药服务新技术新方案快速发展,执法监督人员需要不断更新知识结构,以满足监管的现实需要。开设有医疗保障相关专业的高校,针对性开设医保法律、大数据工具等课程,扩大人才培养规模,提高专业适配性。

4. 持续医保智能监管工具研发　医保基金监管点多面广,人工审核和现场检查成本高、效率低。随着15项医保标准贯标落地,数据标准化为大数据监管创造条件。近年来,国家医保局通过"两试点一示范"工程和智慧医保解决方案大赛等途径,促进了科技创新与医保管理深度融合,涌现出一批有价值的实践探索,譬如,创建了移动稽核平台和案件管理系统,加强运用人工智能,引入区块链概念等。智能监控系统建设方面,国家医保局应该加强顶层设计,避免标准各异导致的重复建设和资源浪费,加强智能化监控系统的标准化建设,健全完善相关法律法规和政策措施,譬如,信息保密与安全问题,规范政商合作,加大财政投入力度,建议列入财政预算。探索建设医保反欺诈大数据实验室,联合培养专业化监管人才。

5. 优化完善多部门协同监管机制　医保基金监管涉及医疗保障、卫生健康、中医药、药品监管、市场监督、公安机关、纪检监察、银保监等部门。由于涉及部门多,可能造成监管盲区、交叉或缺口,因此监管涉及各主体部门之间的清晰分工、明确职责、高效协同显得非常重要。医药机构可能存在程度不同、形式不一、阶段分离的违约违规违法行为,问题线索的移交程序、处置程序、处罚裁量等各环节需要作出明确的界定和规定,避免"一事多罚"或"漏罚"等问题。各地总结既往监管案件的做法,通过案例总结提炼有明确法律法规依据的通行做法,编制监管案例手册示例,提高基金监督执法、处罚、程序各环节的标准化、规范化。

6. 协同推进医保制度体系改革建设　基金监督管理与支付方式改革是相辅相成的关系,对基金高效使用缺一不可。基金监督相对支付方式而言,具有局部性和针对性特征,支付方式改革具有全局性特征,可以整体性引导服务行为转变。项目付费背景下,过度诊疗、分解收费等行为突出,病组(种)定额打包付费后,医疗行为转变为诊疗不足、推诿重症患者等。任何支付方式都有其缺陷,因此支付方式改革后需要转变原有基金监管的思路与模式,研究新支付方式带来的新问题,调整监管重点领域,通过监管发现问题,指导制度完善的方向。

思考题

1. 医保基金的管理原则是什么?
2. 简述医保基金运营管理的方式有哪些?
3. 医保基金的风险因素有哪些?
4. 医疗保障基金监督方式包括哪些种类?
5. 医疗保障基金行政执法与协议管理的差异是什么?

（高广颖　彭美华）

第八章 医疗服务提供保障

医疗保险与医疗服务提供是医疗保障体系的重要组成部分。医疗保险着重于卫生服务资源的筹集和合理配置,医疗服务提供侧重于卫生资源的开发和使用。由于医疗保险系统是由保险人、被保险人、医疗服务提供方和政府组成的多方结构,导致医疗服务提供与购买和接受服务相分离,因此需要对医疗服务进行规范化管理,建立医疗保障管理机制,约束医疗服务供方不合理的医疗服务行为。

本章从三个方面介绍医疗保险对医疗服务提供保障,首先介绍医疗服务提供体系,然后介绍医疗保障的医疗服务管理,最后介绍医疗保险与医疗服务提供协同发展。

第一节 医疗服务提供概述

一、医疗服务提供体系

(一)医疗服务提供基本概念

1. 医疗服务 根据《关于医疗卫生机构有关税收政策的通知》(财税〔2000〕42 号)规定:医疗服务是指医疗服务机构对患者进行检查、诊断、治疗、康复和提供预防保健、接生、计划生育方面的服务,以及与这些服务有关的提供药品、医用材料器具、救护车、病房住宿和伙食的业务。医疗服务提供,包括各种疾病的诊断治疗服务以及与之相关的药品提供、医疗用具以及服务设施设备的提供。

基本医疗卫生服务:根据《中华人民共和国基本医疗卫生与健康促进法》(2020 年 6 月 1 日实施),基本医疗卫生服务是指维护人体健康所必需、与经济社会发展水平相适应、公民可公平获得的,采用适宜药物、适宜技术、适宜设备提供的疾病预防、诊断、治疗、护理和康复等服务。

2. 医疗服务提供 医疗服务部门主要指开业医师和门诊、各类医院以及医药供应机构。随着现代医疗的发展,医疗服务部门又扩大到急救机构、专业护理部门和康复疗养机构,并逐步纳入医疗保险的范围内。在医疗保险制度中,医疗服务提供方不是泛指所有的医疗机构和医务人员,而是指经过国家相关部门审查并确认,为参保人员提供指定医疗服务的医疗机构及其医务人员。这类医疗机构为参保人员所进行的医疗服务行为,称为"保险诊疗"。例如我国的医疗保险协议医疗机构,就是通过医疗保险统筹地区医疗保障行政部门审查,并经医疗保险经办机构确认的。

3. 医疗服务提供方的性质 医疗服务属于准公共产品,具有公益性、福利性和商品性的属性,因此医疗服务提供机构既具有福利性机构的特点,又具有自主经营特征。这些因素使医疗服务提供者总是在不违背其公益性的前提下追求尽可能多地提供服务,实现利润最大化。医疗保险机构需要通过确定定点医疗机构、确定医疗保险服务的范围、制定给付的标准与途径以及改变支付方式等形式来约束供方的行为,达到医疗资源合理使用、有效控制的目的。

根据医疗服务提供方的单位治理结构、服务购买方的组织方式可以分为多种医疗服务的组织方式。一般来说,根据住院时间的长短、类型、所有权、规模大小以及功能等,医疗机构可以分为营利性医院和非营利性医院,公立医院和私人医院,综合医院和专科医院,疾病急性期治疗为主的医院和疾病慢性期治疗为主的医院等。从医疗机构性质来看,非营利性医疗机构是构成医疗服务提供体系的主要部分。不论采取何种模式,政府都同时承担了直接提供服务、出资购买服务和监管服务供给三种责任,政府的监管体现在服务供给的各个环节。

4. 医疗服务提供要素 医疗服务提供的要素包括提供的地点、提供的技术、提供的人力和提供的药品。具体如下。

医疗服务机构:是指经国家卫生部门批准并取得了《医疗机构执业许可证》的医疗服务机构,以及经军队主管部门批准有资格开展对外服务的军队医疗服务机构等。根据《医疗机构管理条例实施细则》(1994 年)以及 2017 年的第三次修正,我国的医疗机构可以划分为 14 类:①综合医院、中医医院、中西医结合医院、民族医院、专科医院、康复医院;②妇幼保健院;③社区卫生服务中心;④中心卫生院、乡镇卫生院、街道卫生院;⑤疗养院;⑥门诊部(综合、专科、中医、中西医结合、民族);⑦诊所、中医诊所、民族医诊所、卫生所、医务室、卫生保健所、卫生站;⑧村卫生室;⑨急救中心;⑩临床检验中心;⑪专科疾病防治院;⑫护理院;⑬医学检验实验室、病理诊断中心、医学影像诊断中心、血液透析中心、安宁疗护中心;⑭其他机构。其中①所包含的机构通常被称为医院,社区卫生服务中心、农村的乡镇卫生院、村卫生室被称为基层医疗卫生机构。

医疗服务提供人员:医务人员指的是经过考核和卫生行政部门批准和承认,取得相应资格及执业证书的各级各类卫生技术人员。本章指的是医疗保险协议医疗机构的医务人员。

药事服务提供:药学服务(pharmaceutical care,PC)也称为全程化药学服务(简称 IPC),是指药学人员利用药学专业知识和工具,向社会公众(包括医药护人员、患者及其家属、其他关心用药的群体等)提供与药物使用相关的各类服务。其目的在于实现改善患者生活质量的既定结果。这些结果包括:①治愈疾病;②消除或减轻症状;③阻止或延缓疾病进程;④防止疾病或症状发生。医疗服务中,医生会根据患者的诊断与病情选择用药。但是由于药品种类的繁多、药品质量存在差异、国产药品与进口药品价格差距的悬殊、医药流通企业和医疗机构之间的利益诉求以及医疗服务提供时的信息不对称,医疗服务提供时会出现不合理用药、追求贵重药品的风险,导致药品费用上涨,浪费医疗保障资源。

医疗服务设施的提供:医疗服务设施的提供是指患者就医时医疗服务机构为患者提供的与诊断治疗相关的生活服务设施、设备。如对医疗机构的建筑要求、病床的数量、医疗服务设备的配置标准以及风险管理等。医疗服务设施设备的提供必须与社会经济水平相适应。医疗保险资金只能保障与诊断治疗护理密切相关的必需的生活服务设施和设备。

医疗技术、医疗器械的提供:根据我国《医疗器械监督管理条例》(中华人民共和国国务院令第 650 号)第八章附则中对医疗器械的定义,医疗器械是指直接或者间接用于人体的仪器、设备、器具、体外诊断试剂及校准物、材料以及其他类似或者相关的物品,包括所需要的计算机软件。其使用目的是:疾病的预防、诊断、治疗、监护、缓解;损伤或者残疾的诊断、治疗、监护、缓解、补偿;解剖或者生理过程的研究、替代、调节;妊娠控制。其用于人体体表及体内的作用不是用药理学、免疫学或代谢的手段获得,但是可能有这些手段参与并起一定辅助作用。

(二)医疗服务提供与分类

1. 医疗服务种类 国际上通常将医疗卫生服务划分为:预防性服务、初级卫生保健、专科护理、慢性病护理、长期照护服务、亚急性护理、医疗急救服务、康复服务、临终关怀。具体分类如下。

(1)预防性服务:指的是疾病预防、公共卫生和社区保健计划以及个人生活方式服务。

(2)初级卫生保健:包括临床护理服务、社区卫生机构 / 诊所医疗服务、自我保健服务、保健策略以及替代疗法等。

(3)专科护理:在专科诊所进行的医疗服务。包括肿瘤中心、透析诊所和新生儿设施等医疗机构提供的服务。

（4）慢性病护理：是初级保健体系中的重要内容，包括广泛的慢性病护理、家庭保健、替代医学服务、医学长期护理服务机构的服务、自我保健的慢病管理等。

（5）长期照护服务：指长期照护机构或居家照护等提供的服务。

（6）亚急性护理：通常在医院的亚急性病床（康复床、老年病床）或长期照护设施中提供，也经常作为家庭卫生服务居家提供、或在门诊手术中心提供。

（7）医疗急救服务：医院提供。可能是急性医疗服务、也可能是精神疾病的急性护理。

（8）康复服务：通过医院或长期照护机构的康复部门提供，也可以通过门诊康复或家庭保健提供。

（9）临终关怀：通过临终关怀服务提供，许多临终关怀服务是在家里提供，也有一些由临终关怀机构提供。

2．医疗服务提供与整合

（1）医疗服务提供机构：我国的医疗服务提供体系主要由医院和基层医疗机构构成。基层医疗机构包括城市的社区卫生服务中心（服务站）和农村的乡镇卫生院、村卫生室。根据医院规模大小以及功能定位，又分为三级医院、二级医院和一级医院；根据医院的性质又可以分为公立医院和民营医院；根据提供的服务特点又可以分为综合医院和专科医院；根据医院的所属又可以分为省属医院、市属医院、区属医院。一级医院是直接向一定人口的社区提供预防、医疗、保健、康复服务的基层医院、卫生院，病床数在一百张以下。二级医院是向多个社区提供综合医疗卫生服务和承担一定教学、科研任务的地区性医院，病床数在 101～500 张之间。三级医院是向几个地区提供高水平专科性医疗卫生服务和执行高等教育、科研任务的区级以上的医院，病床数 500 张以上。

（2）医疗卫生服务资源：据《2020 年我国卫生健康事业发展统计公报》数据显示，截至 2020 年年末，全国医疗卫生机构总数达 1 022 922 个，其中医院 35 394 个，基层医疗卫生机构 970 036 个，专业公共卫生机构 14 492 个。全国医疗卫生机构床位 910.1 万张，其中医院 713.1 万张（占 78.4%），基层医疗卫生机构 164.9 万张（占 18.1%），专业公共卫生机构 29.6 万张（占 3.3%）。全国卫生人员总数达 1 347.5 万人，其中卫生技术人员 1 067.8 万人，乡村医生和卫生员 79.2 万人，其他技术人员 53.0 万人，管理人员 56.1 万人，工勤技能人员 91.1 万人。卫生技术人员中，执业（助理）医师 408.6 万人，注册护士 470.9 万人。全国卫生总费用预计达 72 306.4 亿元，其中政府卫生支出 21 998.3 亿元（占 30.4%），社会卫生支出 30 252.8 亿元（占 41.8%），个人卫生支出 20 055.3 亿元（占 27.7%）。人均卫生总费用 5 146.4 元，卫生总费用占 GDP 百分比为 7.12%。

（3）医疗卫生服务提供整合：预防保健、医疗和康复是医疗服务供给系统的重要组成部分。从预防保健到临床医疗和康复的过程从本质上来说是一个联系复杂的过程，必须从生理 - 心理 - 社会这三个方面适合人这个完整、复杂和连续的整体。预防的目的是通过对疾病的起因和相关影响因素进行调节来降低发病率，康复是通过康复技术干预减少患者发生残疾的概率，康复治疗中同样也重视风险因素的管理。医疗提供机构通常按功能来分类，功能上的界限是急性医疗服务、精神卫生、公共卫生服务、康复医疗服务、社区卫生服务与机构卫生服务以及全科医师服务和专科医师服务相互分割。由于人口老龄化的加速以及慢性疾病带来的负担的增加，上述这种以专科服务提供为主的医疗卫生服务体系功能结构已经给卫生系统绩效带来了负面影响，难以适应社会的需要。这种结构性界限应该改变，应该建立一种系统内更加具有协调功能的医疗服务供给系统，确保公共卫生、精神卫生、慢性病和急性疾病之间医疗服务功能的协调管理，这种体系被称为整合型医疗卫生服务体系。2021 年 6 月 17 日，国家发展改革委、国家卫生健康委员会、国家中医药管理局、国家疾病预防控制局四个部门联合发布《"十四五"优质高效医疗卫生服务体系建设实施方案》，将健康促进、疾病预防、诊断治疗、护理康复、临终关怀等各种医疗卫生服务与综合协调管理整合在一起，以体系整合为路径，以体制机制改革为保障，以信息化为支撑,为人民群众提供全方位、全生命周期的健康服务和医疗卫生服务,构建公平可及、系统连续的高质量医疗卫生服务体系。

二、医疗服务提供与医疗保险的关系

(一)医疗服务提供与医疗保险监管服务之间的关系

1.医疗服务提供与医疗保险监管的特殊性 医疗服务的特殊性导致医疗服务无法完全交给市场来提供。为解决市场失灵带来的医疗服务提供过剩或不足,医疗保障筹资方引入社会保险机制,将医患信息不对称转换为医保机构与医疗机构之间的信息相对称,制定法律法规,通过确定定点医疗机构、确定医疗保险服务的范围和给付的途径、改变支付方式等形式来约束供方的行为,达到医疗资源合理使用、有效控制的目的。然而这种第三方付费制度割裂了医疗服务提供方、接受方和支付方的关系,对供需双方的约束下降。医疗服务提供方为追求利润最大化会尽可能多地提供医疗服务。这种供方与保方之间制约与反制约的对立关系使得卫生服务提供与医疗保险之间存在着巨大的矛盾,这种矛盾又难以自动解消,如何构建既能控制医疗费用,又能提高医疗服务质量的合理有效的医疗保险管理体制,成为各国政府医疗改革中追求的目标。

2.医疗保险与医疗服务提供的协议管理 医疗保险的医药机构服务协议管理主要是指医保经办机构通过与医疗机构及零售药店签署协议的方式,加强对医药服务的监督与管理。包括医疗服务机构协议管理和零售药店服务协议管理。

根据国家《医疗机构医疗保障定点管理办法暂行办法》(国家医疗保障局令第 2 号)和《零售药店医疗保障定点管理暂行办法》(国家医疗保障局令第 3 号)规定,医疗保障行政部门负责制定医疗机构(零售药店)定点管理政策,医疗保障经办机构负责确定定点医疗机构(零售药店),并与定点医疗机构(零售药店)签订医疗保障服务协议,提供经办服务,开展医保协议管理、考核等。定点医疗机构(零售药店)应当遵守医疗保障法律、法规、规章及有关政策,按照规定向参保人员提供医疗(药品)服务。医药服务机构协议签订要双方友好协商,根据公平、公正、公开、平等、自愿的原则签订协议。医疗保障经办机构在协商签约协议时,鼓励医药机构在质量、价格、费用等方面进行竞争,选择服务质量好、价格合理、管理规范的医药机构签订服务协议。

(二)医疗服务提供与医疗保险监管行政部门之间的关系

根据医疗服务提供与医疗保险监管行政部门之间的关系,可以将医疗保险管理模式分为三种,即分离模式、半统筹模式和全统筹模式。

1.分离模式 主要是指卫生部门主管医疗服务,社会保障部门主管医疗保障。在政府调控下医疗保障部门和卫生部门实行合作与分工。这种模式一般见于医疗市场比较发达的国家,如德国和法国等。政府制定强有力的法律框架,并通过某个主管部门进行宏观调控。在法律框架内,各机构有自主权。医疗保障部门由许多相对独立的公共机构组成,负责筹集和管理资金,支付费用;卫生部门负责提供医疗服务,医疗机构具有自主经营权。医、保双方独立,相互协商,通过签订合同,执行合同规定的服务内容及支付办法发生经济关系,保障受益人的健康。

这种模式的优点:①保障社会稳定,促进经济发展;②比较灵活,可以根据医疗保险的需求调整资金筹集,通过支付制度的改革调整医疗服务的价格;③保障与服务机构独立核算,职责分明,相互制约,有助于卫生资源的合理利用;④患者就医选择自由度高,对医疗服务质量满意度相对较高。

缺点:①这种分离模式使医疗保障制度与医疗服务脱节,游离于医疗服务体系之外,使得卫生体系行政管理权分散,不利于医疗保险机构对医疗服务的监管;②实行这种模式需要有相当发达的医疗服务市场,比较完善的医疗服务支付制度。

2.半统筹模式 也称为社会保障部门主管模式。指社会保险部门自办医疗机构,统筹管理医疗保障和医疗服务，在形式上实现保障基金和医疗服务的统一管理。多见于医疗资源比较缺乏且分布不尽合理的发展中国家，如希腊、墨西哥以及拉丁美洲等发展中国家。

优点：①能够较快地促进卫生系统的发展，有效地提供初级卫生服务，摆脱缺医少药的困境；②有利于控制医疗保险费用，并可以通过本系统内部的资源调整来满足医疗需求的变化。

缺点：①社会保障部门所属医疗机构与卫生部门职能重复，不利于实行卫生规划和行业管理；②医疗机构的物质设施归社会保障机构所有，行医自主权往往受限，医生报酬实行薪金制，缺少医疗服务积极性；③受医疗费用报销限制，患者就医时只能选择社会保障部门医疗机构，限制了就医自由。

3. 全统筹模式 也称为大部制模式或卫生部门主管模式。是指卫生部门统筹管理医疗保障和医疗服务。多见于国家财政资助的医疗保障制度，如英国、加拿大、瑞典等国家。这种模式的特点是国家医疗保障计划与政策通过卫生部门来贯彻实施，卫生部门既负责分配医疗资源，又负责组织提供医疗服务。此外还有社会保障（社会福利）大部制模式，以社会保障为主，监管医疗保障与服务提供，如葡萄牙的劳动与社会团结部。

优点：①有利于实行行业管理和区域卫生规划，充分利用有限的卫生资源，避免了多部门管理所造成的重复建设；②以预算制和工资制为主要补偿和支付方式，有利于实行成本控制；③有利于实现预防、治疗和康复相结合，构建一体化、无缝式整合型医疗服务体系；④保证医疗服务的公平性，被保险人能够平等地享受医疗服务。

缺点：①医疗保障的水平和医疗卫生事业的发展受国家财政状况影响；②需要建立较强的监管机制才能保障被保险人获得满意的医疗服务；③对预算分配制度的设计要求较高，该预算分配制度要既能调动卫生部门的积极性，又能加强费用控制。

我国医疗保险与医疗服务管理模式，属于分离式的管理模式，这种分离模式使医疗保障管理部门与医疗服务脱节，游离于医疗服务体系之外，使得卫生体系行政管理权分散，不利于医疗保险机构对医疗服务的监管管理。因此国家在《"十四五"全民医疗保障规划》（国办发〔2021〕36号，以下简称《规划》）中提出，要建设公平医保、法治医保、安全医保、智慧医保、协同医保，要推进医疗保障和医药服务高质量协同发展。

三、医疗服务提供保障与监管

医疗保险机构作为医疗保险参保人的代理人，当医疗服务提供机构为参保人提供医疗服务时，保险机构需要通过一定的支付形式向医疗服务提供者支付医疗费用，同时还要对医疗服务质量进行监督。

医疗服务提供保障，指的就是医疗保险机构以医疗保险支付价格，通过一定的支付形式购买相应的医疗服务。医疗服务监管就是医疗保险部门在支付医疗费用时需要对医疗服务行为进行审核并制定约束措施，以达到既保障医疗服务的质量又能够控制费用的目的。

（一）医疗服务提供保障

1. 价格保障 医疗保险对医疗服务的购买价格，对医疗服务提供行为具有重要的影响。合理的医疗服务价格会增加医疗服务市场的效率，反之就会给医疗服务消费者带来损失，阻碍医疗科学的发展。因此要实现建立优质高效的医疗服务提供体系，就需要制定合理的医疗服务购买价格。医疗保险在购买医疗服务时遵循的理论依据有两个方面：①根据医疗服务（特别是急性医疗服务）的价值决定医疗服务的价格；②根据患者的支付能力制定医疗服务价格。我国在2021年8月31日，由国家医保局等八部门联合印发的《深化医疗服务价格改革试点方案》（医保发〔2021〕41号）中，就提出要建立"坚持以人民健康为中心、以临床价值为导向、以医疗事业发展规律为遵循，建立健全适应经济社会发展、更好发挥政府作用、医疗机构充分参与、体现技术劳务价值的医疗服务价格形成机制"。2022 年 7 月出台的《国家医疗保障局办公室关于进一步做好医疗服务价格管理工作的通知》(医保办发〔2022〕16 号),进一步提出医疗保险对医疗服务的购买,要突出体现对技术劳务价值的支持力度,新增价格项目着力支持基于临床价值的医疗技术创新,提升现有价格项目对医疗技术的兼容性等要求,进而实现强化基本医疗服务公益属性,促进医疗服务创新发展,保障群众获得高质量、有效率、能负担的医疗卫生服务的目标。

2. 质量保障　医疗服务质量成本(quality costing)是指医疗机构为了保证和提高医疗服务质量而支出的一切费用,以及因未达到医疗服务质量标准,不能满足患者需要而产生的一切损失。医疗服务质量成本主要包括预防成本、管理成本(评价成本、鉴定成本)、内部损失成本和外部损失成本。医疗服务的不可逆性决定医疗服务不允许失败,内外部损失成本要减少为零,因此政府制定的医疗服务购买价格必须符合保证医疗服务质量前提下的所有成本,特别是对医疗技术成本的合理评估尤为重要。医疗服务价格制定时,既要考虑成本又要保证医疗质量,需要投入相应的管理成本。因此,医疗服务成本 = 医疗成本 + 成长投资 + 风险管理成本 + α(α 为提高医疗质量的奖励投资)。

3. 战略购买　随着我国医疗服务体系的改革与深化,我国医保购买机制也由一般性购买向战略性购买转变。一般性购买,通常是指"按项目付费",战略性购买指的是"打包付费"或综合性、整体性购买。战略购买关注的是资源消耗的成本(即成本效益)和总体价值,而不是某个或某些药品、材料的价格,是以价值为取向的整体性购买。目前国家开展的医保支付方式(DRG/DIP)改革,就是基于医疗资源消耗进行疾病分组打包付费,这种基于疾病分组的付费模式,其付费标准不仅有效体现了医疗资源的实际消耗,确保医疗服务质量,同时还可以规范医疗服务行为,减少医疗资源的浪费。

(二)医疗服务提供监管

医疗服务的监管是医疗保险对医疗服务管理的重要组成部分,是实现医疗服务管理目标的重要保证。医疗保险管理运行中,由于涉及投保者、医疗服务机构、医疗保险机构以及政府等多个部门利益关系,加上医疗服务自身的特点,使医疗服务管理在实施过程中存在诸多矛盾,而解决这些矛盾的方式就是加强医疗保险对医疗服务的监管,确保医疗保险制度的可持续发展。

1. 监管原则与功能

(1)监管原则:①目的性原则。医疗保险对医疗服务提供监管的最根本目的是保证医疗保险制度的顺利实施,这是医疗保险监管的首要原则。②客观性原则。医疗保险对医疗服务的监管要遵循客观规律,符合医疗服务自身的特点与发展规律,建立客观的监管指标。③异体监管原则。异体监管是指对医疗保险行为主体的监管,是由行为主体之外的其他主体实施,医疗保险监管者与被监管者应是不同的主体机构。④超前监管原则。是指预防监管,即应该在医疗保险系统内公开监管制度、监管内容与监管标准,增强人们对监管工作的认知并提高人们参与预防监管的积极性。对医疗保险管理过程中出现的重大问题、重大错误要及时通报;认识医疗保险对医疗服务管理的客观规律与监管的客观条件;及时总结经验,发现管理中出现的失误和问题,提出积极有效的解决措施,建立严格的医疗保险管理制度。⑤经济性原则。是指医疗保险监管成本应小于监管活动所带来的收益。

(2)监管功能:医疗保险监管功能是指医疗保险监管活动在医疗保险管理过程中所起的作用。医疗保险监管具有以下几个功能,即制约、参与、预防和反馈。其中制约功能确定了监管的范围,参与功能提出了监管的过程,预防功能突出了监管的重点,反馈功能则为监管提供了依据。它们之间相互联系,相互配合,形成了监管活动的功能体系。

2. 医疗服务监管方式与内容

(1)监管方式:包括对政府直接提供的医疗服务的管理和对市场主体的监管。对政府直接提供的医疗服务的管理有两种模式:一种是传统模式,也就是传统科层制度下的行政命令模式;

另一种是政府内监管模式。两种模式管理的基础是公共预算制度和公共审计制度。对市场主体的监管模式包括传统的命令与控制管理和新的激励性监管模式，主要包括：对医疗服务价格监管、医疗质量监管、公共补贴、准入监管和不分配政策的执行能力（profit distribution of NPO）。

（2）监管内容：①对医疗机构的监管。监管内容主要包括不合理用药、违规用药、药房换药、不必要的检查、违规记账、乱收费、不坚持出入院原则、利用他人名义开药或开大处方、虚报医疗保险费用金额、骗取医疗保险基金等行为。监管方法包括检查处方、检查病历、检查化验单和检查单、检查药房、检查医疗财务记账、检查电子账单等。偿付时检查定点医疗机构执行医疗保险的情况，还可根据患者反映的情况发现各种新问题。此外，运用飞行检查、医疗大数据智能监管、对医院结算指标进行审核以及建立信用评价体系等手段进行行为监管，还通过向社会公开医药费用、费用结构等信息，接受社会监督。②对医疗保险机构的监管。监管内容主要包括：执行医疗保障政策有无偏差；对医疗服务的监管工作是否有计划、步骤进行；对医疗机构的费用偿付是否合理、准确、及时；是否做到专款专用；对定点医疗机构的处罚是否公正、合理等。监管方法包括运用信息技术开展实时监测，并从相关信息系统中调取数据，有关的单位和个人，要作出说明、提供有关证明材料。

第二节　医疗保障的医疗服务管理

一、医疗服务诊疗项目管理

由于各国医疗服务诊疗项目存在较大差异，因此本部分重点介绍我国基本医疗保险制度对诊疗项目的管理。

（一）基本医疗保险诊疗项目的原则

基本医疗保险诊疗项目是指符合以下条件的各种医疗技术劳务项目和采用医疗仪器、设备与医用材料进行的诊断、治疗项目。

基本医疗保险诊疗项目应遵循以下原则。

1. 明确诊疗范围

（1）医疗技术劳务项目：是指体现医疗劳务的诊疗费、手术费、麻醉费、化验费等，体现护理人员劳务的护理费、注射费等，但不包括一些非医疗技术劳务，如护工、餐饮等生活服务。

（2）医疗仪器、设备和医用材料进行的诊断、治疗项目：如与检验有关的化验仪器，B超、CT等诊断设备，各种输液、导管、人工器官等医用材料，不包括一些非诊断、治疗用途的仪器设备和材料，如用于医院管理的仪器设备、改善生活环境的服务设施等。

2. 确定基本医疗保险诊疗项目应具备的三项条件

（1）临床必需、安全有效、费用适宜的诊疗项目：临床必需，就是临床治疗疾病必需，是相对于非疾病治疗的诊疗项目如美容等，以及疾病治疗的主要诊疗手段相对于辅助诊疗手段如音乐疗法等。安全有效，是指经临床长期使用被广泛公认的成熟的项目，相对于尚属于研究阶段、疗效不肯定的一些诊疗措施，如心、肺、脑移植等。费用适宜，就是要与基本医疗保险基金的支付能力相适应。在同等诊疗效果的诊疗项目中，选择价格合理的诊疗项目。

（2）由物价部门制定了收费标准的诊疗项目：这是根据诊疗项目管理主要是由物价部门确定收费价格的现状提出的，诊疗项目的种类繁多，经济发展水平不同，医疗技术水平不同，符合条件（1）的诊疗项目，并不是在所有的省（自治区、直辖市）都能开展，根据物价部门的收费标准，就可以将基本医疗保险的诊疗项目先定在一个明确的范围内。

（3）由定点医疗机构为参保人员提供的医疗服务范围内的诊疗项目：基本医疗保险实行定

点医疗机构管理，只有社会保险经办机构确定的定点医疗机构提供的各种诊疗项目才有可能纳入基本医疗保险基金支付范围。非定点医疗机构提供的诊疗项目，基本医疗保险基金将不予支付。这一条件是统筹地区在基金支付时掌握的条件，也是从医疗保险的角度对卫生资源进行合理规划的手段。

（二）基本医疗保险诊疗范围和目录制定的基本原则

基本医疗保险诊疗项目通过制定基本医疗保险范围和目录进行直接管理。因此制定基本医疗保险诊疗项目的范围和目录要遵循以下原则。

1. 既要考虑临床诊断、治疗的基本需要，也要兼顾不同地区经济状况和医疗技术水平的差异　制定范围和目录的目的是在基金可以承受的范围内，确定一些诊断、治疗疾病效果最好，费用合理的诊疗项目，充分发挥基金的利用效益，以满足绝大多数职工的基本医疗需求。不同地区的经济发展水平、人口结构和疾病谱以及基本医疗保险的筹资、医疗技术的水平和结构等都不一样，国家在控制基本医疗保险诊疗项目宏观水平的同时，一定要给各地留有一定幅度的调整空间，使各地的诊疗项目目录符合当地具体的实际。

2. 科学合理，方便管理　制定诊疗项目的范围和目录的办法，范围、目录的内涵和结构要科学合理，要符合医学和医疗保险在经济学上的要求，同时要方便管理。即基本医疗保险诊疗项目的管理办法，要方便社会保险经办机构对项目使用的审核和费用支付等。制定时采用排除法（或准入法）制定基本医疗保险不予支付（准予支付）费用的诊疗项目目录和基本医疗保险支付部分费用的诊疗项目目录。对于国家基本医疗保险诊疗项目范围规定的基本医疗保险不予支付费用的诊疗项目，各省可适当增补，但不得删减。对于国家基本医疗保险诊疗项目范围规定的基本医疗保险支付部分费用的诊疗项目，各省可根据实际适当调整，但必须严格控制调整的范围和幅度。

（三）基本医疗保险诊疗项目的确定

1. 基本医疗保险支付部分费用的诊疗项目范围

（1）诊疗设备及医用材料类：应用 X- 射线计算机体层摄影（CT）装置、立体定向放射装置（γ- 刀、X- 刀）、心脏及血管造影 X 线机（含数字减影设备）、磁共振成像（MRI）装置、单光子发射电子计算机扫描（SPECT）装置、彩色多普勒仪、医疗直线加速器等大型医疗设备进行的检查、治疗项目；体外震波碎石与高压氧治疗；心脏起搏器、人工关节、人工晶体、血管支架等体内置换的人工器官、体内置放材料。各省物价部门规定的可单独收费的一次性医用材料。

（2）治疗项目类：血液透析、腹膜透析；肾脏、心脏瓣膜、角膜、皮肤、血管、骨、骨髓移植；心脏激光打孔、抗肿瘤细胞免疫疗法和快中子治疗项目。各省劳动保障部门规定的价格昂贵的医疗仪器与设备的检查、治疗项目和医用材料。

2. 基本医疗保险不予支付费用的诊疗项目范围

（1）服务项目类：挂号费、院外会诊费、病历工本费等。出诊费、检查治疗加急费、点名手术附加费、优质优价费、自请特别护士等特需医疗服务。

（2）非疾病治疗项目类：各种美容、健美项目以及非功能性整容、矫形手术等；各种减肥、增胖、增高项目；各种健康体检；各种预防、保健性的诊疗项目；各种医疗咨询、医疗鉴定。

（3）诊疗设备及医用材料类：正电子发射断层扫描（PET）装置、电子束CT、眼科准分子激光治疗仪等大型医疗设备进行的检查、治疗项目；眼镜、义齿、义眼、义肢、助听器等康复性器具；各种自用的保健、按摩、检查和治疗器械；各省物价部门规定不可单独收费的一次性医用材料。

（4）治疗项目类：各类器官或组织移植的器官源或组织源；除肾脏、心脏瓣膜、角膜、皮肤、血管、骨、骨髓移植外的其他器官或组织移植；近视眼矫形术；气功疗法、音乐疗法、保健性的营养疗法、磁疗等辅助性治疗项目。

（5）其他：各种不育（孕）症、性功能障碍的诊疗项目；各种科研性、临床验证性的诊疗项目。

二、社会医疗保险用药范围管理

（一）基本药物目录的概念

世界卫生组织（WHO）于 1975 年提出了基本药物的理念。1977 年 WHO 召开第一次专家会议，将基本药物定义为"满足人类健康的最重要的、最基本的、必不可少的、必需的药品"。2002 年对基本药物的概念进行修订，修改为"基本药物是满足人类优先健康需求的药品"，这个概念被沿用至今。

1977 年 WHO 制定了第一版的基本药物示范目录，并规定每两年更新一次。2021 年 9 月 30日，WHO 更新出版了第 22 版《WHO 基本药物示范目录》和第 8 版《WHO 儿童基本药物示范目录》，该目录明确了基本药物的定义和遴选标准。1977 年制定的遴选原则沿用至 2002 年后也进行了调整，2002 年以后的遴选原则主要有 3 条：①综合因素。基本药物的选择需要考虑很多因素，包括疾病负担、范围以及有效性、安全性以及经济学的评价。②基本药物多为单一化合物，只有当复方制剂在治疗效果和安全性或依从性方面具有优势时才选择。目前选择用复方制剂的药物有抗结核药物、抗疟疾药物和抗艾滋病药物。③成本比较。比较整个治疗过程中的总成本。此外还应该结合各国的人口因素、疾病特点、医疗服务能力以及药物的可获得性，资金的来源以及环境因素。

1998 年我国公布了我国的基本药物目录，包括 27 大类 740 种西药。2018 年 9 月进行第三次调整，调整后的《国家基本药物目录》总品种由原来的 520 种增至 685 种，包括西药 417 种、中成药 268 种。新版目录发布实施后，将能够覆盖临床主要疾病病种，更好适应基本医疗卫生需求，为进一步完善基本药物制度提供基础支撑，高质量满足人民群众疾病防治基本用药需求。

（二）基本医疗保险药品目录

《基本医疗保险药品目录》不同于《国家基本药物目录》。《国家基本药物目录》的作用是指导临床医师合理用药，引导药品企业生产方向，制定时主要考虑药品使用的合理性与安全性。《基本医疗保险药品目录》的主要作用是控制基本医疗保险的支付费用的范围，是社会保险经办机构支付参保人药品费用的依据，其目的是保障参保人的基本医疗需求，保障医疗保险基金的收支平衡。制定时主要考虑药品的价格、医疗保险基金的承受能力。

2000 年，在《国家基本药物目录》的基础上，我国第一部《国家基本医疗保险药品目录》颁布实施。2004 年 9 月，劳动和社会保障部公布了《国家基本医疗保险和工伤保险药品目录（2004年）》（以下简称《药品目录》），较 2000 年版本不同的是，目录增加了"工伤保险"这项，714 种药品入选了《药品目录（2004 年版）》，其中中药增加 408 种，增幅达 98%，西药新增加 306 种，增幅达 42%。

2009 年 11 月 30 日，《国家基本医疗保险、工伤保险和生育保险药品目录（2009 年版）》（以下简称《药品目录》）发布，此次《药品目录》调整主要针对西药和中成药，调整后的新版《药品目录》的西药和中成药品种共 2 151 个。西药部分共有药品 1 164 个，其中甲类 349 个，乙类 791 个，另有 20 个仅限工伤保险用药，4 个仅限生育保险用药；中成药部分共有药品 987 个，其中甲类 154个，乙类 833 个。

2019 年 8 月发布的《国家基本医疗保险、工伤保险和生育保险药品目录》是国家医疗保障局成立后对医保目录的首次全面调整，也是自 2000 年国家相关部门发布四版医保目录以来对目录品种进行的一次全面梳理。经过 2020 年和 2021 年调整，2022 年 1 月 1 日起执行的《国家基本医疗保险、工伤保险和生育保险药品目录》，目录内药品总数为 2 860 种，其中西药 1 486 种，中成药 1 374 种。中药饮片仍为 892 种。我国医保药品目录的调整由重数量增长到趋于结构优化，向"质"与"量"并重的特征转变，医保药品目录组成日趋科学化、合理化。

2021 年国家医保局、人力资源和社会保障部组织专家调整制定了《国家基本医疗保险、工伤保险和生育保险药品目录（2021 年）》，收载西药和中成药共 2 860 种，其中西药 1 486 种，中成药 1 374 种。另外，还有基金可以支付的中药饮片 892 种。

（三）基本医疗保险药品目录管理

1. 基本医疗保险药品目录的制定　根据《城镇职工基本医疗保险用药范围管理暂行办法》（以下简称《办法》）第三条规定，纳入《药品目录》的药品，应是临床必需、安全有效、价格合理、使用方便、市场能够保证供应的药品，并具备下列条件之一：①《中华人民共和国药典》（现行版）收载的药品；②符合国家药品监督管理部门颁发标准的药品；③国家药品监督管理部门批准正式进口的药品。对以上基本条件，还有几点补充说明：一是在《药品目录》中的药品必须是符合上述三个条件之一的药品，一些地方标准的药品、临时进口的药品等，不能在《药品目录》之中；二是《办法》中规定排除的五大类别药品，即使符合三个基本条件，也不能纳入《药品目录》；三是符合三个基本条件，不在五大排除类别之内的药品，还必须符合临床必需、安全有效、价格合理、使用方便、市场能够保证供应的条件，并由专家进行评审。

2. 不纳入目录的药品　一是主要起营养滋补作用的药品，如十全大补膏等；二是部分可以入药的动物及动物脏器、干（水）果类，如鹿茸、蝎子、海马等；三是用中药材和中药饮片泡制的各类酒制剂，如杜仲酒等；四是各类药品中的果味制剂、口服泡腾剂，如果味维生素 C、阿司匹林泡腾片等；五是血液制品、蛋白类制品，如冻干血浆、人血白蛋白等。为了保障部分特殊疾病和急救、抢救治疗的需要，各地可根据实际情况对血液制品、蛋白类制品的使用适当放宽，并制定相应的管理办法。另外，《办法》还规定，原劳动和社会保障部规定基本医疗保险基金不予支付的其他药品，也不能纳入《药品目录》，主要是指在《药品目录》实施的过程中，原劳动和社会保障部根据有关部门对药品质量和市场管理监测的结果，对一些质量检测不合格的药品随时作出的规定。

3. 目录基本结构与给付　《基本医疗保险药品目录》由西药、中成药、中药饮片、凡例和协议期内谈判药品部分五部分组成。由于西药和中成药的药用成分和治疗适应证相对明确，产品的剂型、剂量、规格及其价格都有明确的规定，所以采用"准入法"，制定准予支付的药品目录，药品名称使用通用名，并标明剂型。由于中药饮片的药源广泛、药材品种繁多，使用剂量和规格差别大，对中药饮片采用"排除法"，制定不予支付的药品目录。2019 年版目录将中药饮片部分目录由排除法改为准入法。

由于我国经济发展不平衡，各地医疗保险筹资水平不同，为了保证参保人员的基本医疗用药，《基本医疗保险药品目录（2022 年）》分为甲类目录和乙类目录。甲类目录的药品费用按规定由基本医疗保险基金支付，在全国所有统筹地区都应保证支付。乙类目录的药品各省、自治区、直辖市可以根据经济水平和用药习惯进行适当调整，医疗保险基金支付比例由各统筹地区根据当地医疗保险基金的承受能力确定。基本医疗保险参保人员使用西药和中成药发生的费用，超出药品目录范围的基本医疗保险基金不予支付，属于药品目录范围内的按以下原则支付，一是使用"甲类名录"的药品所发生的费用，按基本医疗保险规定的标准给予支付；二是使用"乙类目录"的药品所发生的费用，先由职工自付一定比例后，再按基本医疗保险规定的标准给予支付。

使用中药饮片所发生的费用，属于药品目录内的，基本医疗保险基金不予支付，不在药品目录的，按基本医疗保险规定的标准给予支付。例如，某统筹地区的起付标准为 800 元，最高支付限额为 2.5 万元，统筹基金支付范围内个人负担比例为 10%，乙类药品个人首先自付 20%。

三、社会医疗保险医疗服务设施管理

（一）基本医疗保险医疗服务设施的概念

基本医疗保险医疗服务设施是指由定点医疗机构提供的，参保者在接受诊断、治疗和护理过程中非直接相关的辅助性服务设施。基本医疗保险医疗服务设施费用主要包括住院床位费及门（急）诊留观床位费。对已包含在住院床位费或门（急）诊留观床位费中的日常生活用品、院内运输用品和水、电等费用，基本医疗保险基金不另行支付，定点医疗机构也不得再向参保人员单独收费。

（二）基本医疗保险医疗服务设施费用的偿付标准

基本医疗保险住院床位费和门（急）诊留观床位费支付标准，分别按物价部门规定标准执行。需隔离以及危重患者的住院床位费支付标准，由各统筹地区根据实际情况确定。基本医疗保险门（急）诊留观床位费支付标准按本省物价部门规定的收费标准确定，但不得超过基本医疗保险住院床位费支付标准。特需服务设施不纳入医疗保险范围。根据相关规定，公立医院可以开展部分特需医疗服务，核定床位中也可以开设不超过 10% 的特需床位。特需床位费价格自定，其中会诊费、治疗费可以按 150% 标准收费。通常情况下，特需病房的参保者不按医疗保险结算。另外一些特殊治疗床位，如监护病房（ICU、CCU）床位、烧伤病房床位费、层流病房床位费、传染病房床位费等由物价部门另行定价。医疗保险对这些特殊床位按物价核定标准支付。

定点医疗机构要公开床位收费标准和基本医疗保险床位费支付标准，在安排病房或门（急）诊留观床位时，应将所安排的床位收费标准告知参保人员或家属。参保人员可以根据定点医疗机构的建议，自主选择不同档次的病房或门（急）诊留观床位。由于床位紧张或其他原因，定点医疗机构必须把参保人员安排在超过收费标准病房时，应首先征得参保人员或家属的同意。

参保人员的实际床位费低于基本医疗保险住院床位费支付标准的，以实际床位费按基本医疗保险的规定支付；高于基本医疗保险住院床位费支付标准的，在支付标准以内的费用，按基本医疗保险的规定支付，超出部分由参保人员自付。

（三）基本医疗保险基金不予支付的生活服务项目和服务设施费用

主要包括：就（转）诊交通费、急救车费；空调费、电视费、电话费、婴儿保温箱费、食品保温箱费、电炉费、电冰箱费及损坏公物赔偿费；陪护费、护工费、洗理费、门诊煎药费；膳食费；宣传教育费；文娱活动费以及其他特需生活服务费用。

其他医疗服务设施项目是否纳入基本医疗保险基金支付范围，由各省（自治区、直辖市，下同）劳动保障行政部门规定。医疗保险规定生活服务项目和服务设施费用不予支付，主要考虑这些项目有的不是诊断、治疗和护理过程中必需的，如空调、电视、电话等；有的虽必需，但属于个人或单位责任，如就诊交通费、急救车费、膳食费等。定点医疗机构新增的诊疗项目和服务设施项目需报人力资源和社会保障部门审核，药品目录的调整修改由人力资源和社会保障部门负责〔根据劳动和社会保障部（现为人力资源和社会保障部）《关于印发城镇职工基本医疗保险诊疗项目管理、医疗服务设施范围和支付标准意见的通知》（劳社部发〔1999〕22 号）文件规定〕。

（四）各级行政部门的管理职责

在充分征求财政、卫生、物价、中医药管理部门和有关专家的意见的基础上，国家及各省医疗保障行政部门根据《关于确定城镇职工基本医疗保险医疗服务设施范围和支付标准的意见》组织制定基本医疗保险医疗服务设施项目范围，各统筹地区医疗保障行政部门确定基本医疗保险基金的支付标准。统筹地区社会保险经办机构要加强对医疗服务设施费用的审核工作，严格按照基本医疗保险医疗服务设施项目范围和支付标准支付费用。各相关部门要加强联系，密切协作，共同做好基本医疗保险医疗服务设施项目的管理工作。同时要加强宣传，强化参保人的费用意识，促进医、患、保三方制约机制的形成。城乡居民基本医疗保险诊疗项目范围、医疗服务设施范围，原则上执行当地城镇职工基本医疗保险的诊疗项目、医疗服务设施范围。各地也可根据本地实际适当增加孕产妇、婴幼儿必需的诊疗项目和医疗服务设施及中医药诊疗项目和医疗服务设施。新增诊疗项目和医疗服务设施暂由各省（自治区、直辖市）负责制定。

四、对医疗服务提供资源配置的管理

医疗保险基金的有限性导致政府必须对高成本医疗技术的使用进行限制。价格控制手段因为有降低医疗质量的风险而无法采用，因此，为确保成本控制，许多政府通过医疗保险支付的杠杆原理对医疗资源配给进行管理，鼓励或者强制更多的医生进行全科与家庭医生服务，同时赋予全科医生"守门人"角色，大力开展社区家庭医疗服务。

（一）医疗保险与社区卫生服务管理

1. 社区卫生服务内涵　①服务场所为社区；②服务的目标是以居民的需求为导向，而不是以需要为导向；③服务内容包括预防、医疗、保健、康复、健康教育等为一体的全方位服务；④提供的服务应该是居民经济上可负担、内容上可接受的服务。

2. 家庭医疗服务　家庭医疗服务可泛指在家庭范围内进行的一切医疗、护理、预防、保健和康复活动。国外有学者认为家庭医疗是家庭成员与医疗护理人员之间的互动过程，通过家庭医疗服务可以改善患者的健康状况，同时使其提高自我护理的能力，能够更好地利用资源。国内学者认为家庭医疗是把家庭作为服务对象，以家庭医疗护理理论为指导，由家庭与护理人员一同执行参与，从而保证家庭健康的一系列护理活动。

日本医疗保险报销制度（诊疗报酬制度）规定，家庭医疗服务发生的费用在医疗保险"家庭慢病指导费用"栏目中予以报销。报销内容包括：居家静脉注射管理、输液管理、居家吸氧管理、居家血透管理、居家腹膜透析管理、血液/尿液化验检查、胃管管理、中心静脉营养管理、人工呼吸机管理、肿瘤镇痛和化学疗法的管理、卧床老人护理管理、疼痛管理、尿管管理、居家康复、临终管理等。

澳大利亚，其社区医疗服务主要是按照项目方式来制定服务内容，主要包括：儿童保健、社区康复、家庭护理和临终关怀、学校卫生、健康教育和健康促进、心理精神卫生、慢性病防治、老年日间照料和替代服务以及其他特殊人群的服务等，其中每项服务都有详细具体的标准。

3. 社区医疗服务的经济性　与住院医疗服务相比，社区卫生服务具有巨大的经济性。据日本统计数据显示，同一种疾病，住院患者一个月平均医疗费为46万日元，家庭医疗仅需要13万日元，为住院费用的30%。目前世界上很多国家已经进入老龄化社会，老年人群是消耗医疗资源的主要群体，老年人多层次的医疗服务需求，促使医疗服务模式由传统的以治疗疾病为目标的医疗服务模式向以护理为主的社区医疗服务模式转变，医疗服务提供的场所也由医院向社区、家庭转变；医疗的理念由原来的"治疗"向"治疗＋支援"转变。因此加强社区卫生服务建设，提高全科医生/家庭医生医疗服务的能力，完善社区卫生服务的内容，提供老年长期护理、临终医疗等家庭医疗服务，不仅可以提高患者的生活质量、保证患者的尊严，更可以减少医疗资源的消耗，减轻医疗财政负担。

（二）医疗服务提供体系整合管理

1. 医疗机构功能的划分与分级管理　医疗服务体系功能上的分工与协作是建立在服务系统结构分化与整合的技术上。因此具有不同功能的机构（如综合医院、专科医院；急性期治疗为主的医院和疾病恢复期治疗为主的医院，如康复医院、护理院等）之间进行有效的协同、整合，进一步发挥区域整体医疗卫生系统的功能，会提高医疗卫生服务的整体效率，提高医疗服务质量。实现机构间有效的分工与协作，分化与整合的关键因素是完善利益分配机制。

例如，康复医疗服务的提供，不仅包括世界卫生组织定义中的三级预防措施，还包括二级预防内容。康复医疗服务不仅是在疾病后进行护理康复，更是在急性期就开展早期介入，甚至在一级预防期就已经开始，进行风险预防管理。这种贯穿一、二、三级预防体系的卫生服务要求不同机构要具有不同的康复责任与功能，不同功能机构之间要进行有效的协同与整合。

2. 医疗机构间双向转诊的管理　以日本为例，2002 年 8 月，日本厚生劳动省发布了《医疗提供体制改革的基本方向》中期报告，提出了要以地区需求为中心对医疗机构进行功能分化。具体来说，一要加强急性期医院病床和社区医疗机构之间的协作，提高双向转诊率，做好出院患者的转诊协调工作；二是要强化社区医疗机构能力建设，主要包括以下几个方面：①提供医疗、介护、福祉综合服务，以提高患者生活质量为目的的综合服务体系；②以家庭医疗为中心；③具有提供急性疾病转诊能力；④具有家庭医疗、上门护理，恢复期康复的能力。医疗机构只有在达到国家规定的双向转诊各项标准指标才能享有医疗保险补偿。

具体标准如下：急性期疾病为主的医院，其门诊患者中如果由下级医疗机构转诊而来的患者比例占门诊患者总人数的 30% 以上，平均住院日小于 17 天，门诊患者 / 住院患者的比例小于 1.5，同时满足上述三个条件，该医院最大可以加收 250 点（1 点 = 10 日元）的急性医疗费用加算。具体为：100 点（门诊转诊加算）+ 100 点（急性期特定入院加算）+ 50 点（门诊转诊特别加算）= 250 点。

例如：一名在地域医疗支援型医院住院 14 天的患者，其急性期医疗服务加算 = 250 × 10 × 14 = 35 000 日元，此外再加上地域医疗支援型医院住院诊疗加算 29 000 日元（2 900 点），平均下来，每年住院患者达 1 万人次的情况下，医院就会多收入 3 亿~4 亿日元，并且这部分资金可以不用投资设备更新。在良性医疗服务支付制度的激励下，医疗机构间的双向转诊得以顺利进行，整合型医疗服务体系得以顺利构建。

五、医疗服务与管理型保健

（一）管理型保健

管理型保健出现于 20 世纪 60 年代，其初衷是为了提高医疗服务的质量和持续性，并提供预防保健服务。20 世纪 70 年代，由于医疗费用的急速上涨，管理型保健这种模式越来越受到重视。逐渐发展成集医疗服务提供和经费管理为一体，以控制医疗费用为主要目的的医疗保险模式。管理型保健的主要模式有：健康维护组织（HMO）、优先选择提供者组织（PPO）、排他性提供者组织（EPO）和定点服务计划（POS）4 种形式。现在，管理型保健已成为美国占主导地位的医疗保险形式。管理型医疗与传统医疗保险相比，一般可降低保险费 10%~20%。

（二）管理型医疗保健

1. 管理型医疗保健的概念　要给管理型医疗保健下一个定义是十分困难的。从广义上说，管理型医疗保健（managed care）指的是任何一种引导投保者到一组同意遵循既定的诊疗规范的服务提供者那里接受卫生服务的健康保险计划。它通过控制和引导卫生服务利用，降低卫生服务成本，实现降低卫生服务费用的目的。管理型医疗保健是由医疗保险计划和医疗服务提供方共同组织，利用经济刺激和组织措施改变供需双方的行为，以实现卫生服务的有效提供和利用。管理型医疗保健通过下列一种或多种方式，把筹资和向投保者提供适当的医疗服务一体化：①由选择的提供者（医生、医院）来向成员提供整体的医疗卫生服务；②明确卫生服务提供者选择标准；③促进质量提高，采用评估的程序；④强调通过保持成员的健康来降低服务的利用；⑤通过经济刺激的方式，鼓励成员使用组织内的医生和治疗程序。

2. 管理型医疗保健的目标和共同特征　管理型医疗保健的目标是加强成本控制、医疗服务的合理化和适宜性、提高管理和临床的效率、减少医疗服务的重复、促进广泛的签约机制、改变供需双方的行为。管理型医疗保健主要有以下 6 个特征：①严格的利用评估；②医生医疗行为模式的监督和分析；③使用初级保健医生来管理患者；④引导患者到高质量的、有效率的提供者那里去看病；⑤质量促进计划；⑥通过改革供方的偿付制度，使得医生、医院提供的医疗服务优质和有成本效益。

第三节 医疗保险与医疗服务提供协同发展

一、医疗服务提供与医疗保险管理协同发展概述

（一）协同发展的必要性

我国医疗保险与医疗服务管理模式，属于分离式的管理模式，这种分离模式使医疗保障制度与医疗服务脱节，游离于医疗服务体系之外，使得卫生体系行政管理权分散，不利于医疗保险机构对医疗服务的监督管理。同时我国老年人口的快速增加以及人口结构的变化也带来多元化的卫生服务需求，医疗服务提供模式也由单一的疾病治疗模式向多元化的整合型医疗服务模式转变。目前我国社会保障制度改革已进入系统集成、协同高效的发展阶段。作为社会保障的重要组成部分，我国医疗保障制度建设实现了"从无到有"，进入"从有到优"的高质量阶段。医疗保障与医药服务的协同发展是推进医疗保障制度高质量发展的重要保障。因此国家在《"十四五"全民医疗保障规划》(国办发〔2021〕36号，以下简称《规划》)中提出，要建设公平医保、法治医保、安全医保、智慧医保、协同医保，要推进医疗保障和医药服务高质量协同发展。

（二）协同发展的基本理念

1. 协同发展的主导思想 坚持以人民健康为中心，把保障人民健康放在优先发展的战略位置，完善人民健康促进政策。加快建成覆盖全民、城乡统筹、权责清晰、保障适度、可持续的多层次医疗保障体系，通过统一制度、完善政策、健全机制、提升服务，增强医疗保障的公平性、协调性，发挥医保基金战略性购买作用，推进医疗保障和医药服务高质量协同发展，促进健康中国战略实施，使人民群众有更多获得感、幸福感、安全感。

2. 协同发展的目标 坚持医疗保障需求侧管理和医药服务供给侧改革并重的指导思想，坚持系统集成、协同高效、共享共治、多方参与的基本原则，以及建设协同医保，医疗保障和医药服务高质量协同发展。

3. 协同发展的任务 持续优化医疗保障支付机制、改革完善医药价格形成机制、加快健全基金监管体制机制、协同建设高效的医药服务供给体系等内容。其目的是"发挥医保支付、价格管理、基金监管综合功能，促进医疗保障与医疗服务体系良性互动，使人民群众享有高质量、有效率、能负担的医药服务和更加优质便捷的医疗保障"。

4. 协同发展的路径 建立健全医保内部各要素的关联调整机制；建立以早期预防和医防协同为主的三医联动机制，推动医保协同化改革，发挥政府、市场和社会等主体在医保协同治理中的功能；以协作性公共管理理论为基础，构建共建共治共享的医保治理格局。

二、医疗服务提供与医疗保险管理协同发展理论与内涵

（一）协同发展的基础理论

1. 协作性公共管理理论 是近年来在全球信息化的背景下，国际上兴起的一种新型地方政府公共管理新理论。是基于组织之间的相互信任、共同的依赖性、相互之间存在共同的价值理念而产生的一种自内而外的管理模式。它强调地方政府在行政管理中要与其他组织之间进行协作或合作，共同进行管理，达成地方治理目标。协作性公共管理理论认为，传统的行政管理理论和新公共管理运动要求政府和公共机构将公民当作客户，在面对来自市民的要求时，传统公共管理者会回答：我们可以（或不能）提供这种服务。这隐含着把公民视作公共服务和公共产品被动接受者的危险，忽视了与公民之间开展协作。而协作性公共管理的回答是：我们与顾客一起努力来

改进。它强调要加强政府和公共机构与公民以及其他社会参与者之间的协作和伙伴关系。

2. 协同发展与协同治理　协同发展的基础是协同治理，协同治理是指"公共政策决策和管理的过程与结构，能够使人民建设性地跨越公共机构、政府等级以及公共、私人与市政领域的边界，实现其他方式无法达到的公共目标"。协同治理的理论基础是协作型公共管理理论，强调参与主体的多元化，参与范围的跨越边界，参与方式的协商、合作和联动。

《规划》提出要"准确把握医疗保障各方面之间、医疗保障领域和相关领域之间改革的联系""形成政府、市场、社会协同保障的格局""强化多主体协商共治，调动各方面积极性，凝聚改革发展共识，提高医疗保障治理水平"。因此医疗服务与医保管理的协同发展，需要基于协作型公共管理理论，以保障人群健康为最终目标，围绕医保或是以医保为主线，医保体系运行过程中涉及的医疗服务、药品、商业保险等多元利益主体，通过协商合作与共商共治方式进行协作治理，实现保障人群健康的最终目的。

（二）医保与医药高质量服务协同发展的内涵

1. 建设优质高效的医疗卫生服务体系　2021年6月，国务院办公厅印发《关于推动公立医院高质量发展的意见》，该意见指出，公立医院高质量发展的重点任务首先是要建设优质高效医疗卫生服务体系，提供优质高效医疗卫生服务。要打造国家级和省级高水平医院，发挥公立医院在城市医疗集团中的牵头作用，发挥县级医院在县域医共体中的龙头作用，建立健全分级分层分流的重大疫情救治体系。因此公立医院发展方式要从规模扩张向提质增效转变，运行模式要从粗放管理转向精细化管理，资源配置要从注重物质要素转向注重人才技术要素医疗服务，要建立防范化解重大疫情和突发公共卫生风险机制，为建设健康中国提供有力支撑。

2. 价值导向战略购买　随着健康中国战略的提出和优质高效医疗卫生服务体系的构建，国家医保局在医药服务购买方面进行一系列改革，在药品集中采购、药品谈判、增补目录等方面取得的显著成就，初步展现了医保价值导向的战略性购买能力。此外医保支付方式进行系统改革，按照疾病和临床规律，分别制定了适用于急性期医疗服务的住院费用DRG/DIP支付制度，门诊日间手术支付制度，以及慢性期为主（精神疾病、康复疾病、长期护理为主的慢性疾病和临终关怀等）的按床日付费制度，以及探索建立基层导向的门诊共济医保支付制度。此外，针对"紧密型医疗联合体"探索建立了总额付费制度，并加强监督考核，制定了结余留用、合理超支分担等激励措施。从我国罗湖模式来看，"紧密型医共体"总额付费中，不仅包括医疗服务，也包括对公卫医生的绩效考核与补偿，对建立防范化解重大疫情和突发公共卫生风险机制具有重要支撑作用。

3. 分层导向医疗救助　针对特殊人群以及特殊疾病，国家医保局进行一系列改革措施，首先是通过规范医疗行为和药品带量定价采购，控制医疗成本，减少发生医疗灾难性支出的概率；此外，对一些贫困家庭以及因为疾病带来灾难性家庭支出的健康贫困人群，制定疾病医药费豁免制度，将罕见病等一些药品纳入医保目录中。此外实行多层次医疗保障制度，政府监管下鼓励有条件的居民购买重大疾病商业保险，提高保障能力，探索医保共建共治共享社会协作治理新格局。

三、医疗服务提供与医疗保险管理协同发展制度优化

（一）服务行为与医保制度优化

1. 基于疾病分期、资源消耗分组、打包付费的医保支付制度　医疗服务可以根据疾病不同时期划分为多个阶段，因此医疗保险支付需要根据疾病不同时期医疗服务资源消耗进行制定。例如我国医疗服务主要可以分为一般医疗服务、精神医疗服务、康复医疗服务、临终关怀等。设计医保支付制度时，会根据病种特点制定相应的支付模式。例如目前我国全面开展的DRG和DIP住院费用付费模式，就对住院天数和疾病病种有要求。DRG付费模式仅限住院天数60天以

内的住院费用；DIP 付费模式则将精神类、康复类病种排除在外，精神类、康复和临终关怀护理性医疗服务，通常采用按床日付费等医保支付模式。结算时采用基于资源消耗分组的打包付费模式，这样医院的盈利模式就会从"过度医疗"向"节约成本"转变。

2. 改革协同、制度推进 2021 年，国家医疗保障局开展门诊共济保障制度改革，探索各种门诊统筹支付方式（例如"APG""点数法""分值法""人头法"等），期待提高门诊患者保障能力的同时，也防止住院费用向门诊费用的转移支付。同时国家也完善异地转诊、异地就医时医保直接结算政策。针对罕见病等特殊群体、特定疾病的药费建立特殊豁免政策，减轻困难家庭疾病经济负担。

国家加强对医保药品目录的调整，在药品准入与采购以及医用耗材价格制定等方面，多次进行医保准入谈判，探索基于各种服务（住院服务、门诊服务、异地转诊服务、特殊病种医疗服务、精神和康复病种、特殊药品和耗材等）以及服务提供场所，制定协同发展的多元复合型支付方式，从制度顶层设计的高度确保医药和医保制度的有效协同。

3. 具有激励与约束作用的医保结算与监管制度

（1）信用等级制度：我国多数地区医保经办机构对医院主要采用月结算、年清算付费制度。也就是医疗保险经办机构每月按定点医疗机构基金应拨付总额的 90% 进行拨付，预留 10% 作为 DRG 质量保证金，根据年度考核结果，对试点医疗机构进行年终清算。为了防止医院出现不合理医疗服务行为，很多地区经办制定系列规章制度与监管措施，利用智能监管平台优势，制定数据预警规则，并采用数据平台智能检测、医院数据抽检、医院现场检测等方式，检测医疗服务行为；同时还制定信用等级评价机制，并通过医保结算与清算的方式，对检测结果进行奖惩，并定期进行评估，及时完善监管指标。

（2）激励与约束机制的结算制度：例如广东省 DIP 医保结余与超额的支付标准规定，医疗机构实际记账费用总额在各定点医疗机构按病种分值付费年度统筹基金预决算支付总额 80% 以下时，按实际发生费用支付；占 80%～100% 时，按照 100% 进行支付；超过 100%～110% 部分，予以大约 70% 补偿；大于 110% 部分不予支付。这种结算模式会促使医院控制医疗成本的同时又能保证医疗服务质量，激励医生提供优质医疗服务，减少不合理服务行为。

（二）医疗服务可持续发展与医保制度优化

1. 医疗服务成本核算与医保购买价格 目前我国医疗保险对医疗服务的购买价格，无论是 DRG 还是 DIP，均是基于历史费用进行的支付成本测算。由于我国医疗服务成本核算制度中，缺少对医疗服务价值的评估，同时医疗服务价格制定又受国家管制，无法采用市场产生的均衡价格，这就导致现有的医疗服务收费价格与提供的医疗服务价值不符，影响优质医疗服务的提供。因此应该加强医疗服务成本核算，提高成本核算技术，完善成本核算制度。采用作业成本法核算医疗服务劳务成本，基于成本制定合理的收费价格。国家卫生健康委员会和国家中医药管理局在 2019 年出台《关于印发医疗机构内部价格行为管理规定的通知》（国卫财务发〔2019〕64 号）中明确提出：医疗机构要建立医疗服务成本测算和成本控制管理制度，要建立新增医疗服务价格项目管理制度。因此确保医疗服务可持续发展，科学评估医疗服务成本，制定合理的收费价格尤为重要。

2. 高值耗材医保政策与医疗服务 2020 年国家医疗保障局出台了《国家医疗保障局关于国家组织冠脉支架集中带量采购和使用配套措施的意见》（医保发〔2020〕51 号），耗材实行集中带量采购，并在三年之内完成医保支付标准过渡，之后以中选价作为医保支付标准，高出部分医保不再支付。由于我国医疗机构实行药品零差价制度，同时现有医疗服务收费价格低于医疗服务实际成本，导致耗材收入成为医院的主要收入来源。实行"集采"后耗材的价格势必会给现行 DRG/DIP 支付标准带来影响，如果医疗服务收费价格没有得到合理补偿，可能带来医疗服务"诱导需求"或降低医疗服务质量。我国现行 DRG/DIP 付费制度，耗材作为医疗服务成本纳入服务包包干支付,耗材价格的改变对医疗服务行为会产生很大影响。日本住院费用结算时,采用"打包支付+按项目付费"方式进行结算。其中药品、检查、化验、治疗等基本服务费用统一打包支付,手术、麻醉、放疗、医院管理等相关费用,实行按项目付费。这种支付方式对手术和耗材政策调整以及付费标准制定带来一定便利性,有利于医疗服务监管。

3. 促进服务有效传递的支付制度　我国已经进入深度老龄化阶段,人口老龄化带来了多元化的服务需求。医疗服务体系也由传统的急性期治疗为主的医疗服务体系向医养服务融合的整合性卫生服务体系转变,为确保各机构之间医疗服务的有效传递与医养服务融合,实现防、治、康、养一体化服务传递,我国医保购买战略也逐渐向基层导向、协同导向、健康导向转变。医保机构在购买医疗服务时,会针对医院在区域卫生规划中的地位与职能、社会公益活动、特殊人群管理等一系列服务功能,赋予支付权重,确保医疗服务质量和区域医疗服务的有序流动。例如DIP付费标准中,会根据医院学科水平、医院社会服务功能、特殊人群等服务特点,分别赋予支付权重。对医联体、医共体中不同医院的功能定位赋予付费权重,并针对医院分级诊疗开展情况,结算时予以奖励与约束。

(三) 医药创新与医保制度优化

1. 我国医药创新支援制度　目前我国往往是通过《中华人民共和国专利法》对医药创新技术进行保护。1992年国家对《中华人民共和国专利法》进行了第一次修订,明确了药品可通过专利获得保护。2020年《中华人民共和国专利法》第四次修订,对药品专利的保护期限进行了补偿,同时对药品专利纠纷早期解决机制进行了规定,也就是我国的专利链接制度。

新药的研发具有难度大和周期长的特点,上市前还需要专利申请以及一系列临床试验和审批程序,制药企业面临着很大的收回成本的压力。因此我国建立了药品专利保护期限补偿制度,即"为补偿新药上市审评审批占用的时间,对在中国获得上市许可的新药相关发明专利,国务院专利行政部门应专利权人的请求给予专利权期限补偿。补偿期限不超过五年,新药批准上市后总有效专利权期限不超过十四年。"药品专利保护期限补偿制度,保护了原研药企业的利益,使其能够从药物研发中获取更多的收益,为进行新的药物研发打下良好的基础。2021年7月,国家药监局和国家知识产权局共同组织制定了《药品专利纠纷早期解决机制实施办法(试行)》,实施办法对平台建设和信息公开制度、专利权登记制度、仿制药专利声明制度、司法链接和行政链接制度、批准等待期制度、药品审评审批分类制度、首仿药市场独占期制度等进行了规定。

2. 医药创新与医保支付制度优化

(1) 加强卫生技术评估和基于价值的医保购买战略:卫生技术评估(health technology assessment, HTA)和国际参考价(non-HTA)是多数国家采纳创新药品医保准入的主要价格评估工具。例如英国于1999年引入了HTA,并成立了英国国家卫生与社会服务优化研究所(National Institute for Health and Care Excellence, NICE)作为执行机构,利用医疗技术评估方法,对传统疗法和新疗法在临床效果和成本效益方面进行评价,并审查新医疗技术所带来的医疗资源消耗是否与现阶段国家保障能力相符,从而提出创新药品和技术是否应该纳入保障支付体系。日本在创新医药技术使用方面,原则上不允许医保服务与自费医疗混合存在,因为会增加患者负担,助长没有循证依据为基础的特殊医疗服务提供。如果患者想接受医保支付范围以外的先进医疗(目前自费先进医疗105种),需要进行卫生技术评估,对其安全性、合理性进行评价。具体流程是:首先需要患者申请,然后医生判断申请是否合理,由医院向患者解释说明自费医疗的治疗内容以及费用负担情况(全部自费),患者接受同意并签字,最后出具发票。

(2) 我国医药创新与医保支付:我国对于医药创新技术能否纳入医保支付主要是通过谈判的形式进行协商。由于我国人口基数多,创新药品/技术市场需求大,同时我国尚未建立独立的第三方卫生技术评估机构,因此我国创新药品/技术主要是通过与医药企业进行谈判来决定是否纳入医保支付范畴。同时国家通过政府购买服务方式开展技术咨询工作,例如2020年国家医疗保障局开展"用于支持医保目录调整等决策的 HTA 技术标准应用研究"的课题招标工作,通过专家技术服务来完善医保目录调整及创新药准入机制,运用科学技术方法来制定创新医药技术保障决策。同时开展风险分担协议管理机制研究工作,建立我国创新医药技术准入与保障机制。

思考题

1.《国家基本药物目录》和《国家基本医疗保险药品目录》的作用分别是什么?

2. 医疗保险制度如何推进医疗服务可持续发展?

3. 简述医疗服务提供与医疗保险管理协同发展的目标与路径。

（张　莹　万美君）

第九章　医疗保障评价

医疗保障制度是社会保障制度的重要组成部分,直接影响医疗卫生服务的供给、需求和利用、卫生健康资源的配置公平和使用效率,从而最终影响一个国家或地区居民的健康水平、卫生健康事业以及社会经济的发展。通过对医疗保障制度全面、系统、综合地监测和评价,能够反映医疗保障制度的运行状况,发现其存在的问题,并揭示医疗保障体系运行的规律,可以为一个国家或地区医疗保障制度及体系的改革提供科学依据。

第一节　医疗保障评价概述

一、医疗保障评价定义

医疗保障评价(medical security evaluation)是根据一个国家或地区一定时期内医疗保障发展的目的和目标,运用科学的方法,对医疗保障制度的科学性、可行性及实施效果进行分析、比较与综合所作出的价值评判,并为制度持续、调整和终结提供科学依据。因此,医疗保障评价首先聚焦于医疗保障制度的价值取向,需要对医疗保障制度的目的和目标的适宜性进行评价,同时,医疗保障制度的价值取向也是开展评价时对评价工作目标进行定位的依据;其次,评价需明确评价的目的、目标及评价标准,评价标准的设定直接影响评价结果的准确性及其功能的发挥;第三,评价中必须关注价值判断结果与事实的相互依赖性,要用事实结果对原价值取向、目标的实现程度及适宜性作出评判;第四,评价要系统地、综合地、而不是片面地从单一某个方面的结果进行评价,并应综合考虑与医疗保障相关联的一切因素。

二、医疗保障评价的目的与意义

医疗保障制度的建立与运行包含政策问题发现及原因分析、政策的制定、政策的执行、政策的监测评估、政策的调整等环节。因此,医疗保障评价的目的包括两个层面:一是从宏观政策层面对医疗保障制度进行评估,主要针对医疗保障制度价值的合理性及可行性进行评价;另一个是从政策运行层面对医疗保障制度的运行及效果进行评价。

医疗保障评价的意义在于通过全面、系统、综合的评价,总结发现医疗保障制度制定和执行过程中的经验、问题及影响因素,进而促进医疗保障制度的完善和可持续发展。如通过系统、综合的医疗保障评价,科学地评价医疗保障制度的效果,发现政策设计、制定和实施过程中存在的偏差、问题及其原因。同时,通过将这些信息直接或间接地反馈给医疗保障政策的制定者、执行者和监测者等相关人员,促使他们适时作出政策反应,选择合适的政策方案,及时调整不当的政策项目,废除无效的政策项目,调整改善政策执行行为。

三、医疗保障评价原则

（一）系统性原则

医疗保障制度的实施涉及多个部门，牵涉多方利益，也受到内外部环境的影响，是一项面向全体居民的复杂的社会系统工程。在评价医疗保障时应有全局性、系统性的观点，需要将医疗保障体系置于整个社会大环境之中，用系统理论来分析、评价一国或一个地区医疗保障制度政策方案、运行过程和实施效果，分析促进和制约医疗保障体系有效运行的因素。评价所用的指标体系应能全面反映整个医疗保障的数量、质量、效果、效益及社会影响等情况。

（二）科学性原则

利用科学的方法对所获得的科学有效的信息客观地进行分析和评价。评价需要客观、公正、科学，评价的主体应能开展客观、科学的评价，在评价过程中以事实为依据；评价所需资料应完整、正确、真实可靠；评价的指标体系和评价标准是评价工作的依据，在建立评价指标体系时应该充分考虑医疗保障的实际情况并与之衔接，指标应明确具体，所用的指标体系应能反映该地区的社会、经济发展水平及医疗保障的运行情况。

（三）发展性原则

由于医疗保障制度的发展与国家政策的调整、社会经济的发展、医疗科技水平的提升等因素密切相关。随着社会经济的发展，不同时期的医疗保障制度所需要解决的社会问题及要实现的社会目标和重点不同，因此，医疗保障的评价也应随环境的变化及时调整，以适应不断发展变化的社会环境。

（四）公平与效率原则

公平性是社会保障的基本原则之一，也是评价医疗保障实施情况的重要原则。在医疗保障公平性评价中，可以从筹资公平性、利用公平性和健康公平性三个方面来衡量。医疗保障的可用资源是有限的，因此，如何合理地、有效地利用医疗保障资源，提高医疗保障资源的利用效率，也是医疗保障评价的重要方面。然而，公平与效率往往是一对矛盾体，在公平实现的过程中，往往存在效率的损失，提高效率的过程中同时存在降低公平的风险。如全民免费的医疗保障体系会带来使用者过度、不合理的卫生资源利用而导致浪费，而以共付方式、使用者付费等方式来促进医疗服务利用者节约使用资源、提高效率时，可能存在"穷帮富""逆共济"等不公平问题。

（五）针对性原则

不同地区、不同时期的医疗保障制度改革所针对的问题不同、所要实现的目标并不完全相同，而且每次医疗保障评价的范畴、内容、目的也不同，因此，开展医疗保障评价前，需要明确本次评价的目的和价值取向，开展具有针对性的评价。

四、医疗保障评价内容

医疗保障评价的内容一般包括医疗保障制度的政策方案、医疗保障制度的实施过程和医疗保障制度的实施效果及影响三个方面。

（一）医疗保障制度的政策方案评价

1. 目标价值的合理性 医疗保障制度的政策方案的价值取向很大程度上决定了具体的医疗保障政策及政策所产生的效应，包括居民健康水平的改善、疾病经济风险的保护及资源的使用效率等。因此，医疗保障制度的政策方案评价首先应该是评价医疗保障制度的指导思想和目标价值的合理性，公平、效率、可负担性、质量等通常是医疗保障制度目标价值的重要取向。如《中共中央 国务院关于深化医疗保障制度改革的意见》指出，党的十八大以来，全民医疗保障制度改革持续推进,在破解"看病难、看病贵"问题上取得了突破性进展,下一阶段着力解决医疗保障发展不平衡不充分的问题。同时,提出坚持以人民健康为中心,加快建成覆盖全民、城乡统筹、权责清晰、保障适度、可持续的多层次医疗保障体系,通过统一制度、完善政策、健全机制、提升服务,增强医疗保障的公平性、协调性,使人民群众有更多获得感、幸福感、安全感。因此,在全民医疗保障体系基本建立的基础上,建成更加公平、法治、安全、协同的高质量医疗保障体系成为下一阶段的重点目标。

2. 政策方案的可行性 医疗保障政策是在特定的社会背景和条件下制定的,其制定和实施需要与国家或地区的宏观政治环境和社会经济发展水平相适应。因此,对医疗保障制度的政策方案的评价必须考虑政策方案在政治、经济、社会伦理、价值观念及技术操作等方面的可行性。如十八大以来,中国特色社会主义进入了新时代,社会主要矛盾已经转化为人民日益增长的美好生活需要和不平衡不充分的发展之间的矛盾。同时,城镇化、人口老龄化、就业方式多样化加快发展,疾病谱变化的影响更加复杂,医疗保障基金运行风险不容忽视。并且,参保人对于扩大保障范围、提高报销比例、简化经办流程等期待越来越高,这就对我国医疗保障基金和经办管理的水平提出了更高要求。然而,保障水平的提高必须与医疗保障筹资水平匹配,医疗保障筹资水平又需要与社会经济发展水平相适应。因此,医疗保障政策制定既要顺应时代变化,满足人民不断变化的保障需求,同时也要符合医疗保障的基本运行规律。通过合理引导群众需求,不断优化经办服务,提高基金使用效率,打造更高品质的医疗保障服务,推动医疗保障制度高质量地运行,以更好地提升人民群众的满足感和获得感。

3. 体系结构的科学性 医疗保障制度目标的实现有赖于医疗保障结构体系的构架与建设。医疗保障体系的结构评价需要从公平、效率、可持续性等角度对保障全体居民医疗服务需求的组织结构体系、组织管理运行机制等方面进行评价。如中国目前的医疗保障体系的结构是以城镇职工基本医疗保险和城乡居民基本医疗保险为主体,医疗救助制度为托底,补充医疗保险、商业健康保险、慈善捐赠、医疗互助共同发展的医疗保障制度体系。其中各种类型医疗保障制度存在管理主体、覆盖的人群身份、筹资来源和水平及补偿水平不同等特征,中央与地方不同层级医疗保障经办机构的权力与职责是否合理,不同类型的医疗保障制度之间协调和衔接机制是否高效,医疗保障体系结构是否有利于健康中国战略目标的实现等,需要对其进行科学的评价。

(二)医疗保障制度的运行过程

1. 医疗保障组织运行管理 在保证医疗保障组织管理结构和权责划分科学稳定的基础上,需要着重关注的是医疗保障组织如何通过动态的管理运行机制将组织结构上的优势更好地发挥出来。医疗保障系统各类的组织管理机构所拥有的人力资源、财力资源、物质资源、信息资源、管理技术及监督机制等资源直接影响医疗保障体系运行及保障效果,对其进行评价有利于提高医疗保障系统的管理效率和政策的优化调整。

2. 医疗保障基金的运营状况 医疗保障基金运营状况的评价需要从医疗保障基金的筹集、支付、监管和可持续性等方面入手。在基金筹集的过程中,要对基金的来源进行合理控制,明确政府、社会和个人在卫生筹资中的责任,既要保证医疗保障基金来源的充足和稳定性,也要考虑到卫生筹资不会给政府和个人带来过重的经济负担,提升医疗保障基金的抗风险能力。在医疗保障基金进行补偿性支付时,需要充分考虑其支付能力,把握好基金盈余和赤字的临界点,同时也要注意医疗保障基金的流向是否有利于卫生资源的优化配置。对医疗保障基金的监管也是不可或缺的,通过完善内外部的监督机制,严厉打击部分参保人和医疗机构的骗保行为,防范基金的不合法挪用和套取,为医疗保障制度的可持续性发展保驾护航。

3. 医疗保障制度的运行质量 医疗保障服务质量评价包括两个部分,即医疗保障系统的管理服务质量和医疗服务质量。医疗保障管理服务质量涉及参保管理、基金管理、对医疗服务提供方的监督管理及对卫生服务需方的管理等方面,对其评价可从公平公正、效率、便利性及社会满意度等角度评价。医疗服务质量是医疗保障制度实施所追求的目标,医疗服务质量包括医疗服务供方所提供的技术服务质量和非技术服务质量,如医疗服务的费用水平、非技术性的服务设施与服务态度、所提供技术服务的合理性与有效性等方面。

4. 医疗保障制度的运行效率　医疗保障制度运行效率的评价可从以下几个方面着手:首先是医疗服务提供的效率,用以评价在一定卫生资源条件下,医疗机构能够提供的医疗服务的数量。其次是医疗服务利用的效率,即在医疗机构提供医疗服务能力范围内,医疗保障制度能否保障参保居民最大化利用现有的卫生资源和服务,更好地促进居民健康水平的改善。再者是卫生资源的配置效率,即在医疗保障制度的价格引导之下,卫生资源在不同地区、不同人群和不同层级医疗机构之间如何配置。能否将更多包括人力、物力、财力在内的卫生资源下沉到农村和基层地区,改善"倒三角"的资源分配现状,实现卫生资源优化配置是需要重点关注的地方。最后是医疗费用的控费效率,医疗费用不能无限制地增长,医疗保障制度的一大目标是通过优化制度设计,协调卫生系统各方的利益关系,引导和改善医患双方的行为,以此来降低医疗总费用。能否将医疗费用的增长控制在合理的范围内,是医疗保障制度的重要责任。

5. 医疗保障制度运行的公平性　公平性是我国医疗保障制度的基本原则之一,对于实现全民健康保障的目标是至关重要的。医疗保障制度的公平性主要包括人们参加各类具有疾病经济风险分担能力的医疗保障项目的公平性、获得医疗服务的公平性以及获得医疗保障基金支持的公平性三个方面。

(三)医疗保障制度的实施效果

医疗保障制度的实施效果是医疗保障制度执行后对公众及卫生系统所产生的效果及影响。对其进行评价应该包含以下内容:医疗保障政策预定目标的完成程度、疾病经济风险分担、居民健康结果及满意度等,并且需要关注在上述结果获得中的公平和效率问题。医疗保障制度实施的直接目标和重要功能是经济风险分担、减轻群众就医负担,提高卫生服务经济可及性,因此需要对参保人员的医疗费用可负担性进行评估。同时,医疗保障制度的最终目标是提高人群健康水平,因此医疗保障制度评价还应考虑其对于居民健康状况的影响。最后,医疗保障制度是增进民生福祉、维护社会和谐稳定的重大制度安排。因此,社会知晓度、群众满意度以及社会支持度也是医保政策效果评价的重要组成部分。

医疗保障结果的评价还需要进一步分析结果产生的原因及关键影响因素,以利于进一步改进医疗保障制度,促进制度的可持续发展。此外,医疗保障制度的实施是居于整个社会环境之中的,社会环境的发展变化会影响医疗保障制度的发展及其目标的实现,同时医疗保障制度的实施对社会经济的发展也会产生重要的影响。因此,医疗保障结果的评价同时需要考虑结果对于社会生产力、宏观经济及资源有效配置的影响。

第二节　医疗保障评价的框架、维度和指标

一、医疗保障评价框架

(一)Donabedian"结构—过程—结果"框架

Donabedian 在 20 世纪 60 年代提出了"结构—过程—结果"的服务质量评价框架。Donabedian指出医疗机构的结构能够通过直接影响医疗服务的过程,进而最终对医疗服务的结果产生重要影响。该框架奠定了医疗服务质量评价的基础,最初主要用于医疗机构服务质量的评价,后不断发展完善成为质量管理评价领域的重要理论。

医疗保障评价可以基于"结构—过程—结果"框架,对医疗保障制度运行的情况进行综合评

价,判断医疗保障目标实现的运行情况及效果。如医疗保障的结构维度体现为各类资源的静态配置关系与效率,反映资源投入的程度,主要包括医疗保障的组织架构,人力、物力、财力以及信息资源配备的情况;过程维度体现为医疗保障各个子系统的运行过程,如医疗保障组织运行管理情况,医疗保障人群覆盖情况,医疗保障基金的运营效率等;医疗保障制度结果体现为医疗保障是否实现了制度目标,如医疗保障制度实施后居民的健康改善的程度、经济风险保护程度,以及居民的满意度和支持度等。

(二)卫生系统绩效评价框架

2000 年,世界卫生组织在世界卫生报告《卫生系统:改进绩效》首次正式提出了卫生系统定义、目标、功能和结构,并在此基础上提出了卫生系统的绩效评价框架,同时,对 WHO 的 191 个成员国的卫生系统绩效进行了排名,对卫生系统的绩效评价产生了深远的影响。WHO 卫生系统绩效评价框架包括卫生系统健康促进、反应性和筹资公平三个最终目标,同时包括水平和分布两个维度。其中,健康促进(health improvement)用伤残调整期望寿命(disability adjusted life expectancy, DALE)进行衡量,水平和分布权重各为 25%。反应性(responsiveness to expectation)用反应性综合指数进行衡量,水平和分布的权重各为 12.5%。卫生筹资公平性(fairness in financial contribution)用筹资公平指数进行衡量,仅仅测量分布,其权重为 25%,通过加权计算后就得出卫生系统总体得分。同时,将各国人均卫生费用与该国卫生系统总得分相联系,就得出该国的卫生系统的整体效能的分数,将各国的人均卫生费用与该国的人均健康水平相联系就得出人均健康水平的效能,总共 8 个指标(表 9-1)。因此,卫生筹资作为卫生系统重要组成部分,其筹资的公平性是评价医疗保障的重要方面。

表 9-1 2000 年世界卫生报告卫生系统评价框架

目标	水平		分布	
	评价指标	权重	评价指标	权重
健康促进	伤残调整期望寿命	25.0%	健康公平指数	25.0%
反应性	反应性水平指数	12.5%	反应性公平指数	12.5%
卫生筹资公平性	—	—	筹资公平指数	25.0%
合计	质量	37.5%	公平	62.5%

资料来源: World Health Organization. 世界卫生组织 2000 年世界卫生报告:卫生系统:改进业绩. Geneva: WHO, 2000.

筹资公平指数(index of fairness of financial contribution, FFC),其通过家庭卫生筹资贡献率(health financing contribution, HFC)人群分布进行测量。HFC 定义为家庭医疗保健费用支出与非生存性支出或支付能力之比。HFC 反映一个家庭一段时间内为获得健康而支付的卫生费用。FFC 认为无论家庭经济状况、健康状况和卫生服务利用状况是否相同,所有家庭 HFC 应该是相同的,即卫生费用负担在每个家庭分布应该没有差异。家庭卫生服务筹资公平性本质是反映筹资贡献率在每个家庭中的分布情况。如果所有家庭 HFC 相同,则表明卫生筹资完全公平,如果 HFC 相差很大,则表明筹资不公平。

FFC 适用于以家庭为观察对象的研究,通过计算 HFC 进而评价一个国家或地区卫生筹资公平性,反映了家庭卫生费用的经济负担的分布情况,可用于比较不同地区之间家庭卫生经济负担的公平性。FFC 是一种全新的、把世界各国的卫生服务筹资公平性进行比较的测算方法,其核心的观点就是每一个家庭应该负担平等份额的医疗费用。当一个家庭成员患病时,实行卫生筹资公平性可以有效地避免家庭因灾难性卫生支出的发生而陷入贫困。在任何国家,如果要做到卫生服务的筹资公平,必须满足两个关键因素:患者与健康人群之间卫生费用的风险共担(risk pooling);不同收入人群之间卫生费用的风险分担(risk sharing)。风险共担主要指健康人群应该与患者一起，共同负担患者的卫生费用，以减弱患者所遭受的疾病经济风险，避免患者受到疾病和医疗费用的双重打击。每个人一生之中或多或少都会患病，都可以通过风险共担的保险机制得到其他人的帮助，这保证了每个人都能从这种风险共担机制中受益。

（三）卫生系统筹资理论框架

2005 年世界卫生大会 58.33 号决议称，人人都应该能够获得卫生服务，同时不会因为支付卫生服务费用而遭受经济困难。这一目标被定义为全民覆盖（universal health coverage，UHC），有时也称为全民健康覆盖。世界卫生组织的成员国于 2005 年承诺建立本国的卫生筹资体系，从而保证其国民能够获取卫生服务，同时不会因为支付这些卫生服务费用而遭受经济困难。因此，全民覆盖的目标是有效地为所有人提供健康保护和分担筹资风险，其政策导向是改善卫生筹资的公平性。2010 年，世界卫生组织在世界卫生报告《卫生系统筹资：实现全民覆盖的道路》指出全民覆盖目标的实现，关键是要进行卫生筹资政策和目标的定位以及卫生系统变革，改善卫生筹资的资金筹措、风险分担和服务购买及提供的功能。该报告详细阐述了国家就调整筹资系统所能做的事情，从而更快地实现全民覆盖这一目标并维持已经取得的成果。

2010 年，世界卫生组织在世界卫生报告《卫生系统筹资：实现全民覆盖的道路》提出实现全民医保覆盖需要考虑三个方面的问题（图 9-1）：目前的卫生系统筹资覆盖了哪些人口（需要扩展到未被覆盖的人口，尤其要关注贫困人口的覆盖）？覆盖了哪些服务项目（尽力扩展到其他卫生服务项目）？卫生费用覆盖的比例如何（需有效地分摊每个家庭和个人的医疗卫生服务成本和费用）？这三个方面的问题都需要依靠优化卫生筹资的功能进行解决，包括增加卫生筹资的总额，提升已筹集资金的使用效率，增强卫生筹资的公平性等，以有效确保可利用的资金朝着实现全民覆盖的目标而努力。其中，卫生筹资的公平性可以分为获益公平和负担公平。获益公平是指卫生服务应当按需分配，首先应当关注最需要获得卫生服务的人群；负担公平则是指费用的分担应当以支付能力为基础，需要特别关注支付能力较弱的人群，避免他们出现因为高昂的自负医疗费用而陷入经济困难的情况。该框架为全民医保覆盖视角下的医疗保障制度评价提供了可行的理论框架，覆盖宽度、覆盖深度和覆盖高度三个维度是全民医保制度建设的重点方向。覆盖宽度是指医保制度覆盖了多大比例的人群；覆盖深度是指医保包覆盖了多少服务项目，即其报销范围有多大；覆盖高度是指医保制度覆盖了多大比例的费用，即其报销比和风险分担能力的大小。

2020 年，WHO 从全民覆盖的角度提出了国家卫生筹资系统的评价工具——卫生筹资进展矩阵（health financing progress matrix，HFPM）。它以过去二十多年的大量证据和规范研究为

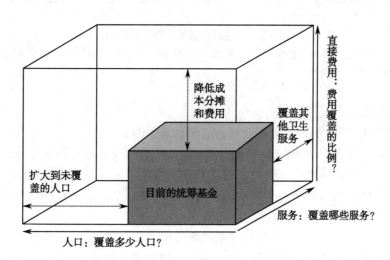

图 9-1　世界卫生组织全民医保概念框架

引自：World Health Organization. 世界卫生组织 2000 年世界卫生报告：
卫生系统筹资：实现全民覆盖的道路. Geneva：WHO，2010.

基础,涵盖了在实现全民覆盖的道路上卫生筹资需要注意的重点问题,以良好绩效为基准,主要依靠定性方法,评估一个国家卫生筹资的机构、流程、政策及其应用实施的标准化评价体系。HFPM 评估主要分为两个阶段(图9-2)。第一阶段是对国家卫生筹资系统进行总体的描述,主要是从制度目标、目标人群、覆盖水平、筹资来源、服务覆盖、待遇保障、基金统筹、费用监管、支付方式、服务提供方协议管理等角度描述现有卫生筹资计划的主要特征,以展现卫生筹资的基本情况。第二阶段由卫生筹资 19 个理想化的特征和 33 个问题构成,评价第一阶段中国家卫生筹资系统现状对于全民覆盖目标的实现程度。这 19 个理想化的特征涵盖了卫生筹资政策、流程和治理、资金筹集、基金统筹、服务购买与支付方式、准入条件与福利、公共资金管理、公共健康职能和方案等七个方面。每一个理想化的特征将由一个或多个问题进行描述。每个问题的回答对应四个不同等级,用以评估该项卫生筹资功能处于初始、发展、建立、高级四种状态中的哪一种。通过对以上各方面的评估,可以了解卫生筹资在实现全民覆盖的道路中起到了多大的作用,并为其功能的更好发挥提供改进的方向。

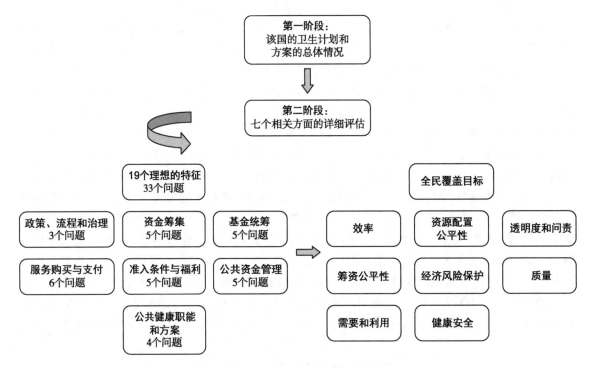

图9-2 卫生筹资进展矩阵评估框架

引自:World Health Organization. 世界卫生组织 2020 年世界卫生报告:国家卫生筹资系统评估:卫生筹资进展矩阵. Geneva:WHO,2020.

(四)绩效评价的"4E"理论

绩效评价的"4E"理论是为了更好地对公共部门提供的公共服务进行科学合理的评估,在原本包括经济、效率和效果在内的"3E"理论的基础上,考虑到政府活动的保障社会公平与平等的政策目标,新增了公平性的评估标准。我国现行的基本医疗保障制度的主管部门是各级政府部门下设的医疗保障局,具有显著的公共性。在对医疗保障制度进行绩效评估时可参考公共部门的"4E"绩效标准。

1. 经济性 经济性主要考虑是公共政策和服务的成本,力图通过更低的成本投入达到预期目标,重点在于如何节省财政经费支出。如在医疗保障制度的运行过程中,经济性的要求能够激励医疗保障主管部门的节流行为,促使其更好地进行资金配置,提高医疗保障基金的可持续性。

2. 效率性 效率性关注的是资源的投入产出比,即在政府部门提供公共服务时,怎样以更加高效的资源投入方式,将有限的公共资源配置到产出回报更高的部门和领域,实现资源的优化配置。如在医疗保障制度的运行过程中,需要优先保障人群的基本医疗服务需求,将卫生资源向能够最大程度改善人群总体健康水平的医疗卫生服务项目倾斜,同时需要对医疗保障基金使用的各个流程和环节进行优化和监管,充分发挥医疗保障基金的价值。

3. 效果性　效果性聚焦于资源投入后实现目标的程度,侧重公共政策出台或公共服务实行的结果是否与预期的目标相符。如在评估具体的医疗保障制度时,应当考虑通过制度的实施,在提高保障覆盖面,降低疾病经济风险,改善居民健康状况等方面的实现预期目标的程度。当评估结果未达到预期目标或者实现程度较低时,应当及时进行调整,不断优化改进。

4. 公平性　公平性强调不同群体在机会、过程和结果方面的公平,尤其是社会弱势群体能否得到更多的关注和保护。医疗保障制度的公平性,意味着保障不同阶层、不同区域的居民在患病时都能够及时地享受到必需的医疗卫生服务,在就医过程中可以得到同等质量的医疗服务,并且能够获得公平的健康结果且不会陷入经济困难。

二、医疗保障评价维度

医疗保障制度建立的主要目的在于保障国民的生命健康权、提高居民健康水平、促进卫生资源有效配置、提高疾病经济风险的可负担性、改善健康公平性以及维护社会稳定等。对于医疗保障评价的维度通常包括公平、效率、质量、效果、效益、发展性、有效性、满意度等方面。其中公平性评价包括医疗保障覆盖及保障程度的公平性、医疗服务供给与利用的公平性、健康的公平性;效率评价包括卫生资源配置效率、医疗卫生服务生产效率和医疗费用控制效果等;质量评价包括医疗服务质量和医保服务质量;效果包括居民健康改善、财务风险保护及满意度等。

(一) 公平

公平是一个带有伦理价值判断在内的概念。医疗保障制度的公平性需要考察:医疗服务的成本由谁负担?医疗服务成本承担者的承担水平与支付能力之间的关系如何?卫生保健服务谁受益?参与具有风险分担能力的医疗保障体系的群体是谁?健康状况的分布如何?医疗保障公平性问题包含有卫生筹资公平性(equity in health financing)、卫生服务利用公平性(equity in health care services utilization)和健康结果公平性(equity in health status)三个方面的内容。公平可以从水平公平和垂直公平两个层面进行分析。水平公平(horizontal equity)也称"横向公平",指对处于相同状况的个人或群体给予同等对待。垂直公平(vertical equity)也称"纵向公平",指对处于不同状况的个人或群体不同对待。医疗保障的公平性主要包括几个方面:首先是制度参与公平性,即居民能否公平享有进入医疗保障体系的权利;其次是制度筹资公平性,即筹资过程中是否满足垂直公平性和累进制等;最后是制度受益公平性,即不同人群的受益面、报销水平、经济风险是否相同,尤其是弱势人群是否能够均等受益。

1. 筹资的公平性是从居民个体角度出发,结合居民的支付能力来考量人们在筹资中的贡献水平,强调居民医疗支出应该与其支付能力相对应。水平公平性是指具有相同支付能力的人支付相同的医疗费用;垂直公平性是指支付能力越高的人其支付水平就越高。筹资的公平性涉及一个问题,即可负担性,是指在现有的经济水平下,政府、社会和个人对医疗费用的可承受能力,可负担性直接反映医疗保障制度的稳定性和可持续性。

2. 卫生服务利用的公平性是指全体居民均应有机会获得所需要的服务。卫生服务利用的水平公平是指具有同等卫生保健需要的人可以获得同样的卫生保健服务;垂直公平是指具有较高卫生保健需要的人能够获得较高的保健服务。卫生服务利用公平性会涉及卫生服务可及性,是指当居民患病需要获得医疗卫生服务时能否及时获得服务的问题。

3. 健康结果公平性是指所有社会成员均有平等机会获得尽可能高的健康水平,它要求每一个社会成员均应有公平的机会获得最佳的健康状态,且获得最佳健康状态的机会不应因其经济水平、政治信仰、种族、职业等的不同而有差异。人们可以用水平公平和垂直公平进行公平的衡量。

(二)效率

医疗保障制度的效率可以从筹资的角度、卫生资源提供的角度及二者结合的角度进行评价。筹资角度的效率是指以一定的成本消耗筹集到的医疗保障资金总量。卫生服务提供的效率是指医疗服务提供者在一定的成本下所提供的服务量水平。从筹资和服务提供的角度相结合评价医疗保障制度的效率,主要是指在有限医疗保障资金下,所提供的能满足居民医疗服务需要的优质的服务量水平。

效率指在有限的卫生服务资源下,以最小的成本生产出最符合人们需要的卫生服务产出,从而实现卫生服务的产出(健康)最大化。资源有限是永恒的主题,因此需要在实际生产中以较少的成本实现目标,或者以同样的成本取得更多的产出。如果在一定资源配置状态下,任何一方当事人的经济福利的再增进必然使其他当事人的经济福利减少,这种状态的资源配置就实现了"帕累托最优"(Pareto optimality),或经济效率。而如果经济上可以在不减少某个人效用的情况下,通过改变资源的配置而提高其他人的效用,则这种资源配置状态称为"帕累托无效率"(Pareto inefficiency),这种改变称为"帕累托改进"(Pareto improvement)。

经济学家将效率分为两类,即技术效率和配置效率。技术效率(technical efficiency)是指在给定的资源下,使产出达到最大化。其强调以"正确的方式"生产产出,即成本相同时产出最大,或者产出相同时成本最小。配置效率(allocation efficiency)是在给定资源下,产出最优、最大的"正确的产出"组合,将有限的资源分配在收益最佳的项目上,最终结果可以用健康水平来体现,也可以反映医疗保障制度的宏观效率,即一国医疗保障的投入与国民健康水平改善的关系。

(三)质量

质量是评价医疗保障制度绩效的中间指标,它直接影响医疗保障有限资金使用的有效性,影响最终健康结果及居民疾病经济可负担性,影响居民的满意度。医疗保障的质量包括医疗卫生服务提供质量和医疗保障服务质量。

医疗卫生服务质量包括三个方面的内容:第一个方面是向患者提供服务的数量;第二个方面是临床人员提供的技术质量,包括提供临床服务人员的素质和技能及卫生机构提供服务的能力、临床人员实际提供服务的正确性等;第三个方面是服务质量,即非临床技术性服务的质量(又称"反应性"),如医疗机构服务环境、患者就医等候时间、接受服务的便利性、人际关系、对患者的尊重和隐私保护等。

医疗保障服务质量主要指医疗保障经办服务水平,如医保缴费的便捷性、医保利用的便捷性等。《国家医疗保障局关于优化医保领域便民服务的意见》(医保发〔2021〕39号)提出,坚持以人民健康为中心,深化医保领域"放管服"改革,增强服务意识,创新管理方式,强化能力建设,打造高效便民的医保服务体系,持续提升人民群众的获得感、幸福感、安全感。例如,近年来我国医保聚焦群众就医和医疗保障需求,深入推进"放管服"改革,医保服务"最多跑一次","互联网+医保服务",医保关系转移接续和异地就医直接结算,医保经办服务就近办理,健全完善医保协议管理等改革。

(四)效果

医疗保障的最终目标是通过建立统筹资金,满足居民基本卫生服务需要,降低或化解个体或家庭的疾病经济风险,最大限度改善居民健康水平和分布状况。因此,医疗保障制度的结果评价可以从中间结果及最终结果两个方面来体现,中间结果从医疗服务需要的满足角度评价,而最终结果从居民健康的改善、居民疾病经济风险的化解以及社会满意度的提高等角度评价。

三、医疗保障评价指标

医疗保障制度评价的指标体系可以按照结构、过程和结果的通用框架,从医疗保障政策方案设计、医疗保障制度运行及医疗保障制度实施结果三个方面进行设计。同时,在每个阶段指标设计过程中考虑平衡不同维度指标,如公平、效率、质量和效果等。

(一)医疗保障制度的政策方案

1. 政策目标价值的合理性常用指标　医疗保障制度对贫困人口、老年人口、妇女儿童等弱势群体的特殊支持程度等。

2. 医疗保障制度方案的可行性常用指标　医疗保障制度是否纳入国家法律框架范围;医疗保障制度与社会经济发展的适应性;医疗保障制度的模式、整合程度、统筹层次、制度衔接、可携带性等。

3. 医疗保障组织结构的科学性常用指标　医疗保障组织管理结构的完整性、科学性与稳定性;医疗保障中央、地方之间职责的划分与合理性等。

(二)医疗保障制度的运行过程

1. 医疗保障组织管理运行机制常用指标　医疗保障组织管理运行机制常用指标包括:组织体制的内、外部监督体系的有效性;医保组织内部管理成本比例;医保组织人力资源水平;管理费用占医疗基金的比例等。

2. 医疗保障基金的运营状况常用指标　医疗保障基金的运营状况常用指标包括:第一,基金筹集,例如,医疗保险参保人数及其增长率;医疗保险参保率及其增长率;医疗保险基金人均筹资水平及其增长率;医疗救助人均投入及其增长率;医疗保险基金收入总额及其增长率;政府、个人及社会三方在医疗保险基金筹集中的比重;医疗保障费负担是否公平合理;医疗保障基金筹资的效率;医疗保障基金筹集到位率等。第二,基金支付,例如,医疗保障基金支出总额和人均享有额;医疗保障经费支出占卫生总费用的比重;医疗保障基金用于支付门诊和住院费用的总金额及比例;医疗保障基金流向基层医疗卫生机构的比例;医疗保障统筹基金支出增长率等。第三,基金可持续性,例如,医疗保险基金的使用率;医疗保险基金的结余率;医疗保险基金收入增长率与基金支出增长率比;医疗保险基金的抗风险能力;医疗保险缴费与居民收入的适应性;医疗保险缴费与经济发展的适应性等。第四,基金监管,例如,医疗保障基金监管是否完善;是否存在资金的挪用和被套取;查实违规案件例数;违规费用占当期基金支出的比重等。

3. 医疗保障制度的运行质量常用指标　第一,医疗服务的提供质量:医疗机构提供药品服务、诊疗服务的合理性;卫生服务人员的受教育水平;住院患者治愈好转率;大型设备检查阳性率;手术事故率;并发症发生率等。第二,医疗保险的利用水平:门诊和住院受益面(补偿人次数或人均补偿次数等);门诊和住院补偿水平(次均补偿水平或报销比例等);门诊或住院实际自付比例等。第三,医疗保障管理的服务质量:参保人员获得补偿的方便程度是否可行适宜,报销所需要的时间及是否及时兑现;医疗机构违反合约规定的情况;转诊服务提供的合理性;医疗保障经办机构服务态度等。

4. 医疗保障制度的运行效率常用指标　医疗保障制度的运行效率主要从医疗服务提供效率、医疗服务利用效率、医疗资源配置效率和医疗费用控制效率四个角度进行评价。第一,医疗服务提供效率:每千人口医疗机构数、每千人口医疗床位数、每千人口医疗技术人员数和执业医师数、总诊疗人次、医师日均担负诊疗人次等。第二,医疗服务利用效率:两周内门诊服务利用率、年住院率、住院人次增长率、病床使用率、门诊及住院目录内用药比重。第三,医疗资源配置效率:不同级别医院医疗费用比率、不同级别医院就医人数比率、城乡医疗机构和卫生技术人员配置情况等。第四,医疗费用控制效率:医疗费用占居民可支配收入比率、住院费用年度增长率、人均医疗费用增长率等。

5. 医疗保障制度的运行公平性常用指标　医疗保障制度的运行公平性常用指标包括：第一，医疗保障项目对人群尤其是贫困人口的覆盖范围，如不同收入人群参保公平性、贫困人口参保率、基本医疗保险覆盖率、医疗救助人数、年度享受医疗保险待遇人次等。第二，医疗保障资源在不同区域、不同人群间分布的公平性，如城乡医疗卫生财政投入分配情况、城乡床位密度比、城乡卫生技术人员密度比等。第三，医疗服务需求满足及费用负担的公平性，如获得医疗服务费用补偿人口所占比例、获得补偿的服务范围、获得补偿的费用范围、住院个人负担比例、全额自费比例、补偿费用及补偿比等。同时，公平性常用的测量指标主要有基尼系数、集中指数、泰尔指数等。

（三）医疗保障制度的实施效果

1. 健康水平的改善常用指标　健康水平的改善常用指标包括：人民健康水平整体改善的程度；健康状况改善的人群分布；自评健康状况；期望寿命；健康期望寿命；伤残调整生命年；质量调整生命年；各种疾病的发病率、患病率和死亡率等。

2. 经济风险保护常用指标　经济风险保护常用指标包括：人均卫生支出水平；人均自付医疗费用水平；个人自付卫生费用占卫生总费用的比例；人均个人医疗费用负担占社会平均工资比例；人均医疗费用支出的增长率与人均 GDP 的增长率的比值；政府卫生支出占国内生产总值的比例；灾难性卫生支出比例及在人群中的分布；致贫性卫生支出比例及在人群中的分布；因病致贫率及其在人群中的分布；卫生筹资公平性指数等。

3. 医疗保障制度的知晓度和满意度常用指标　医疗保障制度的知晓度和满意度常用指标包括：参保居民对医疗保障缴费层次、缴费标准、报销程序、报销标准和报销范围的知晓度；参保居民对医疗保障缴费、报销、定点医疗机构的满意度；参保居民继续参保意愿；参保居民和医疗机构对医疗保险改革的支持度；参保居民、参保单位和定点医疗机构等对医疗保障经办管理的满意度等。

4. 医疗保障制度的社会影响度常用指标　医疗保障制度的社会影响度常用指标包括：医疗保障制度对社会保障制度的影响；医疗保障制度对经济增长的贡献率等。

第三节　医疗保障评价的步骤和方法

一、医疗保障评价的一般步骤

为了保障医疗保障评价的科学性、有效性和可操作性，评价工作必须有计划、按步骤进行。尽管评价的种类和类型不同，评价的步骤也不尽相同，但一般都要经历三个相互关联的阶段，即评价的准备阶段、实施阶段以及总结阶段。

（一）准备阶段

组织准备是医疗保障评价的基础和起点。为了能抓住关键的问题，避免盲目性，保证评价工作顺利进行，医疗保障评价实施前必须进行周密的组织准备工作。准备阶段的主要任务包括以下几项。

1. 了解医疗保障制度改革的基本内容和相关背景　在开始确定评价计划时，首先需要了解医疗保障制度所要解决的问题和实现的目标、制度发展变革的主要内容和具体措施、改革的社会经济背景、基本的理论依据、执行的环境等。对基本内容与背景的分析及梳理，一方面为评价计划的制订奠定基础，另一方面，也是评价分析的内容。

2. 确定评价对象　确定评价对象即决定评价什么医疗保障相关政策或内容。在中国医疗保障制度完善过程中，正在开展各种探索，如支付方式的改革、实施重大疾病补偿制度、长期护理保险、商业保险介入基本医疗保障制度、统筹管理城乡三种基本医疗保障制度等。众多的改革内容，每次的评价均需确定目前所能开展评价的具体政策和内容。所确定的评价对象既要有评价价值，又要有开展评价的可行性。通常所确定的评价对象主要是：正在执行的、经过一段时间的实践检验，其本身的优点或局限性已经显露出来的政策；政策与实际环境改变之间具有明显因果关系的政策；评价结论具有推广价值的政策。

3．制定评价方案　评价方案是医疗保障评价的指引工具，评价方案设计是否合理、评价方案质量的高低，直接关系到评价活动的成败，因此也是评价准备阶段最重要的任务。医疗保障评价方案的主要内容包括：明确并阐述评价对象、评价的目的、意义和要求；根据评价目的确定评价的内容；确定评价的指标体系、评价的标准及评价的模式和方法；挑选评价的机构和人员，加强评价人员的培训；落实评价所需要的人、财、物、时间、信息等条件。在正式开始评价活动前，最好能开展预评价，检验所选择的评价方法、评价指标是否科学、可行，评价目的与要求是否能达到。

（二）实施评价

实施评价是整个医疗保障评价活动中最重要的阶段、关键性的环节。实施评价阶段的主要任务包括以下两项。

1．利用各种调查手段，广泛收集有关信息　信息是医疗保障评价的基础。所获信息应具有广泛性、系统性和准确性。在信息收集过程中，首先必须加强信息收集人员的培训，使其对评价的内容和所收集信息统一认识、准确理解，准确收集信息，并要建立相关的监管制度以加强信息收集质量的控制；信息收集可以采取定性调查与定量调查相结合的方式进行，具体的方法如文献法、现场观察法、现场调查法、专题小组访谈法、个人访谈法及典型案例调查法等。

2．信息的整理、分析与评价　首先按照评价方案的设计，对所收集的资料的正确与完整性进行审查和核实，查错补漏；对那些有关医疗保障的原始数据和资料进行系统的归纳、整理、分类、统计和分析；综合运用相应的评价方法进行具体评价，得出评价结论。在实施评价的过程中，要保证信息的完整性、系统性、准确性，要保证评价方法、评价工具使用的科学性和有效性，要保证评价结论的科学性、客观性。

（三）撰写评价报告和总结

评价结论的得出不是评价工作的终点，还需要将评价的结论反馈给被评价对象，包括政策的制定者和执行者，以及政策所服务的对象等，以便应用于实际的医疗保障实施过程，为政府的科学决策服务。

1．撰写评价报告　评价报告的内容，要以医疗保障本身的价值判断为基础，对评价过程、评价方法和评价中的一些重要问题作必要说明，并提出相关建议。

2．总结评价工作　评价工作的总结，要对本次评价活动进行全面分析，找出工作中的优缺点，总结经验，吸取教训，为以后的医疗保障评价活动打下基础。

二、医疗保障评价模式

依据医疗保障评价的目的与要求、评价的主体、评价所处的阶段、医疗保障政策实施的过程，在实际评价工作中可以对医疗保障评价模式进行不同分类。

（一）按照评价目的和要求分类

根据评价的目的和要求，可以分为微观评价和宏观评价、目标评价和过程评价等。

1．微观评价与宏观评价　如对单个医疗保险制度或医疗保险市场、对单个医疗保险机构及医疗服务机构的评价属于微观评价，而针对一定区域内的整个医疗保障制度及医疗保险市场的评价属于宏观评价。微观的评价侧重在单个市场的经济运行及效果的体现，而宏观评价侧重在整个区域内医疗保障制度的建设与运行效果，其为宏观政策的制定提供依据。

2．目标评价与过程评价　目标评价是通过对医疗保障制度实施的结果与目标的比较来发现制度目标的实现程度及存在的问题，是整体评价。过程的评价是在保障制度实施的各个环节、时期均可进行的评价，是可以及时发现问题、总结经验并改进的有效手段，有利于医疗保障制度的及时完善和发展。

（二）按评价主体来分

从医疗保障政策评价的人员构成及其在政策过程中所处的地位来看，又可以分为内部评价和外部评价。

1．内部评价　是指医疗保障政策系统内部的评价者所进行的评价。其优点在于评价者拥有医疗保障相关的大量信息，有利于开展评价活动，而且对于评价的结果也能及时用于实际，使评价发挥作用，但是因为是内部的评价，也极易出现夸大成绩、回避失误的现象。同时，内部评价往往代表某一方的利益而导致评价出现片面性，影响到评价结论的公正性。

2．外部评价　是指与政策制定或执行方无隶属关系和利益关系的第三方实施的评价活动。外部评价的最大优点是，由于评价者置身于决策或执行机构之外，不受单位利益的限制，因而能够客观、公正地进行评价。但有时会出现评价者受制于委托人而造成评价者只对委托人负责，而不对政策本身或社会效益负责的现象，由此所形成的评价结论会存在偏颇。

内部评价和外部评价各有其利弊，在实际操作过程中应综合运用，相互补充，从而得到科学的评价结论。

（三）按医疗保障政策过程所处的阶段来分

按照评价活动是在医疗保障政策执行之前、之中还是之后，可以将政策评价分为事前评价（预评价）、事中评价、事后评价（后评价）和跟踪评价，而评价的落脚点都是医疗保障政策效果。

1．事前评价　也称预评价，是在医疗保障政策执行之前进行的评价。是根据历史信息及经验、借助医疗保障相关理论、采用模拟或其他预测方法对医疗保障制度和方案就其相关政策、方案实施的可行性及可能的实施效果进行预测和评价。在进行预测评价的过程中，需要将其纳入整个社会环境之中加以考察，而且对于预测中面临的不确定性问题需要进行敏感性分析。通过预测政策实施的可行性及可能的效果，可以发现政策所存在的缺陷和问题，以便于及时解决，尽可能将政策的负面影响减少到最低限度。

2．事中评价　是对医疗保障政策的执行过程予以评价。许多改革的举措流失于政策执行过程中，一方面是因为政策本身存在缺陷，另一方面是政策执行力及外部环境变化的影响所致。政策在实施后，各种效果和影响开始显现，事中评价就是具体分析政策实际执行的程度、执行过程中产生的效果、取得的经验和存在的问题以及各种问题产生的原因和机制，以便于及时采取有针对性的措施，修正和完善政策，解决政策执行过程中存在的问题，以更好地达成政策目标。

3．事后评价　也称后评价，是对医疗保障政策执行后的政策效果进行评价。事后评价可以衡量医疗保障政策对所确认问题的解决程度或影响程度、政策目标的实现程度，辨析医疗保障政策效果成因，以求通过优化政策运行机制的方式，强化和扩大政策效果的一种行为。事后评价的结论是关于政策价值的最终反映，对政策过程以及政策系统的改进具有决定性的作用，因此是最重要的一种评价方式。

4．跟踪评价　是指在医疗保障制度或政策正式实施以后，对其发展趋势、产生的长远影响作出的评价。医疗保障制度或政策在实施后，其长期效果难以在短期显现出来，如对居民的期望寿命、生活质量以及对社会的发展等，需要进行连续、长期的跟踪评价才能作出客观的评价。

事前评价、事中评价、事后评价以及跟踪评价可在医疗保障制度运行的各个环节进行，四种评价方法的结合，可以在起始阶段选择最优政策、在政策执行阶段及时修正存在的问题，政策执行后进行短期及中长期价值判断，使得医疗保障制度更加完善。

（四）按医疗保障政策实施的程序分类

1. 结构评价　是对医疗保障制度有关结构进行的评价。以医疗保险制度为例，包括：对医疗保险的项目结构、费用结构、人群年龄、性别、健康状况的结构，项目的管理组织结构、运作结构及支付结构等的评价。

2. 过程评价　是对医疗保障制度实施过程进行的评价。以医疗保险制度为例，包括：医疗保险基金的筹集、管理、分配和使用各过程的评价。

3. 结果评价　是对医疗保障制度或政策所产生的短期和中长期影响进行评价，包括：政策的预期目标是否实现，以及对社会、经济及健康所产生的社会影响等。

三、医疗保障评价技术方法

（一）系统评价法

1. 热点分析　是利用科学计量学可视化软件生成的知识图谱将关键词之间的关系可视化，并动态识别共词聚类和中心节点，使同质性关键词集聚，用网络图形来发掘和揭示学科领域研究热点，观察学科的发展趋势和动态。例如：学者白维军采用关键词词频分析法和可视化知识图谱，梳理出十八大以来我国社会保障研究的七大热点，依次为养老保障、农民工社会保障、社会福利、社会保障及制度、医疗保险、社会救助、精准扶贫。

2. 文献荟萃分析　是通过确定关键词，制定文献纳入标准并筛选文献，将同一研究主体的文献进行系统分类，对具体研究课题进行系统评价。陈晓炜等通过系统评价探讨了多准则决策分析在医疗保险报销中的应用，结果显示多准则决策分析综合了证据和价值观，为医疗保险报销决策提供了结构化和透明的操作过程。

（二）比较分析法

比较分析法是通过对医疗保障制度评价指标的横向或纵向的比较，以揭示一定时期的医疗保障制度发展变化状况或目标的实现程度。比较分析法是医疗保障评价最常用、最基本的方法。

1. 实际结果与目标的比较　在医疗保障制度比较分析中，最常用的比较方法就是将实际结果与政策目标、政策所要解决的问题进行比较，揭示政策目标的实现程度。

2. 简单纵向对比分析　主要是对政策实施前后的状况进行比较分析，政策实施后的状况与实施前的状况的差别被当作政策的效果。此方法比较简便，但是，因为没有考虑政策实施后的状况还包含非政策因素影响在内，所以评价结论并不完全是政策效果。

3. 趋势类推对比分析　是将政策执行前的状况在没有政策执行的情况下类推到政策执行后的某一时间点上，所得到的结果与政策执行后的实际情况进行对比，以确定政策的效果，二者的差异就是政策的效果。这种设计方法能将一些非政策因素的影响过滤掉。

4. "对照组 - 试验组"对比分析　是试验法在医疗保障政策评价中的具体运用。在运用这一方法进行评价时，要将政策前处于同一水平的评价对象分为两组，一组为试验组，即对其施加政策影响的政策对象；一组为对照组，即不对其施加政策影响的非政策对象，然后比较这两组对象在政策执行后的情况，以确定政策的实际效果。

5. 政策效应分析——倍差法　其研究思路是利用实验组在一项政策实施前后指标的变化，减去参照组相应指标在同时期的变化，来识别政策带来的实际影响。医疗保险政策的实施过程相当于进行了一次"自然实验"，受政策影响的受众和未受政策影响的受众则为该次自然实验中的"实验组"和"对照组"。在政策的实施过程中无法控制"实验组"和"对照组"的完全随机性选择，因此使用倍差法可尽可能减小使用单向的比较法评价政策时所带来的评价偏差。刘莉等学者采用分位数倍差法研究发现，医保一体化较之新农合和居民医疗保险降低了整个受益群体的医疗负担，但原有高负担群体的医疗支出收入比的降幅小于其他群体。

（三）经济分析法

经济分析法是以事先确定的综合经济指标进行评价，以经济效益、社会效益作为评价的依据。包括投入产出法、成本效益法等。医疗保障制度的建立和实施需要各种资源的投入，包括管理资源以及保障基金的投入，可以利用投入产出法对资源的使用效率进行分析和评价，这是医疗保障制度评价的重要组成部分。

1. 成本 - 效益分析　是通过比较某一方案或若干备选方案的全部预期效益和全部预期成本的现值来对不同方案进行评价和选择的方法。其投入和产出均以货币形式表现。方案选择的基本思路是在成本一定的情况下，选择产出最大的为优；产出一定时，选择成本最小的为优。可以用净现值、效益成本比率、年当量净效益值、内部收益率等指标来测量，通常上述指标值越大，显示方案越经济合理。

2. 成本 - 效果分析　是通过对不同方案成本、效果的分析比较，来对不同方案进行评价和选择，进而帮助决策者在所有备选方案中确定最佳方案。其投入以货币表现，但产出以客观指标反映，如慢性病患病率下降水平、住院服务利用率等。通常使用成本效果比率、增量的成本效果比率。方案选择的基本思想与成本效益分析类似，成本一定时，有用效果越大越好，效果一定时，成本越小越好。在实际应用中，可用来测算不同医疗保险的绝对成本和相对成本，分析医疗保险的投入 - 产出比和增量成本效果比。

3. 成本 - 效用分析　是通过对不同方案的成本、效用的比较分析，来对不同方案进行评价和选择的方法，通常以 DALY、QALY 等效用指标反映产出结果。

4. 筹资公平性测量　医疗保障制度的核心内容之一是筹资问题，如何从不同的渠道筹集到所需要的资源，整体卫生资源中各种渠道的构成水平是卫生筹资的关键内容。评价卫生服务筹资公平性主要通过计算家庭卫生筹资贡献率（household financial contribution，HFC）、卫生筹资公平性指数（fairness of financial contribution，FFC）、集中指数和卡克瓦尼指数（Kakwani index）等指标及绘制洛伦兹曲线和集中曲线来实现。

FFC 主要反映家庭卫生筹资贡献率在每个家庭中的分布情况，计算公式如下所示。

$$FFC = 1 - \sqrt[3]{\frac{\sum_{h=1}^{n} w_h |HFC_h - HFC_0|^3}{\sum w_h}}$$

式中 HFC_h 为每户家庭的卫生筹资贡献率，家庭卫生筹资贡献率 = 家庭医疗卫生支出 / 家庭可支付能力；HFC_0 为所有家庭卫生保健支出 / 所有家庭可支付能力；n 为家庭户数；FFC 的最大值为 1，其值越接近于 1，表明卫生筹资公平性越高，当 FFC 等于 1 时，表明家庭卫生筹资绝对公平；反之，如果 FFC 值越小，筹资公平性越低。如潘琳等学者利用 HFC、FFC、集中指数等指标对黑龙江省城镇职工医保制度的卫生筹资、卫生服务利用及经济保护能力的公平性进行了分析，结果表明制度实施后，城镇职工家庭卫生筹资公平性降低，家庭卫生服务筹资公平性指数（FFC）从0.293 下降到 0.252。

5. 医疗保险运行效率测量　坚持公平与效率相统一是我国医疗卫生服务体系的五大原则之一，注重医疗保险资源使用的科学性和协调性，提高其运行效率对医保管理体制改革是十分必要的。效率的测量方法有比率分析法、生产函数法、随机前沿分析等，但这些方法不能较好地处理多投入多产出的情况。因此，目前被多数学者所接受与运用的方法是 Farell 于 1957 年提出的数据包络分析（data envelopment analysis，DEA），该方法最基本的模型 C^2R 与 BC^2 模型由美国的 Charnes、Cooper、Rhodes 等学者建立，其同时针对规模与技术有效的总体有效性，可应用于决策单元（DMU）、规模收益可变（VRS）的情况。例如：周苑等学者采用超效率 DEA 模型对 2016 年安徽省开展商业保险经办基本医疗保险业务试点地区的效率进行评价，结果显示综合技术效率有效的试点地区占被评价试点地区的 40%，提示相关部门应注重提高商业保险机构经办基本医疗保险的管理水平，提高经办人员服务能力；杜惠峰等学者运用 DEA 对内蒙古医疗保障体系的相对效率和保障效率进行了评价，横、纵向效率测量结果表明该体系运行效率偏低，资源没有得到充分利用。

（四）因素分析法

因素分析法是分析和评价若干个相互关联的因素对综合指标影响程度的一种分析方法。医疗保障制度的评价需要分清结果产出的关键因素，如居民卫生服务利用的增长是在于医疗保障制度的效果还是居民经济水平增长的结果，而医疗保障制度在产出相应结果时是因为监管制度的效果还是补偿制度设计的效果等，为了促进医疗保障制度的持续、有效发展，弄清各种因素所产生的作用及作用强度，也是医疗保障制度评价的内容，因素分析法将有利于发现问题产生的原因及各种因素的作用机制。

（五）综合评价法

综合评价法用于对医疗保障制度的总体比较和评价。在有多个评价指标的情况下，被比较的对象之间各个指标有高有低，难以评价时，需要采取综合评价的方法，对各种方案的优劣作出评价。在医疗保障制度方案设计及政策实施效果评价等环节均可采用此方法。在进行综合评价法时首先需要筛选出评价的指标体系，指标的等级及分值，依据指标的重要性确定权重，然后进行测量和总体评价。常用的方法有 TOPSIS 法、熵权 TOPSIS 法、秩和比及加权秩和比法。随着研究的不断深入，模糊综合评价法及"纵横向拉开档次"法也被广泛应用于医疗保障制度的总体比较和评价。杨方娜等学者采取熵权 TOPSIS 和秩和比相结合的方法对我国 2018 年各医保类型下老年人健康状况进行综合评价并分档；徐芳采用模糊综合评价的方法建立了医疗保险绩效评估体系，从 7 个维度对湖北省医疗保险政策实施进行了绩效考核；徐爱好运用"纵横向拉开档次"法对天津市、重庆市和宁夏回族自治区城乡居民基本医疗保险制度效果进行综合评价。

（六）模型预测法

评价政策执行下某项指标具体的变化趋势，可以为卫生管理者进行政策调整和干预提供一定的理论依据。常用的方法有 ARIMA、灰色预测模型、指数平滑模型、趋势预测法等。其中，ARIMA 模型在预测过程中充分考虑了不同时期的原始数据和既往预测误差对将来值影响的方向及大小，其预测精度较高，是发展比较成熟的时间序列预测模型，因此被广泛应用于卫生领域的预测分析。为提高预测精度，改善预测效果，增加预测准确性，组合预测模型被越来越多的学者采纳，例如：白开智等学者探讨了 ARIMA-GRNN 组合模型在城乡居民基本医疗保险的医保补偿住院费用预测中的应用，比较它与 ARIMA 模型预测的效果，结果表明 ARIMA-GRNN 组合模型预测效果比单纯 ARIMA 模型好，可短期预测医保补偿住院费用。

思考题

1. 医疗保障评价的主要内容包括哪些？
2. 医疗保障评价的常用维度有哪些？
3. 医疗保障评价的一般步骤是什么？
4. 医疗保障评价的常用方法有哪些？

（姚　强　郎　颖）

第十章　医疗保障法律法规

医疗保障制度坚持以人民为中心，构建医疗保障法律法规体系，实现医保政策法定化、医保制度法制化、医保治理法治化，为健康中国建设保驾护航。本章从医疗保障法律法规体系的概念、表现形式及发展趋势等方面进行概述，简要介绍医疗保障实践中的相关法律以及政策性文件的制定与实施，同时阐述了中国的医疗保障法制体系和政策体系建设情况。

第一节　医疗保障法律法规体系概述

医疗保障的整个运行过程是由多个制度、多个方面、多个要素相互联系、相互作用而形成的一个有机整体，法律法规体系是其中非常重要的一部分。本节重点介绍医疗保障法律体系的含义、特征、基本原则、表现形式以及发展趋势等。

一、医疗保障法律法规体系含义及特征

（一）医疗保障法律法规体系的含义

医疗保障法律法规体系是调整特定医疗保障关系及其与医疗保障关系密切联系的社会关系的法律规范的总称。医疗保障法律法规体系包括医疗保障法律体系和医疗保障政策体系两部分，由医疗保障基本法、若干专门法规、行政规章以及大量政策性文件共同构成的一个整体。其中，法律法规确立医疗保障制度，行政规章以实施法律法规为目的提供相应的技术规程，医疗保障政策性文件主要调整医疗保障运行过程中的现实问题。

（二）医疗保障法律法规体系的特征

医疗保障法律法规体系除了具有一般体系所具有的基本特征外，还具有其自身的特征，主要表现在以下三个方面。

1. 保障内容的广泛性　医疗保障体系包含基本医疗保险、医疗救助、补充医疗保险、商业健康保险、慈善医疗救助等多种制度，涉及的主体包含政府、医疗保障经办机构、医院、商业保险公司、慈善组织、企业、公民等多个主体。医疗保障法律法规体系的作用主要是规范各主体的行为，明确其权利义务关系，确保医疗保障制度顺利运行。其内容非常广泛，在现实运行过程中需要受到多项法律法规和政策文件的共同调整和规制。

2. 保障形式的多样性　采用强制性与自愿性相结合的方式实现保障功能。其中法定医疗保障是由国家强制实施的，在具体内容规定方面体现强制性特点。而补充医疗保障在实施过程中则具有较强的自愿性，企业和居民可以根据自身经济状况自愿选择是否参与。采用法律法规与政策文件相结合方式实现保障功能，除交易需遵循《中华人民共和国民法典》中合同相关法律规定外，其他更多的是由政策性文件进行调整和规范。

3. 保障体系的复杂性　医疗保障体系与国际政治环境、社会经济状况、人口状况、医疗技术发展水平以及疾病谱的变化等因素等有着千丝万缕的联系，而其各相关系统自成体系，并且相互作用。医疗服务系统、药品供应系统、养老保险系统等通过物质和信息形成关联。同时在全球化

和新型冠状病毒感染肆虐背景下,医疗保障也演变成为全球治理问题,多国协同增加了医疗保障体系的复杂性。

二、医疗保障法律法规体系基本原则

构建医疗保障法律法规体系始终坚持以习近平新时代中国特色社会主义思想为指导,以人民健康为中心,贯穿不断增进民生福祉,保障人民合法权益落实到医疗保障制度的全过程,是全民健康和共同富裕夯实化解疾病风险的制度基石。基于上述指导思想,中国特色社会主义医疗保障法律法规体系建设过程中应当坚持遵循覆盖全民、城乡统筹、权责清晰、保障适度、可持续多层次的基本原则。

(一)覆盖全民

在各种社会保障制度中,医疗保障是唯一需要且应当覆盖全民的制度安排。大多发达国家和发展中国家均将全民医保确定为自己的发展目标,中国基本医疗保险的参保率稳定在 95% 以上。医疗保障立法须以覆盖全民为目标,并以应保尽保作为基本原则付诸实践。

(二)城乡统筹

公平保障的核心是对所有公民采取非歧视性、非差别性对待。在我国医疗保障发展过程中,城乡二元制一直是影响公平的重要因素。为实现基本医疗保险城乡统筹,2016 年国务院印发《关于整合城乡居民基本医疗保险制度的意见》,实现了基本医疗保险的"六个统一"。

(三)权责清晰

疾病风险的不确定性和个人及家庭承受能力的有限性,决定了医疗保障制度必须遵循大数法则,以集体力量、稳定机制来化解个体不确定的疾病风险。因此,互助共济是医疗保障制度必须遵循的基本原则。一方面,法律应当明确多方分担筹资责任的机制。另一方面,需要尽快改革职工医保个人账户,大幅度提升制度的保障功能,为切实解除全民疾病医疗后顾之忧奠定更加雄厚的物质基础。

(四)保障适度

医疗保障水平的高低是由国家的生产力发展水平决定的,生产力发展水平高,则医疗保障水平也应随之提高,医疗保障水平必须与社会生产水平相一致,在提高医疗保障水平之前应有经济的增长作为基础。

(五)可持续多层次

社会群体是分层的,人们因收入水平、财富积累和身体素质不同,对医疗与健康服务的诉求也不同。法定医疗保障须以公平普惠可持续为目标,公平可持续是水平适度的基本保障,补充医疗保险、商业健康保险等制度可以满足多样性、个性化需求。

三、医疗保障法律法规体系表现形式

医疗保障法律法规体系的表现形式主要包括法律法规体系和政策体系两部分。法律法规体系包括宪法、法律、行政法规、地方性法规、部门规章、司法解释以及国际公约等内容,政策体系则主要指中央到地方各级政府或主管部门的各类医疗保障政策性文件。

(一)法律法规体系

1. 宪法 宪法是法的最高形式,是医疗保障立法的最高法律依据,具有最高的适用效力。我国宪法中提到公民享有物质帮助权以及健康权,医疗保障法律法规正是这些基本权利的实现的法律保证。

2. 法律 全国人民代表大会的立法及其常务委员会制定或批准发布的规范性劳动法律文

件,属于法律的范畴。

《中华人民共和国社会保险法》(以下简称《社会保险法》)是医疗保险的最基本法律规范,2011 年 7 月正式实施,标志着我国社会保险制度全面进入法制化轨道。《中华人民共和国军人保险法》对军人这一特殊群体的退役医疗保险进行了规定。

此外,《中华人民共和国劳动法》(1995)、《中华人民共和国保险法》(2009)、《中华人民共和国慈善法》(2016)以及近年通过的《中华人民共和国民法典》(2021)和《中华人民共和国基本医疗卫生与健康促进法》(2020)均有医疗保障方面的法律规定,共同形成医疗保障运行法律保障。

我国医疗保障单行法律制定方面,国家医疗保障局研究起草了《医疗保障法(征求意见稿)》,目前还未形成确切法律条文。

3.行政法规 行政法规是由国务院制定、国务院总理签署发布的,以条例、规定、办法命名的有关医疗保障方面的规范性文件。医疗保障行政法规是依据宪法、法律制定的,是法律的具体化。

目前有 1999 年 1 月国务院颁布的《社会保险费征缴暂行条例》和 2014 年 2 月国务院公布的《社会救助暂行办法》,前者涵盖了医疗保险费的征缴等内容,后者将医疗救助纳入整个社会救助制度框架之中,两者均是"暂行"行政法规。2021 年 1 月国务院颁布《医疗保障基金使用监督管理条例》是新时代医疗保障法治建设的重要进展。该法规确定了医疗保障基金使用的监督管理原则,明确了基金使用相关主体的职责,构建了系统的基金使用监督管理体制机制,规定了对违法行为的惩处力度。

4.地方性法规 地方性法规是由省、自治区、直辖市和较大的市的人民代表大会及其常务委员会制定的规范性文件。地方性法规不得与宪法、法律、行政法规相抵触。

省、自治区、直辖市以及较大的市的人民代表大会及其常务委员会根据本行政区域的实际情况可以制定医疗保障相关的地方性法规,如《广州市社会医疗保险条例》(2018)、《天津市基本医疗保险条例》(2020)、《海南省城镇从业人员基本医疗保险条例》(2022)等。其中《天津市基本医疗保险条例》是全国首部省级层面涵盖职工基本医疗保险和城乡居民基本医疗保险的地方性法规。

5.行政规章 行政规章是包括国务院各部委的部门规章和省级人民政府制定的规章,是国务院各部委及省、自治区、直辖市人民政府制定的规范性文件。医疗保障相关的部门规章数量较多,包括劳动和社会保障部发布的《社会保险费征缴监督检查办法》(1999)、《社会保险行政争议处理办法》(2001)、《社会保险稽核办法》(2003)、《社会保险经办机构内部控制暂行办法》(2007),人力资源和社会保障部发布的《实施〈中华人民共和国社会保险法〉若干规定》(2011)等。

2018 年国家医疗保障局成立后,先后发布了《基本医疗保险用药管理暂行办法》《医疗机构医疗保障定点管理暂行办法》《零售药店医疗保障定点管理暂行办法》及《医疗保障行政处罚程序暂行规定》等规章。总体而言,这些规章主要是医疗保障制度运行中的一些具体操作规范,且还留下了让地方自主操作的空间。

6.法律解释 有解释权的国家机关对医疗保障法律规范的含义以及所使用的概念、术语、定义所作的说明和解释,包括立法解释、司法解释和行政解释。如最高人民法院 2021 年 10 月发布的《医保骗保犯罪典型案例目录》就属于司法解释。

(二)政策性文件

政策性文件在我国医疗保障改革中发挥着重要的作用。医疗保障制度实施依据的主要是从中央到地方各级政府或主管部门的政策性文件。数以百计的政策性文件多以"意见""通知"等名义下发,要求各个地方照此实施。

中共中央、国务院发布的一系列政策性文件主要是指导性政策文件,是医疗保障医保制度改革的顶层设计或者为医疗保障制度改革试点及实际运行提供的政策依据。如《关于深化医疗保障制度改革的意见》(2020)以及《国务院办公厅关于印发"十四五"全民医疗保障规划的通知》(2021)

都是新时代深化医保制度改革的顶层设计。《国务院关于建立城镇职工基本医疗保险制度的决定》（1998）、《国务院关于开展城镇居民基本医疗保险试点的指导意见》（2007）、《国务院关于整合城乡居民基本医疗保险制度的意见》（2016）、《关于建立新型农村合作医疗制度的意见》（2003）、《关于进一步做好新型农村合作医疗试点工作指导意见》（2004）、《关于建立城市医疗救助制度试点工作的意见》（2005）、《国务院办公厅关于全面实施城乡居民大病保险的意见》（2015）、《关于进一步完善医疗救助制度全面开展重特大疾病医疗救助工作的意见》（2015）、《国务院办公厅关于进一步深化基本医疗保险支付方式改革的指导意见》（2017）、《国务院办公厅关于全面推进生育保险和职工基本医疗保险合并实施的意见》（2019）、《国务院办公厅关于推进医疗保障基金监管制度体系改革的指导意见》（2020）等为医疗保障制度改革试点及实际运行提供了政策依据。

　　主管部门发布的政策性文件则从各自职能出发为医疗保障业务的具体运行提供政策参考。如人力资源和社会保障部等发布的《关于开展基本医疗保险付费总额控制的意见》（2012）、《关于开展长期护理保险制度试点的指导意见》（2016）、《关于进一步做好基本医疗保险异地就医医疗费用结算工作的指导意见》（2014）、《关于做好基本医疗保险跨省异地就医住院医疗费用直接结算工作的通知》（2016）等；民政部等发布《关于进一步完善城乡医疗救助制度的意见》（2009）、《关于开展重特大疾病医疗救助试点工作的意见》（2012）等；财政部发布《关于加强城市医疗救助基金管理的意见》（2005）等；国家医疗保障局发布《关于做好2019年医疗保障基金监管工作的通知》、《国家基本医疗保险、工伤保险和生育保险药品目录（2021年）》、《关于做好当前药品价格管理工作的意见》（2019）、《国家医疗保障局　财政部关于做好新型冠状病毒感染的肺炎疫情医疗保障的通知》（2020）等。

四、医疗保障法律法规体系发展趋势

（一）由以政策为主体的行政体系向以法律为主体的法律法规体系的迭代升级

　　随着全面依法治国的推进，医疗保障法律法规体系向科学化、法制化转变。早期医疗保障主要依据政策进行管理，容易出现政策性文件泛滥和制度碎片化的情况，而法制化进程可以很好地解决上述问题，维护全体社会成员公平享受医疗保障的权利，增强医疗保障制度的互助共济性。

（二）由单一医疗保险体系向多因素影响的健康治理体系的多维变化

　　医疗保障法律法规体系正在经历由单一医疗保险体系向多因素影响的健康治理体系的多维变化。早期医疗保障主要集中在医疗保险体系建设，制定大量政策性文件。多层次医疗保障体系的构建则要求关注医疗救助、商业医疗保险、慈善医疗等多方面建设，加快多领域立法。

（三）由政府为主导的管理模式向由政府-社会-个人共享共治的全员模式转变

　　早期医疗保障主要以政府为主体，依据政策性文件进行管理，因此政府责任较大，行政化痕迹较重，社会及个人参与感和责任感不强。医疗保障法律法规体系的建设需要依靠全体社会成员的共同参与、互助共济，因此，社会连带思想成为医疗保障立法中的重要理念，体现互助共济、共治共享的理念。

第二节　医疗保障相关法律

　　医疗保障法律制度是社会保障制度的重要组成部分，主要包括医疗保险、城乡医疗救助和补充医疗保险的相关法律法规。对于确保医疗资源公平合理分配起到了保障作用。

一、医疗保险法律概述

（一）医疗保险法的概念

医疗保险法权利与义务是指规范保险制度当事人之间权利与义务相关的法律规范总称。医疗保险法具有不对等、法律关系从形式到内容的强制性、法律规范的科学技术性等特点。

（二）医疗保险法的特点

1. 赋予公民物质帮助权 《中华人民共和国宪法》第四十五条规定："中华人民共和国公民在年老、疾病或丧失劳动能力的情况下，有从国家和社会获得物质帮助的权利。"《中华人民共和国社会保险法》总则第二条规定："国家建立基本养老保险、基本医疗保险、工伤保险、失业保险、生育保险等社会保险制度，保障公民在年老、疾病、工伤、失业、生育等情况下依法从国家和社会获得物质帮助的权利。"

2. 权利与义务的不对等性 权利义务的不对等表现在：基金筹集、支付过程中参保人享受权利和承担义务不一致。个人缴纳保险金与个人收入相关，在保险金的支付上却不是根据缴费多少而定，而是根据实际需要支付保险金。需注意这种权利与义务的不对等不能与不公平画等号，它是实现医疗保险的保障性所必需的。

3. 强制性 医疗保险法律规范是由国家强制实施的。其保险范围、种类、标准，保险金的缴纳、发放都有法律明确规定，不允许投保人随意变更或放弃投保。

4. 科学性 医疗保险作为整个社会保障体系中不可或缺的一项保障制度，要以科学技术及管理知识为依据。医疗保险法的条款必须体现科学性，才能适应社会发展和人民日常生活需求，进而实现医疗保险制度的健康发展。

5. 变动性 与其他法律法规相比，医疗保险法要根据实际需要及时调整，所以医疗保险法律规范具有变动性。一方面，我国的医疗保险相关法律在立法后需要再通过一定范围的实践，得到一定的反馈和经验后继续完善；另一方面，医疗保险事业与社会的经济、人口、医疗技术发展水平及疾病谱的变化等因素紧密相关，所以要求对医疗保险法律规范进行及时修改，以适应当前客观情况。

6. 风险性 医疗保险法的风险性指引起医疗保险法律关系产生、变更的法律事实——疾病风险的不可预见和打击性，即这种风险发生在谁的身上，什么时候发生，以及导致怎样的后果都是很难预见的，这与养老、失业、生育等保险所承担的风险具有一定的可预测性相区别。

7. 公平性 无论参保人的贡献大小、缴费多少，医疗保险都会保障社会成员的基本健康权。确定待遇给付的唯一依据是受保险疾病的种类。

二、医疗保险法律体系内容

（一）医疗保险法律的主要内容

医疗保险法首先阐明医疗保险制度的基本原则和目的，然后对其医疗保险法律关系主体的范围、主体权利义务关系进行规定。

1. 医疗保险法律制度的调整对象包括医疗津贴、医疗待遇和生育津贴。
2. 医疗保险法律制度的适用范围。
3. 医疗保险资金的筹集范围、比例和方法。
4. 医疗津贴支付条件、标准和期限，医疗待遇的支付项目、方法和比例。
5. 医疗保险组织管理机构和职责。
6. 医疗保险基金的管理规范、对医生和医院费用的支付方法和监督原则。
7. 医疗保险服务提供方式。

（二）医疗保险合同

1. 医疗保险合同的概念　医疗保险合同是指保险人与医疗服务机构就医疗保险受益人的疾病治疗待遇签订的协议。医疗保险合同的主体是医疗保险人和医疗服务机构。

2. 医疗保险合同的内容

（1）服务期限：医疗保险合同的服务期限以季度或年为界，比较普遍的做法是 1 年服务期。

（2）服务项目和质量：医疗保险合同的服务项目和质量一般由国家统一规定，例如，《关于城镇职工基本医疗保险诊疗项目管理的意见》对服务项目和质量进行了规定。

（3）医疗服务费用的支付方式和标准：医疗服务费用的支付方式和标准是构成不同类型医疗保险合同的主要依据。医疗服务费用的支付方式和标准主要有三种类型：扣除保险、共付保险、限额保险。此外，还有赔付、服务性补贴和互助金等其他方式。

（4）双方当事人的权利、义务和责任：医疗服务机构应当依据法律和合同的要求，配备医务人员和医疗服务设施，提供医疗服务，及时、准确地向医疗保险人报告参保患者医疗费用情况和有关信息。医疗保险经办机构要加强对合同医院参保患者医疗费用的检查和审核，及时正确地支付医疗费用。合同双方在对方违反协议时，有权变更和解除合同，但需要提前通知对方，一般需要提前三个月。

（5）违约责任：因一方违反合同给对方造成健康和经济损失的，对方当事人可以要求协商、仲裁或判决。在医疗法不健全的国家，这一条很难实现。医疗服务责任不同于一般的法律责任，它的鉴定需要专家和高科技设备。

三、我国医疗慈善及疾病救助法律法规

1. 医疗疾病应急救助相关法律　对于医疗机构在疾病应急救助中的医疗服务责任，我国在《中华人民共和国医师法》《医疗机构管理条例》《医疗机构管理条例实施细则》和《国务院办公厅关于建立疾病应急救助制度的指导意见》中均有规定。

2. 社会慈善救助相关法律　我国 2003 年颁布并于 2011 年修订的《突发公共卫生事件应急条例》、2014 年颁布并于 2019 年修订的《社会救助暂行办法》等十余部法律法规，对应急医疗保障作出了原则性、授权性的规范，如《社会救助暂行办法》三十二条规定："国家建立疾病应急救助制度，对需要急救但身份不明或者无力支付急救费用的急重危伤病患者给予救助。"但对于应急医疗保障法律制度的建立仍不完善。

四、国外医疗保障相关法律

（一）英国医疗保障相关法律

1. 英国医疗保险法律概述

（1）医疗保障法律、法案：英国议会所颁布的医疗保险法律具有最高的法律效力。议会针对医疗保险领域颁布了众多法律，其中 1911 年颁布的《国民保险法》将社会保险引入健康领域，使低收入者获得健康保障。1946 年颁布的《国家卫生服务法》确立了英国的全民医疗服务制度。1948 年颁布有关医疗保险的《国民健康服务法》完善了英国早期的医疗保险体系，使英国全体公民都能享受无差别的医疗服务。针对医保基金监管方面也颁布了《社会保障反欺诈法案》《社会保障管理法案》《公众利益披露法案》等相关法案。

（2）医疗保障法规、法令：英国主要由中央政府负责制定医疗保险法规、法令。医疗保险立法和制度建设中承担主体责任的是政府，政府对医疗保险实行过程中暴露的问题及其隐患进行监督和管理，具有出台医疗保险相关法规、法令的权力。

（3）英国疾病救助法律：英国 1948 年颁布的《国民健康服务法》，规定英国实行国民健康服务（NHS），对所有公民提供免费医疗，英国政府承担绝大部分的医疗费用，还有一小部分自费。为了保障弱势群体的医疗权利，国民卫生保健制度有低收入者资助制度，为低收入者提供国民卫生保健费资助，分为费用全免和部分免除。

2. 英国医疗保障法律特征

（1）全民覆盖：英国的医疗保险体系以国家医疗为主，社会医疗救助和商业健康保险为辅，主要特点是全民覆盖。

（2）医疗服务体制健全：1946 年，英国议会通过了《国民健康服务法》（1948 年正式实施），将国家医疗保险的范围扩大到全体民众（全体公民和其他合法居民也可享有同样的待遇），英国也是最早实行全民医疗服务体制的国家。

（3）资源分配合理性：英国的 NHS 体系在英格兰、北爱尔兰、苏格兰和威尔士略有不同，整体上看，NHS 分为初级卫生保健、地区医院和专科医院三大分级体系，使资源得到更合理更公平的分配。

3. 英国医疗保障法律的评价

（1）优点：NHS 体制覆盖面广。NHS 的受益范围不局限于英国本土人民，还包括合法停留在英国 6 个月以上的居民，即使为游客，只要符合规定，即可享受英国免费的医疗服务。NHS 分级诊疗效果明显，患者在不同层级治疗有序流动，使大部分健康信息在底层流动，充分合理利用有限的医疗资源，使英国医疗成本得到有效利用。

（2）缺点：英国的医院属于国家，政府需承担绝大部分医疗费用，医护人员的报酬往往都是固定的，打消了医护人员的积极性，人才流失严重。这使得在治理过程中，人手配备不足，医护人员效率低，预约周期太长，耽误患者的病情诊治，导致医患双方的供需矛盾。且覆盖面广的运行是由政府庞大的开销支撑的，造成财政负担严重，不利于先进医疗设备的引进。

（二）美国医疗保障法律

1. 美国医疗保障法律概述

（1）医疗保障法律和法案：美国医疗保险法律和法案的制定主要由联邦参议院与众议院负责。在法律层面，1935 年颁布的《社会保障法》，确立了公共健康服务计划。1965 年针对老年人、残疾人和低收入人群出台了《老年医疗照顾计划》和《穷人医疗援助计划》，之后陆续出台了《老年和残疾社会保障法》《工伤事故保险法》《健康维护组织法》《职业安全及健康法》等 10 余个医疗保险相关法律。在法案层面，先后出台了《医疗保障法案》《美国残疾人法案》《健康保障和教育协调法案》《社会保障和反欺诈法案》《印第安人健康照顾法案》等医疗保险法案。通过不断建立与修订医疗保险相关法律，美国逐步建立起比较完备的医疗保险法律及制度体系。

（2）医疗保障法规：医疗保障法规主要由州政府的卫生部来制定。从立法体系上看，除联邦所具有的立法权、行政权和司法权外，其余权力下放给各州，各州在其管辖的事务范围内具有独立自主权。美国各州也有权制定相关的医疗保障法律。

（3）美国疾病救助法律：美国在《医疗急救和分娩法案》就医疗急救救助作了规定。规定接受联邦资金支持的医院对要求急救医疗服务的个人必须实施紧急诊疗救治，为所有进入急诊室的患者提供合理的医疗检查，无论患者是否具有支付相关医疗费用的能力。在患者转诊和出院之前，医院必须先稳定患者的病情，否则医疗机构将受到来自患者的起诉和监管部门的处罚。

2. 美国医疗保险法律特征

（1）非强制性：联邦和州政府通过各种政策对市场行为的影响比较有限，如政府不要求国民购买或参加某些保险计划等。在美国医疗保障制度中，政府的作用一直次于市场。

（2）混合性：混合性是美国医疗保障制度有别于其他医疗保障模式的一个鲜明特点，是"混合经济"的极好例证，"反映了美国式生活多样化和多元化的总体特征"，体现了处于美国社会福利制度核心地位的公私伙伴关系。非营利、营利和政府机构都发挥着重要作用，彼此密切合作；公共和私人健康保险计划交织在一起。

3. 美国医疗保险法律的评价

（1）优点：与强制医疗保险相比，人们可以根据自身情况考虑自己的医疗保险费用，对于低收入和中等收入家庭，他们可以选择相对便宜的公司和保险，不必承受过多的经济压力。此外，为了吸引人才，许多大企业实行了为员工支付医疗保险费的政策，使许多公民不必为医疗保险支付过高的费用。

（2）缺点：医疗保险费用呈线性上升，低收入和中等收入家庭得不到良好医疗保障。直接原因是一些高科技医疗用品和药品占据更多市场，作为有利可图的商业机构，保险公司自然会考虑提高保费，以避免因索赔增加而导致的医疗保险基金的不足。

（三）德国医疗保障法律

1. 德国医疗保障法律概述

（1）医疗保障法律：德国的医疗保险法律主要由联邦参议院与联邦议院来制定。1883年，德国俾斯麦政府颁布世界上第一部疾病保险法——《疾病保险法》，该法律确定了以强制性方式使低收入工人参加医疗保险，标志了强制性医疗保险立法的开始，为许多国家制定医疗保险法律起到了示范作用。后德国陆续出台了《医疗保险改革法》《法定医疗保险现代化法》《法定医疗保险竞争加强法》《社会法典》等医疗保险法律。

（2）医疗保障法令：针对具体的医疗保险环节与主体，医疗保障法令由联邦与各州政府制定。其中，在保护医生主体的利益与养老保险等方面均有专门立法，如为限制医院的权利而出台的《增进法定医疗保险公司之间的团结法令》。对于其他没有覆盖的领域，则根据联邦和州层面基本法的要求进行管理和保护。先后出台了《职员保险法》《联邦社会救济法》《农民医疗保险法》《第一次抑制医疗费用法》《第二次抑制医疗费用法》《护理保险法》等医疗保险法令。

（3）德国医疗救助法律：德国在20世纪后期建立起较为完善的急救法律体系，联邦和16个州均制定了急救医疗服务法。德国联邦层面的急救法律有《德国联邦共和国基本法》《健康保险法》《公民保护法》等。德国的社会医疗保险覆盖面广（达到90%以上，另外的9%左右的国民则选择私人医疗保险）、保障范围宽，患者的急救费用基本通过社会医疗保险支付。

2. 德国医疗保障法律特征

（1）强制性：德国的医疗保险体系主要为法定社会医疗保险、法定长期护理保险和商业医疗保险，其主要特点是以法定社会医疗保险为主和强制性。德国法律在2009年后要求所有德国公民和长期居住的外国居民必须参加医疗保险和长期护理保险。

（2）高质量、高效率：德国通过一系列改革举措保障了医疗服务的高质量和高效率。保障医疗质量的措施包括：开展"结构质量项目"以建立医疗服务提供方的质量管理体系，如对医生的继续教育、对药物和医疗过程的健康技术评估和对医院的评审评价等；所有医院必须采用按疾病诊断相关分组（DRG）方式获得医保支付，在DRG方式下，效率低的医院会主动提高医疗效率、降低成本，以获得更多收益。

3. 德国医疗保障法律的评价

（1）优点：DRG的实施有利于理顺卫生资源的分配和管理、合理和完善补偿机制，强化和提升了医疗机构的综合管理水平。重大决策可以通过自治组织之间充分协商，平衡相互利益关系；最后大大减轻政府管理卫生体系和权力集中的决策负担。

（2）缺点：德国社会医疗保险模式的收支问题矛盾突出。私人医疗保险通常采取健康体检的方式筛选参保人，并实施与健康状况相关的风险保费，使法定医疗保险面临更多的逆选择风险。例如：法定医疗保险参保人的急性、慢性病症状平均数明显高于私人医疗保险参保人，法定医疗保险自我健康评估状况差的参保人占总参保人数的百分比明显高于私人医疗保险等。

第三节 医疗保障政策性文件的制定与实施

医疗保障制度以群众的医疗健康为重点保障要素,其政策线索贯穿于保险、救助、优抚、福利等各个方面。医疗保障政策是确保医疗保障制度规范运行的遵循和依据。

一、医疗保障政策历史沿革

我国医疗保障制度伴随着中华人民共和国的成立而诞生,并随着时代的经济水平发展而发展,具有鲜明的时代政治文化特征。其过程经历了初步探索的政策框架期、调整变革的政策密集期以及迭代重塑的政策成熟定型期三个阶段。

(一)医疗保障制度初步探索——政策框架期(1949—1992年)

1952年,根据中央人民政府政务院发布的《关于全国各级人民政府、党派、团体及所属事业单位的国家工作人员实行公费医疗预防的指示》,公费医疗预防制开始实行。该制度是对享受对象实行的一种免费医疗保障制度,其经费主要来源于各级财政,属于国家或政府保险型的医疗保险制度。劳保医疗制度是根据1951年政务院颁布的《中华人民共和国劳动保险条例》及1953年劳动部公布试行的《关于公布中华人民共和国劳动保险条例实施细则修正草案的决定》等相关法规、政策建立和发展起来的,该制度是对企业职工实行免费、对职工家属实行半费的一种企业福利型社会医疗保险。1960年中共中央转发卫生部《关于人民公社卫生工作问题的几个意见》的报告,合作医疗成为政府在农村实施的医疗卫生制度。农村合作医疗是主要通过集体和个人集资,为农民群众提供低费医疗服务的一种互助共济的保障形式。

这三大医保制度建立在社会主义公有制基础之上并纳入高度集中的国家计划体制之中,覆盖了当时全国90%以上的人口,形成了与计划体制相适应的初级全民医保制度体系。改革开放后,为适应从计划经济到市场经济的转型和社会发展进步的要求,医疗保障制度经历了一段地方自主探索的过程。政策的出台和法律的完善形成了医疗保障制度,为解除全体人民的疾病医疗后顾之忧提供了稳定的制度保障体系框架,许多流行性疾病被彻底消除,全国人民健康水平快速提升,人均预期寿命持续延长。

(二)医疗保障制度调整变革——政策密集期(1993—2008年)

1993年党的十四届三中全会审议并通过了《中共中央关于建立社会主义市场经济体制若干问题的决定》,为保险制度发展的市场化方向奠定了基础。1994年国家经济体制改革委员会等部门印发《关于职工医疗制度改革的试点意见》,决定在江苏省镇江市和江西省九江市两个城市开展职工医疗保险改革试点,正式拉开了从计划经济时期的传统医保制度向适应市场经济体制的社会医疗保险制度转型的序幕。1998年,国务院发布《国务院关于建立城镇职工基本医疗保险制度的决定》,确立了现行职工基本医疗保险制度的基本框架与实质内容。

2003年,国务院《关于建立新型农村合作医疗制度意见》标志着为农村居民建立的基本医疗保险制度正式启动。2007年《国务院关于开展城镇居民基本医疗保险试点的指导意见》发布,标志着基本医疗保险的最后一块空白地——城镇非就业居民也建立了社会型医疗保障,从此医疗保障基本实现了全民覆盖。

(三)医疗保障制度迭代重塑——政策成熟定型期(2009年至今)

本阶段的主要特征是整合制度,建立全民医疗保障。2009年,《中共中央 国务院关于深化医药卫生体制改革的意见》正式公布,提出建设基本医疗保障制度等重点改革任务。2010年,国家通过了《中华人民共和国社会保险法》,设立专章规制医疗保险制度,为医疗保险改革与发展提供了原则性的法律规制。2012年国家六部委联合发布《关于开展城乡居民大病保险工作的指导意见》，随后全面实施城乡居民大病保险。2016年，国务院发布了《关于整合城乡居民基本医疗保险制度的意见》，将原来相互分割的城、乡居民医疗保险制度进行整合，实现覆盖范围、筹资政策、保障待遇、医保目录、定点管理、资金管理的六个统一。2017年国务院发布《国务院办公厅关于进一步深化基本医疗保险支付方式改革的指导意见》，为医保支付方式的改革提供了基本依据。以党的十九大召开为标志，为贯彻"按照兜底线、织密网、建机制的要求，全面建成覆盖全民、城乡统筹、权责清晰、保障适度、可持续的多层次社会保障体系"的十九大精神，中国医保改革发展进入全面建成中国特色医疗保障体系时期。2018年国务院组建国家医疗保障局，加强了医疗保障体系的"顶层设计"，实现了全国医疗保障事业的集中统一管理，开启了新时代医保改革的新征程。2020年，中共中央、国务院印发《关于深化医疗保障制度改革的意见》，对新时代医疗保障制度的发展方向作出了重要的顶层设计。

医疗保险从覆盖企业职工起步，经过将机关事业单位工作人员纳入覆盖范围，再向城乡居民全面扩展，迅速成为惠及全民的社会保障制度安排，传统初级医疗保障制度逐步被新型的城乡统筹、覆盖全民、社会化、多方共担的缴费型医疗保险制度所取代。我国已经构建起了世界上最大的医疗保障体系，已经取得惠及14亿中国人民的巨大成效，也创造了人类发展史上的医疗保障制度改革和发展的奇迹。

医疗保障制度的改革探索必然要以不断打破原有法律法规政策规制为条件。以政策性文件为依据推进医疗保障制度改革是一条必经之路，然而政策性文件的探索性、易变性以及传统体制的城乡分割、部门分割、单位分割格局所导致的政策选择局限性也阻碍了稳定医疗保障制度的形成。我国正在通过全面深化改革，优化现行制度安排，健全多层次医疗保障制度体系，优化医疗保障协同治理体系，构筑医疗保障服务支撑体系，推动医疗保障制度从长期试验性改革状态走向成熟定型并日益步入法治化、现代化的轨道，建成制度框架统一、责任分工明确、筹资科学合理、救助精准有效、保障实质公平、支付高效便捷、社商多元合作、基金高速运转的多层次医疗保障体系，为推动健康中国建设作出重要贡献。

二、医疗保障政策性文件的制定

医疗保障政策制定是指从发现医疗保障问题到政策方案出台的一系列功能活动环节所组成的政策形成过程。

（一）医疗保障政策性文件的制定主体

医疗保障政策文件的制定主体是指参与或影响医疗保障政策的制定过程的人或者组织。我国医疗保障政策文件的制定主体是各级国家行政机关。根据《中华人民共和国宪法》《中华人民共和国地方各级人民代表大会和地方各级人民政府组织法》的规定，国务院可以发布行政措施、决定和命令；各部、委可以发布命令、指示；县级以上地方各级人民政府及其工作部门可以规定行政措施，发布决定和命令；乡、镇人民政府可以发布决定和命令。行政机关都具有依法发布其他行政规范的权力。

（二）医疗保障政策性文件的制定原则

1. 信息充足原则　医疗保障相关信息是医疗保障政策性文件制定的基础和依据。医疗保障相关信息的搜集、加工和处理，贯穿于医疗保障政策性文件制定的整个过程。医疗保障运行现状相关信息越全面、准确，医疗保障政策性文件制定就越具有科学性。

2. 系统协调原则　从系统论观点出发，在医疗保障政策性文件制定时，将医疗保障政策的整体利益与局部利益、内部条件与外部条件、眼前利益与长远利益、主要目标与次要目标相结合，从而保障医保、医疗、医药三方的整体性、系统性和协同性。

3. 科学预测原则　医疗保障政策性文件的制定需要按照科学的原则、程序和方法,对医疗保障发展趋势预先评估,降低或者避免政策制定所带来的风险。

4. 民主参与原则　医疗保障政策性文件制定要求确保公平,反映群众意愿,最终使群众获得利益,保障人人享有平等的健康权利。

5. 稳定可调原则　医疗保障政策性文件的制定既要保持连续性和稳定性,保证与原有政策的衔接或过渡,又要立足长远,随外部环境的变化而相应调整、变动。

(三)医疗保障政策性文件的制定内容

医疗保障政策性文件的制定内容包括待遇清单、公共服务、患者就医管理、医药服务管理和基金运行管理五大方面。

1. 待遇清单　医疗保障待遇清单包含保险制度、政策框架、医保基金予以支付和不予支付的项目范围。保险制度主要指基本医疗保险、补充医疗保险和医疗救助三种制度。政策框架主要包括参保政策、筹资政策、待遇支付政策等。基金支付范围和基金不予支付范围则明确了医保基金使用范畴。

2. 公共服务　基本医疗保障制度中规定的公共服务是指面向参保人群和定点机构等服务对象提供的事项经办服务,主要包括参保和变更登记、参保待遇查询和一次性个人账户支取、医保关系转移接续、异地就医备案、规定病种认定、医保手工报销、生育待遇核准支付、医疗救助核准支付、定点机构申请、定点机构费用结算,共十个重大事项。

3. 患者就医管理　就医管理是指对参保人员在定点机构的就医过程进行管理,包括就诊登记、费用结算或转诊等事务。就医管理的管理对象是参保人员,管理目的是对参保人员的医疗待遇予以兑现。

4. 医药服务管理　医药服务管理的对象是定点机构,管理的内容是定点协议、医药目录、医保医师和医保支付管理。相关职能部门会出台医疗保障政策性文件调整其服务内容,规范其服务行为。

5. 基金运行管理　基金运行管理内容主要包括筹资、支付、内控、稽核四个主要方面。医保基金安全运行需遵循收支平衡、量入为出、略有结余三个总体原则,对于基金的内部管理,需满足资金管理的效率目标、财务目标和审计目标的要求,对于基金的外部管理,需规范基金的使用途径,防范基金诈骗行为。

(四)医疗保障政策性文件的制定程序

医疗保障政策性文件制定程序是关于政策制定的一整套思路、步骤和方法,它既是政策制定的基本思路和方法,也可以视为政策研究的指导性方法。

制定政策性文件应当依据职权,经过起草、审查、审议、公布、备案审查、修改或废止等程序或环节。

起草政策性文件采取多种形式广泛听取意见,常见形式有书面征求意见、座谈会、听证会、论证会或者向社会公开征求意见等。政策性文件草案拟就后要进行合法性审查,主要是对制定权限、内容是否违反相关法律、法规、规章或者上级政府发布的规范性文件等进行审查。后由制定机关负责人提交集体讨论并作出决定。未经征求意见、合法性审查,或者未经制定机关集体讨论决定的政策性文件不得发布实施。政策性文件是否公开发布,由制定机关决定。涉及公民、法人或者其他组织合法权益的行政规范性文件,应当通过政府公报、政府网站、新闻媒体等向社会公布,未经公布的不得作为行政管理的依据。

政策性文件发布后,由政府或职能部门制定的,应当自发布之日起15日内报上一级政府或本级政府备案;有权的行政机关要定期对规范性文件进行清理,对不符合法律、法规、规章规定,或者相互抵触、依据缺失以及不适应经济社会发展要求的,特别是对含有地方保护、行业保护内容的规范性文件,要予以修改或者废止。清理后要向社会公布继续有效、废止和失效的规范性文件目录,未列入继续有效的文件目录的规范性文件,不得作为行政管理的依据。

三、医疗保障政策性文件的实施

医疗保障政策实施是指将政策意图转变为政策结果的行动过程。政策实施者通过建立组织机构,运用各种政策资源,采取解释、宣传、实验、实施、协调与监控等各种行动,将政策意图转化为实际效果,从而实现既定政策目标。

(一)医疗保障政策性文件的效力

医疗保障政策性文件的效力是指医疗保障政策性文件的生效范围和适用范围。医疗保障政策性文件的效力具有多层次的特点,有中央和地方之分,其中中央之中有国务院与其部门之分;地方之中,各级人民政府或其部门制定的其他行政规范也存在着不同层级。下位规范不得与上位行政立法和行政规范相抵触。

(二)医疗保障政策性文件的实施步骤

医疗保障政策性文件的实施步骤主要包括 5 个部分,分别是明确政策内涵、分析动力阻力、制订实施计划、配置执行资源以及管控政策实施。

1. 明确政策内涵　此步骤在于明确可行性评价及其之前各步骤工作提供的所有的政策信息。吃透政策的精神,理解政策方案有关内容,掌握政策目标体系、基本方法和措施、适用对象、运用期限和阶段等常规信息,还应明确政策针对的问题、问题的危害、政策思路和目标、预期效果等信息。

2. 分析动力阻力　此步骤重在明确动、阻力源的动、阻力性质及大小。首先需要确认利益相关者,其次需要确定动、阻力源及动、阻力的强度,现有利益格局以根源和形成机制为主要判断依据,从经济、生存、安全、地位、前途、理想和风险等方面综合评判损益。

3. 制订实施计划　此步骤是在前两步基础上设计出若干减弱(消除)阻力、同时增加(保持)动力的执行策略和措施,把政策方案规定的内容转化为可操作实施计划的过程。主要由执行策略设计、执行工作设计和工作流程设计三个部分构成。

4. 配置执行资源　明确达成政策目标所需要进行的工作和配套的资源,确认所需资源是否落实到位。常见资源包括有形资源和无形资源两类,配置资源遵循系统性原则、人本原则、有效性原则和动态性原则。

5. 管控政策实施　需要运用领导和协调管理手段,运用一定的权力进行指挥,引导、鼓励和影响个人或组织,以实现政策目标。还可以建立联络机构和联络员,及时了解外部环境的变化,及时调整执行计划。

(三)医疗保障政策性文件实施的保障条件

医疗保障政策性文件的实施需要具备的保障条件包括制度保障、组织保障、经济保障、人才保障以及信息保障等方面内容。

1. 制度保障　医疗保障政策性文件实施离不开公平适度的医疗保障制度,因此需要不断推进医疗保障制度成熟定型,健全重特大疾病医疗保险和救助制度,统筹规划医疗保障高质量发展,根据经济发展水平和基金承受能力稳步提高保障水平。

2. 组织保障　把党的领导贯彻到医疗保障发展全过程,建立部门协同机制,加强医保、医疗、医药制度政策之间的统筹协调和综合配套。及时回应社会关切,合理引导预期,充分调动各方积极性和主动性,凝聚社会共识。

3. 经济保障　合理筹资、稳健运行是医疗保障制度可持续的基本保证。建立与社会主义初级阶段基本国情相适应、与各方承受能力相匹配、与基本健康需求相协调的筹资机制,切实加强基金运行管理,加强风险预警,坚决守住不发生系统性风险的底线。

4．人才保障 高效的政策执行力要求高素质人力资源的保障。重视医疗保障专业人才的培养，提升专业素养和沟通能力，确保医疗保障政策的高效执行。

5．信息保障 信息资源是执行者减少政策执行不确定性的重要条件。完善经办管理和公共服务体系，更好地提供精准化、精细化服务，提高信息化服务水平，推进医保治理创新，为人民群众提供便捷高效的医疗保障服务。

第四节　医疗保障法制体系

医疗保障制度的运行需要医疗保障法给予法律意义上的保障，只有通过立法，才能保证其顺利运行。医疗保障法作为医疗保障法律体系的核心法律，完善其功能对于整个医疗保障法律体系都有重要的意义。

一、我国医疗保障法制体系

依法治国是我国的基本方略，形成完备的医疗保障法治体系可以促进医疗保险更好地发挥保障作用。在我国，医疗保险的法律制度与医疗保险法律体系的发展历程相互契合。自我国医疗保障制度实施以来，伴随医疗保障制度的发展，形成了以下几种医疗保障制度。

（一）公费医疗制度

公费医疗制度（socialized medicine）是指为保障国家工作人员健康而建立的，通过国家财政预算支出，由医疗卫生部门按规定向特定享受对象提供免费或部分免费医疗服务的一项制度。

公费医疗制度是根据 1952 年 6 月 17 日中央人民政府政务院颁布的《关于全国各级人民政府、党派、团体及所属事业单位的国家工作人员实行公费医疗预防的指示》建立起来的。1952 年 9 月 20 日，政务院公布了《关于各级人民政府工作人员在患病期间待遇暂行办法》，对国家工作人员在患病期间的生活问题等作出了具体的规定；1955 年 9 月 17 日，财政部、卫生部、国务院人事局还颁布了《财政部、卫生部、国务院人事局关于国家机关工作人员子女医疗问题的通知》。这些规定是公费医疗制度在随后几十年运行的基本法律依据，此后，这一制度不断得到修订和发展。

（二）劳保医疗制度

劳保医疗制度（labor health service）又称企业医疗保险制度，是我国劳动保险制度的一部分，是指为保障职工的健康，通过企业提取的职工福利基金，对企业职工实行免费医疗，职工家属实行减半收费的一项制度。

劳保医疗制度是根据 1951 年政务院颁布的《中华人民共和国劳动保险条例》及 1953 年劳动部公布试行的《中华人民共和国劳动保险条例实施细则修正草案》等相关法规政策建立起来的。《中华人民共和国劳动保险条例》是我国第一部全国统一的社会保险法规，对职工养老、工伤、疾病、生育、遗嘱等方面的保险项目都做了具体规定，构筑了我国社会保险的基本框架，是中华人民共和国社会保障制度发展演变的源头，至今还是我国企业职工实施社会保障制度的基本法律依据。

（三）城镇职工基本医疗保险制度

为了解决原有职工医疗保障制度面临的问题，更好地应对我国经济制度转型所带来的社会变革，1993 年党的十四届三中全会通过《中共中央关于建立社会主义市场经济体制若干问题的决定》，指出了要在我国建立社会统筹医疗基金和个人医疗账户相结合的社会医疗保险制度。1994 年国务院正式确定江苏省镇江市和江西省九江市作为改革的试点城市（俗称"两江"医改试点），并于 1994 年 12 月底开始实施试点方案。经过一年多的试点，1996 年国务院办公厅转发了四部委的《关于职工医疗保障制度改革扩大试点的意见》，开始在新增的 57 个城市中推广。在总结广泛试点经验的基础上，1998年12月国务院召开了"全国医疗保险制度改革工作会议"，发布了《国务院关于建立城镇职工基本医疗保险制度的决定》（以下简称《决定》），提出了在全国范围内进行城镇职工医疗保险制度改革。经过多年的探索和发展，我国现今城镇职工基本医疗保险参保率已达95%，已全面建立了城镇职工基本医疗保险制度。

（四）新型农村合作医疗制度

为了解决农村居民日益突出的"因病致贫、因病返贫"的现象，切实解决"三农"问题。2002年10月，中共中央、国务院下发《关于进一步加强农村卫生工作的决定》（中发〔2002〕13号），提出逐步建立新型农村合作医疗制度。同年国务院办公厅转发卫生部等部门《关于建立新型农村合作医疗制度的意见》（国办发〔2003〕3号）的通知，标志着农村合作医疗制度的重新启动。

新农合的实施建立了一种农民医疗保障制度，新农合制度是中华人民共和国成立以来我国第一次由政府出资为农民建立的一种医疗保障制度。从2003年起，经过了试点、推进、全覆盖、巩固提高、完善制度、强化管理等阶段，到2013年，新农合制度已经运行了十年。尽管还存在着一些亟待解决的问题。但是，一个覆盖全体农业人口的医疗保障制度建立起来了，初步解决了农民的就医问题，成为与城镇职工基本医疗保险、城镇居民医疗保险并驾齐驱的三大医疗保障体制之一，为广大农村居民提供基本医疗保障，为农民的健康保驾护航。

从2003年下半年起，一种新的医疗保障制度在全国范围内开始实施，截至目前，全国98%以上的农村居民参加了新型农村合作医疗。为了区别于以往的合作医疗制度，重新建立的合作医疗制度被称为"新型农村合作医疗制度"。

（五）城镇居民基本医疗保险制度

为实现基本建立覆盖城乡全体居民的医疗保障体系的目标，2007年国务院出台了《关于开展城镇居民基本医疗保险试点的指导意见》，标志着城镇居民医疗保险的正式启动。2007年在有条件的省份选择2至3个城市启动试点，2008年扩大试点，2010年在全国全面推开，逐步覆盖全体城镇非从业居民。文件从目标和原则、参保范围和筹资水平、加强管理和服务、深化相关改革、加强组织领导几个方面进行了规定。

2010年《中华人民共和国社会保险法》颁布，国家建立和完善城镇居民基本医疗保险制度。其中明确规定，城镇居民基本医疗保险实行个人缴费和政府补贴相结合。享受最低生活保障的人、丧失劳动能力的残疾人、低收入家庭60岁以上的老年人和未成年人等所需个人缴费部分，由政府给予补贴，进一步解决广大人民群众的医疗保障问题。

（六）城乡居民基本医疗保险制度的建立

随着我国"城市化"进程的加快，越来越多的农村居民进入城市生活，根据第七次全国人口普查统计，我国居住在城镇人口的比例为49.68%，居住在农村的人口比例为50.32%，同第六次全国人口普查结果相比，城镇人口的比例上升了13.46个百分点。人口的迁移和变化，给原有的社会保障体系带来了新的挑战。

为了更好地适应城乡一体化的社会变革，医疗保险制度也作了相应的调整，由于在筹资模式、筹资水平上很接近，很多地区逐渐将城镇居民医疗保险和新农合合并起来，建立城乡居民基本医疗保险，同时覆盖城镇居民和农村居民，在缴费水平上设置多档缴费，使原先两个保险体系的不同缴费档次得以保留，方便两个制度的衔接过渡。新建立的城乡居民基本医疗保险制度在覆盖人群上大大扩展，增强了医保基金的抗风险能力。2016年国务院颁发《关于整合城乡居民基本医疗保险制度的意见》（国发〔2016〕3号），明确要求整合城镇居民基本医疗保险和新型农村合作医疗两项制度，建立统一的城乡居民基本医疗保险制度。目前，我国医疗保障法制体系主要包括医疗保险、医疗救助、补充医疗等方面的建设和发展。

（七）医疗保障基金监管

2020年12月9日国务院第117次常务会议通过《医疗保障基金使用监督管理条例》，对基本医疗保险（含生育保险）基金、医疗救助基金等医疗保障基金使用及其监督管理进行了规定。山东省、陕西省、内蒙古自治区、杭州市等地区也相继出台了《医疗保障基金使用监督管理条例》。

二、国外医疗保障法制体系

社会医疗保险制度起源于 1883 年的德国，当时德国制定的医疗保险法开创了全球社会法领域现代社会保障立法的先河，德国、日本、韩国、新加坡等国家医疗保障立法值得我国学习和借鉴。

（一）德国医疗保障

1883 年，德国颁布了《疾病保险法》，立法中，德国最大限度地保留了已存在的互助组织管理体制，对医疗保险实行国家监督下的劳资自治管理模式。1911 年，德国颁布《帝国保险条例》，包含了残疾和老年保险、工伤事故保险、疾病保险等内容。进入 1975 年，德国将各项社会保险立法内容汇总为《社会法典》。其中，1976 年颁布的《社会法典第四册——社会保险总则》规定了包括医疗保险在内的整个社会保险法律制度的基本原则和基本概念；1988 年 12 月颁布的《健康改革法》提供了医疗保险法的基本框架；1989 年形成了《社会法典第五册——法定医疗保险》。德国医疗保障体系以法定医疗保险为主，私人医疗保险为辅。

（二）日本医疗保障

1922 年日本制定的《健康保险法》和 1938 年制定的《国民健康保险法》奠定了日本医疗保障制度基石。1939 年，以白领劳动者为对象的《职员健康保险法》正式实施。1942 年，按照蓝领和白领分设的健康保险制度被合并成一个健康保险制度并延续至今。1958 年，日本全面修订《国民健康保险法》并于 1961 年实施，修订后的法律要求所有市町村必须实施国民健康保险，未加入其他医疗保险的国民均被强制加入其所在地的国民健康保险。经过 3 年左右的时间扩大覆盖面，日本于 1961 年正式进入全民医保时代。1982 年，为了减轻政府的财政负担，日本制定了《老人保健法》，首次在医疗保险中引进了不同制度之间的财政调整机制。2006 年，日本制定了《高龄者医疗确保法》，根据该法新设立了"后期高龄者医疗制度"。至此，日本的医疗保险制度不仅覆盖了全民，而且能够适应人口老龄化的需要，提供了更加全面的医疗保障。日本医疗保险制度包括职域保险和地域保险。其中职域保险包括健康保险、船员保险和共济组合；地域保险主要是指国民健康保险。

（三）韩国医疗保障

1963 年，韩国颁布了《医疗保险法》，以雇佣 300 人以上用人单位的劳动者和农民、渔民为对象。但由于当时条件不成熟，该法形同虚设。1977 年，500 人以上规模的大企业雇员被强制纳入医保范围，实质性的职员医疗保险制度正式建立，1979 年，医疗保险扩展至公务员和私立学校的教师。1987 年，韩国修订了《医疗保险法》，将农民、渔民、城市个体工商业者、小商业者纳入保障对象。1989 年韩国实施的城市地区医疗保险制度奠定了全民医疗保险制度的基础。1997 年，韩国制定了《国民医疗保险法》。1998 年，韩国统合地区医疗保险（227 个保险组合）与公务员教师医疗保险，并建立了国民医疗保险管理公团。1999 年，韩国制定了《国民健康保险法》。2000 年，韩国整合国民医疗保险管理公团与雇员医疗保险组合（139 个组合），组建了全国性的单一保险者——国民健康保险公团。由此，韩国实现了医疗保险制度的全国统一。韩国医疗保障体系包括：国家医疗保险、医疗津贴、长期疗养保险。国家医疗保险是一种强制社会保险，其对象是全体国民，2012 年覆盖率达到 97%，资金主要来源于投保人的保险费（85%）和政府补助金（15%）。医疗津贴由韩国政府主导，一方面保障未被国家医疗保险覆盖的低收入群体（3%）的最低生活并提供医疗服务，以帮助其自立，另一方面为国家医疗保险基金提供 15% 的政府补贴。长期疗养保险制度目的在于满足罹患长期老年性疾病难以自理老年人群的需求。长期疗养保险资金来源主要有两个：一是中央政府和地方政府的投入，约占资金总额的 20%；二是从医疗保险金中提取 6.5% 左右列入长期保险资金。

（四）新加坡医疗保障

1955 年，新加坡议会通过《中央公积金法》，实行强制性的、以个人储蓄为主的中央公积金制度（central provident fund，CPF）。其最初的目的是为雇员在退休后或者不能继续工作时提供一定的经济保障。1974 年以后转变为以个人责任为基础，政府分担部分费用的医疗服务模式。1984 年，中央公积金局推出了全国性的医药储蓄计划——保健储蓄计划（Medisave），设立了会员的保健储蓄账户，协助个人把收入的一部分存入保健储蓄户头，以备需要时支付会员个人或直系家庭成员的医疗费用。1990 年创建健保双全计划，对该计划中资金的使用制定了严格的补偿机制，目的是强调个人对自身健康的责任，并推崇精细化管理，减轻个人和政府的医疗支出压力。1992 年，《医疗基金法案》获议会批准，1993 年 4 月，负有医疗救助职责的医疗基金正式运作，标志着新加坡医疗卫生服务体系的进一步发展。1993 年新加坡政府设立了一个捐赠基金——保健基金计划，在此基础上再行成立银发族保健基金（Medifund Silver）和少儿保健基金（Medifund Junior），这一系列改革使得新加坡最贫困人群能够得到一定程度的医疗服务保障，该计划构成他们最后的安全屏障。

德国的医疗保障体系发展和完善立足于国情，通过控制政府管制、定量配给以控制医疗费用的增长，形成有效竞争激励机制，建立成全覆盖、高水平的医疗保障网。日本的医疗保障制度体现了全民性、公平性和强制性的特点，为国民的医疗诊治提供了保障。韩国在保障公平、发挥政府部门宏观调控作用的基础上，注重预防保健，使制度从分散逐步过渡到整合，同时不断改进卫生资源配置不合理、私立医疗机构占比过大和过度检查等方面的问题。新加坡在医疗保障制度实施中，一是坚持政府主导，多元主体参与医疗保障制度的建构；二是对医疗保障体系实行精细化管理；三是强调个人对自身健康的责任意识，其医疗卫生系统运行的高效率为世界所公认。德国、日本、韩国和新加坡的部分医疗保险立法实践为我国 2035 年国家基本实现现代化、实现医保制度统一且普惠公平的发展目标提供了参考依据。

第五节　医疗保障政策体系

我国医疗保障政策性文件涉及从中央到地方各级政府或主管部门的政策性文件，由国务院规范性文件、部门规范性文件、部门工作性文件以及地方规范性文件、地方工作文件等共同构成。医疗保障政策体系是指医疗保障体系在政策方面的体现。本节内容重点对十八大以来医疗保障中的基本医疗保险、补充医疗保险以及慈善互助体系等国家层面的政策性文件进行梳理。

一、基本医疗保险相关政策

十八大以来，我国制定了大量基本医疗保险相关政策性文件（表 10-1）。这些政策性文件涉及基本医疗保险制度改革、筹资运行、待遇支付、基金管理、价格管理、招标采购、医药服务、公共管理服务、监督管理等各方面。

医疗保险制度改革相关政策主要围绕基本医保支付方式改革、基本医保个人账户改革以及基本医保服务社会其他领域改革等内容制定。筹资和待遇相关政策主要围绕扩大基本医保参保、提升基本医保待遇、医保基本药品目录调整等内容展开。随着医疗保障制度改革进入了重塑利益格局的深水区，医保经办服务流程优化以及医保基金监督也相继出台并完善诸多政策。

表 10-1　十八大以来基本医疗保险相关政策性文件

序号	政策名称	政策编号	发布时间
1	财政部　国家医保局关于修订《中央财政城乡居民基本医疗保险补助资金管理办法》的通知	财社〔2022〕1号	2022-01-12
2	国家医保局　人力资源社会保障部关于印发《国家基本医疗保险、工伤保险和生育保险药品目录（2021年）》的通知	医保发〔2021〕50号	2021-11-24
3	国家医保局办公室　财政部办公厅关于印发《基本医疗保险关系转移接续暂行办法》的通知	医保办发〔2021〕43号	2021-11-01
4	国务院办公厅关于印发"十四五"全民医疗保障规划的通知	国办发〔2021〕36号	2021-09-23
5	国家医保局　财政部　国家税务总局关于做好2021年城乡居民基本医疗保障工作的通知	医保发〔2021〕32号	2021-05-27
6	国务院办公厅关于建立健全职工基本医疗保险门诊共济保障机制的指导意见	国办发〔2021〕14号	2021-04-13
7	国家医疗保障局　民政部　财政部　国家卫生健康委　国家税务总局　银保监会　国家乡村振兴局关于巩固拓展医疗保障脱贫攻坚成果有效衔接乡村振兴战略的实施意见		2021-01-29
8	国家医保局　财政部关于建立医疗保障待遇清单制度的意见	医保发〔2021〕5号	2021-01-19
9	国家医疗保障局　财政部关于推进门诊费用跨省直接结算试点工作的通知	医保发〔2020〕40号	2020-09-28
10	医保局　财政部　税务总局关于加强和改进基本医疗保险参保工作的指导意见	医保发〔2020〕33号	2020-08-20
11	国家医保局　财政部　国家税务总局关于做好2020年城乡居民基本医疗保障工作的通知	医保发〔2020〕24号	2020-06-10
12	国家医保局　人力资源社会保障部关于调整规范《国家基本医疗保险、工伤保险和生育保险药品目录》部分药品名称等的通知	医保发〔2020〕7号	2020-02-28
13	国家医保局　财政部　税务总局关于阶段性减征职工基本医疗保险费的指导意见	医保发〔2020〕6号	2020-02-21
14	国家医疗保障局、财政部、国家卫生健康委、国务院扶贫办关于坚决完成医疗保障脱贫攻坚硬任务的指导意见	医保发〔2019〕57号	2019-09-29
15	财政部　国家卫生健康委　国家医疗保障局关于全面推行医疗收费电子票据管理改革的通知	财综〔2019〕29号	2019-07-30
16	国务院办公厅关于全面推进生育保险和职工基本医疗保险合并实施的意见	国办发〔2019〕10号	2019-03-06
17	财政部关于印发《社会保障基金财政专户会计核算办法》的通知（2018修订）	财办〔2018〕43号	2018-12-29
18	国务院关于生育保险和职工基本医疗保险合并实施试点情况的总结报告		2018-12-23
19	国家医疗保障局关于将17种抗癌药纳入国家基本医疗保险、工伤保险和生育保险药品目录乙类范围的通知	医保发〔2018〕17号	2018-09-30
20	人力资源社会保障部办公厅关于发布医疗保险按病种付费病种推荐目录的通知	人社厅函〔2018〕40号	2018-02-07

续表

序号	政策名称	政策编号	发布时间
21	人力资源社会保障部办公厅关于对国家基本医疗保险、工伤保险和生育保险药品目录中部分药品名称进行调整规范的通知	人社厅函〔2017〕249号	2017-09-20
22	人力资源社会保障部关于将36种药品纳入国家基本医疗保险、工伤保险和生育保险药品目录乙类范围的通知	人社部发〔2017〕54号	2017-07-13
23	国务院办公厅关于进一步深化基本医疗保险支付方式改革的指导意见	国办发〔2017〕55号	2017-06-20
24	国务院办公厅关于支持社会力量提供多层次多样化医疗服务的意见	国办发〔2017〕44号	2017-05-16
25	国家卫生计生委办公厅关于印发城乡居民基本医疗保险（新型农村合作医疗）跨省就医联网结报定点医疗机构操作规范（试行）的通知	国卫办基层发〔2017〕17号	2017-04-28
26	人力资源社会保障部办公厅财政部办公厅国家卫生计生委办公厅关于做好生育保险和职工基本医疗保险合并实施试点有关工作的通知	人社厅发〔2017〕29号	2017-03-17
27	国务院办公厅关于印发生育保险和职工基本医疗保险合并实施试点方案的通知	国办发〔2017〕6号	2017-01-19
28	关于加强基本医疗保险基金预算管理发挥医疗保险基金控费作用的意见	财社〔2016〕242号	2016-12-29
29	国务院关于印发"十三五"卫生与健康规划的通知	国发〔2016〕77号	2016-12-27
30	人力资源社会保障部办公厅关于进一步加强基本医疗保险异地就医监管的通知	人社厅函〔2016〕488号	2016-12-19
31	人力资源社会保障部财政部关于做好基本医疗保险跨省异地就医住院医疗费用直接结算工作的通知	人社部发〔2016〕120号	2016-12-08
32	人力资源社会保障部办公厅关于印发流动就业人员基本医疗保险关系转移接续业务经办规程的通知	人社厅发〔2016〕94号	2016-06-22
33	国务院办公厅关于印发深化医药卫生体制改革2016年重点工作任务的通知	国办发〔2016〕26号	2016-04-21
34	人力资源社会保障部办公厅关于调整规范国家基本医疗保险、工伤保险和生育保险药品目录中部分药品名称的通知	人社厅函〔2016〕23号	2016-01-21
35	国家卫生计生委关于做好整合城乡居民基本医疗保险制度有关工作的通知	国卫基层发〔2016〕5号	2016-01-20
36	人力资源社会保障部关于做好贯彻落实《国务院关于整合城乡居民基本医疗保险制度的意见》有关工作的通知	人社部发〔2016〕6号	2016-01-13
37	国务院关于整合城乡居民基本医疗保险制度的意见	国发〔2016〕3号	2016-01-03
38	人力资源社会保障部关于完善基本医疗保险定点医药机构协议管理的指导意见	人社部发〔2015〕98号	2015-12-02
39	关于印发《关于做好进城落户农民参加基本医疗保险和关系转移接续工作的办法》的通知	人社部发〔2015〕80号	2015-08-27
40	国务院办公厅转发民政部等部门关于进一步完善医疗救助制度全面开展重特大疾病医疗救助工作意见的通知	国办发〔2015〕30号	2015-04-21

续表

序号	政策名称	政策编号	发布时间
41	人力资源社会保障部办公厅关于对国家基本医疗保险、工伤保险和生育保险药品目录中部分药品进行调整规范的通知（2015）	人社厅函〔2015〕92号	2015-03-27
42	国务院关于统筹推进城乡社会保障体系建设工作情况的报告		2014-12-23
43	关于进一步做好基本医疗保险异地就医医疗费用结算工作的指导意见	人社部发〔2014〕93号	2014-11-18
44	人力资源社会保障部关于进一步加强基本医疗保险医疗服务监管的意见	人社部发〔2014〕54号	2014-08-18
45	教育部等五部门关于将在内地（大陆）就读的港澳台大学生纳入城镇居民基本医疗保险范围的通知	教港澳台〔2013〕69号	2013-10-10
46	人力资源社会保障部办公厅关于国家基本医疗保险、工伤保险和生育保险药品目录中部分药品进行调整规范的通知	人社厅函〔2013〕144号	2013-03-25

二、补充医疗保险相关政策

（一）城乡居民大病医疗保险相关政策

我国城乡居民大病保险政策发展阶段可以分为3个阶段：2012年至2015年上半年主要为开展试点阶段；2015年下半年至2016年为全面推进阶段，拓宽了大病保险的覆盖面；2016年至今为大病保险完善阶段，支付比例提高，大病保险也逐步整合。具体政策见表10-2。

表10-2　十八大以来城乡居民大病保险相关政策性文件

序号	政策名称	政策编号	发布时间
1	国务院办公厅关于健全重特大疾病医疗保险和救助制度的意见	国办发〔2021〕42号	2021-10-28
2	中国银保监会关于印发保险公司城乡居民大病保险业务管理办法的通知	银保监发〔2021〕12号	2021-05-17
3	关于进一步加强医疗救助与城乡居民大病保险有效衔接的通知	民发〔2017〕12号	2017-01-16
4	关于做好2016年城乡居民大病保险工作的通知	国医改办发〔2016〕2号	2016-07-26
5	中国保监会关于印发《大病保险统计制度》的通知（2015修订）	保监发〔2015〕105号	2015-11-18
6	国务院办公厅关于全面实施城乡居民大病保险的意见	国办发〔2015〕57号	2015-07-28
7	国务院办公厅转发民政部等部门关于进一步完善医疗救助制度全面开展重特大疾病医疗救助工作意见的通知	国办发〔2015〕30号	2015-04-21
8	国务院医改办关于加快推进城乡居民大病保险工作的通知	国医改办发〔2014〕1号	2014-01-28
9	财政部 人力资源社会保障部 卫生计生委 保监会关于利用基本医疗保险基金向商业保险机构购买城乡居民大病保险财务列支办法的通知	财社〔2013〕36号	2013-05-24
10	中国保监会关于免征保险公司经营城乡居民大病保险业务监管费的通知	保监财会〔2013〕250号	2013-03-15

续表

序号	政策名称	政策编号	发布时间
11	关于印发《保险公司偿付能力报告编报规则——问题解答第14号：城乡居民大病保险最低资本》的通知	保监发〔2013〕5号	2013-01-17
12	关于开展城乡居民大病保险工作的指导意见	发改社会〔2012〕2605号	2012-08-24

（二）商业健康保险相关政策

政府推动和政策支持是商业健康保险迅速发展的重要力量。深化医药卫生体制改革的重要文件中均明确提出鼓励发展商业健康保险，商业健康保险在夯实多层次医疗保障体系、深化医药卫生体制改革、发展健康服务业、促进经济提质增效升级中发挥"主力军"作用。

从政策的发布历程看，新医改全面启动初期文件提及商业健康保险的篇幅较少，并未出台具体的推进措施；2013年《国务院关于促进健康服务业发展的若干意见》中开始将商业健康保险作为一项政策要求单独提出；2016年正式提出具体的推进措施，如落实税收优惠政策，促进商业保险公司与医疗、体检、护理等机构合作开发健康管理的新型组织形式；《"十三五"深化医药卫生体制改革规划》中提出"大力发展消费型健康保险"，强化健康保险保障属性。

党和国家一系列政策文件的出台，明确了商业健康保险产品和服务创新的方向，商业健康保险在健康中国建设中将发挥更大作用。具体政策见表10-3。

表10-3　十八大以来商业健康保险相关政策性文件

序号	政策名称	政策编号	发布时间
1	中国银保监会办公厅关于进一步丰富人身保险产品供给的指导意见	银保监办发〔2021〕107号	2021-10-08
2	中国银保监会办公厅关于规范保险公司城市定制型商业医疗保险业务的通知	银保监办发〔2021〕66号	2021-05-28
3	中国银保监会办公厅关于规范保险公司健康管理服务的通知	银保监办发〔2020〕83号	2020-09-06
4	中国银保监会 发展改革委 教育部 民政部 司法部 财政部 人力资源社会保障部 自然资源部 住房城乡建设部 商务部 卫生健康委 税务总局 医保局关于促进社会服务领域商业保险发展的意见	银保监发〔2020〕4号	2020-01-23
5	中国银保监会办公厅关于进一步规范健康保障委托管理业务有关事项的通知		2020-02-11
6	国家中医药管理局关于支持社会力量提供中医医疗和健康服务的意见	国中医药医政发〔2017〕23号	2017-10-23
7	国家税务总局关于推广实施商业健康保险个人所得税政策有关征管问题的公告	国家税务总局公告2017年第17号	2017-05-19
8	国务院办公厅关于支持社会力量提供多层次多样化医疗服务的意见	国办发〔2017〕44号	2017-05-16
9	财政部 税务总局 保监会关于将商业健康保险个人所得税试点政策推广到全国范围实施的通知	财税〔2017〕39号	2017-04-28
10	国务院办公厅关于促进医药产业健康发展的指导意见	国办发〔2016〕11号	2016-03-04

续表

序号	政策名称	政策编号	发布时间
11	中国保监会办公厅关于商业健康保险信息平台正式上线的通知	保监厅发〔2016〕2号	2016-01-04
12	中国保险监督管理委员会办公厅关于开展个人税收优惠型健康保险业务有关事项的通知	保监厅发〔2016〕1号	2016-01-04
13	中国保监会关于印发《个人税收优惠型健康保险业务管理暂行办法》的通知	保监发〔2015〕82号	2015-08-10
14	国务院办公厅关于加快发展商业健康保险的若干意见	国办发〔2014〕50号	2014-10-27
15	国务院关于加快发展现代保险服务业的若干意见	国发〔2014〕29号	2014-08-10
16	国务院关于促进健康服务业发展的若干意见	国发〔2013〕40号	2013-09-28

三、慈善公益和医疗互助相关政策

慈善医疗在我国历史悠久,与医疗救助紧密相关,共同构成我国医疗保障的托底线。

十八大以来,慈善医疗相关政策性文件内容主要围绕慈善医疗监管(如《民政部办公厅关于加强慈善医疗救助活动监管的通知》)、慈善医疗与其他医疗保障制度衔接(如《国务院扶贫开发领导小组关于广泛引导和动员社会组织参与脱贫攻坚的通知》《国务院办公厅转发民政部等部门关于进一步完善医疗救助制度全面开展重特大疾病医疗救助工作意见的通知》《民政部关于加强医疗救助与慈善事业衔接的指导意见》)以及专项慈善医疗救助活动展开。

医疗互助在我国最早指职工互助医疗和农村合作医疗制度,分别由工会以及农村集体组织。如中华全国总工会《关于进一步做好困难职工解困脱困工作的实施意见》,人力资源和社会保障部等《关于开展东北等困难地区就业援助工作的通知》就是发挥集体力量解决困难职工医疗问题。现如今随着互联网科技的发展,网络互助也成为覆盖面较广的一种互助形式,《中国保监会关于开展以网络互助计划形式非法从事保险业务专项整治工作的通知》通过政策性文件规范网络互助计划。《中国工运事业和工会工作"十四五"发展规划》也明确"充分发挥职工互助保障组织作用,加强和规范职工互助保障活动管理,推动实现全国职工互助保障活动省级统筹或管理",医疗救助政策体系逐步向多元化丰富化发展。

思考题

1. 医疗保障法律法规体系的发展趋势是什么?
2. 试述我国医疗保险法的特点。
3. 医疗保障政策性文件的制定程序是什么?
4. 医疗保障政策体系包含哪些内容?

(欧阳静　万美君)

第十一章　医疗保障管理信息系统

信息化时代,信息是一种基础性资源,管理信息系统是激活信息潜能的重要手段。医疗保障管理信息系统不仅是医疗保障运行必不可少的支持系统,也是医疗保障高质量发展和深化医疗保障制度改革的重要支撑,是实现医疗保障治理体系和治理能力现代化的基础性要素。本章通过三节的内容介绍医疗保障管理信息系统的概念、要素、功能与结构、运行管理和内外各系统衔接等。第一节是医疗保障管理信息系统概述,介绍医疗保障管理信息系统的相关概念,医疗保障管理信息系统的五个构成要素、医疗保障管理信息系统的功能,并介绍了我国医疗保障管理信息系统的结构。第二节是医疗保障管理信息系统的运行管理,介绍了医疗保障运行的组织机构、运行的管理制度和运行的人员配置情况。第三节介绍了医疗保障管理信息系统的衔接,包括系统衔接的必要性、系统的内部衔接和系统的外部衔接,尤其是"三医联动"的衔接。

第一节　医疗保障管理信息系统概述

一、医疗保障管理信息

(一)医疗保障管理信息的概念

医疗保障在运行过程中会产生大量的数据,可以用多种方式将这些数据记录和保存下来,这些数据可以反映医疗保障管理各利益主体活动状况,也可以依据这些数据为医保管理决策服务。医疗保障管理信息(medical security management information)是指反映医疗保障管理活动所涉及的各要素和环节之间相互作用的关系,并可能对其相关组织和个人的思想观念和行为方式产生影响的数据、文字、图表、声像等。医疗保障管理信息是医疗保障运行中的物质、人员、业务、资金、机构、参保关系变化等事实状态,是重要的社会资源,也是医疗保障决策的重要依据。医疗保障管理信息也具备一般信息的普遍性、客观性、共享性、时效性等特征,但医疗保障管理信息必须在医疗保障管理的各要素和环节之间进行传输和共享,虽然信息由信源发出以后可以借助于载体以相对独立的形式运动,即信息可以脱离其信源进行传输,但这种运动不是做分子的永不停歇的无规则的布朗运动,而是需要在医疗保障的各要素和环节之间进行运动和共享以改变其相关的组织和个人的思想观念和行为方式,否则静止的或做无规则运动的信息很可能是一种资源浪费。因此医疗保障管理信息的可传输性和共享性,本质上揭示的是医疗保障管理信息必须在医疗保障的各要素和环节之间进行传输和共享,特别是在医护人员与患者之间,并致力于改变其诊疗护理行为和疾病相关行为。

(二)医疗保障管理信息的作用

1. 医疗保障管理信息是推动医保治理现代化的重要资源　信息是国家治理的重要依据,信息的占有水平与利用程度,是衡量一个国家现代化水平的重要标志,是国家综合实力的重要组成部分。随着互联网运用普及和大数据等技术快速发展,医保治理正逐步从线下向线下线上相结合转变,从掌握少量"样本数据"向掌握海量"全体数据"转变,这为推动医保治理模式变革、提升医保治理现代化水平提供了有利条件。

2. 医疗保障管理信息是推进医保高质量发展的基础 在我国已建成全世界最大、覆盖全民的基本医疗保障网后，推进医疗保障高质量发展是医疗保障制度建设的主题。实现医保高质量发展决策的基础是医保信息，尤其是关键医保信息，通过医保管理信息的收集、利用，能够为医保管理决策提供必要的条件，促进医保实现更高质量、更有效率、更加公平、更可持续、更为安全的发展，为构建覆盖全民、统筹城乡、公平统一、可持续的多层次社会保障体系服务。

3. 医疗保障管理信息是深化医保改革的依据 医疗保障制度改革是实现医保高质量发展的动力。管用高效的医保支付方式的改革、统筹层次和筹资分担设定与调整、基金预算管理和风险预警、医保目录与服务价格的动态调整、药品耗材的集中带量采购和价格调整等均需要大量的管理信息作为依据，医疗保障管理信息可以为医保改革的顺利进行提供必要的依据。

4. 医疗保障管理信息是推动"三医联动"改革的纽带 "三医联动"改革是我国深化医药卫生体制改革落地的主要路径，在"三医联动"改革中，医保改革起到基础性的作用。要实现国家提出的"坚持系统集成、协同高效，增强医保、医疗、医药联动改革的整体性、系统性、协同性，保障群众获得高质量、有效率、能负担的医药服务"的改革目标，医疗保障管理信息是联系的纽带。通过医保管理信息在医疗保障的各要素和环节之间进行传输和共享，逐步达到构建医保协同治理体系和多方参与、共享共治的"三医联动"协同治理格局。

（三）医疗保障管理信息的特征

医疗保障管理信息除了具有管理信息的一般特征外，还具有自身的特殊性。

1. 信息来源多元 医疗保障管理信息来源具有明显的多元性，不仅有医疗保障的基本信息，还有医疗信息、医药信息、费用信息、价格信息、救助信息等，且这些信息之间具有非常强的关联性。

2. 信息量迅速增长 医疗保障管理活动中需要处理的信息不仅来源多样，信息量也巨大，以医疗信息为例，既有诊疗过程的信息，也有服务质量信息，还有价格信息，这些信息随着互联网技术的快速发展，信息量呈爆发式增长。

3. 高共享性 医疗保障管理活动不仅仅是医疗保障管理部门的活动，其活动涉及职工（居民）、医疗机构、定点药店、药品管理机构、卫生健康管理部门和税务部门等，因此其相关信息在不同管理主体和管理对象之间均有共享的需求，尤其是医疗、医保和医药三者之间的共享需求高。

4. 处理方式多样 不同来源的医疗保障管理信息，其存在的形式多样，除了数字外，还包括医疗过程中越来越多的图像、声音以及视频信息；不同医疗机构提供的医疗信息其规格也不同，因此信息加工处理的方式复杂程度较高。

5. 信息具有可伪性 医保管理信息可以被共享、复制，在此过程中，信息内容有可能发生变化，甚至存在被修改或者作伪的可能，这是骗保的形式之一。

二、医疗保障管理信息系统及其要素

（一）医疗保障管理信息系统的概念

医疗保障管理信息系统（medical security management information systems, MSMIS）是以现代计算机科学、信息科学、管理科学、运筹学和系统科学等为基础建立的以人为主导，利用计算机硬件、软件、网络通信设备以及其他办公设备，进行医疗保障管理信息的收集、传输、加工、存储、更新、维护、使用、共享、销毁，以提高医疗保障管理效益、效率及科学决策为目的，支持高层决策、中层控制、基层运作的集成化的人机系统；它将人的现代思维、医保管理能力和计算机强大的数据处理能力融为一体。医疗保障运行过程中形成的各种数据是医疗保障管理信息的载体。从全国的整体上看，医疗保障管理信息系统是以医疗保障管理信息平台的形式出现，即采用分布式云架构，使用医疗保障应用框架构建的以中台为支撑的一系列相互关联的医疗保障管理信息子系统或业务中台。

（二）医疗保障管理信息系统的要素

医疗保障管理信息系统包含人员、管理、信息、系统及信息技术五个要素。

1. 人员 人员不仅是医保管理组织体系中的最重要的资源，也在医保管理信息系统中占主导地位。人员是医保管理信息系统的构建者和使用者，包括各级医保管理人员、普通业务员以及保证医保管理信息系统正常运行的技术人员。人员是医保管理信息系统重要的组成要素，从管理信息系统之外对管理信息系统进行管理，并利用管理信息系统所提供的信息进行决策，为参保人、医疗服务供给方（定点医疗机构等）提供信息服务。

2. 管理 医疗保障管理信息系统是要在计算机系统与医保管理制度和现代管理技术方法的结合后才能使系统在管理中发挥作用，因此医疗保障管理信息系统是为医保管理服务的，医保管理既是信息系统的服务对象，也是其基本要素。要实现医疗保障运行过程及各个环节的高效管理，离不开管理信息系统提供的信息，但管理信息系统所产生的数据，其使用的价值与效率，有赖于完善的管理制度（如共享制度、安全制度），也有赖于先进的管理技术方法（如大数据使用技术）。

3. 信息 信息是经过加工的数据，信息是医保管理信息系统最重要的要素之一。信息是实现医保有效管理的一项重要资源，医疗保障管理信息系统能发挥多大的作用，在医疗保障管理中能作出多大贡献，都取决于其收集到的信息的数量和质量。

4. 系统 医保管理信息系统本身也是一个系统，系统是管理信息系统的又一基本要素。系统是由相互作用相互依赖的若干要素结合而成的，具有特定功能的有机整体。医疗保障管理信息系统性能好坏的判断依据，包括系统目标是否明确、系统结构是否合理、系统接口是否清楚、系统是否能控。

5. 信息技术 信息技术是开发和利用信息系统的所有手段的综合，包括计算机技术、网络技术、数据库技术、多媒体技术，其中计算机技术是所有信息技术的基础，网络技术是现代管理信息系统的基础。

三、医疗保障管理信息系统功能

医疗保障管理信息系统是一个信息量庞大，具有连续、高速处理功能的大型管理信息系统。医疗保障管理过程会收集到大量的数据，并将其以某种形式存储起来，医疗保障管理信息系统的目标是将现代化信息技术与医疗保障管理信息相结合，对这些信息进行访问、分析、处理、加工和呈现，为医疗保障管理和决策提供全面科学化的技术保障，逐步实现"决策数字化、管理精细化、服务智慧化"。因此，医保管理信息系统的功能包括数据处理功能、管理与辅助决策功能和数字经济功能。

（一）医保数据处理功能

医保数据处理的功能是对医疗保障管理过程中的原始数据进行收集、存储、传递、加工等处理，最终产生管理信息，以便查询和使用。

1. 收集数据功能 是将分散在医保管理不同环节、不同时间、不同管理对象和不同管理层次的原始数据（如参保者信息、疾病诊断与诊疗费用等）集中起来并通过一定设备、手段将原始数据按照规定形式和规则经过一定的校验后输入计算机。数据收集是整个数据处理的基础，也是医保管理信息系统发挥作用的基础，其工作质量是医疗保障管理信息系统能否有效发挥作用的关键。

2. 存储数据功能 是将收集到的原始数据以及经过加工处理后所获得的各种信息安全、可靠地贮存在计算机存储设备上，以备今后使用。数据或信息存储的介质和组织方式（逻辑关系）等关乎医疗保障管理信息系统的安全性和工作效率，因此选用有效的数据存储工具和高效的数据管理平台，可以保证数据和信息有序、及时和可靠地存储。

3. 传递数据功能 是指数据或信息从一个子系统向另一个子系统以及在同个子系统的不同

管理层次之间的传送。例如从医院 HIS 向医保系统传递和交换住院诊疗信息和费用信息,从市级医保管理部门向省级医保管理部门传递和交换医保稽查信息等。在信息的传递中要预防数据失真、保证数据安全等。

4. 加工数据功能　即按照一定的规则与方法,对医疗保障管理信息系统中有组织的存储数据进行分类、排序、变换、合并、汇总、统计计算等活动,生成可以利用的、有价值的信息,从而满足不同管理层次的需要。加工数据的功能是医疗保障管理信息系统的核心功能,是实现医保管理职能的基础。

5. 输出信息功能　是指为满足用户的各种需求,以不同的形式将相应的信息提供给用户。输出的信息是否易读易懂、直观醒目、快速准确等,均会影响到医疗保障管理信息系统的使用效果和功能的发挥。

(二)支持医保管理与决策功能

医保管理信息系统可以为医保管理机构和管理人员提供高效的工作条件,辅助管理人员做好各项管理工作。

1. 统计功能　统计功能是医保管理信息系统最简单、最原始、最基础的功能,主要包括两个方面:一是单项医保活动的数据统计功能,如对某一参保人某次就医情况数据的统计,生成医疗总费用、可报销费用、自付费用、统筹基金支付费用等;二是根据管理需要,就单个或者多个管理指标生成各种医保管理统计报表,比如年参保人数、基金支出年增长率及其年度变化,不同年龄、性别、病种的医保基金支出数量与构成等。

2. 计划功能　通过设定一定的约束条件,医保管理信息系统会根据已有信息给医保管理部门提供工作计划。例如我国基本医疗保险基金以"以收定支、收支平衡、略有结余"为原则,大部分地区实行总额预付制,并在此基础上采用混合支付、分类支付制度等,因此,医疗保险基金支出计划的编制就显得非常重要,医疗保险管理信息系统将依据基金预算收入、各定点医药机构"历史"结算费用等指标计算出各月份(季度)、各机构的基金支出计划。

3. 控制功能　根据一定的标准与规则,对医疗保障业务全过程及各个环节的工作运行情况进行监控、检查,并纠正偏差,对医疗行为、参保人行为和医保管理工作进行控制以达到预期的目的。以医保基金管理为例,控制功能一般分为事前提醒、事中预警和事后审核三类,实现基于规则审核和大数据模型双轮驱动的职能监管。事前提醒是根据政策合规性、临床合理性,将诊疗路径的规范嵌入医院 HIS 前端,对可能存在问题的诊疗行为进行提醒或校验,比如某患者在医院行"甲状腺切除术",当医生提交"甲状腺切除术"和"喉返神经探查术"时,系统就会提醒重复收费("喉返神经探查术"为"甲状腺切除术"的必经操作步骤);事中预警是指根据一定的规则,解析诊疗过程,判断诊断与诊疗的合理性、一致性等,对不符合医保政策的行为进行拦截预警,如"麻醉中监测"分解为"心电监测""血氧饱和度""无创血压监测"等费用,系统会提醒为分解收费;事后审核是对已经发生的医药服务行为,利用医保管理信息系统已经配置好的核查规则筛查发现疑点数据,近年来国家医保局组织的飞行检查往往是利用管理信息系统的这一功能。医疗保障管理信息系统的控制功能,使医保基金监管从人工抽单审核向大数据全方位、全流程、全环节智能监控转变,从医疗服务监管扩大到医疗行为监管,提高了医疗保障治理水平。

4. 预测功能　医疗保障管理信息系统根据过去和现在的运行数据,运用数学方法和模型,对医疗保障管理相关的事物发展状况进行推断,是决策功能实现的重要依据。如预测一定时期内参保人员健康状况、医保基金的筹集、支付和累积规模等;在基金职能监管中,可以根据既往违规行为或者骗保行为发生情况,利用大数据分析技术,从诊疗行为、疾病诊断、费用结构等多维度的职能分析,预测违规行为或骗保行为的变化规律,可以使得监管提前介入,更好保障基金安全。

5. 决策功能　对医疗保障管理过程中数据加工处理后得到的有效信息,能为医保部门各级管理人员提供相应的判断依据,在工作中作出相对满意和正确的决策。例如,在宏观上,通过医疗保险管理系统,在现代保险精算方法和大数据技术的帮助下,医保管理部门可以更好识别中长期的政策风险,测算政策调整的影响效果,为政策制定提供量化支持;在微观上,可以依据参保人员结构、费用支出、基金承受能力等各环节运行数据和社会经济发展水平,合理确定待遇保障水平等具体决策事项,使得医保决策科学、合理,减少或者避免"拍脑袋决策",形成"用数据决策"的新理念。

6. 规范功能　为了避免"系统烟囱""数据孤岛""标准各异"困境,医疗保障管理信息系统不再是单一机构的管理信息系统,而是建立了全国统一的平台,实现信息系统的规范功能。一是医保内部业务的统一规范,由于医疗保障管理信息系统按照统一的运维管理规范,实行"纵向全贯通、横向全覆盖",形成自上而下的统一医保标准规范编码体系,有效支撑医保跨区域、跨层级、跨业务的信息共享、业务协同和服务融通;二是"三医"的规范,以医保业务的标准编码为基础,使得医疗、医保和医药领域有统一业务语言,实现"三医"的规范。

（三）数字经济功能

推进数字产业化和产业数字化,推动数字经济和实体经济深度融合是我国的重要发展战略,激励和保障数字经济发展是推动我国经济转型升级和高质量发展的关键。在全国统一的医保信息平台建成后,平均日归集医保数据超过 1.7TB,由于医保管理信息系统汇集的医保数据覆盖范围广、量大、应用价值高,可以激发数字经济活力,推进数字产业化和产业数字化,在"互联网 + 政务服务"、远程医疗、助力药品研发和医药装备研发等领域,都将有广阔的应用前景,是撬动数字经济发展的重要支点。

四、医疗保障管理信息系统结构

由于历史、政策、机构和管理上的多种原因,我国医疗保障管理信息系统在建设上一度存在较为明显的碎片化现象。2019 年,国家医保局印发《关于医疗保障信息化工作的指导意见》,明确建设全国统一医保管理信息系统,搭建国家和省两级医保管理信息平台。医疗保障管理信息平台遵循统一设计、统一标准、统一技术架构、统一业务规范,支持横向纵向业务协同、信息共享。从业务功能上看,分国家和地方两级。国家级业务包括医保转移接续服务、基础信息管理服务、医保信息业务编码标准数据查询,地方业务包括基础信息管理、参保管理、缴费管理、个人账户管理、政策参数管理、基金财务支付、医保目录业务属性信息维护等(图 11-1)。

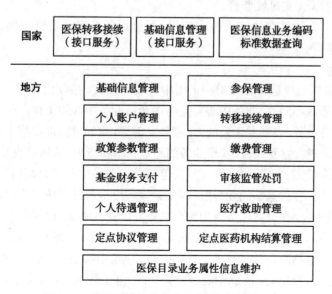

图 11-1　我国医疗保障管理信息系统的层级结构

（一）国家应用系统

总体应用架构划分为公共服务区、核心业务区，其中核心业务区分为生产区、交换区、大数据区。国家医疗保障信息平台总体应用架构采用中台设计模式，将医疗保障信息平台各子系统间可共享的业务能力抽取出来，形成不同的"业务中心"，如认证中心（图11-2）。各业务子系统按照国家对地方建设约束要求，可分为强约束类应用、基础约束类应用、弱约束类应用。

1. 强约束类应用 此类应用由国家医保局开发，地方医保局负责相关的配套落地，包括基础信息管理子系统、跨省异地就医管理子系统和医疗服务价格管理子系统等。基础信息管理子系统国家和地方分别部署实施；跨省异地就医管理子系统地方依照国家接口标准进行对接；医疗服务价格管理子系统国家统一部署，地方直接登录使用。

2. 基础约束类应用 此类应用国家医保局下发基础版本，地方必须遵循国家统一的技术框架和核心数据模型，使用全国统一基础版本。各地区确有特殊需求的，可在基础版本上通过调用中台服务组装本地化特殊功能。基础约束类应用包括医保业务基础、内部控制、支付方式管理、药品和医用耗材招采管理、基金运行及审计监管、医疗保障智能监管、信用评价管理、公共服务和运行监测等业务子系统。

3. 弱约束类应用 弱约束应用地方要遵循国家统一标准规范，根据实际情况通过调用中台服务组装建设。此类应用包括内部统一门户管理和宏观决策大数据应用等业务子系统。

（二）地方应用系统

地方应用系统按业务类型可分为经办管理类、公共服务类、智能监管类、宏观决策类四大类（图11-3）。地方应用系统建设应在国家医保局下发的基础版本上，依据系统对接及建设原则的具体约束要求，进行使用或扩建。在与国家统一要求偏差较大时，应及时上报国家医保局审核，同意后方可实施。地方应用系统及中台建设模式有省级集中部署和省市两级部署两种模式。其中省市两级部署模式中，药品和医用耗材招采管理子系统、运行监测子系统只在省级建设，市级及以下不再建设。

1. 经办管理类 实现内部统一门户、基础信息管理、医保业务基础、异地就医管理、信用评价管理、内部控制管理、医疗服务价格管理、支付方式管理等应用。

2. 公共服务类 实现公共服务药品和医用耗材招采管理应用，建立面向全省统一的医疗保障公共服务入口。

3. 智能监管类 实现医疗保障智能监管、运行监测等基本应用，地方可扩充建立智能场景监控等应用，实现智能化、实时性监管。

4. 宏观决策类 提供宏观决策大数据应用、基金运行及审计监管应用，为地方医疗保障部门开展工作提供决策依据。

（三）业务中台

医疗保障管理信息平台总体应用架构采用中台设计模式，抽取信息平台各子系统间可共享、可复用的业务能力，形成不同的"业务中心"，业务中台是业务中心的集合。业务中心拥有独立的数据资源，对外提供业务服务，有独立运营能力，能独立部署，可通过沉淀支撑上层应用系统快速迭代和形成创新能力，不断进行自我完善，实现业务的高效共享和复用，从而解决系统扩展能力差、业务功能重复建设、系统稳定性差、无法支撑高并发等问题。业务中台具有高内聚、低耦合特点，统一支撑上层各应用子系统，提供共享的业务服务，能最大程度地提升系统间协作效率。在核心业务区构建核心业务区业务中台，在公共服务区构建公共服务区业务中台，由国家医保局下发业务中台基础版本，地方不做调整，确需调整时由国家医保局统一发布版本，各地根据相关要求和规范使用。

1. 核心业务区 包括统一认证中心、用户中心、政策中心、结算中心、机构中心、支付中心、险种中心、产品中心、风控中心、消息中心、引擎中心、电子凭证中心、电子档案中心、账务中心、报表中心等。

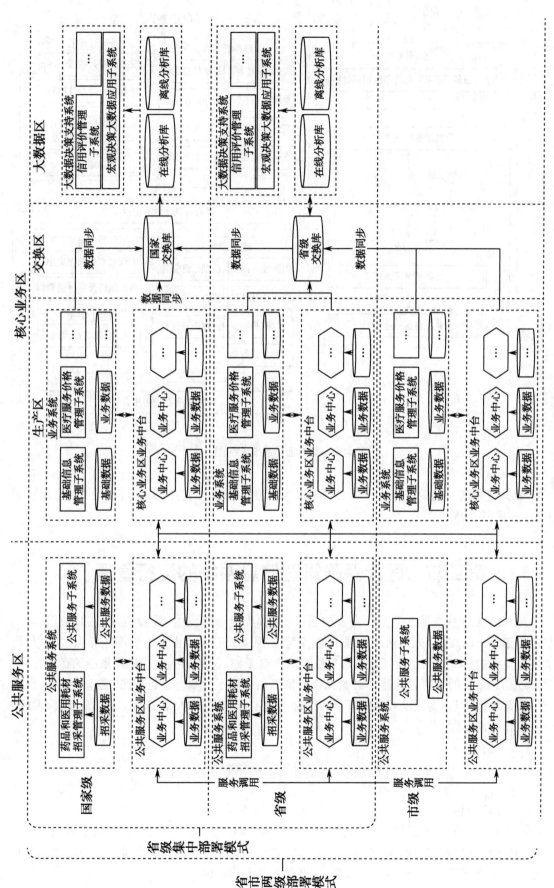

图11-2　国家总体应用系统架构图

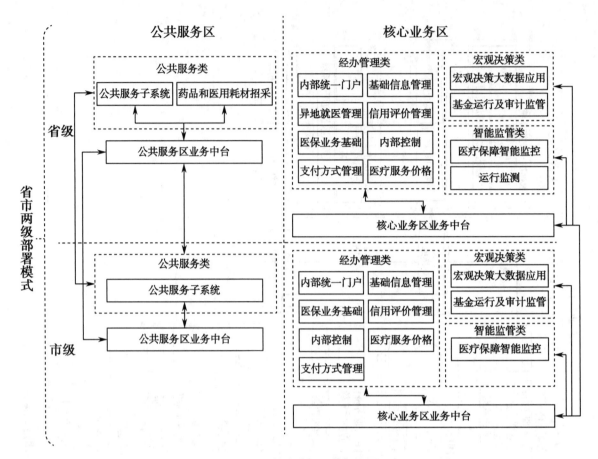

图 11-3 地方应用系统架构图

2.公共服务区 包括统一认证中心、用户中心、医保移动支付中心、电子凭证中心、电子票据中心、消息中心等。

第二节 医疗保障管理信息系统的运行管理

医疗保障信息系统是一个不断完善的系统,在实际运行过程中,需要有大量的运行管理制度和维护工作予以支持,如果运行管理不善,管理信息系统有可能出现不仅不能提高效率,反而增加各方负担的情况。为了让管理信息系统高效开展工作,需要加强管理信息系统的运行管理。医保管理信息系统的运行管理就是对医保管理信息系统的运行状态进行记录、监督、控制,保证系统的正常运行,以便为医保业务的开展和医保研究工作提供及时、准确的信息以满足管理决策和业务工作的需要。

一、医疗保障管理信息系统的运行组织

(一)部门管理

部门管理运行组织方式属于信息系统应用过程中的初级阶段。计算机操作被少数员工所掌握,并且在各级管理部门仅起到简单的文字处理作用,只能辅助各个管理职能部门作简单的信息预加工。组织级别低,没有形成综合信息,因此信息的利用率低。

我国早期的医疗保障管理信息系统运行组织基本属于这种结构(图 11-4)。

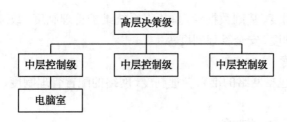

图 11-4　信息系统组织结构：部门管理

（二）计算中心

计算中心运行组织方式（图 11-5）是从单机走向网络，把各个管理职能部门的信息孤岛通过计算机网络形成一体化的在信息系统建设过程中已经初具规模的信息系统。

计算机被更多的员工所掌握，信息综合处理程度提高，信息越来越受到各级管理部门的重视，信息已经成为一种资源供组织内部各个部门分享。但是信息利用还受到一定的限制，局限于组织内部的加工处理，与计划、预测和决策还存在差距。

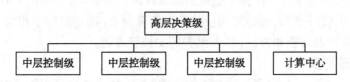

图 11-5　信息系统组织结构：计算中心

（三）信息中心

信息中心运行组织方式（图 11-6）是信息系统中的最高阶段，信息系统成为组织管理必不可少的工具。信息系统中的信息直接提供给组织最高层领导。此时的信息系统不仅能够实时监测组织的运行状况，而且可以提供预测和决策的功能；不仅能够提供组织内部的实时信息，而且可以收集组织之外的相关信息，信息已成为关键资源。在这种运行组织方式下有一个较完整的运行机构，信息系统的运行不是某一部分的工作，而是涉及全体员工。这种方式也是我国医疗保障管理信息运行组织建设发展的方向。

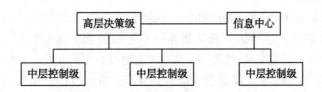

图 11-6　信息系统组织结构：信息中心

我国不同层级、不同地区医保管理部门信息系统的管理机构有很大的差异。国家医保局成立网络安全和信息化领导小组，由领导小组办公室承担管理信息系统的总体部署和指导各地信息化工作；各省医疗保障管理信息系统的管理部门存在较大的差异，如福建省由福建省医疗保障监测和电子结算中心、浙江省由浙江省医疗保障事业管理服务中心（浙江省医保大数据监测和反欺诈中心）、黑龙江省由黑龙江省医疗保障服务中心承担管理信息系统的建设、运行与维护工作。

二、医疗保障管理信息系统的运行管理制度

为确保运行维护工作正常、有序、高质量地进行，必须针对运行维护的管理流程和内容，制定相应的运行维护管理制度，实现各项工作的规范化管理。运行管理制度可分为：网络管理制

度、系统日常运行管理制度、基础数据管理制度、系统维护管理制度、故障管理制度、技术支持工具管理制度、人员管理制度、安全管理制度等。

（一）网络管理制度

网络管理制度主要包括网络的准入管理制度、网络的配置管理制度、网络的运行与监控管理制度等。

（二）系统日常运行管理制度

日常运行管理制度通常包括系统操作规程、系统安全保密制度、系统运行日记制度，日常运行状态记录等资料归档制度，内部文档管理制度等。

（三）基础数据管理制度

基础数据管理制度主要包括对数据收集方法、校对方法、数据流程、数值统计方法、数据收集渠道的管理制度，以及系统内部各种运行文件、历史文件等原始数据的管理制度。

（四）系统维护管理制度

信息系统在长期运行过程中由于管理体系、管理组织、管理制度等多方面因素的变化，都会引起管理信息系统的调整。对于计算中心以上的运行组织方式，都必须配备有系统维护组织，具有相关的系统维护人员，同时需要建立相应的维护管理制度，确定制度中相关内容如系统维护人员的职责和权限，维护的过程和方法，以及维护的文档管理等。

（五）故障管理制度

故障管理制度主要包括对故障处理过程的管理制度、故障处理流程的变更管理制度、故障信息利用的管理制度及重大故障的应急管理制度等。

（六）技术支持工具管理制度

技术支持工具管理制度主要包括对日常运行维护平台、用户问题受理平台、故障处理和问题跟踪系统、运行维护知识库、决策分析系统等使用、维护的有关制度。

（七）人员管理制度

医疗保障管理信息系统运行过程中涉及的人员较为复杂，既有各级管理人员，也有普通业务人员，另外还包括维持系统正常运行的技术人员。为了确保系统的安全运行，需要建立各类人员管理制度，主要包括各类人员的岗位、职责和任务，奖惩制度、考核制度，确定不同岗位的操作授权等。

（八）安全管理制度

安全管理是为了防范意外或人为破坏医疗保障管理信息系统的正常运行，或者采用非法手段获取信息资源而采取的管理措施。需要根据信息系统的保护等级采取不同的安全管理措施，如做到数据系统安全防护措施应做到同步规划、同步建设、同步运行。安全管理的基本原则是多人负责、任期有限、职责分离等。要增强安全性，除了在系统设计上增加安全服务功能外，需要建立与系统等级相适宜的安全管理办法，在收集、使用数据时遵循"合法、正当、必要"原则，在数据安全管理上遵循"谁主管谁负责、谁使用谁负责"原则，在数据共享中遵循"数据不出门、出门必授权"原则，建立相关的安全管理制度，提高所有员工的安全意识。

三、医疗保障管理信息系统的运行的人员配置

系统运行人员的配备通常依据信息系统的建设规模和运行组织结构而定。

按照系统建设的历程，一般分为部门管理、计算中心和信息中心，其人员配置的要求逐级增加（图11-7）。

（一）部门管理的人员配置

在系统建设的初期，计算机操作被少数员工所掌握，并且在各级管理部门仅起到简单的文字处理作用，此时的人员配备数量较少，且多为兼职人员。部门管理的人员配置以数据录入员为主。

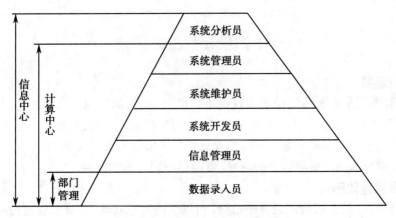

图 11-7 信息系统人员配置示意图

（二）计算中心的人员配置

随着信息系统建设的深入和普及，信息处理需求增加，计算机操作人员增多，从各个职能部门将信息处理人员集中到计算机中心，统一协调。信息系统中的人员分工具体化，从总体上可以分成系统管理人员、系统维护人员、系统开发人员和信息管理员等。

1. 系统管理人员 负责主持计算机及网络系统的设计及改良工作；负责检测并实施适当措施保障网络及硬件系统应用安全；负责维持运行于网络平台上的各种服务稳定运行。

2. 系统维护人员 负责排除计算机及网络系统（包括软件）的故障；负责维修或更换损坏的计算机及网络设备或部件；负责协助维护计算机网络的稳定运行与安全。

3. 系统开发人员 负责新系统、新程序的技术调研工作；负责依据自主开发软件项目的计划进行软件开发设计，并进行推广；负责根据单位信息化需求进行外购软件（财务、办公自动化系统软件、人事管理系统等）、查询软件、分析软件的二次开发，为决策和各业务环节提供及时准确的信息。

4. 信息管理员 负责对网络应用系统用户权限的管理，掌握网络应用软件各模块流程及模块功能，根据需要对业务系统进行初始化设置、调整，包括对各种工作流程的设置、用户权限的管理及变更；负责做好所有业务系统数据库的管理，业务系统数据设置自动备份及定期人工备份，采用多种备份形式及存储方式确保数据的安全；负责对信息数据进行收集、整理、分析，为领导决策提供数据支持；负责严格数据保密工作，对于重要的业务数据进行妥善保存，防止外泄。

（三）信息中心的人员配置

在以信息中心为运行组织结构的管理信息系统中，信息系统的工作人员并不是单纯的数据收集和加工人员，而是集数据收集、加工和利用为一身的管理人员，此时的管理人员和信息分析人员没有实质上的区别。计划、预测和决策都是由各级管理领导亲自负责，在信息系统中的专职人员便是系统的开发、维护和运行管理人员。

第三节 医疗保障管理信息系统的衔接

医疗保障管理信息系统的信息来源多元，既有医保部门，也有卫生健康部门，还有税务、药品监管等诸多部门，即便是在医保部门内部，由于历史原因，我国还存在职工医保、城乡居民等不同的医保制度。不同统筹地区采用的信息系统不一致等现象，导致"信息孤岛"现象依然突出，跨部门、跨地区、跨层级的信息联动与共享不足。因此，要加强信息系统的衔接，铲除数据烟囱、打破信息壁垒，逐步实现"纵向贯通、横向联通、内外互通、生态融通"的目标。

一、系统衔接的必要性

（一）减少浪费

医疗保障管理信息有关系统的衔接是指不同层级、不同部门的信息系统之间有关医疗保障管理信息和信息产品的交流与数据交换，可以有效避免在信息采集、存储和管理上重复浪费。例如，医保管理信息系统中基础资源信息库的人口信息可以多个部门共享，如果每个部门均建设人口信息库的话，就容易造成资源信息的浪费，资源得不到合理的利用。

（二）提高管理效率

跨部门、跨地区、跨层级的信息系统衔接，可以促进信息联动，提高监管能力和管理效率，避免上下政策不统一，出现严重偏差现象。例如，各级医疗保障部门可以利用国家统一医保信息平台基础信息管理子系统实时核对功能，及时查询参保人缴费状态，联合税务部门完善参保缴费服务，减少重复参保缴费。

（三）便民

通过"互联网+"推动"智慧医保"建设，实现信息系统的有效衔接，越来越多的医保业务可以实行网上办、掌上办，"一网通办"，即使是线下办理，也逐步做到"一窗口受理，一站式办理"联办模式，既方便又快捷，通过"让数据多跑路、让群众少跑腿"方便群众。例如，系统衔接后，医保部门可以利用移动端、在线平台、共享经济平台等多种途径，拓展多样化的参保缴费渠道，提高参保缴费政策知晓度，提升服务便利性。

（四）提高数据治理水平

医保管理信息系统的有效衔接，有助于提高医疗保障管理信息的标准化、一体化，突破部门、层级、机构的系统界限，破除信息壁垒，进而实现数据的整合、利用，激活信息系统中的"死"数据，提高数据的治理水平，并在此基础上，加快推进医保大数据应用，有助于促进数字经济的发展。例如：信息系统衔接后，电子处方流转，可以将医院内处方以电子化的形式同步流转至院外的指定零售药房；医保管理信息系统与商业医保管理信息系统的衔接，可以实现社会医疗保险与商业医疗保险的衔接，促进商业医疗保险的发展。

二、内部衔接

医疗保障管理信息系统内部各系统的衔接主要包括以下两个方面。

（一）医保各个子系统和服务单元的衔接

依据国家医疗保障局网络安全和信息化领导小组办公室发布的《医疗保障信息平台医保业务基础流程规范（YW-L01-2020）》，地方医保管理信息平台有10多个子系统，每个子系统下还有若干个服务单元，无论是各个子系统之间还是各个服务单元之间均需要实现有效衔接，如参保管理子系统与医保关系转移接续子系统的衔接不够，将会导致职工（居民）参保状态的异常，可能导致参保对象无法正常获得待遇的现象；在参保管理子系统下，如果职工参保人员管理和居民参保人员管理两个子系统不能有效衔接，有可能导致重复参保的情况，造成国家财政重复补贴或者无效补贴。

（二）不同统筹区和层级医保管理信息系统的衔接

和其他行政管理体制一样，我国医保管理是实行分级管理，目前有三个层级，分别是国家、省级和市级，个别实行省级统筹的地区可能是两个层级。我国大部分地区医保实行市级统筹，统筹区与统筹区之间、统筹区与省级管理机构之间以及统筹区与省级、国家级管理机构之间在保障职工（居民）医疗服务时均存在信息互通的需要，尤其是跨省异地就医，需要省级和国家平台的信息支持，层级之间有效的衔接，不仅可以提高异地就医结算的便利，提高参保对象的满意度，也可以提高管理效能，如减少骗保现象、实现管理信息上下贯通，还有助于医保部门对异地就医进行细致分析，提高决策的科学性。

三、外部衔接

医疗保障管理信息系统外部衔接是医疗保障管理信息系统与自身之外的管理信息系统的有效衔接，主要包括与医药服务密切相关的服务有关的信息系统衔接（即"三医联动"的衔接）和其余系统的衔接。

外部衔接，重点是做好"三医联动"的衔接。目前医疗、医保和医药方面的信息化建设都取得一定的进展，但"三医"管理信息系统各自的信息化水平参差不齐，出现联而不通的现象，系统之间也存在信息标准不统一、互联互通共享难度大的问题，且早期无相关建设标准及不同业务应用成熟度不一致，"万码奔腾"现象比较突出，"三医"在运行中所形成的数据，因标准不统一等，数据的可用性较差，因此亟须加强"三医"之间的衔接，可以按照"信息互通共享、基础数据整合、身份认证整合、监管统一集成、服务门户整合"的总体思路和全机构、全人口、全生命周期、全口径覆盖的要求，充分利用"三医"等部门现有的信息平台建设成果，构建"三医联动"信息共享平台，推动"三医"等部门常态化信息互通共享和业务协同，在医疗可以共享医保医药数据以加强医疗服务监管、医保可以共享医疗医药数据以加强医保结算监管、医药可以共享医疗医保数据以加强药械使用监管的基础上，逐步实现三医联动"一张网"、健康信息资源统一融合"一朵云"、医疗健康服务"一人一码"、全生命周期健康管理"一人一档"、"三医"综合监管"一张图"。

医疗保障管理信息系统与外部其余系统的衔接，主要包括与税收系统、社会保障系统、当地政务平台和第三方支付等信息系统的衔接。与税收系统的衔接主要涉及医疗保障基金的征缴，尤其是可以有效减少职工医保漏缴和少缴现象；与社会保障系统的衔接主要是涉及特殊社会群体的保障衔接问题，如退休老年人缴费与参保、低收入家庭的缴费、参保与待遇问题等；与当地政务平台的衔接，主要是实现线下服务窗口的便民服务一站式办理、信息公告等，以及为实现线上办理功能而开放的各种网上办事大厅和移动应用 App；与第三方支付的衔接，主要是在医院、零售药店等实现群众通过第三方支付机构提供的服务支付有关费用。

当然，要注意的是，不管是内部衔接还是外部衔接，医疗保障管理信息的标准化是衔接的重要前提。

思考题

1. 医疗保障管理信息系统的要素有哪些？
2. 医疗保障管理信息系统有哪些功能？
3. 我国医疗保障管理信息系统中国家应用系统包括哪些类别？
4. 为什么要强调医疗保障管理信息系统的衔接？

（李跃平）

第十二章 国外医疗保障制度

本章通过四节的内容介绍医疗保障制度的内涵，进行不同医疗保障模式的比较与评价等。第一节是医疗保障制度概述，介绍医疗保障制度及内涵。第二节是医疗保障制度分类，主要介绍国家医疗保险模式、社会医疗保险模式和商业医疗保险模式。第三节是国外医疗保障制度模式比较与评价，根据世界卫生组织的界定，从覆盖率、财务风险分担以及卫生服务的可及性等三个维度比较不同医疗保障模式；采用国际上常用的医疗制度总体绩效评价指标，包括卫生服务的公平与可及性，健康状况，对费用的控制，效率和自主性与反应性等来评价主要国家医疗保障制度的绩效。第四节描述了欧洲主要国家和日本等国医疗保障制度的改革及其对我国的借鉴意义。

第一节　医疗保障制度概述

医疗保障制度是一个国家或社会给予居民患病或受到伤害后的一种物质帮助，即提供医疗服务或经济补偿的一种社会保障制度。医疗保障制度是各类国家卫生服务制度，医疗免费制度，医疗救助制度，医疗保险制度的总称，也是健康保障制度的狭义称谓，它的发展与形成与各国的历史、经济、政治、文化、价值理念以及宗教、风土习俗等密切相关。

医疗保障制度的内涵包括三个问题：①谁支付，享受什么？②谁得到，得到什么和何时得到？③谁得到支付的费用，以及得到多少？根据对以上三个问题的不同理解，各个国家制定了不同的医疗保障模式。目前发达国家的医疗保障制度主要有四种模式：①国家医疗保险模式，如英国、加拿大、澳大利亚等。医疗保障作为社会福利向全民提供，通过税收方式筹资。②社会保险模式，如德国、日本等。由雇主和雇员双方缴费，政府适当补贴，全社会共同分担风险，比较灵活。③私人医疗保险模式，也称为商业保险模式，以美国为代表。④储蓄医疗保险制度，仅有少数国家采用，如新加坡。

第二节　医疗保障制度分类

一、国家医疗保险模式

国家医疗保险模式是世界上医疗保障的重要模式之一，兴起于第二次世界大战之后。其主要特点是国家（政府）通过财政预算和国民保险税等渠道筹集医疗保险基金，为全民提供综合、平等的医疗卫生服务，体现出鲜明的社会福利色彩。与社会医疗保险和商业性医疗保险最大的不同是，这种模式的运行和管理是一种国家宏观制度的安排，政府干预在其中发挥着重要的作用。

（一）国家医疗保险模式的概念和特点

国家医疗保险模式又称为政府医疗保险模式，是指国家或政府直接举办医疗保险事业，通过税收的形式筹集医疗保险资金，并通过财政预算将资金拨付给有关部门或直接拨给医疗机构，由这些医疗机构向居民提供免费或低收费的服务。因此,该模式又称免费医疗保险模式。国家医疗保险模式曾盛行于西方福利型国家,尤以英国和瑞典最为典型;另外,加拿大、澳大利亚、新西兰、爱尔兰、丹麦和大部分北欧国家实行的全民医疗保险制度以及我国在 20 世纪 50 年代—20 世纪 90 年代末实行的传统的公费医疗制度都属于此类。

与其他医疗保险模式相比较,国家医疗保险模式具有以下基本特点。

1. 医疗保险基金的筹资来源主要是税收,其筹资主体是政府,筹资渠道依赖财政预算拨款。国家医疗保险模式的资金流动可以表示为:公民纳税筹集的资金再分配,医疗保险管理(经办)机构、卫生服务机构向被保险人提供免费或低收费的卫生服务。

2. 医疗服务一般具有国家垄断性,医疗保险基金通过国民收入再分配的预算拨款方式划拨给由政府举办的医疗机构,由这些医疗机构直接提供医疗服务,或政府通过合同购买民办或私人医生的医疗服务。

3. 医疗保险覆盖本国全体公民,公民享有保险范围内的免费或低收费的医疗服务。

4. 国家或政府实行计划管理体制,对医疗资源与医疗保险基金的配置进行调控,政府卫生部门直接参与医疗服务机构的建设与管理。

(二)国家医疗保险模式下的医疗保障体系

实行国家医疗保险模式的国家,其医疗保障体系中除了由国家或政府提供的全民免费或基本免费的医疗保健服务以外,居民一般还可以购买商业性医疗保险(私人医疗保险),作为国家医疗保险的补充保险,以满足不同层次居民的医疗服务需求。此外,各个国家会针对老年人、残疾人以及低收入人群等弱势人群提供相应的医疗救助,以减轻这些弱势群体接受卫生服务时的经济负担。

英国全民医疗保障体系是以国民健康服务(NHS)体系(国家医疗保险)为主体、医疗救助制度与商业健康保险为补充的多层次医疗保障体系。其中,NHS 是国家主导的福利性医疗保障,为全民提供免费的基础医疗;医疗救助主要是对特殊人群提供特殊的医疗服务,按需救助;商业健康保险是补充保险,2017 年覆盖人数仅占总人口的 10.4%。

为满足人们对医疗服务的不同需要和增加医疗服务供给,英国政府从 20 世纪 60 年代中期开始鼓励和帮助私人开展医疗保健业务。目前,英国有 30 多家提供私人医疗保险的公司,所提供的保险项目多达 200 余种,主要可以分为三类:一是普通私人医疗保险。保险公司负责支付投保人在私人医院诊断、手术和住院的费用。与社会保险不同的是,私人医疗保险公司只承保可治愈的疾病。二是危急病医疗保险,包括癌症、心脏病、卒中、大的器官移植手术或永久性残疾等。这种保险的赔偿往往采取一次性支付大笔赔偿金的方式。三是永久性或长期医疗保险。对于家庭财产价值在 1.6 万英镑以上的公民,国家不提供家庭护理补贴,一些需要家庭护理的患者通过购买保险公司推出的永久性或长期医疗保险,可获得部分或全部的家庭护理费用的赔付。目前,英国人口中参加私人医疗保险的比例在 20% 左右。

为了保障医疗服务的公平性,英国还对特定的人群实施医疗救助,主要是免除 NHS 中一些需个人出资的费用,救助的原则是有能力承担费用者必须自己支付,没有能力承担费用的可以获得救助。判断人们的支付能力除了收入标准外,还考虑居民的健康状况。医疗救助的对象主要是老年人、身体欠佳者、享受任何一项政府津贴者、税收抵免者和低收入者等。一般久居护理之家的患者可享受救助的资产上限最高,老年人其次,其他人最低。

在公共卫生保健制度的基础上,加拿大政府对 65 岁以上的老人和贫困人群建立了医疗救助性质的免费药品、家庭护理和长期护理保健制度。为鼓励私人医疗保险的发展,政府规定雇主为雇员购买私人医疗保险可以享受税款方面的优惠,即雇主为雇员购买私人保险的支出部分可以作为雇员的收入,但不缴纳税。因此,大多数雇主为雇员购买了附加医疗保险,作为雇员的一种福利。私人医疗保险还被逐步允许提供公共医疗保健制度覆盖的医疗服务项目,包括公立医院的单人病房或套间的床位费用、美容手术、牙科服务、门诊处方药、配眼镜或者角膜接触镜、特殊护理、在境外就医的医疗费用以及私立医疗机构提供的其他服务项目。

1984年,瑞典允许实施私人健康保险制度。通过20世纪90年代瑞典医疗服务机构的一系列放宽私营医疗机构限制的措施,瑞典私营医疗服务的发展也催生了私人医疗保险购买量的增加。但与其他欧盟国家相比,私人健康保险在瑞典覆盖范围和作用都十分有限,2003年有大约20万居民(总人口的2.3%)参加了附加保险,这些人中的62%拥有个人保单;私人医疗保险只占到医疗保障系统筹资的3%左右。

因此,国家医疗保险模式下医疗保障体系的构成较为全面,在全民医疗保障的构架下,商业性医疗保险和医疗救助加大了对特殊人群的保障力度,使得医疗保障覆盖面和覆盖内容更为广泛,能够为国民提供全面而有力的保障,这也是国家医疗保险模式值得我们借鉴的地方。本章主要以英国为例对国家医疗保险模式进行介绍。

(三)国家医疗保险模式的筹资来源

实行国家医疗保险模式的国家,其国家医疗保险的资金主要来源于以税收为主要支柱的国家财政,其中又因各国体制不同,中央税和地方税所占的比例不同,一般仅有一小部分来源于国民保险税和私人自付。由于筹资主要基于强制性的税收体系,在国家医疗保险模式下,资金的筹集主要由国家的财政部门负责。

在英国,国家医疗保险在医疗基金筹资来源上占有绝对的主导地位,承担了几乎全部的筹资和偿付责任。在过去20年内,80%以上的筹资来源于国家财政预算,只有10%左右来自国民保险税,另外一小部分来自私人自付,1%左右来自其他收入及慈善机构捐赠。

公民以纳税人身份向政府缴纳一般税,同时以雇主、雇员身份向政府缴纳类似工资税的国民保险税(如普通中低收入人群的国民保险税占其收入的11%,同时雇主再为其支付同样的数额)。私人自付部分一般包括在私人医院发生的医疗服务费用,在公立医院享受特殊或豪华服务的费用,向药剂师支付处方费和非处方药的费用。与其他经济合作与发展组织(OECD)国家相比,英国的自费偿付金额很小,如部分处方药品自付,只占到全民医疗体系收益的2%~4%,而且,许多人群是不用自付的,如低收入者、失业者、儿童和65岁以上的老年人。

(四)国家医疗保险的卫生服务提供体系

实行国家医疗保险模式的国家,其服务体系一般分为初级卫生服务、二级和三级医疗服务。其中初级卫生服务是最为关键的一层,全科医生是患者就医路径上的第一步,也是关系到整个体系的"守门人",以全科医生为主要构成主体的初级基本卫生服务基本满足了人群90%的医疗需求。一般约定俗成的规则是:除了急诊外,患者在接受专科和住院治疗之前,必须经过全科医生的诊断和转诊。

二级和三级医疗服务即医院服务,包括社区医院、地区综合性医院、地域专科医院或跨地区专科医院三个层次。不同层级的服务提供组织通过双向转诊紧密衔接。双向转诊制度在国家医疗保险服务模式下运行顺畅的主要原因是:各层级之间不是竞争获得资源的关系,而是以患者需求为导向的协作关系,这种体制使不同层级医疗机构之间扭曲的营利动机没有生存的土壤。

此外,私人诊所和私人医院作为国家卫生服务体系的组成部分,在国家医疗保险模式下起着拾遗补漏的补充作用。

以英国为例,英国的医疗服务体系分为中央医疗服务、地区医疗服务和地段初级医疗服务三级组织。中央医疗服务机构主要负责疑难病的诊治和进行医疗科技研究,地区医院服务主要提供综合医疗服务和专科医疗服务,地段(社区)家庭医生负责提供初级医疗服务。英国的公立医院占全部医院总数的95%,包括综合医院和专科医院。其主要职能是向需要住院的患者提供治疗服务,服务项目包括急诊、少量门诊服务、短期住院和长期住院。

初级医疗服务也叫家庭医生服务或全科(通科)医生服务,提供初级医疗服务的医生称为家庭医生、全科医生或通科医生。家庭医生通过家庭医生协会与地区卫生局签订医疗服务提供合同，由家庭医生个人或集体联合开设诊疗所，英国政府规定居民一律在所在地段的家庭医生诊疗所登记注册，患病时首先到家庭医生诊疗所去就医。如果患者需要转院的话，也必须通过家庭医生的介绍才能转到上一级医院（地区综合医院或专科医院）继续治疗。家庭医生根据登记注册的居民数领取政府发给的工资。全国每个家庭医生的平均注册居民数为 2 200 人。根据英国政府规定，家庭医生的注册居民数少于 1 800 人时不得开业。此外，家庭医生还负责居民的疾病预防及保健服务。

在英国，私人医院主要是提供专科医疗服务，一般具有较好的医疗设施、技术和医疗环境。但是，与公立医院相比，私人医院的收费往往非常昂贵，如果不借助于私人医疗保险，个人是很难承担的。

（五）国家医疗保险模式的供方支付管理

对卫生服务供方的支付方式，大致可以分为预付制和后付制两种类型，前者主要为按服务项目付费，后者则包括按病种付费、按人头付费和总额预付制等形式。实行国家医疗保险模式的国家和地区，并非采取单一的支付方式，而是在不同的服务环节采用不同的、混合式的支付方式。一般地，国家财政通过预算拨款的形式将医疗保险资金分配给由政府主办的医疗机构，或通过合同方式购买民办医疗机构、私人医生的医疗服务，由这些医疗机构向国民提供免费或低收费的医疗服务，患病的被保险人与医院之间一般不发生直接的财务关系。

1. 初级卫生服务的偿付方式 一般来讲，全科医生工资基本上是稳定的，由人头费、开业津贴、服务项目收费组成。人头费是政府按照每个全科医生服务对象名册中的注册人数，由财政定额分配给全科医生，这部分费用约占对全科医生总付费的 50% 以上。开业津贴采取总额预算的机制；对于特殊费用开支再另外给予补偿。同时明确规定全科医生的个人收入与给患者开处方、检查等诊疗服务量无直接关系。这种方式给了全科医生很大的裁量权，可以控制患者的就医需求，但是主要弊端在于全科医生可能为了节约费用而减少必要的服务或降低服务质量。

2. 医院服务的偿付方式 总额预付制以及 DRG 支付方式是医院服务偿付的主要趋势。如英国在美国健康保健财务管理局（Health Care Finance Administration, HCFA）公布的 DRG 编码的基础上，开发了卫生保健资源分类法（healthcare resource groups, HRGs），将病种按不同年龄、性别和诊断分为若干组，结合循证医学，通过临床路径测算出各组医疗费用的支付标准，并预先支付给医疗机构。到 1997 年，HRGs 已经开发出第三代版本，不仅用于住院患者，也适用于急门诊患者的分类。DRG 支付方式有效地控制了医疗费用，但是其弊端是加剧了英国供需不平衡导致的"利用不足"（under-use），医院为了减少支出会拒绝接收重症患者，减少必要的检查治疗程序，降低服务质量等，从而影响了服务质量。英国已开始探索按效果付费（pay for performance），以期 NHS 体系将患者的利益置于第一位，平衡个人的需求和更广泛大众的需求，保证提供高效的护理和最好的产出。

（六）国家医疗保险模式的需方偿付管理

国家医疗保险模式下，居民接受医疗保险范围内的医疗卫生服务时，一般为免费或者低收费，居民就医的经济负担较小。但是，对于药物、部分牙科服务和辅助治疗等服务，患者要自付一部分费用。

在英国，患者就医时，可以享受免费门诊医疗、住院医疗和药品，但要自付挂号费。对镶牙、配眼镜需收取少量费用，还要交一定数额的处方费。但对 16 岁以下儿童、妊娠妇女和有不满 1 周岁婴儿的母亲、60 岁以上妇女和 65 岁以上男子、津贴领取者以及领取家庭补助的低收入者，不收处方费。

英国实行"医药分家"，NHS 体系覆盖全民卫生医疗支出，但只含小部分药费（住院和急诊用药）。一般门诊用药，患者需要持医生处方，到独立于医院的药店购买，药费由个人负担，但低收入者、未成年人（16 岁以下儿童和 19 岁以下全日制学生）、老人、残障人士或已经获得医药免费证明的孕产妇通过申请，经 NHS 批准后采取共付制，患者所付比例很低。在英国，法定药品费用补偿的基础是国家医药管理机构制定的"药品目录"，又称为药品"蓝色处方列表"。

二、社会医疗保险模式

世界上第一个立法并建立医疗保险制度的德国是社会医疗保险体制的代表性国家，我国的城镇职工基本医疗保险制度和城镇居民基本医疗保险制度也属于社会医疗保险。具有社会医疗保险制度的国家还包括西欧各国、日本、韩国、泰国等。本节以德国社会医疗保险模式为例。

（一）社会医疗保险模式的概念和特点

社会医疗保险（social health insurance，SHI）是指通过国家立法，按照强制性社会保险的原则和方法筹集、运用医疗保险基金，保证人民公平地获得适宜的医疗卫生服务的一种医疗保障制度。

社会医疗保险有三个主要特征：成员参保的强制性、依据社区风险费率筹资、社会互助共济。

1. 强制性　强制性（mandatory）这一特征避免了将某些人群（如最贫穷的和最易受冲击的人群）排斥在医疗保险之外。在自愿保险计划中，最贫困的群体由于没有能力（或愿望）去支付应缴的医疗保险费，可能会选择放弃；或者富人和健康人可能会选择不参加。正是由于社会医疗保险具有强制性这一特征，才能够汇集和统筹足够的基金，并覆盖全民或全覆盖某一符合条件的人群。强制性在本质上也抑制了保险的"逆向选择"（adverse selection）。当身体健康的人认为医疗保险费过高时，如果不采取强制的方式，他们可能选择不予参保。

2. 依据社区风险费率筹资　社会医疗保险与商业医疗保险不同，参保者保险费的缴纳多依据固定费率（flat rate），或按照支付能力缴纳保险金，而不是根据个人、家庭或就业特征的健康风险。

3. 社会互助共济　通过社会互助共济达到一系列的社会目标，是国家建立社会医疗保险体制这一制度的一个目标，也是这一制度的一个重要特征。社会医疗保险不仅在健康者和非健康者之间互济，也是富裕者与贫穷者、年老者与年轻者、个人与家庭间的互济。充分体现了社会医疗保险并不强调个人利益，而要求每一位成员通过经济上的再分配达到社会人群利益的最优化的特点。

（二）社会医疗保险模式下的医疗保障体系

德国医疗保险体系是以法定健康保险为主体，福利性医疗保障与商业健康保险为补充的政府主导的多层次保障体系。2017 年，德国法定健康保险覆盖了 89.3% 的公民，商业健康保险覆盖率为 34.3%，福利性医疗保障只针对特定群体，如公务员、警察、军人等。德国法定健康保险由政府和非政府组织协作管理，设立疾病基金会，形成制度统一、管理分散、社会自治、鼓励竞争的管理体制。

德国的医疗保险主要由法定医疗保险和私人医疗保险组成。其中法定医疗保险对象包括：义务参保人，主要包括有收入但每月税前收入低于法定标准的雇员以及他们的雇主，以及退休人员、失业者、自雇人员、大学生和就业前的实习生等；自愿参保人，包括收入超过一定上限的人；连带参保人，主要指义务参保人的配偶和子女，法律规定可以免缴医疗保险费而连带成为法定医疗保险的参保人，享受与参保人同样的医疗待遇。私人医疗保险对象主要是根据法律规定或者申请免除在基本保险义务之外的人，包括公共服务行业中享受政府补贴的就业者，如公务员、法官、军人、自由职业者，以及每月税前收入高于法定义务标准的雇员。此外，还有其他与卫生有关的保障体系，如护理保险、养老保险、工伤事故险、社会救济等。

从目前保险市场的占有情况来看，在全国总人口中，87% 参加了法定医疗保险，而参加私人医疗保险的为 11%。参加法定医疗保险由雇主和雇员各缴费 50%，缴费率占工资收入的 14.6%。

对符合条件参加法定医疗保险的雇员，其家庭成员（包括未成年子女）可一起享受医疗保险的各种待遇；而私人医疗保险则是缴一人，只能本人享受保险待遇，所以费用要贵得多。由此可见，德国法定医疗保险投保人缴纳的保险费主要取决于经济收入，而享受的医疗保险服务则不以缴纳费用的多少而有所不同。这也是"高收入帮助低收入，富人帮助穷人，团结互助、社会共济、体现公平"的德国社会医疗保险宗旨。

（三）社会医疗保险基金的筹资来源

社会医疗保险基金是指保障被保险人的社会医疗保险待遇，按照国家法律、法规，由参加医疗保险的企事业单位、机关团体和个人分别按缴费基数的一定比例缴纳以及通过其他合法方式筹集的为被保险人提供基本医疗保障的专项资金。

1. 社会医疗保险基金的特征

（1）强制性：强制性是社会医疗保险最突出的特征，也是社会医疗保险基金的主要特征之一。社会医疗保险基金体现在一般通过法律或法规的形式，规定医疗保险基金筹集的范围、对象、费率和周期。《中华人民共和国社会保险法》规定，缴费单位、缴费个人应当按时足额缴纳社会保险费；用人单位应当自行申报、按时足额缴纳社会保险费，非因不可抗力等法定事由不得缓缴、减免；职工应当缴纳的社会保险费由用人单位代扣代缴。

（2）互助共济（mutual aid）性：社会医疗保险基金互助共济性用于补偿参保对象中少数人因病就医时所发生的医疗费用。互助共济性体现在多个方面，对于参保单位，体现在企、事业之间，企业与行政事业单位之间的互助共济性；对于参保人群整体而言，通常是多数参保人共济少数参保人，年轻人共济老年人，无病者共济有病者；从参保者个人而言，年轻时、健康时共济其他参保者，到年老时、有病时则接受其他参保者的帮助。

（3）公益福利（public welfare）性：社会医疗保险与商业医疗保险的最大区别在于后者以营利为目的，社会医疗保险制度通过社会医疗保险基金的筹集和给付体现其公益福利性。社会医疗保险基金的筹集采取国家、集体和个人合理分担的方式，旨在增强消费者的费用意识，减少浪费；并通过对被保险人在因重大疾病带来风险时的给付，体现医疗保险基金的公益性。中国城镇基本医疗保险基金中，国家、集体缴纳大部分，个人缴纳小部分，是社会医疗保险基金公益福利性的体现。并且，医疗保险机构按事业单位管理，免交税利；向银行贷款时可给予利息优惠待遇；企业在税前形成医疗保险基金，国家预算可以根据需要和可能向医疗保险机构提供补助，委托代办有关的保险业务等，这些均体现了社会医疗保险基金的公益福利性。

（4）给付对象特定性：给付对象的特定性是指社会医疗保险基金只能在社会医疗保险参加者之间使用，即"谁参保，谁受益"。社会医疗保险基金来源于所有参加医疗保险的单位和个人缴纳的医疗保险费，为全体被保险人所共有。参加或购买社会医疗保险，是享受社会医疗保险待遇的前提条件。社会医疗保险与一般的商品有所不同，只有被保险人或参保职工事先参与缴纳保险费才有资格享受其医疗保险待遇。

（5）储蓄性和增值性：为了充分发挥社会医疗保险基金的功能，维护和提高社会医疗保险的偿付能力，确保社会医疗保险基金安全和长期持续的运转，社会医疗保险机构须采取有效手段防止社会医疗保险基金贬值或损失；医疗保险机构可以利用基金支付的时间差、空间差和数量差，将部分沉淀的医疗保险基金进行安全有效的投资，如存入银行或购买政府债券等，以实现使医疗保险基金保值增值的目的。

2. 社会医疗保险基金筹集渠道　在实行社会医疗保险的国家中，社会医疗保险基金主要由雇主和雇员共同缴纳，但具体的筹资渠道各不相同；即使都是采取社会医疗保险制度的国家，其筹集渠道和各自雇主和雇员筹资比例也不相同。以德国为例，其社会保险资金来源于投保人、雇主及第三人缴纳的社会保险费、国家的补贴及其他收入，社会保险费的高低取决于保险费率和缴费基数，医疗保险的费率由各医疗保险规章予以规定。社会保险费用由投保的雇员和雇主自行承担,原则上由雇主和雇员各承担一半;国家补贴则发挥资金收支平衡的作用。缴款将随着收入的增加而成比例增加,2020 年的上限是每年 56 250 欧元或每月 4 687.50 欧元。

3. 社会医疗保险基金的构成　社会医疗保险基金通常由 5 个部分组成。

(1)社会统筹基金(social risk pooling fund):是指由社会医疗保险机构统一支配,用于偿付被保险人生病就医费用的基金。我国城镇职工基本医疗保险制度目前实行的"社会统筹基金与医疗账户相结合"的医疗保障模式中的社会统筹基金主要用于住院服务,也可以用于门诊。

基本医疗保险统筹基金收入包括按规定应计入统筹账户的缴费单位缴纳的基本医疗保险费收入、统筹账户基金利息收入、财政补贴收入、上级补助收入、下级上解收入、其他收入。

(2)医疗储蓄账户或个人账户基金(individual medical saving account):个人账户医疗保险待遇支出是指按国家规定由个人账户医疗基金开支的医疗费支出。我国目前实行的城镇职工基本医疗保险中的个人账户,主要用于参保职工门诊就诊、购药的医疗费用以及住院医疗费用中的个人支付部分。

中国个人账户基金的主要来源:包括按规定应计入个人账户的缴费单位缴纳的基本医疗保险费收入、缴费个人缴纳的基本医疗保险费收入、个人账户利息收入、转移收入等。我国城镇职工基本医疗保险中的个人账户筹资比例为:个人缴纳本人工资总额的 2%,用人单位缴纳该职工工资总额的 6%,其中 30% 划归个人账户,即个人账户中的资金为 3.8%。

(3)风险储备金(reserve fund):主要指用于偶然突发性的传染病、流行病等超常风险以及社会医疗保险基金出现赤字时用于调节的基金。储备金的提取比例可以根据社会医疗保险的参保规模来确定。风险储备金一般不超过保险费的 10%。

(4)预防保健费(prevention care fund):指用于被保险人维护健康提供预防保健服务所需要的费用。我国目前城镇基本医疗保险基金中的统筹基金尚未包括预防保健费用。但从国际上和社会医疗保险基金发展趋势来看,以及从社会医疗保险基金使用的成本效果的角度,应逐步加大用于慢性病预防保健和管理的部分。德国法定医疗保险包括了疾病预防、疾病的早期发现以及医疗康复。

(5)管理费(administration fund):是指用于社会医疗保险机构业务管理和维持正常运行的费用,包括初期的保险项目开发费用,日常经营管理费用。

具体包括:①社会医疗保险管理机构人员的薪水、奖金、福利开支等;②医疗卫生服务监管费用;③人员培训、会务、资料报表等公务支出费用;④社会医疗保险机构资产折旧以及维护费用;⑤其他费用,如调研费用等。

国际上,许多国家社会医疗保险的管理费用占的比例相对高,如德国为 13%。

(四)社会医疗保险的卫生服务提供与管理

1. 社会医疗保险医疗保健供给的范围　社会医疗保险医疗保健供给的范围是保险人应当对被保险人所承担责任的范围,通常是对被保险人提供规定范畴内的医疗保健服务,或者是对被保险人医疗保健服务提供全额或部分补偿的项目。

通常,社会医疗保险与商业医疗保险一样,在医疗保险合同中,根据疾病经济风险的可能性来确定医疗保险的责任范围,以此作为医疗保险中对被保险方偿付的依据。由于社会和经济发展水平及卫生资源的有限性,任何医疗保险制度都不可能保障所有人的所有疾病风险,只能优先解决最迫切的医疗保健供给需求;因此,在界定社会医疗保险医疗保健供给的范围时,在保险责任范围以外还规定了免除责任(excluded liability),免除责任是指保险人不承担偿付的责任范围。各国的社会医疗保险医疗保健服务项目,主要包括各种治疗性服务、保健服务和基本药物等;一些特殊需求的医疗服务、美容性质的医疗服务、滋补药品等不在社会医疗保险覆盖范围内。

从已建立社会医疗保险的国家来看,社会医疗保险所提供的医疗保健服务的内容各不相同,主要取决于各国或地区的医疗保险筹资水平、经济发展水平、医疗服务提供能力等。医疗保健服务项目一般包括以下几项。

（1）医疗服务：包括住院医疗服务、全科医生服务、专科医生服务、辅助性服务（如 X 线、超声、化验等）、视力检查和配镜、救护车服务等。

（2）预防保健：包括计划免疫，特定疾病筛查、健康体检等。

（3）妇幼保健：包括妇女产前、产中、产后保健。

（4）牙科保健：包括牙科检查，牙齿修复术等。

（5）精神卫生保健：包括心理咨询、精神保健的治疗和监护等。

（6）药品：包括药品和医生处方费。

（7）护理服务：包括一些护理保健服务，特别是对老年人提供的护理服务。

（8）康复服务：包括疾病转归时期提供的康复医疗保健服务。

某些社会医疗保险筹资与补偿水平较高的国家还包括患者就医时的交通费、住院伙食费和家庭护理服务，妇女生育期及哺乳期间待遇、妊娠妇女产前四周和产后六周津贴、病假补贴等。以德国为例，德国社会医疗保险覆盖的医疗保健服务包括：①疾病预防；②疾病的早期发现；③疾病治疗；④医疗性康复；⑤支付医疗津贴；⑥支付丧葬补贴。

在许多实行社会医疗保险制度的国家中，通常对成员采取实现确定的基本医疗卫生服务包的方式，如德国、日本和泰国采取综合服务包。各个国家基本医疗卫生服务包的内容各有所异，在医疗保险制度发展的不同阶段，每个国家服务包的内容也有所不同。这种标准化服务包多采取用医疗保险资金购买医疗保健服务的方式，由公立和私立医疗保健服务提供者提供服务。

2. 社会医疗保险医疗服务管理

（1）医疗服务管理的方式：实施社会医疗保险体系的国家采取不同的医疗服务管理方式与内容。各国对医疗服务和质量的管理调控方式包括：医务人员自律或形成自律组织，政府制定标准或方法，同行审查、检查和评估医疗服务结果，鼓励患者参与质量评估等。如政府组织制定行医指南，要求医疗服务提供方遵循指南，约束其行为。为了有效控制医疗服务质量，政府和医疗保险管理机构还定期公布医疗服务质量、价格和疾病转归结果等信息。总体上看，社会医疗保险医疗服务管理方式的特征是广泛的参与性和实际的可操作性。

许多 SHI 体系国家构建了多元化管理体制，鼓励多方共同参与对医疗服务的管理。以德国为例，其医疗服务管理采取的是与多元社会制度相适应的多元化管理模式，即由多方参与共同制定相关的制度和进行管理；国家只负责制定医疗服务管理和政策的制度性框架，其实施主要由医疗保险经办机构及与之订立合同的各方完成。医疗卫生服务管理参与各方（包括医生、医院、药店、医疗保险经办机构）的关系以共识和合作原则为基础，医疗服务及其费用的管理通过医疗保险经办机构与医疗服务提供者签订合同的方式；如果达不成一致意见，通常由双方共同组成的仲裁机构裁决。

此外，行业自治也是 SHI 体系中医疗服务管理方式的一个突出特征，一些专业协会（如医疗协会）、医院协会以及其他一些专家组织也参与对医疗服务管理的决策。

（2）医疗服务管理的手段：合同是许多实行社会医疗保险制度国家所采取的医疗服务管理的有效手段。医疗保险经办机构和医疗服务提供方之间的关系由集体合同来调整，通常双方就提供医疗服务的具体事宜签订合同，包括所采取的支付方式，对提供医疗服务的数量、质量和价格的要求等。合同签订过程中，疾病基金与医疗服务提供者通过谈判的方式进行协商。与疾病基金签订合同的医疗服务提供者（包括私人非营利、公立营利和公立机构）向被保险人提供医疗卫生服务。例如，多数西欧国家的疾病基金与医疗服务提供者直接对支付方式、服务质量、患者数量以及其他合同进行谈判。德国医疗保险所是直接对医疗服务进行管理的机构，但德国的医疗保险所通常并不直接与医生等医疗服务提供者签订合同，而是由专门成立的医疗保险所联合会与之签订。医疗保险所联合会与医生、牙医、药店和其他提供医疗服务者的代表进行签订合同的谈判。根据治疗的类型、难易程度和时间长短，协商确定医疗服务提供者的报酬类型、标准和预算限额。

（五）社会医疗保险费用的支付

社会医疗保险模式下，对医疗机构费用的支付特点为"第三方支付"，即参保患者在接受医疗机构的服务并按照规定支付个人应该负担的部分后，所发生的费用由社会医疗保险经办机构与医疗机构结算。以德国的社会医疗保险模式为例。

1. 对医疗服务供给方的支付　德国的医院包括公立医院、私立非营利性医院和私立医院。公立医院由联邦、州或地方政府所有和管理，私立非营利性医院多为教会组织拥有，占医院总数的 29.8%，私立医院为投资者所有，其股份多为医生所有。德国的医生分为住院医生和门诊医生。患者就诊先要到诊所就医，医院不直接接受门诊。因此对供给方的支付包括对医院经费的支付和开业医生门诊医疗费用的支付，均由各疾病基金组织同医院协会或保险医师协会协商，确定医疗服务的收费标准、服务范围及医生工资等。对住院费用实行按床日付费，根据实际住院天数给付，特殊医疗措施带来的高额费用另外增加补助；对开业医生门诊医疗费用的支付，由疾病保险基金会将费用总额支付给开业医师协会，再由其按规定的方法支付给医生，支付方式包括按服务项目付费、按人头付费等；对于心理与精神类医疗服务，采用病种偿付系统涵盖此类疾病住院患者和门诊患者的医院服务。自 2018 年以来，所有提供精神和心理服务的医院都必须使用病种偿付系统。

为了控制供方费用，近十余年来，德国支付制度改革从原总额预算下的项目付费到按平均床日付费，直至目前的按病种付费；不仅医疗费用的上涨得到有效的控制，医疗资源的利用也向更合理的方向发展。德国还采取控制提供方提供的服务数量和类型的方式，包括限制治疗以及药品和康复等方面的费用支出、减少住院治疗等。

2. 对医疗服务需方的支付　德国的医疗保险金包括疾病补助金、医疗补助和供养亲属医疗补助三类。疾病补助金是指雇员在因病或丧失工作能力的情况下，参保雇员因工作报酬损失可以获得疾病补助；医疗补助是根据合同由医生、医院和药商向患者提供，由疾病基金支付，包括综合治疗和牙科治疗，预防检查和治疗、药品、化验、接生、住院、外科手术、辅助器械等；供养亲属医疗补助包括保健、体检、医疗、护理、康复、接生等。

为了控制需方的医疗费用，2000 年以来德国法定医疗保险着重强化医疗保险个人责任意识，提高个人费用负担比例，如德国实施了牙科医疗费用共付机制。作为需方费用控制的措施，德国取消了一些低价药品的补偿，以缩小法定医疗保险覆盖医疗服务和药品范围。例如：对于处方药，成本分担比例为 10%[最低 5 欧元（但不超过实际价格），最高 10 欧元每包]。对于非处方药，药房可以自由决定价格。非处方药由个人自掏腰包支付，疾病基金报销仅适用于 12 岁以下的儿童。

三、商业医疗保险模式

商业医疗保险模式，或称市场医疗保险模式，是按照市场法则自由经营，把医疗保险当作一种特殊商品进行买卖，主要通过市场机制来筹集费用和提供服务。美国是实施商业医疗保险模式的典型国家，医疗保障体系是典型的以市场为主体的多支柱型保障体系，以商业健康保险为主体层，公共医疗保障为保底层，市场运作为主，政府保障为辅。2018 年，商业健康保险作为主要保障模式覆盖了全美 62% 的人口。本节主要介绍美国医疗保险模式，包括公共医疗保险、商业医疗保险和长期护理险制度。

（一）美国的公共医疗保险体系

1965 年，美国颁布了《社会保障法》修正案，建立起了医疗照顾计划（Medicare）和医疗救助计划（Medicaid）。美国的公共医疗保险主要有以下几个项目。

1. 医疗照顾计划（Medicare）　覆盖范围主要是三类：保障对象主要是 65 岁以上的老人，65 岁以下残疾人，患有终末期肾病的所有年龄段群体。

待遇范围包括四大部分：第一部分是 Part A（住院保险），主要涵盖住院治疗，也涵盖临终关怀和一些家庭保健。第二部分是 Part B（补充性医疗保险），主要覆盖医生服务和门诊治疗及 A 部分未涵盖的其他医疗服务。第三部分是 Part C（医保优势计划），由私人公司与联邦签订合同提供医疗保险服务，主要覆盖 A 部分和 B 部分的医保服务，同时也会涉及处方药补贴服务。第四部分是 Part D（处方药计划），由商业保险公司运作，保险人自愿参加，联邦对受益人进行处方药补贴。2010 年增加了少量无须参保人付费的预防性服务，如年度健康检查项目，旨在激励参保人每年定期寻求基层保健医生以制订或更新健康预防计划。

Medicare 的权责关系体现在多元主体缴费上。不同计划内容的资金来源不同，Part A 主要源于基于工资收入强制征收的社会保障和医疗保险税及部分社会保障福利所得税。该税种专门用以支付参保人的退休金和 Medicare 待遇，对丧偶居民、无工作父母的儿童及有资格领取福利的残疾人提供减免政策。个人缴纳的总金额与其福利待遇挂钩，由雇主和雇员各缴纳员工工资收入的 7.65%，其中 6.2% 作为退休金费用，1.45% 作为 Medicare 费用。参保人只要在工作期间按照法定费率缴纳，就可以享受 Medicare 的大部分保障待遇。Part B 主要源于卖药收入和受益人保费，收入结构较为灵活；Part D 主要源于国家转移支付，国家财政承担了更多责任。不同权责主体安排较为合理，体现多方共担的基本理念。

2. 医疗救助计划（Medicaid）　是美国为部分特定人群建立的社会医疗保险，其保障对象包括具备一定资格的低收入居民、儿童、孕妇、老年人及残疾人。该项目由联邦政府和州政府共同资助，但具体事务由各州管理。

医疗救助计划的覆盖范围主要包括绝对贫困（financial needy）、医疗贫困（medically needy）及其他特殊困难群体（special hardship groups），各类人员的准入标准见表 12-1。另外，除强制覆盖人群外，根据《平价医疗法案》，各州可以选择扩大覆盖范围至全部 65 岁以下的低收入居民，包括家庭收入低于联邦贫困线 133% 的儿童以及成年人。具体的收入标准界定由各州单独决定，并无统一的标准。

表 12-1　美国医疗救助制度覆盖对象

绝对贫困人口	医疗贫困人口	特殊群体
有资格获得政府救助、需要抚养儿童的家庭	怀孕妇女产后 60 天的照顾	符合条件的 Medicare 受益人（收入低于或等于联邦贫困线以及个人财产等于或低于 SSI 标准的 2 倍）
家庭收入低于或等于联邦贫困线 133% 的怀孕妇女与 6 岁以下儿童	18 岁以下儿童	合格的在职残疾人
照顾 18 岁以下儿童的亲戚或者监护人	特定新生儿一年的照顾	16～65 岁残疾人口
补充保障收入（supplemental security income，SSI）领取者	特定需要照顾的盲人	特殊疾病相关群体：两种特殊疾病相关的适格群体（乳癌和子宫颈癌患者；无医疗保险的结核病患者）
月收入不足 SSI 收入标准 300%、依靠医疗服务机构提供服务生活的个人和夫妇（联邦支付标准）	各州自行规定的其他情况	符合 1115 条款医疗救助豁免权者：主要是参加管理医疗计划的群体 需要长期照顾者：符合 Medicaid 条款并有资格接受获得疗养院服务的个人 州儿童健康保险计划受益人：部分州独立实施该计划，部分州将其并入医疗救助

资料来源：美国卫生与公众服务部：医疗救助制度概览 2005。

待遇范围包含联邦强制性待遇和各州自选性待遇。强制性待遇主要包括住院和门诊服务、实验室和 X 线服务以及家庭服务等。为促进疾病的早期筛查、诊断和治疗，各州还要提供相关孕产妇服务，如产前护理、分娩、产后护理。自选服务主要包括处方药、病例管理、物理治疗等。

Medicaid 的权责主体在筹资方面主要涉及联邦政府和州政府。其资金由联邦和各州共同资助，联邦向各州支付一定比例的项目支出，称为联邦医疗援助百分比（FMAP），每年由卫生与公众服务部制作并公布 FMAP 支出表，各州必须确保能够提供相应份额的资金用于 Medicaid。

Medicaid 组织管理包括行政管理和基金管理。在行政管理方面，联邦政府负责整体设计，州政府负责具体执行，联邦成立了 Medicaid 和 Medicare 以及服务中心负责全国项目的监督管理，并为各州提供解释性指导、技术支持、配套资金及其他资源。各州负责运作各自的计划，包括设定费率和支付要求，登记参保人及服务提供者。相对而言，各州对 Medicaid 具体设计有更大的自主权。

3. 州儿童健康保险计划（the State Children's Health Insurance Program, SCHIP）　主要是收入超出 Medicaid 医疗补助申请资格但又无力购买商业保险家庭的儿童，也包含部分低收入家庭的孕妇。收入标准是资格认定的主要条件，能够申请 SCHIP 计划的家庭收入通常位于联邦贫困线的 170%～400% 之间，各州不一，几乎每个州 SCHIP 都可以覆盖联邦贫困标准 200% 收入水平的人群。

由于儿童保险的提供方式由各州决定，或通过 Medicaid 扩展计划或单独建立 SCHIP，也可以选择二者结合，不同提供方式的待遇内容不同。Medicaid 扩展计划的待遇内容，包括为低收入家庭的婴儿、儿童及 21 岁以下青少年提供早期的预防、诊断和治疗服务。SCHIP 的保障范围由强制性和可选择性计划共同构成。强制性计划包括所有州都必须提供"好婴儿"和"好儿童护理"、牙科保险、行为保健和疫苗服务，这些项目的核心内容是为相关群体提供不同领域的护理、预防及保健服务。SCHIP 的权责关系安排主要体现在筹资责任分担上。制度筹资由联邦和各州共同承担，联邦向各州提供配套资金，但各州自行决定是否需要参保人分担费用。各州可以规定参保人承担部分参保登记费、保险费、免赔额及医疗服务费，但不得对国家计划覆盖范围内的儿童项目实行费用分担，也不得对一项服务设计一种以上费用分担形式。

另外，美国建立面向美国军人的医疗保险项目——由军人健康保健系统（TRICARE）和退伍军人健康管理局（Veterans Health Administration, VHA）提供，以及美国政府印第安人医疗服务署（India Health Services, IHS）提供的医保项目，这些医疗保险项目的服务对象单一且人群十分有限。

（二）美国商业医疗保险模式及其特点

美国的商业医疗保险在医疗保障体系中发挥主体作用，主要形式包括非营利性健康组织、蓝盾和蓝十字、营利性商业公司提供的医疗保险和管理型医疗保险。

1. 商业医疗保险模式

（1）非营利性商业医疗保险：蓝十字蓝盾医保组织由蓝十字和蓝盾医保联合会和 39 家独立经营的蓝盾蓝十字地区医保公司组成，是美国最大的非营利性健康保险公司。蓝盾由医生组织即美国医疗协会发起，成立全美蓝盾计划协会，开展医疗保险服务，承包范围主要为医生出诊费用保险和手术费用保险。蓝十字由医院组织发起，承包范围为住院医疗服务。该组织为约 1 亿人提供健康服务，占美国人口的三分之一，覆盖 50 个州，包含美国 96% 以上的医院和 91% 以上的注册医师。

（2）营利性商业健康保险：美国提供商业保险的公司很多，包括综合性保险公司和专业性保险公司。团体健康保险即雇主为符合条件的员工购买的团体健康保险；补充健康保险，主要承担保险产品不能保障的一些医疗费用风险，对健康保险的起付金额、最高封顶线以上不予承保的某些疾病提供补充或替代的保障；个人健康保险，指个人直接从健康保险公司购买健康保险产品。

（3）管理型医疗保险：典型的管理型医疗保险有健康维护组织（health maintenance organization，HMO）、优先选择提供组织（preferred provider organization，PPO）、指定医疗服务机构（exclusive provider organization，EPO）和定点服务组织（point-of-service，POS）等。

2．美国商业医疗保险制度的特点

（1）管理多部门、多层次：社会保障按不同项目由联邦政府、州政府、地方政府各有关机构和民间机构分别管理，相互协作。联邦政府的社会保障机构负责制定各种法律和实施监督职能，州政府和地方政府机构主要负责贯彻执行，同时也制定本州的地方性法律和保障项目。

（2）国家预算支出重点关注老人和儿童。

（3）实行多贡献多收益，体现效率原则。

（4）医疗保险制度多元性。

3．商业医疗保险的组织和筹资

（1）双蓝计划的组织和筹资：双蓝计划是以医疗服务为主要承保范围的非营利性组织。蓝十字主要为住院患者提供医疗保险服务，蓝盾对门诊医疗提供服务。双蓝计划医疗保险费用的来源是雇员和雇主缴纳的保险费。参保人就诊不再自己支付医疗费用，蓝盾会根据合同约定将常规的医疗费用支付给医生；需要住院的，蓝十字根据参保人的医疗状况支付医院医疗费用，保险公司享有医院给予的一定比例折扣。

（2）管理型保健计划的组织与筹资

1）健康维护组织（HMO）：管理医疗保健计划的最初原型，通过预先规定不同病种的费用范围来减少不必要的医疗。参保人按照会员制的方式定期缴纳会费，这是 HMO 的主要资金来源。除急诊外，会员只能到定点医院就诊。

2）优先选择提供组织（PPO）：该组织代表参保人的利益，与医院或医生进行议价来选择收费低且愿意接受监督的医疗供给方，并签订协议。与 HMO 的不同是其保费较低且具有较强的议价能力，参保者可以在预先指定的医生和医院网络自由选择医生和医院，比较灵活。

3）私人医疗保险的筹资：私人医疗保险多数采用企业和个人共同支付保险金的方式。健康保险的投保有很多选择，个人可根据自己的情况选择不同的保险计划。

4．商业医疗服务的提供　美国提供住院服务的医院包括公立医院和私立医院，其中公立医院占29%。公立医院分为营利性和非营利性医院两类。门诊服务由开业医生在诊所提供，医生给参保者提供服务，然后在保险机构获得补偿。

5．商业医疗保险费用的支付　美国商业医疗保险的付费方式是预付制与定额结算相结合，支付方式包括按项目付费、定额结算、按人头付费、按病种付费、优惠付费和工资。主要介绍以下三种。

（1）定额结算：商业医疗保险通过对住院天数的控制，使医院的收入在总量上受到限制的一种模式。对于超过医疗计划成本的收入，医生可以从中得到分红，反之自己承担。

（2）按疾病诊断相关分组付费：按疾病诊断相关分组（diagnosis related group，DRG）付费首先在 1983 年应用于老年医疗照顾计划，后来逐渐扩大到其他保险的住院患者。美国商业医疗保险根据分组对医疗机构支付预订费用，医院获得医疗费用补偿与其对每个患者的诊断情况有直接的关系，而与治疗患者实际发生的费用无关。

（3）优惠付费：管理型医疗保险组织作为医疗服务的购买者，与医生或医院就医疗服务的收费进行谈判和议价，医生承担部分折扣，分摊了部分风险。

（三）美国的长期护理保险制度

美国的长期护理保险制度主要包括公共保障计划和商业保险两个方面。

1．公共保障计划

（1）医疗照顾计划（Medicare）的长期护理保障项目：Medicare 长期护理保障项目包含 A 部

分（住院保险，无须缴纳保费）和 B 部分（补充医疗保险，按月缴纳保费）。其中，A 部分护理费用报销条件包括：①住院 3 天以上；②护理费在住院期间为诊断所需，或为住院所需；③由于其他疾病需要的专业机构护理；④专业机构护理费每种疾病不超过 100 天。B 部分护理费用报销条件包括：①治疗性质的间断健康护理；②治疗所需；③出院后 14 天内接受护理；④护理对象只能在家接受护理；⑤在 Medicare 定点家庭健康护理机构接受护理。A 部分和 B 部分的相同之处在于都属于医疗性护理，不同之处在于 A 部分护理期限较短，而 B 部分没有护理期限限制。因此，事实上，Medicare 只有 B 部分才能提供长期护理保障。Medicare 由联邦政府卫生与公众服务部下属的"老年人和残障健康保险计划与对各州医疗援助资助服务中心"进行管理，社会保障局只负责核定老年人和残障保险计划资格，以及向老年人和残障健康保险计划支付保费。

（2）医疗救助计划（Medicaid）的长期护理保障项目：与 Medicare 相同，Medicaid 提供医疗护理费用报销，除此之外，Medicaid 费用报销还包括因为慢性病或意外导致的长期护理费用，见表 12-2，绝大部分的州 Medicaid 包含了护理院和家庭健康护理两种长期护理费用补偿，其中护理院费用占比约为 67%。联邦政府对各州医疗援助资助不直接补贴个人，而是通过向提供保健（长期护理）服务的运营者提供补贴实现制度目标。其中有的州还规定 Medicaid 参保者享受医疗（长期护理）服务时，需要支付一定费用。Medicaid 的管理方式与 Medicare 相同，由联邦政府卫生与公众服务部下属的"老年人和残障健康保险计划与对各州医疗援助资助服务中心"进行管理。

表 12-2　Medicare 与 Medicaid 比较

项目	Medicare	Medicaid
目标定位	面向老年人	面向穷人
经办主体	联邦政府	各州政府
收入限制	没有收入限制	必须是低收入者
资格限制	65 岁以上，有些人是残障者	低收入父母、儿童、老年人以及残障人
保障范围	基本医疗性护理	基本医疗性护理、日常护理
筹资来源	联邦财政、参保人员薪金税	联邦财政、各州财政

另外，美国还有其他公共保障计划，包括社区生活援助和支持计划、长期护理合作计划、社会服务补助金计划、退役军人福利计划等，对在经济和社会方面有需要的老年人进行保障。

2. 商业长期护理保险　美国的商业长期护理保险出现于 1974 年。

（1）个人商业长期护理保险：美国个人商业长期护理保险具有产品形态丰富、保费厘定及条款设定灵活、承保内容多样化、市场化运营以及补偿方式灵活等特点。

（2）联邦长期护理保险：2002 年开始实施，覆盖对象为联邦雇员健康福利计划、邮政服务体系、在军警部门工作超过 30 天的现役或国家护卫队全职服役及其他资格的在职人员、领取年金者以及这些人员的合格亲属。

（3）通过雇主购买长期护理保险（policies from my employer，PME）：与个人保险相比，来自雇主的保单可以让被保险人不受相关医疗限制和放松对其医疗审查，并且享受更低的保费和更高的税收优惠待遇。此外，即使雇员离开工作岗位、被解雇或雇主取消团体计划，保险公司也会让其继续拥有这份保险，此时 PME 保单可转为个人长期护理保险保单，但雇员也可根据自己的需求自由选择其他的长期护理保险产品。由此可见，该计划具有可转移性。

除此之外，美国的商业长期护理保险还包括持续护理退休社区提供的长期护理保险、协会保险、人寿保险或年金保险等。

第三节　国外医疗保障制度模式比较与评价

根据前面介绍,医疗保障模式可以分为三种类型,并以典型国家为例分析了其优缺点,而对不同医疗保障模式的实施效果和绩效进行客观比较与评价,可以通过数据和具体指标体现每一种医疗保障模式的保障水平。

一、国外医疗保障模式比较

医疗保障模式绩效评价包括医疗保险模式评价和绩效评价两个方面。医疗保险模式评价采用 WHO 推荐的三个维度指标:①覆盖率:是否全民覆盖;②财务风险分担:特别强调个人自付比例,原则上不超过总费用的 30%;③卫生服务的可及性。

表 12-3 中显示,在医疗保险覆盖率方面,国家医疗保险模式为全民覆盖,社会医疗保险制度国家覆盖率较广,其中日本和英国覆盖率达 100%,法国 99.9%,德国为 99.9%。商业保险模式为主的美国医疗保险覆盖率最低,为 91.4%。在美国,没有保险的人往往是教育或收入水平较低的成年人,没有保险的人的比例从 2013 年的 13% 急剧下降到 2015 年的 9%(美国人口普查局 2018 年数据),但此后一直保持相对不变。

个人自付比例来看,国家医疗保险模式为免费医疗;社会保险模式个人自付比例在 20%~30%;美国医疗保险模式规定患者就医时设置有起付线,住院 60 天以内,1 340 美元以内个人自付,超过 60 天的住院,第 61~90 天每天 335 美元,第 91~150 天每天 670 美元。

卫生服务的可得性方面,日本与法国均表现为就医行为自由,英国则设有全科医生,具有"守门人"作用,患者就医行为受限。美国的全科医疗服务行为根据保险组织不同而不同,其中优先提供组织(PPO)制订自选式保险计划,规定患者可自由选择家庭医生,但收费较高。健康维持组织(HMO)是一种管理式保险计划,规定患者必须在指定的家庭医生处就医,其费用较低,为 PPO 费用的 1/3~1/2。

二、国外医疗保障模式绩效评价

根据前面章节介绍,医疗保障制度的评价可以采用不同维度与方法。本章采用卫生系统绩效评价框架对各国医疗保障模式进行绩效评价,包括卫生服务的公平与可及性,健康状况,对费用的控制,效率和自主性与反应性(表 12-4)。

1. 卫生服务的公平性及可及性　实行国家医疗保险模式的英国和加拿大,将卫生保健服务看作是一种社会福利,较好地体现了社会公平性的原则。但是病床数以及 CT 和 MRI 的配置低于其他几个国家,卫生服务提供可及性方面不尽如人意。OECD 最新研究也表明,按项目付费的医疗机构中,医疗资源的配置水平(医生数量、床位数量)与候诊时间呈负相关,因此提高医疗效率也就意味着要增加医疗投入。美国的医疗保障模式尚未全民覆盖,在医疗保障筹资与健康需求满足的公平性方面不及其他四国,但是医疗设备资源配置优于英国和加拿大和德国,低于日本,卫生服务可及性较好。

日本的医疗保障制度在筹资和覆盖率方面较好地体现了社会公平性与可及性,但是医生人数配置低于其他国家,年人均就诊人次,平均住院日远高于其他国家,可见日本医疗卫生服务提供的公平性较好的同时,日本医生劳动强度负荷也位于世界先列。

表 12-3 主要国家医疗保障制度

国家	主要模式	制度	覆盖率	国库负担	保险费	个人自付	就医自由	医生选择
英国 (2020)	国家医疗保险模式	国民健康服务 (NHS)	100%	普通税收和国民保险税	无	除了牙科手术、视力检查和配眼镜自费外，其他的费用例如诊疗费、住院费等费用由国民保健服务支付，个人只需支付一小部分	登录选择制	全科医生决定
德国 (2019)	社会医疗保险模式	法定医疗保险 (SHI)；私人健康保险 (PHI)	89% 法定医疗保险；11% 私人健康保险 (PHI)；0.1% 没有保险	法定健康保险和一般税收，每年 145 亿欧元	收入的 14.6%（个人与工作单位各付 50%），无收入的另一半和子女免费参保	住院：3%；门诊：11%；牙科护理：32%；药品：18%	自由	全科医生介绍
日本 (2020)	社会医疗保险模式	健康保险、国民健康保险	100%	健康保险的国库负担为保险费支付额的 13%，国家对国民健康保险的负担率为 50%	每月发工资时交的部分（保险费）+ 发奖金时交的部分（即不包括奖金）（特别保险费）。保险费为标准工资 50%，（企业与个人各负担 50%），特别保险费则为奖金额的 8%，其中企业负担 5‰，个人负担 3‰	30%（儿童 20%；70~74 岁末工作的老人 20%，但有工作者为 30%；75 岁以上 10%，但有工作者 30%）	自由	自由
法国 (2019)	社会医疗保险模式	利用者保险制 (CNAMTS)、自营者保险制度、特别制度、农业一般制度	92% 利用者保险制 (CNAMTS)；7% 农业一般基金；1% 其他特殊基金	雇主和雇员缴纳的社会保障金，所得税以及诸如烟酒税等	个人收入的 13.85%	门诊 30%；住院 20%	自由	自由
美国 (2020)	商业医疗保险 + 社会医疗救助模式	商业医疗保险、医疗照顾 (medicare) 与医疗资助 (medicaid)	91.4%；其中商业保险 66.5%，公共医疗保障体系覆盖人群约 34.8%	商业保险：自愿保险；医疗照顾 (medicare) 和医疗资助 (medicaid) 来源于税收	住院 (Part A)：没有每个月的保费；Part B：134 美元，收入在 85 000 美元以上（个人）或 170 000 美元以上（家庭）的人要支付更多的费用；药品 (Part D)：每月 43 美元	住院 (Part A)：1 340 美元。对于超过 60 天的住院，第 61~90 天每天 335 美元，第 91~150 天每天 670 美元。药品 (Part D)：每年花费在 405 美元到 3 700 美元之间的药物，自付 25%	PPO 保险组织：自由；HMO 保险组织：指定家庭医生	家庭医生介绍

资料来源：OECD 统计数据。

表12-4　英国、德国、美国、日本、加拿大五国主要医疗指标比较（2019）

国家	费用			健康状况			服务能力	公平性				效率	
	总医疗费/GDP/%	卫生公共支出/卫生总支出/%	人均医疗费用/美元	婴幼儿死亡率/‰	平均预期寿命/岁 男	女	医生人数/千人口	护师人数/千人口	病床数/千人口	CT台数/百万人口	MRI台数/百万人口	平均住院日/d	每人每年就诊次数/次
英国	10.2	79	4 500	3.7	78.4	82.4	3	8.2	2.45	8.76	7.23	6.9	—
德国	11.7	78	6 518	3.2	79	83.7	4.4	13.9	7.9	35.33	34.47	8.9	9.8
美国	16.8	51	10 948	5.7	75.5	80.2	2.6	120	2.8	42.43	34.54	6.1	—
日本	11	84	4 691	1.9	81.6	87.7	2.5	11.8	12.8	111.49	55.21	16	12.5
加拿大	10.8	70	5 274	4.4	80	84.2	2.7	10	2.5	14.61	10.06	7.7	6.6

资料来源：OECD 统计数据。

2．健康状况　2019 年 OECD 统计的数据显示，日本的卫生投入和人均医疗费用在五个国家中相对较低，平均预期寿命、婴幼儿死亡率的健康指标远远优于其他国家。这除了与日本患者自由选择医生，大型医疗设备配置充足，充分供给的卫生保健服务有关以外，还与日本传统的生活方式以及饮食行为有关。

此外德国的健康水平也优于英国、加拿大和美国。混合型医疗保障模式的美国，其婴儿死亡率，平均预期寿命等健康指标明显落后于其他国家，卫生系统绩效评估在发达国家中处于较低的水平。

3．费用的控制　英国的卫生服务保障模式在费用控制方面明显优于其他几个国家，卫生总投入与人均医疗费用除略高于日本以外明显低于其他几个国家。这种保障模式以国家投入为主，覆盖范围广，限制患者选择，妨碍了医生之间的竞争，这有助于医疗费用的控制，并且能很好地监测疾病，促进医疗提供者之间的合作。

社会医疗保险模式的德国在卫生费用指标方面与加拿大相近，卫生投入和人均医疗费用略高于英国和日本，远低于美国。日本的卫生投入较少，人均医疗费用较低，考虑和日本长期实行的医疗费用控制政策有关。但是增长率明显高于其他几个国家。人口老龄化日益严重的日本，如何在不降低医疗质量的前提下合理控制医疗费用的增长，是日本政府今后工作中必须解决的一道难题。

美国的卫生投入位居世界之最，卫生投入占 GDP 的 16.8%，人均医疗费用支出 10 948 美元，但美国人预期寿命却显著低于日本、德国、加拿大等发达国家，即美国医疗卫生保健领域投入多，但效果差，投入产出比低。面对高昂的卫生保健开支，没有医保覆盖、没有保险公司等第三方帮助患者分摊费用，单凭个人收入和积蓄，普通的美国人是看不起病的。美国医疗卫生保健领域多年积累的矛盾和弊病集中体现在无医保人口这一弱势群体身上。因此，与其他国家患者相比，美国患者的医疗服务可及性与经济负担相关，英国和加拿大则是因为等待时间过长导致了卫生服务可及性下降。卫生费用的差异并不能解释健康水平的差异，据此我们可以看出自由性和反应性的代价。

4．效率指标　以市场行为主导的美国医疗保障模式重视的是技术效率，较低的平均住院日、急性心肌梗死患者平均住院日均体现出美国医疗模式的效率。以社会医疗保险为主的医疗保障模式的德国和日本，平均住院日和急性心肌梗死患者平均住院日均高于英国、加拿大和美国。因此效率指标方面，美国模式较好，其次是国家医疗保险模式，然后是社会医疗保险为主的保障模式。

5. 自主性和反应性 据调查显示,日本国民对本国的医疗制度与医疗服务满意度明显低于其他先进国家。日本医疗政策以抑制医疗费用过度膨胀为主,卫生总费用投入过低,人均医疗费用过少,导致日本人民生活满意度下降,进而导致医疗满意度下降。同为社会医疗保险保障模式的德国,卫生体系的满意度也不尽如人意,据调查显示,60% 的德国受访者表示,医疗保健系统运行得很好,只需要进行微小的改变,另有 40% 的人认为医疗保健系统有一些方面需要根本性的改变。53% 的美国人对国家卫生系统持强烈的否定态度,认为需要进行根本的改变,加拿大的该项比例为 55%。

可见,在健康状况方面,社会医疗保险为主的保障模式体现出了优越性,但是在自主权、沟通性、对人尊重以及保密性方面不及国家医疗保险模式。

第四节　国外医疗保障制度的改革与启示

一个国家医疗保障制度的产生和发展,主要取决于这个国家的经济发展水平,政治意愿和社会价值取向。宏观环境的变化会带来各种制度包括医疗保障制度的改革。借鉴先进国家的经验,探索和完善本国的卫生保健体系,是目前许多发展中国家热衷研究的问题。日本已经进入老龄社会,对于中国医疗保障制度的完善具有一定的借鉴意义。

一、欧洲各国医疗制度改革

(一) 英国医疗制度改革概要

英国实行的是国家医疗保险模式,主要问题是医疗服务效率低下。针对这一问题,英国政府对医疗体系进行审核,并试图通过引入市场机制,在医疗卫生行业中增强竞争和激励职能。具体做法是:将医疗服务的购买者和提供者进行分离,根据 DRG 提供的标准信息,保险机构与医疗服务提供方建立契约,建立一个卫生服务的"内部市场"(interal market)。1990 年,通过了《国民医疗服务和社区医疗法案》,为内部市场改革奠定了法律基础。整个改革始于 1991 年,1993 年 4 月开始在社区医疗中进行。改革的主要内容如下。

1. 将医疗服务体系分为供方(提供者)和需方(购买者)。

2. 全科医生基金持有制度(general practitioner fund holder, GPFH)扩大全科医生的权利,将医疗费的预算使用权交给全科医生,地区卫生局将大部分资金按照注册的人数分配给全科医生,使其成为资金持有者,并决定费用的使用,全科医生作为医疗服务的"守门员"引导卫生资源的合理流向。

3. 患者可以自由选择全科医生,地方卫生局以合同的形式向医院或全科医生购买各种类型的卫生保健服务。

4. 医院收入不再来源于政府预算拨款,而是取决于提供的医疗服务。因此可以独立核算,扩大自主经营权。

1997 年,英国政府发布了新的国民健康服务白皮书,内容包括:"增加医疗经费来源,明确患者权利和完善评价指标,提高服务效率和质量,改革内部市场、代理和计划机制,降低管理成本,建立卫生服务地区。"承诺将"以更加整合的 NHS 取代'内部市场'"。但实际上,1997 年的白皮书并未废除资金持有制,而是将持有资金的主体从全科医生转变为由全科医生、护士组成的初级保健组,这就在"加强合作"的表述下扩大了资金持有制的覆盖范围。更为重要的是,政府还保留了 NHS 中供应方与购买方分离的制度,并用"委托"而非"购买"形容二者之间的行为关系。

2000 年 7 月,英国政府公布了国民健康服务五年计划,主要内容包括:扩大医疗服务规模,建立 100 家医院,增设 7 000 张病床,增招 20 000 名护士、7 500 名会诊医生、2 000 名普通医生和 6 500 名医疗专家。投资 5 亿英镑设立全国医疗服务质量基金,向中间医疗机构投资 9 亿英镑,强化医疗与社会服务机构之间的联系。提高医疗服务质量,尊重患者的选择和权益,例如,在信托董事会中设患者代表、建立电子病历等。提高医疗服务效率,缩短患者的候诊时间和手术时间,2008 年之前手术患者等待时间最长不超过 12 周。国民健康服务五年计划是英国医疗服务体系的重大改革,旨在建立一套全面有效的国民健康服务体系,提高患者的医疗满意度。

2013 年英国政府启动医疗保险改革计划,旨在提高医疗服务质量。内容包括:重新恢复"家庭全科医生"的作用;全科医生要重视并密切联系患者,实行巡诊;必须保证双休日的医疗水平和医护质量和工作日不相上下;加强培训,以提高团队医术,恢复患者及公众对医院的信任;国家医保医院到 2018 年实现医疗"无纸化"服务,实现所有患者的电子病历上网联网,提高医疗系统的效率。

(二)社会医疗保险模式国家医疗制度改革概要

德国、法国、荷兰等国家实行社会医疗保险模式为主的医疗保障制度。医疗服务的支付是由保险方和提供方通过建立保险契约的方式来完成的。近年来医疗体制改革的共同特点是导入按疾病诊断相关分组(DRG)支付方式。

1. 欧洲各国 DRG 导入动向　对于美国的 DRG 分类是否适用于欧洲,欧洲各个国家经过了长达 5~10 年的社会验证,对其有效性、适合性进行了详细的考察。由于当时一些国家,如比利时、葡萄牙等,并没有完全实行国际疾病分类(international classification of diseases,ICD)诊断标准,因此在导入 DRG 时首先要建立完善 ICD 疾病分类标准。英国和荷兰等国,因为与美国医疗制度存在差异,没有导入美国的 DRG,而是参考 DRG 独自研发制定了疾病诊断分类标准。瑞典和挪威则是对 DRG 进行了修改,制定出本国的 Nord-DRG。

DRG 导入初期,仅仅在私人医院采用 DRG/PPS 支付制度,公立医院依然采用预算制。随着制度的成熟,英国、法国等国家逐渐由预算制向 DRG/PPS 制过渡。

2. DRG 导入的特点　成功地导入了 DRG 的欧洲各国,如英国 DRG 称为 HRG(health care resource group),法国 DRG 为 GHM(Groupes Homogènes de Malades),比利时 DRG 为 AP-DRG(The All Patient Diagnosis Related Groups),葡萄牙 DRG 为 HCFA-DRG(Health Care Financing Administration),奥地利 DRG 为 LKF(Leistungsorientierte Krankenanstalten Finanzierung)等,都有以下共同点:①HCFA-DRG 是在各国既存的医疗系统上试行;②渐进性地导入;③普及 ICD 疾病分类标准;④初期作为医疗信息管理导入,不牵涉医疗费用支付;⑤医疗费支付方式先不采用 PPS 制,DRG 用于预算分配,作为广义的医院管理指标;⑥医生参与 DRG 导入全程计划;⑦医疗机构功能分工明确;⑧急性医疗服务主要由公立医院提供;⑨保险机构(或政府)的强大管理能力;⑩建立专门 DRG 管理组织。

二、日本医疗保障模式改革与发展

日本作为全球老龄化程度最高的国家之一,养老抚养率和疾病经济负担都比较高。面对医疗需求上升、医疗费用上涨和康复护理服务需求的变化,日本政府对其医疗体系和医疗保障制度进行了持续的改革,成为发达国家中卫生服务体系绩效最好的国家。

1. 日本医疗体制特征　日本是一个监管型国家治理模式的国家,实行全民医疗保障制度。医疗机构全部为非营利机构,以医疗法人机构为主(65.5%),公立医疗机构占 17.98%。患者就医行为自由,不受地理位置限制,也没有"守门人"制度。医疗机构具有明确的功能划分,根据各自的功能,各机构间进行有效的转诊、合作,提供整合性的医疗服务。同时日本医疗法规定,医疗机构只能提供医疗保险予以支付的医疗服务,禁止混合型医疗服务。医疗服务支付方面,急性期采用疾病诊断分组（diagnosis procedure combination，DPC）方式，慢性期医疗支付方式以按项目付费为主。

药品监管流通方面，日本医药企业规模较大，在国际上具有较高的影响。医药物流集约化程度高，政府制定统一零售价，医药半分家，医药市场成熟；信息系统强大。国家对药品进行垂直管理，配置药事监管员，设立日本消费者联盟监督药管部门。医疗服务技术评估采用以资源为基础的相对价值比率（resources-based relative value scale，RBRVS）标准制定不同的医疗服务收费标准。

2. 日本医疗保障制度改革与发展 日本全民保障制度从 20 世纪 50 年代开始建立，保障福利随着经济的快速发展而上升，老年人趋于免费医疗。20 世纪 90 年代，在泡沫经济破灭和少子化、老龄化的背景下，社会保障制度向有限福利制度调整，形成了与高龄社会相适应的长期护理保险、老人福祉制度和养老金制度。

1984 年日本成立了退休职工医疗保险制度，一般人群的医疗费自付比例由 20% 上升到 30%；75 岁以下老年人自付比例也由 1973 年的免费医疗先后调整为一部分负担和 10% 负担。

1985 年日本对医疗法第一次进行修改，制定了医疗计划制度、医疗法人制度及规定了医疗机构的各项标准。1992 年日本第二次修改了医疗法，进一步明确了医疗服务的理念是"尊重生命，维护患者尊严，建立良好的医患信赖关系"。同时将医疗圈内各医疗机构的功能进行详细分工体系化。1997 年第三次修改医疗法，制定了地域医疗支援医院制度，运用对医疗机构补偿的方式来协调区域内医疗机构整合与合作。

2000 年制定了介护保险制度，将老年长期护理服务费用从医疗保险费用中分离了出来。同年又进行了第四次医疗改革，将原来的"一般病床"划分为"一般病床"与"疗养病床"，针对不同的床位类型，制定了不同的住院日数与收费标准。并参考美国的医疗费支付方式 DRG/PPS（diagnosis related groups/prospective payment system），结合日本的实际情况，将急性期住院医疗费的支付方式进行改进，改为 DPC/PPS（diagnosis procedure combination/prospective payment system）制。

2008 年 4 月进一步制定了特定健康检查 - 特定保健指导制度。规定 40 岁以上的居民每年参加一次特定健康检查，接受保健指导。从医疗保险、医疗提供、预防及老年照护康复四个方面对国家医疗保障制度进行了大幅度的改革，达到全民控制医疗费用的目的。

2008 年出台了高龄老人医疗保险制度，该制度将 65 岁以上的老年人作为高龄者，其中，65 岁至 74 岁为前期高龄者，75 岁以上为后期高龄者，65 岁至 74 岁中身体有特定残疾的也视为后期高龄者。根据前期高龄者与后期高龄者的特点实施不同的医疗保障。前期高龄者退休离职后适用退休前所属的医疗保险制度，同时加入前期高龄者医保制度，根据其参保的各项制度分摊和调剂医疗费的给付。进入后期高龄者医保制度的高龄者，需要退出国民健康保险、健康保险等公共医疗保险制度，且也要负担至少 10% 的医疗费。该制度由都道府县实施和运营，并实现与介护保险制度的衔接。最终日本形成了三制分立、筹资不同、待遇统一的制度体系。

2010 年，废除社会保险厅，在中央层面形成职能高度统一的厚生劳动省，管理健康、医疗、育儿、福祉、看护、劳动、年金等政策领域。

2012 年改革社会保障和税收制度以扩大筹资来源。

2018 年起，国民健康保险的资金由都道府县和市町村两个层次共同管理，在都道府县的层次提高基金调整和转移支付的能力，保障区域间的基金安全和公平。

3. 多层次的保障制度协同实现全民健康覆盖 日本的医疗保障属于社会医疗保障模式，具有强制性，根据年龄、职业等加入法定的险种，由不同的管理主体负责监管。根据 2021 年厚生劳动白皮书，截至 2020 年 3 月末，覆盖 74 岁以下公务员、大中小企业正式员工及其家属的雇员医保（包括健康保险、船员保险以及各共济组合管理的保险）占总参保人数约 62.2%；覆盖农民和自营职业者的国民健康保险参保人数占总参保人数 23.4%；覆盖 75 岁及以上老人的后期高龄者医疗制度占总参保人数 14.39%。三大类确保了所有居民皆享有医疗保障，为居民利用基本医疗服务提供了经济保障，降低居民就医的疾病负担。

日本医疗保障制度所面临的问题是，医学技术的快速进步与老年人口的急剧增加，势必会进一步增加国家医疗和照护服务的总费用。如何解决巨额的医疗护理负担与国家财政之间的矛盾？如何合理利用医疗资源保证医疗质量？如何维持医疗的公平与效率性等，这些都是日本政府不可回避的问题。

三、国外医疗保障制度对我国的借鉴意义

1. 明确我国医疗保障体系改革的目标　不同的医疗保障模式具有不同的目标。是优先满足部分成员的医疗需求，还是对所有成员按照实际需要提供均等的有限水平的医疗服务，还是优先保障所有国民的基本卫生服务需求？不同的国情，不同的文化背景与政治制度需要我们做不同的选择。我国是经济收入中等水平的发展中国家，公平是我国国民追求的目标。从人民群众的利益出发，优先发展和保障全体居民的基本卫生服务需求，建立公平的医疗保障制度，符合我国国情也符合人民的利益。在此基础上建立多层次、多元化的保障体系以满足多样化的卫生需求。

2. 加强医疗机构之间的合作，建立有效的双向转诊机制　明确医疗机构的功能，加强医疗机构间的合作，建立规范的医疗服务流程是保证医疗服务的可及性，提高医疗服务效率和控制费用的重要手段。建立有效的双向转诊补偿机制是加强医疗机构有效合作的重要基础。改革公立医院的管理体制与运行机制，实现政府与市场的有效结合。建立医疗质量评价与监督管理组织，保证医疗服务的质量与效率。

3. 建立卫生筹资的长效机制，完善医疗机构补偿机制　明确政府的职责，坚持卫生服务的公益性。明确各级政府的卫生事权分担责任与筹资比例，建立基金统筹制度，规范专项转移支付，确保财政的可持续性。

尽快研究完善职工医疗保险和居民医疗保险两个医疗保险制度缴费比例和公式的方案，健全医保筹资机制，保证医疗保障制度的可持续性与公平性。还要完善医疗服务的支付制度，通过合理的价格体系与支付制度来规范医疗机构与医生的行为，控制医疗费用的不合理增长。

4. 建立基本卫生服务包，提高医疗保障受益范围　基本卫生服务包括公共卫生服务和基本医疗服务。它所涵盖的内容与不同国家、不同时期国家税收水平与支付能力有关。基本公共卫生服务的提供应由政府机构承担，提供免费的公共卫生服务。基本卫生服务包的提供，可以确保卫生服务的公平性，维护国民健康的权益。对于人口老龄化加速，慢性非传染病性疾病迅猛增多，疾病负担日益加重的我国来说，建立基本卫生服务包，提高医疗保障受益范围显得尤为重要。同时要加强国家基本药物制度的建设，实现人人享有卫生保健，进而提高全民族的健康素质，实现建立医疗保障模式的最终目标。

5. 加快价值医疗模式试点　由于我国医改时间较晚，绝大部分医疗机构缺乏对患者全病程管理的模式设计与实践经验，因此价值医疗模式在我国的实践在现阶段更多体现在国家层面的药品准入与部分地区的小范围试点上，并且价值支付模式的运用也相对单一。进一步推动价值支付模式在我国实践范围的扩大，需要以商业保险的筹资和支付能力为中心点，发挥其在资金数量和灵活性上的优势，形成商业保险公司与医疗机构在疾病治疗优化、用药创新以及医护模式上的协同，不断积累经验，创新思路，形成新办法，探索适合中国的"价值医疗"支付模式，提升医疗价值。

6. 大力发展商业健康保险　作为中国医疗保障三个筹资主体之一的商业保险出现"短板"，意味着筹资结构的失衡和多层次医疗保障筹资体系的失衡。中国卫生健康 68%（2019 年）的公

共筹资比例已经很高,在"十四五"开局之年实行待遇清单制度显得非常及时和必要。其现实意义在于"倒逼"自付比例降低和商业保险比例提高,使二者形成"置换"关系;其深远意义在于守住公共筹资边界和基本医保制度的底线,厘清政府与市场的界限,框定多层次保障体系的架构,留足商业健康保险的发展空间。

商业健康保险的发展要增强专业性,满足多样化的医疗保障需求,为公共医疗保障提供更多的管理和技术支撑,形成多层次医疗保障体系。具体来说,商业健康保险要以疾病、医疗、护理、失能收入损失保险业务为主线,融合健康管理服务,拓展发展空间;探索与医疗服务提供机构的直接合作,或直接经营医疗机构,为参保人提供更加优质与便捷的"保险+医疗"服务;此外,可充分利用其管理优势、市场化运行机制以及高水平技术,为社会医疗保险提供专业化的经办管理服务,优化市场竞争。

思考题

1. 医疗保障制度主要有哪几种模式?代表国家有哪些?
2. 医疗保障制度基本上都是由哪两大类构成?
3. 国家医疗保险模式有什么特点?
4. 社会医疗保险模式有什么特点?
5. 什么是社会医疗保险基金?其特点有哪些?其构成是怎样的?
6. 医疗保障模式绩效评价包括哪两个方面?

(贾莉英 张 莹)

第十三章　我国多层次医疗保障体系

本章介绍了我国多层次医疗保障体系的相关理论、概念、特征与构成等。第一节是我国多层次医疗保障体系概述，主要介绍了医疗保障体系的相关理论、概念和特征，我国多层次医疗保障体系包含三重医疗保障体系，按照举办主体的差异，可分为四个层次，具有覆盖人口广泛、保障模式多样化、资金来源多渠道以及强制与自愿相结合的特点；第二、三节分别介绍了城镇职工基本医疗保险制度以及城乡居民基本医疗保险制度的目标、基本原则、发展现状与展望；第四节主要对补充医疗保险的概念及特征做介绍，并讨论了其制约因素和发展趋势。

第一节　我国多层次医疗保障体系概述

一、我国多层次医疗保障体系构建相关理论

医疗保障体系通常由覆盖不同目标人群的一个或多个制度构成，如针对就业人群与非就业人群、城镇职工与城乡居民、贫困和脆弱群体、政府和公共事业部门等不同目标人群需要，我国在建立了覆盖全民的基本医疗保险基础上，持续推进多层次医疗保障体系建设。本节主要研究影响我国多层次医疗保障制度产生与发展的重要理论及其对医疗保障制度的作用，以期为读者了解医疗保障制度发展提供理论基础。

（一）政策逻辑基础

2020年3月，《中共中央　国务院关于深化医疗保障制度改革的意见》（下称《意见》）发布，《意见》就我国多层次医疗保障体系的目标和构成作出了明确规定，搭建了一个具有中国特色、符合中国实际的制度框架。政策从"三个逻辑"有效衔接了医疗保障体系的"多层次"。一是在中共中央、国务院联合发布的文件中把几乎所有涉及医疗健康的制度放在一起，在一个框架里赋予了不同的功能定位，明确提出了要建立一个"以基本医疗保险为主体，医疗救助为托底，补充医疗保险、商业健康保险、慈善捐赠、医疗互助共同发展的医疗保障制度体系"。二是遵循发挥市场决定性作用的原则，在体系中纳入了慈善捐赠和医疗互助。基本医疗保险、大病保险和医疗救助体现了政府的作用，慈善公益和医疗互助则充分发挥了社会力量，发挥了市场的决定性作用。三是提出了经办机构社会化、法治化的目标，积极引入社会力量参与经办服务，规范和加强与商业保险机构、社会组织的合作，完善激励约束机制。

（二）福利经济学理论

福利经济学是研究社会经济福利的一种经济学理论体系，由英国经济学家霍布斯和庇古于20世纪20年代创立。福利主义的出发点和关切点是关注公平和效率以及社会福利的实现。福利主义经济学的几个基本价值取向是：公平性、普遍性和福利性。并且，三者本质上是统一的，统一于公平性这个基石，普遍性和福利性为公平性的合理延伸。

公平适度的待遇保障是增进人民健康福祉的内在要求。在现实生活中，人们多种多样的社会需要可以分为两大类，即基本需要和高级需要，基本需要是维持生存的需要，高级需要是进一步发展的需要，属于非基本需要。对于这两类需要的满足，公平原则的价值标准在于：在全体社

会成员范围内,维持生存的基本需要应该完全相等,无限发展的非基本需要应该按经济支付能力实现按比例平等。就医疗卫生事业而言,其最基本、最主要的功能就是保护健康、挽救生命,这属于维持生命的基本权利,政府或社会有责任保障这一基本权利完全平等;基于公平原则,医疗保障制度在设计上需要考虑人民的基本需要和非基本需要,构建"多层次"的医疗保障体系,我国在制度设计上设计"保基本"的国家基本医疗保险,以及"促发展"的商业医疗保险和企业补充医疗保险。

(三)社会经济状况协同理论

该理论是指根据经济发展水平和基金承受能力稳步提高医疗保障水平。医疗保障制度的水平和覆盖范围主要取决于社会经济发展水平和可供使用的保障资金总量。随着人们保健意识的增强,医疗服务需求呈现出无限增加的趋势。有限财力和无限需求的矛盾要求我们只能根据现实条件解决主要卫生问题的保障水平,这样,就产生了基本医疗保险,国家必须对承担的保险范围进行选择。经济是人们面对疾病风险产生医疗保险需求的基础,也是满足保险需求的重要保证,基本医疗保险的有限性存在两方面的问题:一些贫困人群因无力缴纳保险费而被排斥在基本医疗保险之外;超出基本医疗保险支付范围的大额医疗费用也会对一般家庭构成严重威胁,这使得医疗救助和大病保险是必要的。此外,一些收入较高的阶层会有"更高层次的医疗保险需求",可以通过补充医疗保险和商业医疗保险来满足。

党中央、国务院高度重视人民健康,建立了覆盖全民的基本医疗保障制度。为保障多主体不同需要的健康权益,习近平总书记指出,坚持应保尽保原则,按照兜底线、织密网、建机制的要求,加快健全覆盖全民、统筹城乡、公平统一、可持续的多层次社会保障体系。

二、我国多层次医疗保障体系构成

多层次医疗保障体系制度是我国重要的政策制度,根据分类方式不同,我国多层次医疗保障体系有不同的分类标准。

从保障范围功能层面,我国多层次医疗保障体系包含三重医疗保障体系,分别为主体层、托底层和补充层。《意见》指出,要全面建成"以基本医疗保险为主体,医疗救助为托底,补充医疗保险、商业健康保险、慈善捐赠、医疗互助共同发展的医疗保障制度体系"。基本构件如图13-1所示。

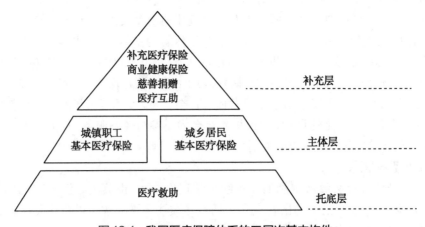

图13-1 我国医疗保障体系的三层次基本构件

按照举办主体的差异,多层次医疗保障体系(multiple level medical security system)可分为四个层次:第一层是由国家举办的基本医疗保障制度,包括基本医疗保险、大病保险和医疗救助,其中大病保险根据保障对象的差异,可进一步分为保障城乡居民的城乡居民大病保险、保障城镇企业职工的职工大额医疗费用补助,保障机关事业单位的公务员医疗补助。大病保险为基本医疗保险制度的补充延伸。第二层是由用人单位举办的制度,包括企业补充医疗保险。第三层是以个人购买为主的商业健康保险。第四层是来自社会和市场的慈善捐赠和医疗互助。从保障层次上看,我国城镇与农村的医疗保障体系没有明显的差异,都由以上四个层次组成。基本构件如图13-2所示。

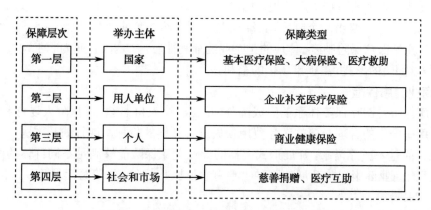

图13-2　我国医疗保障体系的四层次基本构件

我国多层次医疗保障体系的基本内容如下。

(一)基本医疗保障

1. 基本医疗保险(basic medical insurance)　我国基本医疗保险制度由城镇职工基本医疗保险制度(以下简称"职工医保")、城镇居民基本医疗保险制度(以下简称"居民医保")和新型农村合作医疗制度(以下简称"新农合")三大制度构成,前两个制度分别覆盖城镇就业人群和城镇无业居民,后一个制度则覆盖农村人口。但是随着城乡二元结构逐渐被打破,城乡建设一体化进程逐渐推进,为促进劳动力之间的流动,国务院于2016年1月发布的《关于整合城乡居民基本医疗保险制度的意见》提出整合城镇居民基本医疗保险和新型农村合作医疗两项制度,建立统一的城乡居民基本医疗保险(以下简称"城乡居民医保")制度。基本医疗保险构成了我国基本医疗保障制度的主体。

2. 大病保险　目前,我国大病保险主要由三个制度构成:对城乡居民而言,这个制度为城乡居民大病保险;对城镇企业职工而言,这个制度为职工大额医疗费用补助;对机关事业单位而言,这个制度为公务员医疗补助,主要是对年度医疗费用超过封顶线以上的部分进行二次报销。

城乡居民大病保险:城乡居民大病保险的保障对象为城乡居民基本医疗保险参保人,旨在为大病患者提供一定的医疗补助,缓解大病患者的经济负担。该资金主要来源于城乡居民基本医保基金,城乡居民基本医疗保险资金有结余的地区,利用结余筹集大病保险资金;结余不足或没有结余的地区,应结合当地实际,探索多渠道投资机制。

职工大额医疗费用补助:职工大额医疗费用补助主要是面向城镇职工基本医疗参保人员的一种补充医疗保险,旨在对参保人员年度医疗费用超过封顶线以上的部分进行补助。目前我国职工大额医疗费用补助基金筹资尚未有统一的机制,主要来自单位或职工定额缴纳。

公务员医疗补助:公务员医疗补助主要是指公务员在参加城镇职工基本医疗保险的基础上实行医疗补助。主要用于补助公务员在基本医疗保险用药目录、诊疗项目和医疗服务设施标准范围内的住院医疗费用中个人自付超过一定数额的部分。医疗补助经费由同级财政列入当年财政预算,其经费要专款专用、单独建账、单独管理,与基本医疗保险基金分开核算。

3. 医疗救助　医疗救助是我国多层次医疗保障体系的网底,为无力进入基本医疗保障体系以及进入后个人仍无力承担自付费用的城乡贫困人口提供帮助,使他们能够与其他社会成员一样享有基本医疗保障。我国医疗救助分为两种补贴：①全额补贴，范围是特困人员；②定额补贴，范围是低保对象、返贫致贫人口等困难群众。我国城乡社会医疗救助的资金主要由财政支持，也可以吸纳社会捐助、公益彩票收入等其他来源的资金。

（二）企业补充医疗保险

企业补充医疗保险是企业在参加基本医疗保险的基础上，为解决企业职工基本医疗保险和大额医疗补助待遇以外的医疗费用负担，由国家给予政策支持，企业自主举办或参加的一种补充性医疗保险形式。其主要由两个制度构成：一是在国家给予税收优惠政策支持下由雇主自愿举办或参加的补充性医疗保险制度，体现的是企业的福利性质；二是由企业为职工购买的商业健康保险，一般是以团险的形式，属于市场化的福利。

（三）商业健康保险

商业健康保险是医疗保障体系的组成部分，单位和个人自愿参加，保险人以营利为目的，对被保人治疗疾病产生的合理必要的医疗费用损失进行补偿的险种。现行的基本医疗保障制度只能满足参保人的基本医疗需求，开展形式多样的商业健康保险能够满足不同群体的医疗保健需求。目前，我国商业健康保险开展的险种主要有普通医疗保险、住院医疗保险、手术医疗保险、意外伤害医疗保险等。

（四）慈善捐赠与医疗互助

慈善捐赠与医疗互助建立在社会捐献与互助的基础之上，以帮助解决困难群体疾病医疗问题为指向，遵循的是社会慈善法则。2016 年制定的《中华人民共和国慈善法》提及慈善医疗的内容，并且随着互联网的发展，通过众筹或其他网络募捐方式筹集医疗资金的行为日益增多。但是目前规范、促进慈善医疗发展的政策文件较少，慈善医疗救助缺乏有关的政策支持。

除此之外，《意见》中特别提及要探索罕见病用药保障机制。罕见病指不同于常见病的、发病率极低、诊疗难度极大、治疗费用极高的疾病，因此要切实解决罕见病患者的用药问题。目前已有多个省市发布有关罕见病用药保障机制的政策文件，但是在保障对象、统筹机制等方面暂未有统一的规定。例如，2020 年 12 月 31 日，浙江省医疗保障局发布《关于建立浙江省罕见病用药保障机制的通知》，其中保障对象为获得浙江省户籍满 5 年的基本医疗保险参保人员，其规定罕见病用药保障实行省级统筹，在省级医疗保险基金财政专户中下设子账户作为保障基金。2021 年 3 月 18 日，成都市医疗保障局、成都市财政局和成都市卫生健康委员会联合发布的《关于建立罕见病用药保障机制的指导意见》中提出以成都市大病医疗互助补充保险的参保患者为保障对象，资金筹集主要来源于成都市大病医疗互助补充保险资金。

综合上述制度，我国已形成了以城镇职工基本医疗保险和城乡居民基本医疗保险两项基本医疗保险为主体，医疗救助为托底，补充医疗保险、商业健康保险、慈善捐赠、医疗互助共同发展的多层次医疗保障体系整体构架。自中华人民共和国成立以来，我国医疗保障制度从分割走向整合，保障体系从单一走向多元，保障对象从部分走向全民。党的十九大指出，当前我国社会的主要矛盾是"人民日益增长的美好生活需要和不平衡不充分的发展之间的矛盾"。伴随全面小康社会的建成和民生质量的不断提高，人们对医疗保障与健康提升的诉求也在持续升级，在医疗服务领域的多层次、多样性需求日益显现，这使得构建多层次医疗保障体系成为必要且重要的政策目标。

三、我国多层次医疗保障体系特征

（一）覆盖人口广泛

我国基本医疗保障制度坚持"广覆盖、保基本、多层次、可持续"的基本方针，以保障参保人基本医疗需求为立足点和出发点，逐步实现人人享有基本医疗保障。多层次医疗保障体系对覆盖人员进行细化：城镇职工基本医疗保险和城乡居民基本医疗保险两项基本制度覆盖了城镇职工、城镇非就业人口和城乡居民。到 2021 年，基本医疗保险参保人数超过 13.5 亿人，参保率稳定在 95% 左右。医疗救助对象主要是城乡低保、特困人员及农村建档立卡贫困人口等城乡困难群众，2020 年，医疗救助资助 7 837.2 万贫困人口（含动态调出）参加基本医疗保险，资助参保缴费支出 140.2 亿元，贫困人口参保面稳定在 99.9% 以上。在市场竞争和自愿参保原则下，商业保险覆盖人群更为广泛，主要面向有需求的中高收入人群，重点满足基本医疗之外的差异化、多样化需求。

（二）保障模式多样化

保障模式是直接为社会成员提供的方式。我国实行的城镇职工基本医疗保险、城乡居民基本医疗保险，都属于基本医疗保险，用于补偿劳动者因疾病风险造成的经济损失。其他医疗保险主要以补充医疗保险、医疗互助、商业健康保险等具体形式出现，针对不同人群提供灵活多样的保险产品。一般来说，多层次的医疗保障体系本身要求其形式多样化，并且由于基本医疗保险只能满足较低水平的基本医疗需求，难以满足不同收入水平的居民的健康需求，需要商业保险等其他形式进行补充，有利于提高基本医疗保险的保障水平，满足国民丰富多样的医疗保障需求。在该医疗保障体系下，每一个社会成员都可以找到满足自身医疗健康需求的保障方式。保障模式多样化在某种程度上能够确保医疗保障制度广泛覆盖人群。

（三）资金来源多渠道

保障模式的多样化必然要求资金来源的多渠道。我国城镇医疗保障制度的筹资来源主要包括政府、单位、个人三个方面。职工医保基金由用人单位和职工按照国家规定共同缴纳基本医疗保险费。另外，政府还对困难企业的退休人员提供了专项补助。居民医保基金主要来自政府补助和个人缴费，鼓励集体、单位或其他社会经济组织给予扶持或资助，2018—2020 年，中央财政共投入居民医保财政补助资金 9 597.02 亿元，其中约 85% 投向中西部省份。而医疗救助的资金来自多个渠道，包括基本医保基金结余资金的划转、各级财政补助、彩票公益金、社会捐助等。

（四）强制与自愿相结合

我国从国情实际出发，实行强制性与自愿性相结合的参保原则，充分尊重群众意愿。职工医保实行强制参保，这是因为通过工作参保，职工工作单位有义务为职工的基本医疗保障出资。但是，城乡居民医保实行"自愿参保、财政引导"的原则，同时，对居民医保的参保实行了财政引导的做法。财政补助激励了无业居民参加保险；而居民如果选择不参保，则无法获得相应的财政补助。同样的，补充医疗保险不是通过国家立法强制实施的，而是由用人单位和个人自愿参与的。

第二节　城镇职工基本医疗保险制度

计划经济时期，我国城市医疗保障制度主要由以企业为主要责任的劳保医疗制度和以财政为主要责任的公费医疗制度构成。公费医疗和劳保医疗在本质上属于免费型医疗保障，福利色彩较为浓厚，在提高我国居民身体素质和健康水平的同时，也为我国的医疗卫生事业发展带来了医疗费用严重膨胀、医疗资源大量浪费、覆盖范围过窄等问题。同时，随着我国改革开放的深入和经济发展，两项制度已经不适应生产力发展水平，因此必须对城镇医疗保障制度进行改革。

自 20 世纪 80 年代起，一些地方已经开始对公费和劳保医疗进行改革探索。1993 年，党的十四届三中全会通过《中共中央关于建立社会主义市场经济体制若干问题的决定》，指出实行社会统筹和个人账户相结合的社会保障制度。1994 年 11 月，国务院发布《关于江苏省镇江市、江西省九江市职工医疗保障制度改革试点方案的批复》，提出在江苏镇江、江西九江（俗称"两江"试点）进行职工医疗保障制度改革试点。1996 年 4 月国务院在总结"两江"试点的基础上，在新增的 56 个城市中推广职工医疗保障制度改革。随着职工医疗保障制度改革的不断试点,国务院 1998 年 12 月在总结试点经验的基础上,颁布《国务院关于建立城镇职工基本医疗保险制度的决定》(国发〔1998〕44 号)(以下简称"《决定》"),正式提出在全国范围内进行城镇职工医疗保险制度改革,以此为起点,我国进入了社会医疗保险的发展阶段。

我国城镇职工基本医疗保险制度从 1994 年"两江"改革试点到 2022 年,经历将近 30 年的发展,其间不断对其进行改革完善,扩大其覆盖范围,提高其参保质量,切实维护参保人医保权益。

一、城镇职工基本医疗保险制度框架

(一)目标和基本原则

《决定》提出,医疗保险制度改革的目标任务是:适应社会主义市场经济体制,根据财政、企业和个人的承受能力,建立保障职工基本医疗需求的社会医疗保险制度。

同时提出,建立城镇职工基本医疗保险制度的原则是:基本医疗保险的水平要与社会主义初级阶段生产力发展水平相适应;城镇所有用人单位及其职工都要参加基本医疗保险,实行属地管理;基本医疗保险费由用人单位和职工双方共同负担;基本医疗保险基金实行社会统筹和个人账户相结合。

(二)主要内容

1. 覆盖范围 城镇职工基本医疗保险制度应强制覆盖城镇所有用人单位,包括企业(国有企业、集体企业、外商投资企业、私营企业等)、机关、事业单位、社会团体、民办非企业单位及其职工,即所有的正规就业人群,都要参加基本医疗保险。但是随着我国经济体制改革进一步深化,农村劳动力向城市转移加速,灵活形式就业的人员以及农民工的医疗保障问题仍未得到切实解决。2003 年,劳动和社会保障部发布《关于城镇灵活就业人员参加基本医疗保险的指导意见》,积极鼓励灵活形式就业的人员自愿参加职工医保,重视灵活就业人员的医疗保障问题;2006 年劳动和社会保障部开展农民工参加医疗保险专项扩面行动,切实解决农民工医疗保障问题,维护农民工权益。我国城镇职工基本医疗保险制度逐步覆盖城镇所有劳动人口。另外,2019 年 3 月 25 日,国务院办公厅发布《关于全面推进生育保险和职工基本医疗保险合并实施的意见》,全面推进生育保险和职工基本医疗保险合并实施,强化基金共济能力。至 2020 年,城镇职工医保制度累计覆盖了 3.44 亿人口。

2. 资金筹集 基本医疗保险费由用人单位和职工共同缴纳。用人单位缴费率应控制在职工工资总额的 6% 左右,职工缴费率一般为本人工资收入的 2%。随着经济发展,用人单位和职工缴费率可作相应调整。

3. 医保统筹基金和个人账户管理 基本医疗保险基金由统筹基金(social pooling funds)和个人账户(individual medical savings account)构成。职工个人缴纳的基本医疗保险费,全部计入个人账户。用人单位缴纳的基本医疗保险费分为两部分,一部分用于建立统筹基金,一部分划入个人账户。划入个人账户的比例一般为用人单位缴费的 30% 左右,统筹基金和个人账户要划定各自的支付范围,分别核算,不得互相挤占。

2021 年国务院印发《关于建立健全职工基本医疗保险门诊共济保障机制的指导意见》,该意见改进个人账户计入方法,个人缴费全部计入个人账户,单位缴费全部计入统筹基金,对《决定》中的缴费办法进行了改革;其次拓宽个人账户资金使用范围,允许家庭成员共济。

4. 基金管理 对于医保基金的管理,主要有五个方面:一是基本医疗保险基金纳入财政专户管理,专款专用,不得挤占挪用;二是统筹基金要以收定支,收支平衡;三是社会保险经办机构负责基本医疗保险基金的筹集、管理和支付;四是审计部门要定期对基金的收支情况和管理情况进行审计;五是设立由政府部门代表和社会代表共同成立的医保基金监督组织。

近几年，为了保障医保基金安全，提高医保基金使用效率，我国先后发布了与医保基金使用管理有关的政策文件。2020 年国务院印发《关于推进医疗保障基金监管制度体系改革的指导意见》，要求到 2025 年基本建成医保基金监管制度体系和执法体系，实现医保基金监管法治化、专业化、规范化、常态化。2021 年 1 月 15 日，国务院公布《医疗保障基金使用监督管理条例》，目的是加强医疗保障基金使用监督管理，保障基金安全，促进基金有效使用。

5. 保障待遇 我国医疗保险支付实行目录管理（catalog management），支付目录包括药品目录、诊疗目录和医疗服务设施目录。职工医保实行"统账结合"，即个人账户保小病门诊，统筹基金保住院和门诊大病（high-cost outpatient diseases）。统筹基金的起付标准原则上控制在当地职工年平均工资的 10% 左右，最高支付限额原则上控制在当地职工年平均工资的 6 倍左右。起付线以下的医疗费用，从个人账户中支付或由个人自付。起付标准以上、最高支付限额以下的医疗费用，主要从统筹基金支付，个人也要负担一定比例。

另外，我国药品目录分为甲类和乙类，甲类目录由国家统一制定，各地不得调整。乙类目录由国家制定，各省可以根据当地实际情况，进行适当调整，增加和减少的品种之和不得超过国家乙类目录的 15%。各地级和县级统筹地区的人力资源和社会保障部门无权调整药品目录，但是可以适当调整报销比例。一般乙类药品要扣除 20% 左右的自付比例，才能进行报销。但国家医疗保障局、人力资源和社会保障部印发的《关于印发〈国家基本医疗保险、工伤保险和生育保险药品目录〉的通知》（医保发〔2019〕46 号）中要求各地严格执行该药品目录，不得自行制定目录或用变通的方法增加目录内药品，也不得自行调整目录内药品的限定支付范围。对于原省级药品目录内按规定调增的乙类药品，应在 3 年内逐步消化。消化过程中，各省应优先将纳入国家重点监控范围的药品调整出支付范围。至此，各省级 15% 调整权被收回。

6. 定点医疗机构管理 主要包括对定点医疗机构以及定点零售药店的服务进行管理监督。2015 年我国全面取消了定点医疗机构以及定点零售药店的资格审查，完善协议管理。2021 年 1 月 8 日国家医疗保障局同时公布《医疗机构医疗保障定点管理暂行办法》《零售药店医疗保障定点管理暂行办法》，对定点医疗机构和定点零售药店的定点准入、运行管理和运行监督提出相关规定。

（1）定点准入：申请医保定点的医疗机构及零售药店需要具备一定的基本条件，统筹地区医疗保障经办机构与评估合格的医疗机构和零售药店协商谈判，达成一致的，双方自愿签订医保协议。原则上，由地市级及以上的统筹地区经办机构与医疗机构、零售药店签订医保协议并向同级医疗保障行政部门备案。医保协议应明确双方权利、义务和责任。签订医保协议的双方应当严格执行协议约定。协议期限一般为 1 年。

（2）运行管理：定点医疗机构、零售药店应该严格执行医保协议，执行实名就医和购药管理规定，执行有关支付、集中招标采购、价格等政策。另外，定点医疗机构应该及时报送医疗保障结算清单等信息，报送医疗保障基金使用监督管理及协议管理所需信息。应该开展医保费用审核、绩效考核，接受监督检查等。零售药店应该做好处方审核和处方药管理，如实上传参保人员购药信息，配合医保行政部门监督检查等工作。

（3）运行监督：包括对协议申请、评估、谈判协商、履行和解除等过程监督，对医疗保障基金使用情况的监督，开展社会监督，对发现的违约行为及时处理等。

二、城镇职工基本医疗保险制度发展与挑战

（一）城镇职工基本医疗保险制度取得的成效

1. 制度覆盖面迅速推进，基本覆盖全体城镇职工人口 近年来，我国城镇职工基本医疗保险制度建设进入有史以来最快发展时期。已有二十多年历史的职工医保步入发展成熟期，覆盖

范围由单纯的用人单位及其职工向个体工商户、灵活就业人员等群体拓展,各类特殊困难群体成为参保重点。截至2020年,参加城镇职工医保人数达3.44亿人(图13-3)。

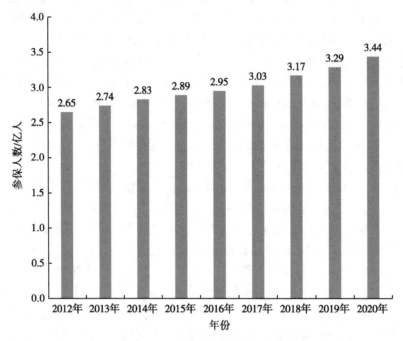

图13-3 城镇职工基本医疗保险参保人数(单位:亿人)
数据来源:国家统计局。

2. 医保基金收支规模基本稳定 从表13-1可以看出,我国城镇职工医保基金收入整体呈逐年上升趋势。在城镇职工医保制度建立之初的2000年,基金收入为170.0亿元,基金支出为124.5亿元,基金累计结余109.8亿元;而2020年,城镇职工医保基金收入、支出、累计结余增加到15 731.6亿元、12 867亿元和25 423.5亿元。2020年城镇职工医保基金累计结余是制度建立之初的231.5倍。2020年,职工医保基金收入虽然因疫情原因实施减征缴费而比上年减少了0.7%,但是若剔除减征因素的影响,职工医保基金总收入较上年增长9.6%。2020年,职工医保个人账户收入和支出分别为6 587亿元和4 936亿元,比上年增长12.8%和4.5%;个人账户当期结存1 650亿元,累计结存10 096亿元。筹资水平的提高,意味着职工医保保障能力的显著提升,抗风险能力增强。

表13-1 我国城镇职工医疗保险基金筹资情况

年份	基金收入/亿元	基金支出/亿元	基金累计结余/亿元
2000	170.0	124.5	109.8
2005	1 405.3	1 078.7	1 278.1
2006	1 747.1	1 276.7	1 752.4
2007	2 214.2	1 551.7	2 449.8
2008	2 885.5	2 019.7	3 303.6
2009	3 420.3	2 630.1	4 055.2
2010	3 955.4	3 271.6	4 147.2
2011	4 945.0	4 018.3	5 683.2

续表

年份	基金收入/亿元	基金支出/亿元	基金累计结余/亿元
2012	6 061.9	4 868.5	6 884.2
2013	7 061.6	5 829.9	8 129.3
2014	8 037.9	6 696.6	9 449.8
2015	9 083.5	7 531.5	10 997.1
2016	10 273.7	8 286.7	12 971.7
2017	12 278.3	9 466.9	15 851.0
2018	13 537.8	10 706.6	18 749.8
2019	15 845.4	12 663.2	22 554.1
2020	15 731.6	12 867.0	25 423.5

数据来源：历年《中国统计年鉴》。

3. 医保待遇水平提高，保障能力逐步增强　2009年，城镇职工医保住院费用支付比例为72%，实际为67%，2020年城镇职工医保住院费用基金支付比例稳定在80%左右（表13-2），相对于2009年有显著提高；不仅住院费用支付比例有所增长，并且国家全面推开跨省异地就医住院费用直接结算，至2020年年底，全国4.4万家定点医疗机构累计直接结算724.83万人次，医保基金支付1 038.43亿元；通过建立健全职工医保门诊共济保障机制，更好解决职工医保参保人员门诊保障问题，切实减轻其医疗费用负担，兼顾了参保人员的受益面。不管是城镇职工基本医疗保险的基金总量增加、住院费用报销比例提高、跨省异地就医结算，还是实行门诊统筹共济，都进一步证明我国城镇职工基本医疗保险对参保人员的保障能力在不断增强，切实维护人民群众的健康权益，减轻人们的就医经济负担。

表13-2　2020年城镇职工医保各级医疗机构住院费用支付比例

级别	政策内支付比例/%
全国平均	85.2%
三级	84.3%
二级	86.9%
一级及以下	88.7%

数据来源：国家医疗保障局。

（二）城镇职工基本医疗保险制度发展挑战

1. 参保面有待扩大，参保质量有待提高　近年来我国基本医疗保险参保人数逐年上升，覆盖面不断扩大，但是根据人力资源和社会保障部的统计资料，2020年我国城镇就业人口一共有4.3亿人，按照政策规定，这些人群都应该参加城镇职工基本医疗保险，但是2020年参加职工医保的人数总共为3.44亿人，仍然有将近1亿人未被覆盖。

同时，虽然我国基本医疗保险覆盖率已稳定在95%左右，但这是一个低水平、广覆盖的现状，城镇职工基本医疗保险的参保质量仍需不断提高。一是有重复参保、断保、停保的情况出现；二是医疗保障信息系统有待完善，管理服务水平有待提高；三是新就业形态从业人员的参保方式不够灵活完善。

2. 医疗费用增长过快，医保基金可持续性不足　从表13-3可以看出，除了2020年职工医保医疗总费用较上年下降了4.6%，近四年职工医保医疗费用在逐年上升；同时次均住院费用也在逐年上升,2020年达到12 657元(图13-4)。医疗费用的过快增长会给职工医保基金的收支平衡带来压力。

表13-3　2017—2020年城镇职工基本医疗保险总费用

年份	总费用 / 亿元
2017	9 567
2018	12 140
2019	14 001
2020	13 357

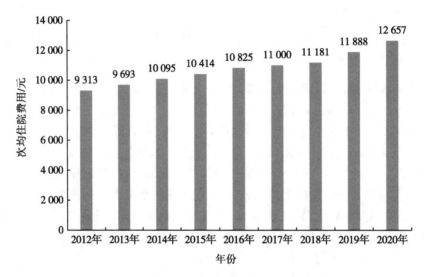

图13-4　城镇职工基本医疗保险次均住院费用(单位:元)
数据来源:国家医疗保障局。

另外,职工医保基金主要来自用人单位和个人筹集,两者按照一定的比例共同缴纳。由于我国没有建立法定基准费率制度,大部分统筹地区的缴费费率都超过了原则上的6%,在较高的费率下,大部分中小微企业和职工、灵活就业人员等低收入、收入不稳定人群,采取各种方式逃避、中断缴费。这不仅影响医保基金的正常收缴,职工也无法正常使用医保进行治疗报销。与此同时,随着我国经济增长速度变缓,人口老龄化进程加深,退休人员基金利用高,未来可能出现基金入不敷出的现象,基金的可持续问题也会随之暴露出来。

3.对医疗机构的监督能力亟待增强　长期以来医保制度运行模式存在的弊端,导致职工医保在使用中过度消费和浪费的情况比较突出。近年来,由于政府投入不足且医疗机构补偿机制不合理,从一定程度上导致我医疗机构公益性质淡化,存在不同程度的逐利行为,医院通过增加医疗服务和药品收入来增加收入,由此导致看病难、看病贵和过度治疗问题越发突出,这既加重了职工患者的经济负担,也激化了医患矛盾。

(三)城镇职工基本医疗保险制度发展趋势

1.扩大参保范围,提高参保质量　首先,政府要进一步整合城镇就业人员,包括农民工、民营企业、灵活就业人群和弱势群体,提高他们对医保的正确认识,提高他们参保的积极性,扩大参保覆盖率。其次,要完善灵活就业人员参保缴费方式,鼓励灵活就业人员根据自身实际,以合适方式参加基本医疗保险。最后,要建立健全数据共享机制,清除无效、虚假、重复参保数据。

2.逐步完善城镇职工基本医疗保险的筹资机制　目前我国职工医保基金筹集渠道单一的问

题比较突出。在当前企业负担较重的情况下,通过提高工资缴费比例来扩大资金量的办法已不可行,对此可以改革完善医保筹资标准和筹资结构,研究适当降低单位费率和适度提高个人缴费水平的可行性办法。其次探索多渠道的资金筹集方式,积极应对人口老龄化带来的挑战。例如:调整财政支出结构,探索发行医疗保障长期债券。同时,政府应该促进社会保险与商业保险更好融合,减轻个人医疗费用负担。

3. 进一步健全医保管理制度　目前我国针对定点医院和零售药店已设有专门的监督机构,但这还远远不够。在此基础上,一是应建立独立的专业第三方监督机构,对医保手续和基金使用情况进行核查,加强对医保基金的监管,控制医疗费用无序增长,提高医保基金的使用效率。二是逐步完善医保信息系统,对医疗机构和零售药店实行监督,避免过度医疗的情况发生。三是推进医疗保险基金省级统筹,扩大基金共济范围,建立统一的结算网络,解决异地就医问题。

第三节　城乡居民基本医疗保险制度

一、城乡居民基本医疗保险制度的产生与发展

我国基本医疗保险制度的建立和发展是和我国社会经济、政治、文化的不断进步和完善相适应的。随着新型农村合作医疗、城镇居民基本医疗保险的建立和完善,由城乡医保制度分割产生的待遇不均衡、政策不协调、管理效率低、基金共济能力弱能问题也逐渐突出,为建立更加公平和可持续的社会医疗保障制度,我国开始探索统一的城乡医疗保险制度。

(一)新型农村合作医疗制度的产生与发展

新型农村合作医疗制度是由政府组织、引导、支持农民自愿参加,个人、集体和政府多方筹资,以大病统筹为主的农民医疗互助共济制度,按照法律规定的形式明确了在农村合作医疗体系内我国各级政府所承担的公共责任。

新型农村合作医疗制度经历了由传统合作医疗制度向新型农村合作医疗制度的转变。传统的合作医疗制度是指20世纪50年代中期由山西和河南等省的农民自愿发起,70年代得到政府普及的一项农民互助共济的医疗制度,曾被世界卫生组织认为是"发展中国家解决卫生经费的唯一范例",20世纪80年代基本解体。2002年10月《中共中央　国务院关于进一步加强农村卫生工作的决定》提出"到2010年,在全国农村基本建立起适应社会主义市场经济体制要求和农村经济社会发展水平的农村卫生服务体系和农村合作医疗制度。"2003年1月国务院办公厅转发卫生部等部门《关于建立新型农村合作医疗制度的意见》,正式提出建立新型农村合作医疗制度,将新型农村合作医疗制度定义为"由政府组织、引导、支持,农民自愿参加,个人、集体和政府多方筹资,以大病统筹为主的农民医疗互助共济制度",简称新农合。

新农合采取多元化的筹资渠道,由农民个人缴费,集体扶持和政府资助相结合。保障对象为具有农村户口的,缴纳这一年度新农合费用的农村居民,采取自愿原则,农民缴纳一年的新农合享受一年的医保待遇。在2007年以前,新农合的筹资顺序是从下到上的,中央政府依据地方政府的出资额度来进行补贴,地方政府依据农民的出资额度来进行补贴,而在2007年以后,筹资顺序变为自上而下,中央财政采取"全额预拨,差额多退少补"的形式进行筹资,中央财政先按照人头预拨新农合的资金,地方财政依据中央的出资额度来进行配套补贴,最后依据到位的中央和地方政府财政补贴来收缴农民个人需要缴纳的部分。

(二)城镇居民基本医疗保险制度的产生与发展

城镇居民基本医疗保险是社会医疗保险的组成部分。它是以政府为主导,坚持自愿原则,充分尊重群众意愿,采取居民个人(家庭)缴费为主、政府适度辅助的筹资方式,按照缴费标准和待

遇水平相一致的原则,减轻城镇居民看病就医负担的基本医疗保险制度。

城镇居民基本医疗保险的保障对象为拥有当地城镇户口的老年居民、在校学生、灵活就业人员、儿童以及其他的非就业人员。在筹资来源上实行个人缴费和财政补贴相结合,保障水平以大病统筹为最初的设计定位,以家庭缴费为主,财政补助为辅。参保居民按照各地规定缴纳医保费用,并享受应有的医保待遇,不设立最低缴费年限。

从制度发展层面看,2007 年国务院发布《关于开展城镇居民基本医疗保险试点的指导意见》,提出试点覆盖全体非从业居民的城镇居民基本医疗保险,以实现基本建立覆盖城乡全体居民的医疗保障体系的目标。2007 年城镇居民医疗保险的建立标志着我国在制度框架上实现了对国民的医疗保险制度全覆盖。随着实践中城镇居民医保试点的深化、对灵活就业人员、低保对象等群体参保政策的出台和落实,到 2011 年我国初步实现了全民医保,即对国民的医疗保险人群全覆盖。

(三)城乡居民基本医疗保险制度的形成

城镇居民基本医疗保险(简称城镇居民医保)和新型农村合作医疗(简称新农合)两项制度的整合制度称为城乡居民基本医疗保险。城乡居民基本医疗保险实行财政补助和个人缴费相结合的定额筹资方式,并进行年度动态调整。财政补助是城乡居民医保的主要筹资来源,约占三分之二。2020 年,财政补助每人每年 550 元,个人缴费的指导标准每人每年 280 元,财政补助是目前居民医保基金最主要的来源。2021 年继续提高居民医保筹资标准(保障 2022 年度),居民医保人均财政补助标准新增 30 元,达到每人每年不低于 580 元。同步提高居民医保个人缴费标准 40 元,达到每人每年 320 元。

国务院 2016 年 1 月 12 日发布《国务院关于整合城乡居民基本医疗保险制度的意见》,指出"整合城镇居民基本医疗保险和新型农村合作医疗两项制度,建立统一的城乡居民基本医疗保险制度",该意见首次提出构建城乡一体化基本医疗保险制度的目标,初步实现了城乡基本医疗保险的制度融合。此举是推进医疗卫生体制改革,增进人民福祉的重大举措。该意见从总体要求与基本原则、整合基本制度政策、理顺管理体制、提升服务效能、精心组织实施,确保整合工作平稳推进等方面出发,就整合城乡居民基本医疗保险提出了具体要求,要求"统一覆盖范围,统一筹资政策,统一保障待遇,统一医保目录,统一定点管理,统一基金管理"。但是在实质的整合过程中,在管理机构的选择方面,先后出现了整合后归人社管理、整合后归卫生管理、整合后归财政管理、整合后仍分别管理、整合后由地方(主要指地市)自主决定管理机构等多种模式。这一情形下,实质上只是在同一省份(或统筹区)实现了管理机构统一或形式上的制度整合,并未实现实质性融合。直至 2018 年 5 月,国家医疗保障局的成立才将所有医疗保障项目统一归口。2018 年,国家医保局联合财政部等相关部门发布《关于做好 2018 年城乡居民基本医疗保险工作的通知》,要求加快推进一体化城乡基本医疗保险制度的融合工作,截至 2019 年年底,全国 32 个省(自治区、直辖市)均按照国家要求全面建立了统一的城乡居民基本医保制度。2019 年,国务院印发《关于建立健全城乡融合发展体制机制和政策体系的意见》,提出"到 2022 年初步建立城乡融合发展体制机制,到 2035 年城乡融合发展体制机制更加完善"的目标,全国范围内统一的城乡居民医保制度将全面启动实施,城乡基本医疗保险制度作为城乡融合发展的重要内容,正逐步从制度完善走向实质性的全面融合。

二、城乡居民基本医疗保险制度框架

(一)目标和基本原则

《国务院关于整合城乡居民基本医疗保险制度的意见》对我国城乡居民基本医疗保险制度的目标和原则作出详细说明,明确指出整合城镇居民基本医疗保险(以下简称"城镇居民医保")和新型农村合作医疗保险（以下简称"新农合"）两项制度，逐步在全国范围内建立起统一的城乡居民医保制度，推动保障更加公平、管理服务更加规范、医疗资源利用更加有效，促进全民医保体系持续健康发展。

我国整合城乡居民基本医疗保险制度主要遵从四项基本原则。

1. 统筹规划、协调发展　要把城乡居民医保制度整合纳入全民医保体系，发展和深化医改全局，统筹安排，合理规划，突出医保、医疗、医药三医联动，加强基本医保、大病保险、医疗救助、疾病应急救助、商业健康保险等的衔接，强化制度的系统性、整体性、协同性。

2. 立足基本、保障公平　要准确定位，科学设计，立足经济社会发展水平、城乡居民负担和基金承受能力，充分考虑并逐步缩小城乡差距、地区差异，保障城乡居民公平享有基本医保待遇，实现城乡居民医保制度可持续发展。

3. 因地制宜、有序推进　要结合实际，全面分析研判，周密制定实施方案，整合加强前后的衔接，确保工作顺畅接续、有序过渡，确保群众基本医保待遇不受影响，确保医保基金安全和制度运行平稳。

4. 创新机制、提升效能　要坚持管办分开，落实政府责任，完善管理运行机制，深入推进支付方式改革，提升医保资金使用效率和经办管理服务效能。充分发挥市场机制作用，调动社会力量参与基本医保经办服务。在具体实践层面，各地按照"筹资就低不就高、待遇就高不就低、目录就宽不就窄"的原则推进整合。

（二）主要内容

1. 覆盖范围　城乡居民医保制度覆盖范围包括现有城镇居民医保和新农合所有应参保（合）人员，即覆盖除职工基本医疗保险应参保人员以外的其他所有城乡居民。农民工和灵活就业人员依法参加职工基本医疗保险，有困难的可按照当地规定参加城乡居民医保。各地要完善参保方式，促进应参尽保，避免重复参保。

2. 筹集政策　多渠道筹资，实行个人缴费与政府补助相结合为主的筹资方式，鼓励集体、单位或其他社会经济组织给予扶持或资助。各地要统筹考虑城乡居民医保与大病保险保障需求，按照基金收支平衡的原则，合理确定城乡统一的筹资标准。现有城镇居民医保和新农合个人缴费标准差距较大的地区，可采取差别缴费的办法，利用2～3年时间逐步过渡。整合后的实际人均筹资和个人缴费不得低于现有水平。

完善筹资动态调整机制。在精算平衡的基础上，逐步建立与经济社会发展水平、各方承受能力相适应的稳定筹资机制。逐步建立个人缴费标准与城乡居民人均可支配收入相衔接的机制。合理划分政府与个人的筹资责任，在提高政府补助标准的同时，适当提高个人缴费比重。

3. 保障待遇　遵循保障适度、收支平衡的原则，均衡城乡保障待遇，逐步统一保障范围和支付标准，为参保人员提供公平的基本医疗保障。妥善处理整合前的特殊保障政策，做好过渡与衔接。城乡居民医保基金主要用于支付参保人员发生的住院和门诊医药费用。稳定住院保障水平，政策范围内住院费用支付比例保持在75%左右。进一步完善门诊统筹，逐步提高门诊保障水平。逐步缩小政策范围内支付比例与实际支付比例间的差距。

4. 医保目录　统一城乡居民医保药品目录和医疗服务项目目录，明确药品和医疗服务支付范围。各省（自治区、直辖市）要按照国家基本医保用药管理和基本药物制度有关规定，遵循临床必需、安全有效、价格合理、技术适宜、基金可承受的原则，在现有城镇居民医保和新农合目录的基础上，适当考虑参保人员需求变化进行调整，有增有减、有控有扩，做到种类基本齐全、结构总体合理。完善医保目录管理办法，实行分级管理、动态调整。

5. 定点医疗机构管理　统一城乡居民医保定点机构管理办法，强化定点服务协议管理，建立健全考核评价机制和动态的准入退出机制。对非公立医疗机构与公立医疗机构实行同等的定点管理政策。原则上由统筹地区管理机构负责定点机构的准入、退出和监管，省级管理机构负责制定定点机构的准入原则和管理办法,并重点加强对统筹区域外的省、市级定点医疗机构的指导与监督。

6.基金管理 执行国家统一的基金财务制度、会计制度和基金预决算管理制度。城乡居民医保基金纳入财政专户,实行"收支两条线"管理。基金独立核算、专户管理,任何单位和个人不得挤占挪用。结合基金预算管理全面推进付费总额控制。基金使用遵循以收定支、收支平衡、略有结余的原则,确保应支付费用及时足额拨付,合理控制基金当年结余率和累计结余率。建立健全基金运行风险预警机制,防范基金风险,提高使用效率。

强化基金内部审计和外部监督,坚持基金收支运行情况信息公开和参保人员就医结算信息公示制度,加强社会监督、民主监督和舆论监督。

城乡居民基本医疗保险的提出,实现了我国城乡居民基本医疗保险的制度融合,也推进了其实质性融合,实现城乡居民在覆盖范围、筹资政策、待遇保障、医保目录、定点管理、基金管理六方面的统一,并同步了经办服务和信息系统。

三、城乡居民基本医疗保险制度发展与挑战

(一)城乡居民基本医疗保险制度取得的成效

1.制度覆盖迅速推进,基本覆盖城乡居民人口 进行了城乡医保整合的省市,城乡居民基本医疗保险参保人数近年来持续增加,提高了风险保障能力,当前我国城乡居民基本医疗保险覆盖人群已超 10 亿人(图 13-5),已经成为覆盖全部城乡居民切实可靠的基本医疗保障制度,在维护城乡居民健康权益和促进城乡经济社会发展等方面发挥了重要作用。城乡居民基本医疗保险整合通过将原有的城镇居民医保和新农合的参保对象纳入同一个制度体系内,将原来两项制度的基金归并统一管理,加之整合后的城乡医保待遇水平和公平性的提高,激励了城乡居民的参保积极性,从而有助于增加参保人数,扩充医保基金的来源。

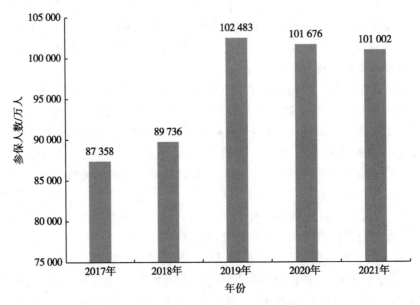

图13-5 城乡居民基本医疗保险参保人数
数据来源:国家医疗保障局。

2.筹资水平稳步提高,保障能力逐年增强 近年来,各级财政持续加大对城乡居民医保的投入力度。"十三五"期间,城乡居民医保财政补助标准从 2016 年的每人每年 420 元提高到 2020 年的 550 元,个人缴费标准从每人每年 150 元提高到 280 元。总体来看,财政补助占年度筹资的

约 67%，是主要筹资来源（图 13-6）。从个人负担情况来看，2020 年城乡居民医保个人缴费标准相当于当年城乡居民可支配收入的 0.9% 左右，特困人员、低保对象、返贫致贫人口等困难群众参保的个人缴费，还可通过医疗救助获得参保资助。从实践情况看，在医药技术快速进步、医疗费用持续增长、居民医疗需求逐步释放的大背景下，当前的居民医保筹资机制和标准，有效支撑了参保人医保待遇支出和制度功能长期稳定发挥。

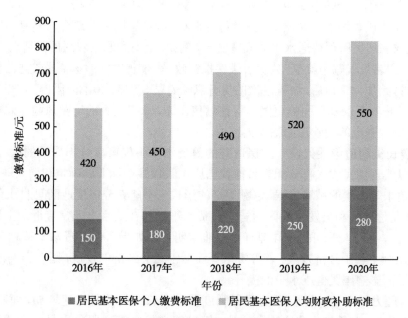

图 13-6　2016—2020 年城乡居民医保缴费标准与补助标准

数据来源：国家医疗保障局。

3. 待遇水平逐步提高，居民待遇整体优化　在推行医疗保险制度整合的过程中，各地本着"目录就宽不就窄、待遇就高不就低"的政策，使城乡居民基本医疗保险目录统一向城镇居民基本医疗保险目录看齐，医疗保险用药增多、报销范围扩大。整体上新农合医疗保险目录建立在国家基本药物目录的基础上，目录种类约为 700～1 300 种，而城镇居民基本医疗保险目录参照国家基本医疗保险药品目录，约为 2 500 余种，加上各地在此基础上上调的 15%，其目录更宽。制度整合以后，城乡居民，尤其是农民的报销范围比以往增加。居民医保政策范围内住院费用基金支付 70.0%，比上年提高 1.2 个百分点。按医疗机构等级分，政策范围内住院费用基金支付分别为：三级 65.1%、二级 73.0%、一级及以下 79.8%。其中二级及以下医疗机构政策范围内基金支付 74.6%，比三级医疗机构支付比例高出 9.5 个百分点（表 13-4）。

表 13-4　2020 年城乡居民医保各级医疗机构住院费用支付比例

级别	政策内支付比例 /%
全国平均	70.0
三级	65.1
二级	73.0
一级及以下	79.8

4. 统筹层次逐步提高，就医选择更加便利　城乡居民基本医疗保险制度原则上实行市（地）级统筹，鼓励实行省级统筹。一方面，统筹层次提高使参保人选择医院范围更宽。与此同时，和城乡医保整合同步推进的是全国范围内异地就医结算，2017 年 9 月，人社部表示，国家异地就医

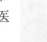

结算系统联通各地。统筹层次提高、定点医疗机构范围合并与异地就医结算的同步推进，带来的是居民就医选择范围的扩大和流动的便捷，从而减少了区域间的制度壁垒，也提高了个体医疗保险权益的可携性。

（二）城乡居民基本医疗保险制度发展挑战

1. 医保基金可持续性不足 城乡居民医保整合后，重复参保、重复补贴问题会大幅度减少，但这也意味着基金收入会随之减少；而且整合后"筹资就低不就高"，压缩了筹资标准上调空间，医保基金筹资压力明显增加。其次，从支付角度来看，城乡居民医保整合，"待遇就高不就低"促进居民尤其是农村居民医保待遇水平大幅度提高，例如，上海和北京农村居民待遇水平分别提高了 20% 和 30%；"目录就宽不就窄"放宽了医保报销政策，使得医疗服务需求被进一步释放，医保基金支付压力持续加大。最后，统筹层次的提升意味着基金调剂使用范围更广，风险分散效果更好，但同时也意味着医保基金面临更大的保值增值压力，承担更大的运营风险。总的来说，新形势下城乡居民医保基金筹集管理面临更大压力。

2. 筹资增长机制适应性欠缺 医保适宜的筹资水平不仅可以分担居民的医疗服务经济负担，同时还可以实现国民收入再分配。目前我国居民医保筹资标准的确定和增长缺乏基于收入、人群、地区和需求等因素的精算依据，定额筹资的形式也不能充分体现地区间的社会经济发展水平差异。经济发达地区和欠发达地区的居民缴费水平虽然在数字上非常接近，但实际缴费负担在不同统筹地区、不同人群间的差异却有可能非常明显。如果医保筹资水平超越了当地居民的经济承载能力，则不利于经济发展；若筹资水平滞后于社会经济的发展，则会影响群众医疗服务需求的释放，继而影响国民健康水平的提升。

3. 经办管理力量不足 整合后的医保制度覆盖人口绝对数量迅速增加，而新的医疗保障管理机构成立不久，大量工作尚在布局之中，短时间内经办管理服务人员数量难以同步调整。据统计，我国医保经办管理服务人员与参保人员比例平均约为 1:10 000，部分统筹地区达到 1:20 000，远低于多数实施社会医疗保险国家 1:4 000 的平均比例。另外，随着国家医疗保障局的成立，医疗服务和药品价格管理、药品耗材招标谈判等职能合并，医保支付方式改革也快速推进，使得医保经办管理服务工作内容增加，涉及知识面更广、专业性更强、要求更高。而医保经办管理服务人员在知识更新及专业能力提升方面缺乏必要动力和专业指导，医药管理、价格谈判、信息数据处理等能力存在不足，难以适应和满足工作需要，使新时期医保经办管理服务工作压力加大。

4. 信息系统衔接困难 碎片化的管理体系，由于涉及两项制度和两套体制的合并，在合并与转轨的同时也出现了信息衔接不畅、信息中断等部分领域服务断接的现象，又降低了服务效率。例如，由于新农合和城镇居民医疗保险过去分属不同的管理信息系统，与制度归并和管理体制转变同步的是参保数据信息的转移，但当下全国宏观层面上关于医疗保险的信息统计并没有有序衔接。

（三）城乡居民基本医疗保险制度发展趋势

1. 建立合理的筹资和支付待遇机制 当前制度保障提高了居民的待遇水平，方便了居民的就医选择，这在制度整合中是一种激励措施，但与此同时也需要警惕医疗保险基金的可持续性风险，需要建立基于医疗费用、经济发展水平、人均收入、住院率和门诊就诊次数、居民健康水平等指标综合测算的筹资机制与支付机制，同时通过有效的激励机制减少参保缴费和待遇享受中的道德风险与逆向选择，确保基本医疗保险基金的可持续发展。

2. 探索完善医保筹资动态调整机制 稳定可持续的筹资机制是医保制度长期稳定运行的重要保障。居民医保尚未建立个人筹资与居民收入增长的挂钩机制，现行筹资机制下标准每年调增，基层对组织参保缴费难度大等问题时有反映。对此，进一步研究完善城乡居民医保筹资动态调整机制显得尤为必要。各地应结合统筹地区基金需求和可持续现状，以及物价指数变动、社会经济周期、提标频率等因素确定本省（自治区、直辖市）或本地区的实际费率，因地施策。

3. 提高统筹层次　城乡居民医保制度原则上实行市（地）级统筹，各地要围绕统一待遇政策、基金管理、信息系统和就医结算等重点，稳步推进市（地）级统筹。做好医保关系转移接续和异地就医结算服务。根据统筹地区内各县（市、区）的经济发展和医疗服务水平，加强基金的分级管理，充分调动县级政府、经办管理机构基金管理的积极性和主动性。鼓励有条件的地区按"分级管理、责任共担、统筹调剂、预算考核"指导地方推动省级统筹。统筹层次的提升意味着基金调剂使用范围更广，风险分散效果更好，但同时也意味着医保基金面临更大的保值增值压力，承担更大的运营风险。应尝试突破按照行政层级和行政区划整合医保和提高统筹层次的传统思维定式，探索模式创新。

4. 加快信息系统建设　整合现有信息系统，探索一体化经办管理，加强"线上＋线下"合作，优化经办流程，提高服务效率和服务水平。注重与外部机构的网络互通与信息共享，纵向实现各级医保部门互联互通，横向打通各地医保部门与本级人社、卫健、公安、税务等部门，以及医院、药店、银行、商业保险公司等有关外部机构的网络连接。考虑研究通过加强数据共享优化参保任务的相关建议，加强数据比对，完善覆盖全民的参保数据库，避免"重复参保""漏保""断保"，落实全民参保计划。针对新生儿、困难群众、农村低收入人口等重点人群分类施策、精准识别，有针对性地推进参保扩面工作。

第四节　补充医疗保险

补充医疗保险是相对基本医疗保险而言，基本医疗保险只能满足参保人的基本医疗需求，超过基本医疗保险范围的医疗需求，还要采取其他形式的医疗保险予以补充。因此，在基本医疗保险的基础上发展多种形式的补充医疗保险，既是满足不同收入人群的不同医疗需求的要求，也是建设与完善我国多层次医疗保障体系的实际需要和重要内容。

一、补充医疗保险概念、特征

（一）补充医疗保险概念

《国务院关于建立城镇职工基本医疗保险制度的决定》（国发〔1998〕44号）指出：为了不降低一些特定行业职工现有的医疗消费水平，在参加基本医疗保险的基础上，作为过渡措施，允许建立企业补充医疗保险，超过（基本医疗保险统筹基金）最高支付限额的医疗费用，可以通过商业医疗保险等途径解决。这是相对较早且权威的补充医疗保险的界定。

随着医疗保险的发展，补充医疗保险的概念有更明确的内涵，有狭义和广义之分，狭义的补充医疗保险，指对某一主体医疗保险的补充，基本医疗保险是主体保险，在此基础之上的其他医疗保险形式，都是补充医疗保险范畴。补充医疗保险支付的范围，应是在基本医疗保险的最高支付限额支付以上的医疗费用。

广义的补充医疗保险，是指在国家和社会建立的基本医疗保险制度以外的各种医疗保险的总称。它可以是非营利性医疗保险形式，如企业医疗保险；也可以是营利性的商业医疗保险。

主体医疗保险着重于关注卫生服务的公平性，而补充医疗保险强调卫生服务的效率。目前，国家大力鼓励建立补充医疗保险制度。

（二）补充医疗保险特征

1. 补充性　这是补充医疗保险的最基本的特征。在整个医疗保险体系中，基本医疗保险永远是主体，补充医疗保险是重要的组成部分，且随基本医疗保险的变化而改变。对基本医疗保险而言,补充医疗保险是分流风险的渠道。

2.非福利性 社会医疗保险贯彻"普遍性、均衡性"原则,强调按照统一标准收费,统一标准给付。但补充医疗保险是非福利性的,体现"多投保多受益,少投保少受益,不投保不受益"的原则。保险机构和参保人之间是一种经济利益关系,按照保险合同规定的范围,明确双方的权利和义务。

3.客观性 补充医疗保险要根据当地的经济发展水平、人们的收入分配特点、人口年龄结构、疾病谱、对医疗保险的需求层次以及社会医疗保险的开展等实际情况来综合制定具体实施方案,不能脱离当地的实际经济发展状况和医疗消费水平。

4.多样性 参保者对补充医疗保险作用期望的多样性,决定了需要多样化的补充医疗保险来实现其补充功能。尤其在医疗保障体系的发展阶段,为满足不同层次的医疗消费需求,需要建立功能不同、相互衔接的多层次医疗保险体系,鼓励多种模式的补充医疗保险并存,而不要急于肯定或否定某一种模式。

5.自愿性 从总体而言,是否参加或举办补充医疗保险应以自愿为主,这也是它区别于基本医疗保险的重要特征。但由于医疗消费的特殊性,为了防止逆向选择等情况,在某些条件下也允许有一定的强制性或半强制性。

(三)补充医疗保险的保障范围

1.按人群分类 补充医疗保险的参保对象主要包括两大类:一类是企事业单位的职工,这些职工在享受基本医疗保险的基础上,参加补充医疗保险,即在更高层次上满足职工的医疗保障需求;另一类是针对没有被纳入社会医疗保险实施范围的人群,制定医疗保险政策,即在更大范围内满足不同人群的医疗保障需求。

目前,职工参加补充医疗保险遵从自愿原则,但要具备两个条件:一是以单位集体为主参加补充医疗保险,这样就可以保证最需要补充医疗保险的退休工人享受补充医疗保险待遇,解决老年人的困难;二是要按顺序参加,即按照实施基本医疗保险的要求,如果参加个人账户补充保险,必须先参加基本医疗保险,其次参加大病医疗保险,最后才允许参加其他形式的补充医疗保险。

成为补充医疗保险参保对象的前提条件是已参加基本医疗保险,即参加了基本医疗保险的职工都有资格成为补充医疗保险的参保对象。

2.按保障水平分类 补充医疗保险不能脱离基本医疗保险制度而存在,目前就我国的基本医疗保险制度分析来看,各地有不同的规定。一般来说,补充医疗保险的保障包括以下内容。

(1)对于门诊补充医疗保险,主要针对超出个人账户自己支付额度的部分,包括门诊特殊疾病的"门槛费"以上的医疗费用。

(2)对于住院补充医疗保险,主要包括统筹"起付线"以上至"封顶线"以下的医疗费用,按照基本医疗保险政策,个人需要承担的部分,包括超过统筹支付"起付线"以上的基本检查、治疗、用药和服务中个人自付的医疗费用以及乙类药品个人需要首先支付的部分;超基本诊疗项目"封顶线"以上至一定数额以下的诊治费用等。

(四)补充医疗保险的种类

我国各地区、企业与单位之间社会经济差异大,各地实施的补充医疗保险种类繁多,形式多样。从不同的角度,补充医疗保险有不同的分类标准。一般可从以下几个方面进行划分。

1.按基本医疗保险服务管理,将补充医疗保险分为住院补充医疗保险、门诊补充医疗保险、门诊特殊疾病补充医疗保险。

2.按是否营利,将补充医疗保险分为营利性和非营利性补充医疗保险。一般而言,社会医疗保险经办机构举办的大额医疗费用补助属于非营利性的补充保险;而商业保险公司举办的不同病种的医疗保险属于营利性的补充保险。

3．按保障的范围，补充医疗保险可分为对超封顶线以上费用进行补充的保险、对封顶线以下的门诊特种疾病费用补充的保险、综合性的补充医疗保险等类别。

4．按参保范围来分，可将补充医疗保险分为公务员医疗补助、企业补充医疗保险等，这是我国目前补充医疗保险的主要类型。

5．按照承办机构的不同，可将补充医疗保险分为社会医疗保险机构单独承办、社会医疗保险机构和商业保险公司联合承办、企业和单位承办以及商业保险公司单独承办的补充医疗保险。

二、补充医疗保险与其他保险的关系

补充医疗保险介于基本医疗保险和商业医疗保险之间，是针对现有职工医疗保险制度所存在的问题而建立起来的一种医疗保险的补充形式。因此，它与基本医疗保险和商业医疗保险既有区别又有联系。

（一）补充医疗保险与基本医疗保险的区别与联系

补充医疗保险是基本医疗保险的一种补充形式，也是我国建立多层次医疗保障的重要组成部分之一。

1．补充医疗保险与基本医疗保险的区别

（1）性质不同：基本医疗保险是国家根据宪法规定，通过国家或地方立法强制执行的，它不取决于参保人的意愿，作为一种社会福利性的事业，具有非营利性质。补充医疗保险则是社会保险部门或保险公司运用经济杠杆补偿手段经营的，是社会经济生活的一个方面，属自愿参加，双方通过签订保险合同来实现。

（2）作用不同：基本医疗保险是为了保障劳动者的基本医疗需求，用来调节收入差别和社会关系，维护社会公平。补充医疗保险则是在保障劳动者基本医疗需求的同时，根据自己的经济收入情况或所在单位的经济状况，来满足劳动者较高层次的医疗需求或者其他方面的特殊医疗需求，"多交保险费多受益"，体现效率原则。

（3）权利与义务对等关系不同：基本医疗保险的权利与义务对等关系建立在劳动关系上，只要劳动者履行了为社会劳动的义务，就能获得享受基本医疗需求的权利。在某种程度上，他们所缴纳的医疗保险费与享受的医疗保险服务并不成正比例关系，即社会医疗保险的权利与义务关系并不对等。补充医疗保险的权利与义务则建立在合同关系上，只要有经济承受能力，自愿签订补充医疗保险合同，并按合同规定缴纳保险费，就能获得相应的权利。

（4）待遇水平不同：基本医疗保险所缴纳的保险费与劳动者享有的医疗保险待遇，要随国家财政状况或用人单位的经济承受能力、物价上涨幅度、社会生产力水平的变化而有所变化。补充医疗保险给付水平的确定，一般只考虑参保人缴费的多少，而不考虑其他因素。

（5）立法范畴不同：基本医疗保险属于国家立法范畴，反映国家、用人单位和劳动者三者之间的利益关系，受法律的保护，也是国家对劳动者应尽的义务。补充医疗保险双方当事人享受的权利和义务以合同为依据，保险契约的签订以平等、自愿、互利、等价为前提，其权利义务关系由民事法律调整。

2．补充医疗保险与基本医疗保险的联系

（1）二者的目标相同，都是旨在保护参保人群的健康，促进社会的稳定和发展，解除参保者的后顾之忧。补充医疗保险是在基本医疗保险的基础上发展起来的，是对基本医疗保险的补充和完善。

（2）二者都是运用大数法则原理来分散疾病风险所造成的经济损失。

（3）二者费用的支付都遵循城镇职工基本医疗保险制定的"两个定点机构"和"三项基本目录"的要求。

（4）筹资原则相同，都采用单位和参保人共同付费的原则。

（二）补充医疗保险与商业医疗保险的区别和联系

补充医疗保险与商业医疗保险既有区别又有联系，补充医疗保险具有商业医疗保险的一般特征，它的具体经营方式、管理方式也与商业保险有相同之处。

1. 补充医疗保险与商业医疗保险的区别

（1）性质不同：补充医疗保险因纳入社会保障政府实施范围而能够享受财政、税收等方面的优惠，同时必须坚持非营利性原则；而商业医疗保险则纳入商业保险体系，以营利为目的，按照市场法则经营保险基金，必须依法向国家足额纳税。

（2）保险对象和作用不同：商业医疗保险以自然人为保险对象，其作用在于当投保的公民因意外伤害或疾病而支出医疗费用时，可获得一定的经济补偿以减轻损失；补充医疗保险主要以劳动者为保险对象，当劳动者因患病就医而支出医疗费用时，由社会保险部门或其委托单位给予基本补偿。

（3）两者权利与义务对等关系不同：商业医疗保险的权利与义务是建立在合同关系上，保险金额的多少取决于所缴保险费数额的多少，即保险公司与投保人之间的权利与义务关系是一种等价交换的对等关系；而补充医疗保险的权利与义务关系建立在劳动关系上，只要劳动者履行了为社会劳动的义务，就可以享受社会医疗保险待遇。

2. 补充医疗保险与商业医疗保险的联系 二者存在一种局部交叉关系，因为商业保险公司具有较为规范的管理制度，所以部分补充医疗保险项目是按照商业保险模式运营或委托给商业保险公司经营。

三、补充医疗保险发展与挑战

（一）补充医疗保险当前面临的挑战

医疗保险业的发展取决于人们生活水平的提高、健康要求的增加、自我保障意识的强化以及医疗服务的规范化。由于医疗保险本身的复杂性、特殊性，补充医疗保险必然面临着许多制约因素。

1. 法规有待健全 目前我国还没有形成较为完备的相关国家法律、制度和政策以适应现代保险制度。补充医疗保险的审批、经办与运行缺乏及时有效、规范有序的制度性。因此，法规、政策的不完善必然影响到补充医疗保险的发展。

2. 金融体系有待完善 我国金融市场起步晚，发展慢，在金融法规建设方面仍显薄弱，这增加了补充医疗保险这一特殊金融产品的经营难度和风险，医疗保险初期，政府对补充性医疗保险的配套政策实施缓慢。

3. 经济发展与居民收入水平有所限制 经济发展和居民收入的总体水平决定了人们对医疗需求的期望和对医疗保险的投入。我国目前的经济发展水平和居民收入水平与发达国家相比仍有着较大的差距，这将在总体上影响居民对补充性医疗保险投入的水平。

4. 传统医疗服务体制和服务方式有待提升 区域卫生发展规划不合理，总体医疗服务成本过高；医疗服务缺乏规范有序的竞争，存在垄断经营和卖方市场的固有弊端。

（二）补充医疗保险发展趋势

1. 补充医疗保险的发展必须由政府推动 这主要基于三个原因：①由于历史原因，职工和企业普遍缺乏保险意识；②政府推动以费用分担机制为特征的福利削减改革必须有补充医疗保险作为配套；③政府拥有推动补充医疗保险发展的政策资源和信息资源。

2. 补充性医疗保险的发展需要以半强制方式推行 由于医疗保险的建立迫切需要补充医疗保险弥补其不足，加之国内外的实践证明，自愿实施的补充保险客观上很难得到较快的发展。因此,中国的补充医疗保险需要采用半强制方式推行。在参保方面,可以考虑运用行政性手段;在资金方面,可以给予各种优惠政策或直接予以资金支持;在技术和信息方面,政府部门可以给予大力支持。

3. 借鉴国外先进经验,不断创新保险险种　鼓励发展多层次多形式的补充医疗保险,针对多层次需求,在可保利益原则的基础上,学习国外经验,开发新险种。探索引进管理保健方式或分红保险方式开展门诊保险;结合人口老龄化特点,开发适合老年人的长期护理保险;逐渐将个人医疗账户从社会医疗保险中分离出来,走医险合一的社区互助保障或职工互助保障的道路。

发展多层次医疗保障是完善社会医疗保障体系的重要方面,涉及广大职工的切身利益,关系到国民经济的持续发展和社会稳定。各级政府、各部门和各单位要高度重视,加强领导,做好宣传和政治思想工作,在积极发展社会医疗保险的同时,稳妥地开展多渠道、多形式的补充医疗保险,加大社会救助力度,推进建立有中国特色的社会医疗保障体系。

思考题

1. 我国多层次基本医疗保险主要包括哪四个层次?
2. 城镇职工基本医疗保险制度的主要内容有哪些?
3. 我国城乡居民基本医疗保险制度的基本原则是什么?
4. 什么是补充医疗保险?
5. 补充医疗保险的作用是什么?
6. 补充医疗保险的制约因素有哪些?

（周尚成　欧阳静）

第十四章　医疗救助制度

本章主要介绍了医疗救助相关理论和实施环节。第一节介绍了医疗救助概念与基金筹集，医疗救助基金应采取政府筹资、彩票公益金、社会捐助金的多渠道筹资方式。第二节介绍了医疗救助对象界定及管理，应定位于医疗弱势人群，把贫困线外推法和医疗需求定位法相结合，同时纳入经济贫困对象和因病致贫重病患者。第三节介绍了医疗救助内容和救助水平，应坚持托底保障原则、统筹衔接原则、救助有效性原则、动态调整原则，救助内容包括资助参保、门诊救助、住院救助等多种形式，应分类救助，分段设置医疗救助比例和救助限额。第四节介绍了社会慈善与医疗优抚，社会慈善救助和医疗优抚内容和形式多样。

第一节　医疗救助概述与基金筹集

一、医疗救助概念和性质

医疗救助体系既是医疗保障体系重要组成部分，又是社会救助体系的重要内容。医疗救助与社会救助的其他方面、医疗救助与医疗保险之间都不可相互取代，只有共同发展，才能保障"人人享有基本医疗卫生服务"目标的实现。

（一）社会救助概念与内容

社会救助是当公民难以维持最低生活水平时，由国家和社会按照法定程序和标准向其提供保证最低生活需求的物质援助的社会保障制度。社会救助与社会保险、社会福利共同构成了社会保障体系，社会救助制度是当前绝大多数国家保障公民生存与发展基本权利的政府公共管理行为。

社会救助内容十分广泛，国外的社会救助涵盖了生活救助、医疗救助、住房救助、教育救助、儿童营养补助、食品券补助、法律援助等。我国的社会救助除了最低生活保障外，还包括城乡医疗救助、灾民救助、五保户供养，城市的流浪、乞讨人员的救助以及教育救助、司法援助、住房救助等专项救助，只针对特定条件下的人和家庭实施。

最低生活保障制度保障人最基本的生存权。医疗救助制度保障贫困人群和贫困边缘人群在发生疾病经济风险时，能够不因支付能力限制而使医疗服务可及性受阻，另一方面要阻断因病致贫返贫的恶性循环链，保障贫困人群的生存权和健康权。医疗救助是生活救助和其他专项、临时救助制度无法发挥和取代的，完善的医疗救助制度对于健全社会救助体系具有重要意义。

（二）医疗救助概念

医疗救助指政府通过提供财务、政策和技术上的支持，对贫困人群或妇女儿童、老年人、残疾人等脆弱人群中因病而无经济能力进行治疗的人群，或者因支付数额庞大的医疗费用而陷入困境的人群，实施专项帮助和经济支持，使他们获得必要的卫生服务，以维持其基本生存能力，改善目标人群健康状况的一种医疗保障制度。医疗救助制度特点在于它是以政府为主导，社会力量广泛参与的，为贫困人群或因支付数额庞大的医疗费用而陷入贫困的人群提供救助，旨在帮助恢复健康，缓解疾病对家庭生计造成的负担，体现了对公民健康权的保护。

医疗救助体系从救助对象分类,既包括针对贫困人群、妇女儿童、老年人、残疾人等脆弱人群的医疗救助,又包括针对因支付数额庞大的医疗费用而陷入健康贫困人群的因病致贫医疗救助。从救助频次分类,既包括对达到确定救助对象标准的人群的连续多次医疗救助,也包括针对因突发疾病造成较大疾病经济负担的人群的单次的临时救助。

医疗救助与医疗保险一起构成医疗保障体系的重要组成部分。医疗保险注重权利与义务的对等,必须要先缴费才能受益。另一方面,医疗保险为了防范道德风险和基金风险,设置了补偿的起付线、共付比例和封顶线,受保障水平限制,造成一部分收入相对低下的贫困人群或者身患重病、疾病经济负担较重的人群,即使被医疗保险制度覆盖,也无法承受自付医疗费用,致使他们无法获得必要的医疗卫生服务,或者因病致贫,影响全民健康覆盖目标实现。医疗救助是社会医疗保险的补充,它解决了医疗保险由于制度性质和基金能力限制无法解决的问题。

二、医疗救助的功能与意义

医疗救助不仅具有社会功能,同时具有经济功能。

(一)促进社会公平

1. 促进卫生服务公平　卫生服务公平就是使医疗卫生服务在不同人群中得到合理的分配,同等卫生服务需要的人群能够获得同样的卫生服务,每个需要基本医疗服务的人都能够得到满足。健全的医疗救助制度使虽然有医疗保险覆盖但仍无力支付自付或其他相关费用的弱势群体能及时得到医疗服务,保证基本医疗服务的可及性。

2. 促进健康状况公平和收入分配公平　医疗救助缓解了救助对象疾病经济负担,保障了他们能够获得一定质量的卫生服务,有利于居民健康水平改善,促进了健康状况公平,从而间接地改善了居民收入分配公平。

(二)提高社会效率

医疗救助不仅符合公平原则,而且符合效率原则,具体表现在以下两方面。

1. 维持劳动力再生产　医疗救助对劳动者特别是对贫困人群的身体健康、家庭经济生活稳定以及恢复和保护劳动力方面都起着重要作用,从而维持劳动力的社会再生产。

2. 合理分配卫生资源　对贫困人群实施医疗救助,不仅可以缓解他们的收入压力,也能给全社会带来更高的健康状况的边际效用,所以有效的医疗救助不仅可以促进健康公平,还能在一定程度上提高有限卫生资源的配置效率。

(三)维护社会稳定的重要条件

政府和社会对贫困人群实施专项帮助和支持,使经济贫困、遭遇不幸的居民能维持基本生活水平、享有基本卫生服务、满足基本健康需求,可以消除社会成员的不安全感,减少社会发展的不和谐因素,维护社会稳定。

(四)人权保护的重要内容

健康是公民生活幸福的基本保障,获得医疗救助是公民的基本权利。世界各国政府十分注重人权保障,把公民的生存权、民主政治和社会生活权利纳入法律和政府职责中。对贫困人群进行医疗救助是各国政府人道和人权的充分体现。

三、我国医疗救助筹资渠道

狭义的医疗救助筹资(the financing of medical financial assistance)指医疗救助资金从哪些渠道筹集资金,筹集多少资金,广义的筹资还包括资金的分配和使用。医疗救助筹资的合理有效是医疗救助制度的基础和保证。

（一）医疗救助筹资原则

政府有责任保障公民的健康权，医疗救助特性决定了其资金筹集不同于医疗保险，应坚持政府在医疗救助筹资中的主体地位。辅以多种途径、多种方式吸纳社会各界资金投入医疗救助。

（二）我国医疗救助筹资渠道现状

我国医疗救助基金来源：①各级财政根据医疗救助实际需要和财力状况，在财政预算中合理安排用于医疗救助的资金；②每年从彩票公益金中按照一定比例或一定数额提取用于医疗救助的资金；③鼓励社会各界自愿捐赠用于医疗救助的资金；④医疗救助基金形成的利息收入；⑤按规定可用于医疗救助的其他资金。2020年我国中央财政投入医疗救助补助资金260亿元，比2019年增长6%，另外安排40亿元补助资金专门用于提高"三区三州"等深度贫困地区农村贫困人口医疗保障水平，安排15亿元特殊转移支付医疗救助补助资金。

1. 政府筹资　我国医疗救助基金来源中主要来源是政府财政预算拨款。2011年以来，中央财政投入医疗救助资金占医疗救助筹资总额的比例呈快速下降趋势。而地方各级政府财政拨款方面，地方财政投入主要以县级为主。我国县域财政能力往往较为有限且地区间差距较大，特别是贫困地区县级政府的医疗救助需求最大，但其财政补助能力却又最弱，亟须建立稳定的政府筹资渠道，加大中央财政对医疗救助的投入力度，发挥中央政府在医疗救助中投资主体的作用。同时中央转移支付要从单纯的政府补助转向政策激励的方式，激励各级地方政府加大配套资金财政投入力度，缩小区域差异，以提高医疗救助筹资的稳定性和可持续性。

2. 彩票公益金　由于政府财政能力限制，从相对稳定的彩票公益金中拿出一定比例的资金投入到医疗救助中，能够扩展医疗救助筹资渠道，提高医疗救助基金规模，弥补政府财政能力的不足。

3. 社会捐助金　相对前两种渠道，缺乏稳定性，但在前两者相对不足的情况下能够起到一定弥补作用。比如：部分地区医疗机构自愿减免医疗费用，设立爱心医院，发动社会力量资助；部分地区协调市慈善总会和区县慈善机构，从募集资金中安排一定比例用于医疗救助；部分地区还积极引导和支持红十字会和慈善协会等社会团体以各种形式参与医疗救助工作。

（三）健全筹资机制

各地要根据救助对象数量、患病率、救助标准、医药费用增长情况，以及基本医疗保险、城乡居民大病保险、商业保险报销水平等，科学测算医疗救助资金需求，健全各级财政补助、彩票公益金、社会捐助等多渠道筹资机制。县级财政合理安排本级财政医疗救助资金，并纳入年度预算。省级和地市级财政应加大对本行政区域内经济困难地区的资金补助力度。中央财政在分配医疗救助补助资金时，将进一步加大对地方各级财政筹资情况的考核力度。

在筹资机制上，应以政府投资为主，同时充分利用民间力量多方筹集医疗救助资金，包括社会筹集、发行福利彩票、国际援助等。发动全社会力量，实行宽松的支持性政策，将非政府组织（如慈善机构）参与、社会捐赠和发行福利彩票等手段制度化与规范化。同时在税收方面予以支持，可以对纳税人医疗救助捐赠金实行税前征收并免征个人所得税等优惠政策，必要时也可以发行医疗救助彩票扩大医疗救助资金来源。

四、国际医疗救助筹资状况

世界各国医疗救助筹资以政府筹资为主，不同层级政府财政在不同国家负担的比例有所不同。

英国通过财政预算安排国民健康保险支出，包括医疗救助。德国医疗救助采用政府资助参加医疗保险的形式，如劳动局支付失业者的医疗保险费，养老保险机构承担养老金领取者的医疗保险费。美国医疗救助制度的所有费用都由联邦政府和州政府共同承担，资金来源主要是政府财政预算，其次也包括社会募捐和特别捐税补助。

医疗基金是新加坡政府为帮助贫困人群支付医疗费用而特别建立的一种捐赠基金,为那些尽管有医疗储蓄和医疗保护仍不能支付医疗费用的人提供最后的帮助。每家公立医院都设有由政府任命的医院医疗基金委员会,负责审批申请并发放基金。对于贫困人群,菲律宾中央政府与地方政府共同为其支付保险费用。但根据地方经济状况不同,中央政府与地方政府共享的保费率有所不同。

国际援助是发展中国家和相对落后国家医疗救助重要的筹资来源之一。许多国家政府和社会团体采取了不同的形式对贫困人群予以援助,国际医疗援助是其中一种形式。

尽管各国及地区政治、经济和文化存在一定差异,各国医疗救助制度不同,但在医疗救助筹资上都呈现出以下特点:都体现了政府主体责任,资金的来源主要是政府的财政预算,依靠政府筹资解决困难人群的医疗保障问题;中央政府财政投入与各地经济发展水平相联系,如美国联邦医疗救助百分比由各州人均收入水平决定,菲律宾资助参保费率与地方经济状况挂钩,有效减少了各地由于经济水平不平衡可能带来的筹资水平不平衡问题;医疗救助筹资渠道多样化,除政府财政投入外,医疗救助资金还可从社会募捐和特别捐税补助获得,弥补了单一渠道可能带来的不稳定和不充足问题。

第二节 医疗救助对象界定及管理

一、医疗救助对象界定方法

医疗救助制度是医疗保障制度和社会救助制度的重要组成部分,所以医疗救助对象(medical financial assistance object)也应具备两种制度的特点,定位于医疗弱势人群。

医疗弱势人群指由于经济原因无法获得基本医疗服务的一类人群。鉴于医疗救助对象具有经济性和疾病性的双重特性,在界定时,国际上通常采取贫困线外推法和医疗需求定位法来确定医疗救助对象。

(一)贫困线外推法

贫困线外推法主要从经济角度界定医疗救助对象。贫困可分为绝对贫困和相对贫困,绝对贫困是指收入无法维持生存所需基本生活资料的人群,通常包括衣、食、住几个方面,界定时一般采取的是生物学方法;相对贫困引用的是一种不平等概念,即缺乏大多数人所消费的物品的人是贫困者,通常通过收入比例法界定,也可以被称为低收入人群。

国际上确定贫困线外推比例有两种方法,一是基本医疗服务测算法;二是低收入人群估算法。

基本医疗服务测算法运用卫生经济学方法,将某种基本医疗服务的发病率×平均费用×报销比例,得到某种基本医疗服务的个人承担费用,然后将各种基本医疗服务的个人承担费用相加,得到所有基本医疗卫生服务的个人承担费用,最后加上贫困线标准,就是医疗救助标准,该方法较复杂。

低收入人群估算法则相对简便,可以参考国家统计年鉴中将人群按收入排序,把最低的20%作为低收入人群。低收入人群由于受到家庭预算约束,生活开支必然只能满足各项基本需要,医疗支出也如此。该方法利用低收入人群的平均医疗支出直接作为基本医疗服务的个人承担费用,加上贫困线标准,就是低收入医疗救助对象确定标准。

贫困线外推法根据经济条件界定医疗救助对象,是医疗救助对象界定的基础方法,但可能将那些收入高于救助标准、但因患重大疾病而暂时性返贫的人群,以及一些特殊医疗需求的人群遗漏。所以贫困外推法应与以疾病需求为基础的救助对象确定方法比如医疗需求定位法联合采用。

（二）医疗需求定位法

医疗需求定位法从目标定位原则衍生而来，是一种从医疗需求角度确定医疗救助对象的方法。医疗需求定位法强调把有限的福利资源分配给最需要的人群，即选择"最需要"的人群的过程。

医疗需求定位法主要包括以下三类方法。

第一种，类别定位。类别定位是指根据年龄标准、收入水平、就业状况、家庭类型、子女年龄、健康状况等来定义不同的类别，如老年人、低收入者、失业者、单亲、未成年子女、残疾人等。在此基础上有针对性地分配福利资源。类别定位通常不单独使用，而是与其他定位方法联合使用。

第二种，"需要"定位。"需要"定位通常与类别定位结合使用来确定目标人群（例如需要抚养孩子的单亲母亲、身有残疾的失业者）。

第三种，社区提名法。即由社区通过当地民众认为是公正、公平的方式鉴别出适当的医疗救助对象。

在医疗救助对象界定中，常运用这三种方法，从医疗需求角度，在人口学、年龄标准或家庭规模等方面进行分类，将经济因素无法界定出来的对基本医疗服务有需求的人群定位出来。

同时医疗救助对象界定的实践操作中，贫困线外推法和医疗需求定位法往往联合使用，以更准确地将医疗弱势人群界定出来。如首先确定申请人属于哪个类别，然后依据其所在类别进行家庭收入支出调查；或者对申请人的特殊需要如因身有残疾而产生的额外开支进行详细调查；或者在家庭经济情况调查基础上，通过社区居委会和居民代表讨论选出特殊困难人群。

二、我国医疗救助对象界定

医疗救助公平覆盖医疗费用负担较重的困难职工和城乡居民，根据救助对象类别实施分类救助。对低保对象、特困人员、低保边缘家庭成员和纳入监测范围的农村易返贫致贫人口，按规定给予救助。对不符合低保、特困人员救助供养或低保边缘家庭条件，但因高额医疗费用支出导致家庭基本生活出现严重困难的大病患者（以下称"因病致贫重病患者"），根据实际给予一定救助。县级以上地方人民政府规定的其他特殊困难人员，按上述救助对象类别给予相应救助。

（一）及时精准确定救助对象

我国将低保对象和特困人员列入医疗救助对象，既充分考虑了我国的国情，也考虑了地区之间发展的不平衡和差异，同时也考虑了低保对象和特困人员在医疗救助方面的特殊需要。

（二）适度纳入低保边缘人群

从经济水平测量，低保对象确属"最困难的人员"，由于我国低保制度本身存在覆盖人群有限、低保户额外享受各种非货币补贴等制度上的不足，使人均收入在低保标准之上，但收入较低的家庭处于双重弱势地位，成为医疗救助的边缘户。因此应运用贫困线外推法扩大医疗救助对象，低收入家庭和低保户可以实行分类救助，避免"悬崖效应"，降低制度内外不公平。国内学者经过恩格尔法和马丁法的科学验证，在我国现阶段的社会经济水平下，低收入家庭的界定标准可以用各地区低保标准的150%~200%来确定。

（三）医疗救助对象确定应把经济贫困和健康贫困有机结合起来

在目前我国基本医疗保险制度和重特大疾病医疗保险保障水平不充分的情况下，即使不属于低保对象、特困人员和低保边缘人群这类经济贫困救助对象，在患重特大疾病时，部分人群仍可能因病致贫，将影响患者医疗服务可及性和生活质量，也应该对其进行医疗救助。这类人群属于健康支出型贫困（因病致贫）医疗救助对象，确定这类健康贫困救助对象不仅要考虑人群的疾病特征，还要考虑收入特征。实际操作中对经济贫困以外的健康贫困救助对象可以采取统一规范的界定方法，首先设定家庭资产条件，只有符合条件的才能申请，其次核定申请人全部自付医疗费用，可以设定自付医疗费用占家庭收入比重达到一定阈值标准或"家庭人均收入－家庭人均自付医疗费用－低保标准＜0"的就可以确定为因病致贫救助对象。阈值标准可以按国际推荐40%的比例作为健康贫困标准，即家庭年自付医疗费用达到家庭可支配收入40%的家庭。医疗救助筹资水平相对低下的地区，可以适当提高比例。

由省（自治区、直辖市）医疗保障部门会同民政部门等相关部门综合考虑家庭经济状况、医疗费用支出、医疗保险支付等情况，加强信息系统互联互通，合理确定因病致贫重病患者认定条件和阈值。

（四）医疗救助对象动态性原则

每年或定期对医疗救助对象资格进行审核，把脱贫人口和低保边缘家庭及时取消或纳入救助对象，实现对救助对象的动态、科学管理。同时随着医疗救助资金的不断增加，可以逐步扩大医疗救助对象覆盖范围。

对于因病致贫医疗救助对象的认定可不设置统一的起付线，而是根据患者自付医疗费用占收入比重动态调整起付线标准，保证实际疾病经济负担较重的患者能够得到医疗救助，提升因病致贫医疗救助的针对性。由于我国居民收入核对系统相对滞后，在定量测算确定因病致贫家庭还存在一定难度的地区，可以先根据当地大病保险起付线确定因病致贫医疗救助资格标准（起付线）。应逐步降低因病致贫医疗救助界定阈值或起付线，提升救助比例，遵循循序渐进原则，逐步提高因病致贫救助对象救助水平。

（五）部门协同界定因病致贫医疗救助对象

因民政部门拥有家庭收入核对系统，其依然承担因病致贫救助对象的收入和资产核对职责，医疗保障部门根据其医疗费用和收入、资产确定是否符合因病致贫医疗救助对象标准，对其实施医疗救助。患者就医过程中可以向医保部门提出因病致贫医疗救助申请，民政部门基于收入核对系统，快速识别，在就医结束前就可以认定为因病致贫对象的，则当次就医就可以给予一站式救助；若就医结束前不能认定因病致贫，但患者家庭在支付当次医疗费用后达到因病致贫对象界定条件的，则经申请本次费用事后可以享受到医疗救助，向民政部门申请获得生活救助资格，此后医疗费用可以获得一站式救助。还可以借鉴"社区提名法"，发挥社区居民作用，对救助对象名单进行公示，如社区居委会和居民代表提出异议，则取消医疗救助资格。

三、国际医疗救助对象界定方法及界定情况

（一）美国

美国医疗救助对象由联邦政府和州政府共同确定，遵循强制性和选择性原则，即由联邦政府规定强制覆盖的人群，各州在此基础上可以根据情况灵活控制受益人群范围。美国医疗救助对象主要包括五类人：一是救助有抚养儿童负担家庭计划（AFDC）和补充保障收入计划（SSI）的救助对象。AFDC 主要救助贫困的单亲家庭和有一方失业的双亲家庭，SSI 旨在救助穷人、盲人和残疾人。这两个救助计划的救助对象是医疗救助的主要对象。二是低收入家庭的小孩和孕妇。三是低收入的医疗照顾对象，包括低收入的老年人和残疾人。四是有较大医疗开支的人，尽管这些人的收入远远高于医疗救助的标准。五是接受机构护理的人。医疗救助法规定，各州可以将收入超过 SSI 标准 300%，正在接受机构护理的人纳入医疗救助范围。按照美国联邦法律，前面三类人各州必须予以救助。后面两类人各州可以有选择地进行救助。

（二）韩国

救助对象为 3 类：无家可归者、无职业靠家庭提供生活来源者、因病需支付高额医疗费或个人收入低于国民人均收入 25% 的人。

（三）英国

英国医疗救助总原则是：有能力承担费用者必须自己支付，没能力承担费用的可以获得救助。判断人们的支付能力除了收入标准外，还考虑居民的健康状况，一般久居护理之家的患者可享受救助的资产上限最高，老年人其次，其他人最低。英国医疗救助的对象主要是：老年人、身体欠佳者、享受任何一项政府津贴者、税收抵免者、低收入者。

（四）德国

德国社会医疗保险的宗旨是"高收入帮助低收入，富人帮助穷人，团结互助、社会共济、体现公平"。在这种互助共济的体系下，德国的医疗救助主要保障加入社会医疗保险有困难的人群，包括一般低收入家庭和贫困家庭，对于贫困人群以及高龄、残疾、生育等特殊需求者，政府的医疗救助标准比普通人群高 50%，甚至能够免除个人自付的医疗费用。投保人的收入一旦超过一定水平，就将其从原来的救助名单中排除。

（五）澳大利亚

澳大利亚政府对低收入人群有特殊政策：一是低收入人群可免缴医疗照顾税；二是在药品津贴计划中，低收入人群自付的数额少于一般人群。澳大利亚对医疗救助对象的界定虽然主要是根据收入，但划分方法与其他国家不同，采取的是"阶梯式"的界定方法。大多数国家的做法是确定医疗救助标准后，规定平均收入在标准之下的人群为医疗救助对象，可以享受该福利待遇；标准之上人群则无法获得医疗救助。但实际上那部分生活状态接近但刚好高于标准的人群，面临的疾病风险程度与低于标准的人群相差不大，却丧失获得医疗救助的机会。"阶梯式"的界定方法改变了这种截面方式，采取过渡式，即将分界线改为一段区间，在这段范围内，根据平均收入的由低到高，给予不同的医疗救助补偿水平，使医疗救助标准附近（或高于医疗救助标准）的人群不至于因为标准的划分受到有失公平的对待。

（六）泰国

泰国对公务员、国营企业职工、僧侣、60 岁以上老人、12 岁以下儿童、残疾人和穷人实行免费医疗，对贫困线以下的农民实行免费医疗制度，由政府发放免费医疗许可证，受益者占农村人口的 14%。

（七）智利

智利对贫困人口的医疗救助采用政府和社会其他人群联合补贴方法，体现了互助共济。政府按收入将人口从低到高分成五个人群。最高收入人群，一般参加私人保险，其余四个人群一般参加公立保险。最低收入人群不交保险费，所享受的医疗服务费用全部来源于公共资金。次低收入人群交一定比例的保险费，不足部分由中收入和次高收入两个人群在公立卫生系统中的支付补足。

（八）菲律宾

菲律宾从法律角度确保了医疗救助的地位。根据菲律宾法律，国家应该优先保证患者、老年人、伤残人士以及妇女与儿童的需要。国家政策将确保向穷人提供免费医疗。

国际医疗救助对象大部分是定位于医疗弱势人群，既考虑人群的经济性，又都注重人群的医疗需求，这些国家除了考虑贫困人群及贫困线的拓展外，还十分关注特殊人群的医疗需求。绝大多数国家将老人、残疾人和妇女儿童作为独立的类别，纳入医疗救助对象；部分国家将有大额医疗费用开支的人群纳入救助范围，如美国、韩国等；个别国家根据本国的情况，纳入一些比较特别的人群，如韩国纳入无家可归者、泰国纳入僧侣等。详见表 14-1。

表 14-1　各国医疗救助对象界定一览表

国家名称		医疗救助对象	界定原则	
			经济原则	医疗需求原则
发达国家	美国	1. SSI 援助对象：穷人、盲人和残疾人；2. AFDC 援助对象、贫困的单亲家庭和有一方失业的双亲家庭、低收入家庭的小孩和孕妇及医疗照顾对象；3. 有较大医疗开支的人；4. 收入超过 SSI 标准 300%，正在接受机构护理的人	是	是
	韩国	1. 无家可归者；2. 无职业靠家庭提供生活来源者；3. 因病需支付高额医疗费者；4. 个人收入低于国民人均收入 25% 的人	是	是
	英国	1. 老年人、身体欠佳者；2. 享受任何一项政府津贴者、税收抵免者；3. 低收入者	是	是
	德国	1. 加入医疗保险有困难的人群；2. 一般低收入家庭和特殊困难家庭；3. 高龄、残疾、生育等特殊需求者	是	是
	澳大利亚	低收入人群	是	否
发展中国家	泰国	1. 僧侣；2. 60 岁以上老人、12 岁以下儿童、残疾人；3. 穷人（贫困线以下的农民）	是	是
	智利	收入最低的 20% 人群	是	否
	菲律宾	1. 患者、老年人、伤残人士；2. 妇女与儿童；3. 穷人	是	是

　　表 14-1 表明除了澳大利亚和智利外，其他国家在界定医疗救助对象时兼顾了经济原则和医疗需求原则。

　　国外许多国家往往需要由希望获得救助的公民提出申请，经过批准后成为医疗救助对象。如新加坡医疗救助对象由政府在医院设立的医疗救助基金委员会确定，医疗救助基金委员会由社会工作志愿者和社区工作人员组成，希望获得救助的患者须首先向该委员会提出申请，委员会则根据援助准则和申请者的经济状况进行调查，以决定是否进行援助及援助的金额。受我国经济和文化环境制约，居民自助申请意识较薄弱，这种模式不完全适合我国。

第三节　医疗救助内容和救助水平

　　我国医疗救助内容不仅包括对救助对象经基本医疗保险、补充医疗保险支付后，个人及其家庭难以承受的符合规定的自付医疗费用给予救助，而且还包括对救助对象参加居民医保的个人缴费部分给予资助。

一、确定医疗救助内容基本原则

（一）托底保障原则
　　按照救助对象医疗费用、家庭困难程度和负担能力等因素，科学合理制定救助方案，确保其获得必需的基本医疗卫生服务，救助水平与经济社会发展水平相适应。

（二）统筹衔接原则

加强与基本医疗保险、城乡居民大病保险及各类补充医疗保险、商业保险等制度的有效衔接，形成制度合力。加强与慈善事业有序衔接，实现政府救助与社会力量参与的高效联动和良性互动。

（三）救助有效性原则

坚持保基本，妥善解决救助对象政策范围内基本医疗需求。同时应充分考虑救助人群的特殊性，救助标准应适宜，能够促进救助对象真正获得救助。

（四）动态调整原则

救助内容和标准应随着救助对象医疗服务需求、经济发展和医疗保险报销目录的变化而进行相应调整。

二、合理确定医疗救助内容与水平

尽管各国因政治、经济和文化差异，选择了不同的医疗保障模式，但都针对困难人群制定了医疗救助政策，同时十分重视医疗救助制度与其他医疗保险制度的衔接，包括保障内容、方式和服务管理等各方面，发挥不同类型医疗保障制度的合力。

（一）医疗救助内容

1. 资助救助对象参保　单纯依靠医疗救助制度解决贫困人群因病致贫的问题是不可能的。医疗救助在医疗保障体系中起兜底作用，即救助对象在获得医疗救助之前必须还有其他渠道或制度为其分担费用，否则很难保证其获得充足和公平的救助。因此有限的医疗救助基金应首先资助居民参加基本医疗保险，保证救助对象能够和其他居民一样享受到社会医疗保险制度的照顾，保障健康公平。

2. 医疗费用救助　为了提高救助对象住院服务可及性，医疗救助应针对居民医保报销后的个人自付费用进行救助。不仅救助住院服务，还应救助门诊服务。不救助门诊不利于鼓励贫困人群预防和早期治疗的行为，因而不利于政策目标的实现。救助对象经济承受能力低下，对于门诊服务，特别是医疗费用水平较高的门诊慢性病和大病服务也难以承受，对于这些门诊能够解决的疾病，通过减轻救助对象的门诊医疗费用负担，提高门诊服务可及性，可以防止或延缓疾病进展，在一定程度上控制患者住院费用，减轻患者负担、医疗保险基金和医疗救助基金负担，因此医疗救助不应仅限于住院救助，而且有必要覆盖门诊服务，特别是门诊慢性病和大病服务。

（二）医疗救助水平

合理的救助水平关系到医疗救助的效果和持续性。救助资源的有限性导致救助水平不能过高，但如果救助水平过低，则起不到提高救助对象医疗服务可及性的目的。医疗救助往往不设起付线和封顶线，调节和控制救助水平往往通过救助比例或者固定的救助额度来实现。

医疗救助还可以实施分类施救。即对不同类型的医疗救助对象给予不同的救助水平，支付能力越低下的医疗救助对象，救助比例越高。还可以根据救助对象个人自付医疗费用给予不同的救助比例，往往遵循居民自付费用段越高，救助比例越高的做法，以有效减轻高费用段患者的经济负担，减少灾难性卫生支出。作为基本医疗保险制度的有效补充，在确定救助比例时，往往在基本医疗保险制度共付比例基础上确定，保证救助对象最终能够承受自付医疗费用，提升基本医疗卫生服务可及性。

（三）医疗救助与基本医疗保险制度衔接

1. 衔接的最低层次——资助救助对象参加基本医疗保险　这是确保救助对象从制度中受益的必要条件。如果这一层次衔接不充分，会影响救助对象从基本医疗保险制度中获益的程度。

所以在医疗救助制度设计和资金分配时,尽量保证救助对象能够参加基本医疗保险制度。

2.住院服务衔接　对应基本医疗保险制度的起付线、共付比例,从两个层次实现医疗救助制度与住院服务衔接。

(1)降低或取消起付线:医疗保险制度为了防止参保居民过度利用医疗服务,设置了起付线。但起付线往往阻碍了低收入人群利用住院服务,从而使高收入人群从制度中获得更多的收益。所以为了提高救助对象住院服务可及性,医疗救助通过制度衔接降低或取消基本医保起付线。

(2)医疗保险补偿后,医疗救助针对医疗保险补偿后的个人自付费用进行救助。

3.门诊服务衔接　除了住院服务衔接外,还对救助对象的门诊慢性病和门诊大病费用在医疗保险补偿的基础上再给予救助,提高救助对象抗风险能力。

三、我国医疗救助现状与发展

医疗救助是多层次医疗保障体系中的最后一道屏障,功能定位的不同决定了医疗救助内容和水平应不同于医疗保险,但必须和医疗保险有效衔接。

(一)医疗救助现状

医疗救助是一项托底保障困难群众基本医疗权益的制度安排,其保障能力稳步提升,惠及更多贫困人口。2020年全国医疗救助基金支出546.84亿元,资助参加基本医疗保险9 984万人,实施门诊和住院救助8 404万人次,全国平均次均住院救助、门诊救助分别为1 056元、93元。2020年全国农村建档立卡贫困人口参保率稳定在99.9%以上。2018年以来各项医保扶贫政策累计惠及贫困人口就医5.3亿人次,助力近1 000万户因病致贫家庭精准脱贫。

1.医疗救助对象从经济贫困扩展到健康支出型贫困(因病致贫)医疗救助对象　最低生活保障家庭成员和特困人员是我国医疗救助的重点救助对象。同时逐步将低收入家庭(以下统称"低收入救助对象")纳入了救助范围。同时各地还对发生高额医疗费用、超过家庭承受能力、基本生活出现严重困难的重病患者(以下称"因病致贫救助对象")实施救助。

2.救助内容多样化

(1)资助参保:对特困人员参加城乡居民基本医疗保险的个人缴费部分全额补贴,对最低生活保障家庭成员给予定额补贴,定额资助标准由各省级人民政府根据实际确定,保障其获得基本医疗保险服务。

(2)实施门诊救助:目前门诊救助实施不够规范,许多地区仅对特困人员和低保对象实行门诊定额救助。

(3)完善住院救助:低保对象、特困人员在定点医疗机构发生的政策范围内住院费用中,对经基本医疗保险、城乡居民大病保险及各类补充医疗保险、商业保险报销后的个人负担费用,在年度救助限额内按不低于70%的比例给予救助。

(4)针对低收入救助对象和因病致贫救助对象实施医疗救助:各地对低保对象、特困人员这类重点救助对象和低收入救助对象经基本医疗保险、城乡居民大病保险及各类补充医疗保险、商业保险等报销后个人负担的合规医疗费用,直接予以救助;对于因病致贫救助对象,先由其个人支付,救助申请批准后,对其负担的合规医疗费用予以救助。合规医疗费用主要参照当地基本医疗保险或城乡居民大病保险的有关规定确定。

3.合理确定救助水平　综合考虑患病家庭负担能力、个人自付费用、当地筹资情况等因素,分类分段设置医疗救助比例和救助限额。原则上低保对象救助比例高于低收入救助对象,低收入救助对象高于因病致贫救助对象;同一类救助对象,个人自付费用数额越大,救助比例越高。对重点救助对象一般全面取消了救助起付线;对因病致贫救助对象设置了起付线,对起付线以上的自付费用给予救助,很多地区对因病致贫救助对象起付线设置过高,救助比例偏低。

（二）我国确定了医疗救助待遇清单

国家医疗保障局的成立为医疗保障体系发展，特别是医疗救助与其他制度衔接，夯实医疗救助托底保障，实施精准健康扶贫创造了条件。我国正在逐步提高基本医疗保险统筹层次，应逐步提升医疗救助统筹层次，促进医疗救助统筹层次与基本医疗保险统筹层次相协调。

1. 明确救助费用保障范围 2021年国家先后出台了《国务院办公厅关于健全重特大疾病医疗保险和救助制度的意见》《国家医保局 财政部关于建立医疗保障待遇清单制度的意见》，救助费用主要覆盖救助对象在定点医药机构发生的住院费用、因慢性病需长期服药或患重特大疾病需长期门诊治疗的费用。由医疗救助基金支付的药品、医用耗材、诊疗项目原则上应符合国家有关基本医保支付范围的规定。基本医保、大病保险起付线以下的政策范围内个人自付费用，按规定纳入救助保障。除国家另有明确规定外，各统筹地区不得自行制定或用变通的方法擅自扩大医疗救助费用保障范围。

2. 合理确定基本救助水平 按救助对象家庭困难情况，分类设定年度救助起付标准（以下简称起付标准）。对低保对象、特困人员原则上取消起付标准，暂不具备条件的地区，其起付标准不得高于所在统筹地区上年居民人均可支配收入的5%，并逐步探索取消起付标准。低保边缘家庭成员起付标准按所在统筹地区上年居民人均可支配收入的10%左右确定，因病致贫重病患者按25%左右确定。对低保对象、特困人员，符合规定的医疗费用可按不低于70%的比例救助，其他救助对象救助比例原则上略低于低保对象。具体救助比例的确定要适宜适度，防止泛福利化倾向。各统筹地区要根据经济社会发展水平、人民健康需求、医疗救助基金支撑能力，合理设定医疗救助年度救助限额。农村易返贫致贫人口救助水平，按巩固拓展医疗保障脱贫攻坚成果有效衔接乡村振兴战略有关政策规定执行。

3. 统筹完善托底保障措施 加强门诊慢性病、特殊疾病救助保障，门诊和住院救助共用年度救助限额，统筹资金使用，着力减轻救助对象门诊慢性病、特殊疾病医疗费用负担。对规范转诊且在省域内就医的救助对象，经三重制度综合保障后政策范围内个人负担仍然较重的，给予倾斜救助，具体救助标准由统筹地区人民政府根据医疗救助基金筹资情况科学确定，避免过度保障。通过明确诊疗方案、规范诊疗等措施降低医疗成本，合理控制困难群众政策范围内自付费用比例。

4. 健全"一站式"即时结算机制 加强与基本医疗保险、城乡居民大病保险、商业保险的有效衔接，实现"一站式"信息管理平台互联互享和即时结算，救助对象医疗费用可先由定点医疗机构垫付医疗救助基金支付的部分，救助对象只支付自付部分。结合医保异地就医实时结算工作的推进，积极完善医疗救助异地就医管理机制。

四、代表性国家医疗救助具体实践

（一）国家医疗保险体系国家

英国、加拿大等国家及地区特定的老年人、低收入者、残疾人、失业者等贫困人群，除了能享受一般人群的免费医疗服务外，还能免除一些需个人自付的处方费、牙医费、视力检查费、配镜及修理费、接受治疗的路费、部分麻醉和手术材料费等。

澳大利亚患者无须通过财力审查即可享受医疗保障。患者在公立医院就诊免费，在私立医院就诊时个人只需负担门诊费用的15%和住院费的25%，而且个人实际负担的医疗费用超过一定的金额后，就可以享受免费待遇。

（二）社会医疗保险体系国家

社会医疗保险体系下的医疗救助主要通过对贫困人口实行公共补贴，保障贫困人口能够参加社会医疗保险。发达国家中德国和法国是典型的代表，发展中国家则以智利和哥伦比亚为代表。

德国医疗救助实行政府资助参加社会医疗保险和在其就医时减免自付费用相结合的方式进

行,并实行分类救助。德国医疗救助对象自付医疗费用与个人收入相关,政府要求疾病基金会为救助对象免除自付费用或设立自付费用的最高限额。法国年税收入低于一定额度的人不需支付参保费用,特殊疾病患者医疗费用的自付部分能够一定程度减免,贫困人群的自付部分通常由政府财政预算补偿。智利的贫困人群可以不向医疗保险机构缴纳保险费,费用由公共资金承担。

（三）商业医疗保险体系国家

美国联邦政府规定贫困人群医疗救助项目（Medicaid）必须提供住院医疗服务、门诊服务、护理服务,向 21 岁以下人群提供早期和定期扫描、诊断和治疗服务等。部分州还会提供一些诊所服务、护理服务以及牙科保健等方面的服务。在费用补助方面美国政府对贫困者取消起付线和共付费用。

（四）储蓄医疗保险体系国家

为了对那些尽管有医疗储蓄仍不能支付医疗费用的人提供帮助,新加坡先后推出了医疗基金、老年保护和老年残疾资助,救助方式主要是通过资助其参保或对其难以自付的费用给予补助,政府对低收入者到特定医疗机构和特定等级病房就医予以补贴。

（五）其他国家

菲律宾优先保障老年人、伤残人士、妇女和儿童的医疗需要,并确保向贫困人群提供免费的医疗服务,包括门诊医疗服务。由中央政府与地方政府共同为贫困人群支付参加医疗保险的费用以及医疗费用。巴西实行全民免费医疗制度和私人健康保险制度。居民,包括贫困人群,到任何一家公立医疗机构就诊、体检或申请其他预防性服务均免费。医院所有开支由政府承担,同时政府还规定私立医疗机构每年必须向中低收入者提供一定数量的免费服务。

第四节　社会慈善与医疗优抚

社会保障的四大主体为社会保险、社会救助、社会福利、社会优抚。慈善事业兼具社会救助和社会福利的功能,是社会保障的重要组成部分。医疗优抚是社会优抚制度的重要组成部分。

一、社会慈善事业在医疗保障中的地位和作用

慈善是社会保障体系的重要组成部分,被称为社会"第三次分配",实践证明,妥善解决各种社会救助的矛盾和问题,不仅要依靠各级政府发挥公共服务职能,还必须大力发展慈善事业。社会慈善（social charity）是建立在社会捐献基础之上的民营社会性救助事业,它以社会成员的善爱之心为道德基础,以贫富差别的存在为社会基础,以社会捐献为经济基础,以民营机构为组织基础,以捐献者的意愿为实施基础,以社会成员的普遍参与为发展基础。

（一）弥补社会保障制度覆盖面不足

在部分国家,受到政府财政能力的限制,可能只能照顾部分人利益,而另外群体的需要则得不到满足。慈善事业可以弥补该不足,其援助对象的受益范围较小,一般仅包括社会弱者与不幸者,可以针对性地帮助这些弱势群体。

（二）完善医疗保障体系

慈善事业是民间社会团体所组织的社会行动,是志愿性的公益性事业,是对社会资源的一种合理、有效的配置。我国医疗救助体系一方面要扩大救助对象覆盖面,提高救助水平,另一方面又面临筹资压力。目前我国居民收入差距仍较大,医疗救助负担较重,慈善事业正好解决这一问题,一方面使更多的人获得基本医疗服务,另一方面减少居民收入差距,拓展我国医疗保障体系的空间范围。

（三）提高资源利用效率

慈善事业通过慈善组织将民间的人力、物力、财力等资源聚集起来，重新组合分配到最需要的地方，用来救弱济贫，通过社会福利资源重新分配实现了资源的高效利用，从而在整体上提高了医疗保障体系效率。另一方面，慈善组织独立于政府系统之外，内部管理体制的健全也为慈善资源的有效分配创造了条件。

二、医疗救助与社会慈善的共性和差异

医疗救助具有较强的约束力，受法律保护，救助对象的权益受到侵犯，可寻求法律帮助；而社会慈善则约束力较低，救助对象的确定和救助金发放比较灵活，具有较大的弹性。医疗救助由于其救助资金来源于财政收入，属于社会财富的第二次分配，具有稳定性；而社会慈善的救助金来源主要依靠社会捐助，属于社会财富的第三次分配，是志愿行为，不稳定。医疗救助以面为主，以弱势群体的经济收入和自付医疗费用为救助标准，管理模式是层级制；而社会慈善救助则多以项目为主，它更关注效率，减少中间环节，实行直接救助，更具有灵活性、机动性和多元化。医疗救助的实施主体主要是政府与相关的辅助机构；而社会慈善的实施主体是慈善公益组织、社会团体和社区居民，其非官方的色彩容易得到社会认同和弱势群体的情感共鸣。扶贫济困是慈善事业的目标，而消灭贫困、提供医疗救助是政府义不容辞的责任所在，这是任何慈善组织和慈善事业所不能替代的。

医疗救助和社会慈善的共性和差异使得两者具有了衔接的可能性和可行性。多方面的共性使两者具备在方向上的一致性和宏观层面上的对等性，而两者差异的存在则使它们具有了微观层次上的互补性，比如：在救助对象上，医疗救助更关注经济贫困人群，而社会慈善更关注因病致贫人群；在资金筹集上，医疗救助的统一集中与社会慈善的分散灵活互补；在救助内容上，医疗救助救济用途相对单一，主要用于医疗服务，而社会慈善可提供康复、心理援助等多样性服务，具有解决突发事件、个例事件以及医疗救助制度外异常情况的功能补充作用；在救助标准上，医疗救助保障基本医疗需求，而社会慈善提供的救助标准更灵活，见表14-2。

表14-2　医疗救助与社会慈善比较

保障类别	医疗救助	社会慈善
约束力	强	弱
稳定性	稳定	不稳定
救助对象	更关注经济贫困人群	更关注因病致贫人群
实施主体	政府	社会慈善组织
资金筹集	集中统一	分散灵活
救助内容	医疗服务	多样性
救助标准	保障基本医疗需求	灵活

三、我国慈善事业参与医疗保障现状与发展趋势

（一）政府主导医疗救助，慈善组织参与

浙江省海宁市政府部门与市慈善总会、义工组织、爱心联盟等社会慈善力量紧密合作，既发挥政府在社会救助中的主导作用，又动员和发挥社会慈善力量的补充作用，积极统筹、整合社会

救助资源,努力增强救助合力。

在救助内容上,一是实现社会慈善救助与政府医疗救助的制度化融合。通过出台系列政策和实施办法规范慈善总会参与政府医疗救助的方式,明确慈善救助比例,形成政府、慈善按比例分担医疗救助应付金额,同步结算的良好格局,减轻医疗救助的财政压力。二是搭建救助平台,拓宽社会慈善参与救助的渠道。通过建立"互联网+"慈善爱心平台,实时发布经审核符合困难救助条件的求助信息,爱心人士可通过手机、电脑等方式进入平台,使用多样化的支付方式进行捐赠,平台收到的爱心款全额捐赠给求助人。三是项目化运作救助项目。由市慈善总会相继推出器官移植慈善医疗救助项目、困难家庭"暖巢行动"项目、"121爱回家"失智症患者定位手环项目等一大批项目,并组织爱心义卖、志愿帮扶等活动,充分动员社会力量参与救助项目。

在资金筹集上,海宁市慈善总会资金来源多样,其中主要来自企业捐赠,并通过组织机关事业单位定期捐赠、"互联网+"慈善爱心平台常设捐赠项目面向社会各界募集资金,形成了稳定可持续的慈善资金池。此外,海宁市慈善总会业务主管部门为海宁市民政局,定期召开联席会议,接受民政局的业务指导和监督管理,加强了社会慈善与政府医疗救助的衔接。

(二)慈善组织在政府医疗救助基础上后续跟进,主导慈善医疗救助

重庆市慈善总会和区县慈善会设立医疗救助专项基金,每年从慈善募集资金中安排一定数额,对于医疗救助对象当年经政府医疗救助后,再援助一定资金即可治愈的,慈善医疗向其提供一次性援助。对于不符合政府医疗救助标准无法享受医疗救助的边缘群体,由慈善会对这些人群提供医疗救助。

黑龙江省哈尔滨市市、区慈善总会(分会)按照一定比例设立慈善医疗援助专项资金,对严重传染性肝炎、先天性心脏病等重大疾病的患者,经医疗救助后,再给予一次性援助。

这两种情况都能拓展医疗救助筹资渠道,弥补医疗救助资金的不足,但由慈善机构主导的医疗救助容易出现随意性强,可持续性差等不足,而第一种政府主导,慈善组织参与形式下,救助对象和救助标准明确,是政府医疗救助的有效补充。

各地要鼓励慈善组织和其他社会组织设立大病救助项目,发挥补充救助作用。落实国家有关财税优惠、费用减免等政策规定,支持、引导社会力量通过捐赠资金、物资积极参与医疗救助,形成对政府救助的有效补充。促进互联网公开募捐信息平台发展和平台间慈善资源共享,规范互联网个人大病求助平台信息发布,推行阳光救助,为社会力量参与医疗救助创造条件、提供便利,形成工作合力。要从困难群众医疗保障需求出发,帮助他们寻求慈善帮扶。要注重发挥社会力量的专业优势,提供医疗费用补助、心理疏导、亲情陪护等形式多样的慈善医疗服务,帮助困难群众减轻医疗经济负担、缓解身心压力。

四、国际慈善事业参与医疗保障情况

各国政府积极鼓励非政府慈善组织参与贫困人口医疗保障。如德国医生的传教士医院、华裔青年联谊会以及马尼拉唐人街慈善基金等,他们或是向贫困人口直接提供免费医疗,或是筹措资金为贫困人口购买必要的药品,在一定程度上减缓医疗救助的财政压力。

(一)基金的来源和募集渠道较为畅通

英国政府规定个人和公司给慈善机构的捐款可以免交所得税,仅此一项鼓励措施,让慈善事业增收15亿英镑。美国等国家通过高额的遗产税引导高收入人群通过设立基金会开展慈善活动,美国70%以上的家庭曾对慈善事业捐赠,平均每年每个家庭捐赠900美元。

(二)慈善事业参与医疗保障的形式多样

慈善机构既可以自己举办慈善医疗机构,对贫困人群提供免费或低价格的医疗服务,也可以对贫困人群的医疗费用进行补助。各国医疗慈善的服务内容广泛,往往涉及四个方面,分别是常

规的医疗康复救助服务、心理健康干预及服务、特殊病种治疗及药品服务、疾病研究等,这些服务内容已经超越了单纯的疾病救治,充分体现了慈善组织医疗救助内容多样性的特点。

五、医疗优抚概述

(一)医疗优抚概念、特征与功能

1. 概念　医疗优抚(medical special care)是医疗保障体系组成部分,指在基本医疗保险和医疗救助的基础上,根据现役军人、退役军人和其家属对国家和社会的贡献,给予优抚对象相应的额外医疗服务优惠和照顾。医疗优抚是基本医疗保险制度和医疗救助制度的补充,具有一般医疗保障共同的基本属性。

2. 特征　首先运行机制具有强制性,优抚保障代表了国家意志,体现了政府行为,《中华人民共和国宪法》《中华人民共和国兵役法》《军人抚恤优待条例》中都有这方面的明文规定。其次保障对象具有专门性,优抚对象是对国家和民族有特殊贡献的人和他们的家属,国家给予专门的医疗保障。

3. 医疗优抚的功能与意义　使军人在遭受疾病、伤残等风险时,能及时得到有效的医疗帮助,进而增强军队的吸引力、凝聚力,维护军队稳定、国家安全和社会稳定。同时为遭遇医疗风险损失的军人提供相应的资金补偿,恢复遭遇风险的军人及其家庭成员的正常生活秩序,能够有效保护军事劳动者的身心健康,恢复军队劳动力,同时有效激励军人的劳动积极性,最大限度地解除后顾之忧,提高军队稳定性和国家的安全系数。

(二)医疗优抚对象

医疗优抚对象由国家有关立法和政策来确定,其对象是为革命事业和保卫国家安全作出贡献和牺牲的特殊社会群体。由于各国政治背景和社会发展水平不同,对医疗优抚对象的规定范围也有所不同。我国医疗优抚对象主要有八类人群:一是我国人民解放军现役军人,二是服现役或者退出现役的残疾军人,三是复员军人,四是退伍军人,五是革命烈士家属,六是因公牺牲军人家属,七是病故军人家属,八是现役军人家属。

(三)医疗优抚内容

医疗优抚不仅包括对优抚对象医疗费用进行补助,还包括政府举办的特殊医疗机构,为优抚对象提供免费或低价格的医疗和供养服务。如建设优抚医院,优抚对象在指定的优抚医院就诊可获得优惠,可得到良好的慢性病诊治、康复训练、精神慰藉、生活必需品供给、文体活动等医疗服务和生活保障。

1. 确定医疗优抚内容基本原则

(1)统筹兼顾原则:医疗优抚标准不能超出国家财政负担能力,同时应当根据经济发展的程度,科学合理地提高医疗优抚保障水平。

(2)医疗保障水平高于一般社会成员水平原则:医疗优抚待遇具有特殊性,相对于一般社会成员,优抚对象对国家和社会的贡献较大,因此医疗优抚保障水平应高于一般社会成员。应建立医疗优抚保障水平的自然增长机制,即以城乡居民平均医疗保障水平为参照,根据优抚对象水平达到或高于当地居民平均医疗保障水平的要求,确立一个合理的比例。

(3)根据层次实行不同标准医疗优抚保障原则:优抚对象的贡献越大,其享受的医疗优抚标准越高,要厚待因公、因战伤亡者和曾经立功受奖的军人,兼顾公平和效率,激励其积极性。

2. 我国医疗优抚内容

(1)医疗优待:优抚对象到医疗机构就医时,凭证件可优先挂号、就诊、取药、住院;支持、鼓励和引导医疗机构自愿减免有关医疗服务费用。医疗机构应公开对优抚对象优先、优惠的医疗服务项目。

（2）资助参保：除一至六级残疾军人外，在城镇就业的其他优抚对象，参加城镇职工基本医疗保险，所在单位按规定缴费。地方政府应督促优抚对象所在单位按规定缴费参保，所在单位确有困难的，各地应通过多渠道筹资资助其参保。

其他优抚对象，可按规定参加城乡居民基本医疗保险，对确有困难的优抚对象，由优抚对象所在地政府部门通过医疗救助基金等帮助其缴费参保。

参加上述基本医疗保障制度，但个人医疗费用负担较重的优抚对象，享受医疗救助和优抚对象医疗补助。政府部门将符合条件的优抚对象纳入医疗救助制度。

（3）医疗补助：国家对一级至六级残疾军人的医疗费用按照规定予以保障，由医疗保险经办机构单独列账管理。一至六级残疾军人参加城镇职工基本医疗保险，并在此基础上享受优抚对象医疗补助。

七级至十级残疾军人旧伤复发的医疗费用，已经参加工伤保险的，由工伤保险基金支付，未参加工伤保险，有工作的由工作单位解决，没有工作的由当地县级以上地方人民政府负责解决；七级至十级残疾军人旧伤复发以外的医疗费用，未参加医疗保险且本人支付有困难的，由当地县级以上地方人民政府酌情给予补助。

残疾军人、复员军人、带病回乡退伍军人以及因公牺牲军人遗属、病故军人遗属享受医疗优惠待遇。具体办法由省、自治区、直辖市人民政府规定。

中央财政对抚恤优待对象人数较多的困难地区给予适当补助，用于帮助解决抚恤优待对象的医疗费用困难问题。

（4）优抚医院：优抚医院是国家为残疾军人和在服役期间患严重慢性病、精神疾病的复员退伍军人等优抚对象提供医疗和供养服务的优抚事业单位。优抚医院包括荣誉军人康复医院、复员退伍军人慢性病医院、复员退伍军人精神病医院和综合性优抚医院。

（四）我国医疗优抚现状与发展

一直以来，我国高度重视优抚事业发展，但由于优抚工作职能分散在各个部门，工作不协调，导致我国优抚事业整体发展较为缓慢。在医疗优抚方面，由于经济发展水平不平衡和优抚对象分布存在地域性差异，各地医疗优抚工作的效果也存在较大差异。我国部分地区优抚对象医疗保障水平相对不足，部分地区由于经济水平高，高度重视优抚工作，其优抚对象的医疗保障水平较高。

我国退伍军人事务部于 2018 年挂牌成立，是我国在优抚事业发展的道路上迈出的重要一步，医疗优抚作为军人优抚的重要组成部分，随着退伍军人事务部的发展迅速改善。

（五）国际医疗优抚

国际上许多国家成立了专门负责退伍军人事务的司局或部门，如加拿大、美国、法国，其中医疗优抚相关事务由退伍军人事务部下设机构负责。

加拿大退役军人事务部（VAC）医疗优抚主要包括三个方面：心理健康咨询、诊断治疗、康复服务。VAC 为退役军人及其家属提供了广泛的心理健康服务、支持和信息，特别是全年 24 小时免费电话咨询服务；针对符合条件的退役军人，VAC 为其提供优惠且高质量的医疗服务并报销去外地治疗产生的路费。同时 VAC 安排专业团队为申请康复服务的军人提供咨询与服务。美国退伍军人的医疗优抚由退役军人事务部下设的退役军人医疗管理局（VHA）负责管理，VHA 管理着美国最大、最完整的医疗保健系统，包括 1 700 余家医院、疗养中心、社区诊所等，还与全美医科大学及其下属医院有合作关系。法国退役军人事务部下设的国家伤残战士院是法国医疗优抚的指定医疗机构，其业务以治疗战争伤患为主。

思考题

1. 医疗救助对象确定为什么不仅需要考虑经济贫困因素,还要考虑健康贫困因素?
2. 医疗救助方案设计时应考虑哪些因素? 如何确定适宜的救助水平?
3. 应如何设计医疗救助模式,以适合我国国情,有效与医疗保险制度衔接?
4. 应如何发展社会慈善,来更好发挥政府医疗救助的补充作用?

(项　莉)

第十五章　商业健康保险

商业健康保险作为卫生筹资的一种重要形式,在很多国家的卫生体制中发挥着重要作用。本章将介绍商业健康保险的内涵、特点与类型,回顾我国商业健康保险的发展历程,并着重介绍新型的普惠型商业医疗保险。

第一节　商业健康保险概述

一、商业健康保险内涵与特点

(一)商业健康保险的内涵

商业健康保险又称为私立健康保险(private health insurance,PHI)或自愿健康保险(voluntary health insurance,VHI),是由商业保险公司主办,参保者自愿缴费参加,对参保者获得的医药服务费用进行补偿的保险。根据 2019 年中国银行保险监督管理委员会发布的《健康保险管理办法》,我国商业健康保险是指保险公司对被保险人因健康原因或者医疗行为的发生给付保险金的保险。

(二)商业健康保险的特点

1. 参保自愿性　商业健康保险在协商自愿的基础上,在权利义务对等的条件下实施保障服务,筹资方式为个人缴费,强调自愿、有偿。

2. 参保条件严格　商业保险公司对参保者年龄、职业、既往症等健康相关风险进行审核,通常不允许有既往症的患者参保。由于存在信息不对称和逆向选择,商业保险公司的承保风险相对较高,所以其对参保者健康要求较高,"健康告知"条款要求严格,以此来排除带病投保的群体,降低经营风险。

3. 保险期限较短,保费水平较高　商业健康保险的保险期限一般较短,通常不超过一年。保费多是在投保时一次性缴纳,少数采用分期缴纳的方式。保费的核定主要考虑参保者的职业、性别、年龄等因素,通常随参保者的年龄增长而上涨。

4. 遵循契约性保障和损失补偿原则　商业健康保险遵循契约原则,在参保者发生合同约定范围内的保险责任时,由保险公司补偿医药服务费用或给付保险金。商业健康保险的核保条件严格,且补偿金额不得超过保险事故造成的实际损失金额。

5. 设置免赔额和等待期　免赔额条款表明参保者需自行承担部分医药服务费用,一定程度上可减少道德风险的发生。等待期或观察期通常为 30~90 天,因保险产品不同而存在差异,其目的也是防止带病投保,减少逆向选择和道德风险,保护保险公司的利益。

6. 不保证续保　由于参保者年龄或身体状况的改变,以及医疗技术的进步导致医疗费用的增加,保险公司通常会及时调整费率或者有条件续保,从而达到规避风险、提高营利水平的目的。

从我国商业健康保险市场来看,其特点如下。

(1)通常为补充健康保险的定位:结合国内基本医保广覆盖、保基本的特征,商保用户的需求通常集中于大病保障,受制于购买力和购买意愿,住院保险和重疾险通常是首选,即体现抗风险的需求。

（2）市场竞争激烈：商业健康保险在一个社会基本医疗保险广覆盖的市场中生存，加深保障更多为个人自愿的选择。基本医保可能允许使用个人医疗账户购买商保产品，但限制具体商保品种；商业健康保险中个险基数庞大，价格竞争激烈，导致商保很难提供高价值的保险产品，市场同质化竞争不利于市场的良性发展。商业健康保险通常依赖于高免赔实现风控，免赔额及险种价格对市场发展具有一定影响。

相较而言，商保团险的市场增速相对缓慢。团体保险的风险分摊较好，理赔压力理论上较小，但由于团险市场的可扩展性较弱，商保公司更多采取价格竞争，导致赔付率恶化，营利能力不强。同时，团险以企业补充保险为主，提供给企业员工更多的是基于基本医保之上的再报销，对大病保障相对有限，企业福利性质更强，与部分个人对大病保障的需求存在差距。

（3）目标人群分化严重：由于地区间经济发展不平衡，个体实际购买力差异较大，保险用户分化较明显。商业健康保险更有可能由相对富裕、就业较好、受教育程度较高和生活在城市地区、有机会获得私立医疗服务提供者的人购买。中高收入群体主要集中在重疾险领域，虽然保额只有 30 万～50 万，但是为一次性给付，财务补偿具有一定优势。中等用户群体则偏向于百万医疗险这类的住院保险，虽然保额较高，但为实支实付型，且有较高的免赔额，实际赔付金额相对有限，但优势在于其为低价产品。此外，购买意愿存在差别，用户对风险的认知存在局限性，低价更易吸引用户进行一次性购买。

（4）医疗服务方以公立医院为主，缺乏竞争性：公立医院的市场竞争较弱，特别是在医疗资源并不丰富的地区，容易造成地区性垄断。而在医疗资源丰富的地区，公立医院之间虽存在竞争，但相对于商保则占据较大的市场优势。由于商保自身的体量相对较小，较难对医院形成制约从而实现控费，只能对参保者的服务利用进行限制。

（三）商业健康保险的测量指标

通常对一个地区保险市场成熟程度的测量采用保险深度和保险密度两个指标。其中，保险深度是指统计区域内保费收入与其国内生产总值（GDP）之比，反映了保险业在该地区整个国民经济中的地位和重要程度。保险深度主要取决于该地区保险业的发展水平和经济的总体发展水平。计算公式如下：

$$保险深度 = \frac{统计区当年保费收入}{统计区当年国内生产总值} \tag{15-1}$$

保险密度是指统计区域内常住人口平均保险费金额，是根据特定国家或地区常住人口计算的人均投保水平，反映了该地区保险的普及程度和保险发展水平。保险密度主要取决于保险业务的发展程度、居民的保险意识和经济的发展状况。计算公式如下：

$$保险密度 = \frac{统计区当年保费收入}{统计区当年常住人口} \tag{15-2}$$

二、国际商业健康保险的发展现况

（一）商业健康保险支出占卫生总费用的比例

从卫生筹资的比重来看，截至 2018 年，全球四分之三的国家商业健康保险支出占卫生总费用的比例在 5% 以下。根据 WHO 统计数据，南非、美国的卫生筹资主要来源于商业健康保险，商业健康保险支出占卫生总费用的比例分别为 35.78% 和 33.00%；巴西、加拿大、澳大利亚的卫生筹资主要来自政府卫生支出，商业健康保险支出占卫生总费用的比例分别为 29.27%、9.87% 和 9.76%；法国、韩国的卫生筹资主要来自社会保险，商业健康保险约占 6.5%；英国、日本、俄罗斯、新加坡、德国、荷兰商业健康保险支出占卫生总费用的比重较低，不足 5%。（图 15-1）

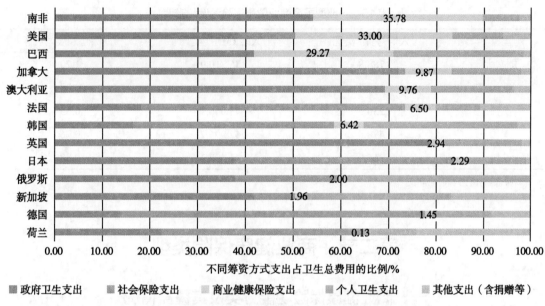

图15-1 典型国家商业健康保险支出占卫生总费用的比例

（二）商业健康保险的人群覆盖率

大部分国家商业健康保险的人群覆盖率低于10%。根据WHO统计，37个欧洲国家中，截至2014年，商业健康保险的人群覆盖率超过50%的国家仅6个，覆盖率低于10%的国家共17个。其中，法国商业健康保险的人群覆盖率最高，达95.5%，是目前商业健康保险覆盖率最高的国家。此外，加拿大、荷兰和美国等国家的商保总人群覆盖率较高，均超过了60%。2010至2019年间，各国的商保总人群覆盖率保持相对稳定（表15-1）。

表15-1 典型国家商业健康保险总体人群覆盖率

单位：%

国家	2010年	2011年	2012年	2013年	2014年	2015年	2016年	2017年	2018年	2019年
澳大利亚	52.5	53.3	54.2	54.8	55.4	55.8	55.5	54.9	54.2	53.6
加拿大	68.0	68.0	67.0	67.0	67.0	67.0	67.0	68.0	68.0	69.0
法国	95.8	—	95.0	—	95.5	—	—	—	—	—
德国	31.6	32.5	33.0	33.0	33.8	33.9	33.9	34.3	34.7	—
韩国	48.0	51.1	56.5	61	63.2	66.8	67.8	67.7	70.0	—
荷兰	89.0	89.2	88.0	85.7	84.5	84.1	84.3	84.1	83.6	—
英国	11.2	10.9	10.8	10.6	10.4	10.5	10.4	10.4	10.4	—
美国	60.6	60.6	60.3	60.1	61.6	62.9	63.0	62.9	62.7	—
巴西	22.5	23.6	23.9	24.7	25.6	25.8	25.0	24.3	24.2	—
俄罗斯	—	11.5	11.6	11.5	11.3	10.4	7.0	7.6	8.4	9.5
南非	16.6	16.5	16.6	16.6	16.3	15.8	15.7	—	—	—

资料来源：OECD统计数据。

（三）商业健康保险深度和密度

根据可获得的典型国家商业健康保险筹资数据，结合各国的国内生产总值，计算商业健康保险深度（表15-2）。加拿大商业健康保险深度较高，为1.70%；德国、英国、美国、法国均不足1%。同时，数据显示加拿大人均商保筹资最高（788.8美元），即保险密度最高。

表15-2　典型国家商业健康保险深度和密度

国家	人均筹资 / 美元	人均 GDP / 美元	保险深度 /%
加拿大	788.8	46 310.9	1.70
德国	182.5	47 639.0	0.38
英国	236.5	43 046.1	0.55
美国	478.6	62 996.7	0.76
法国	366.9	41 497.1	0.88

资料来源：OECD 统计数据。

第二节　商业健康保险类型

一、商业健康保险功能分类及其覆盖情况

（一）商业健康保险功能分类

国际上，按照商业健康保险的功能定位主要分为四种类型（表 15-3）。

表15-3　商业健康保险的类型与功能

类型	功能	市场发展的驱动力	国家
替代型	作为特定人群的主要保险。此类人群通常是被公共健康保险排除在外的或可以选择退出的人群，主要为高收入人群	提高人群的覆盖程度	德国、美国
补充型	增加对私立医疗机构服务的可及性，减少候诊时间，增加对服务提供者的选择性和服务便利性	提高患者满意度，改善就医体验和质量	英国、澳大利亚、巴西、埃及、印度、爱尔兰、以色列、日本、肯尼亚、韩国、南非、瑞士
费用补足型	提供公共保险中自付费用的补偿	降低自付费用负担	法国、德国、韩国
服务补足型	提供公共保险未覆盖的医疗服务的保障	拓展福利包，降低自付费用负担	加拿大、德国、以色列、荷兰、瑞士、澳大利亚

注：市场通常结合前两个角色的元素；部分国家为前三个元素的组合。

1. 替代型商业健康保险　替代型（substitutive）商业健康保险作为特定人群的主要保险，通常覆盖被公共健康保险排除在外的或可以自由选择参加公共保险或私立保险的人群，主要为高收入人群。如在德国，替代型商保覆盖了选择退出法定健康保险的高收入者以及不具备获得公共保险资质的人。在塞浦路斯，替代型商保覆盖大约 20% 没有资格获得公共资助的人口。

2. 补充型商业健康保险　补充型（supplementary）商业健康保险的主要作用是在公共筹资或公共保险所覆盖服务的基础上，改善就医及时性和服务质量，如增加对私立医疗机构服务的可及性、减少候诊时间、增加对服务提供者的选择性和服务便利性，从而提高患者满意度，改善就医体验和质量。补充型商保在卫生费用中的占比和覆盖人口比例通常都较低。

3. 费用补足型商业健康保险　费用补足型（complementary-services）商业健康保险为公共保险之下患者自付的费用提供进一步补偿，从而降低患者自付费用负担，增强财务风险保护。部分国家通过商保形成对患者费用或服务的补充，如法国和斯洛文尼亚、克罗地亚。

4. 服务补足型商业健康保险　服务补足型（complementary-user charges）商业健康保险提供

公共筹资或公共保险未覆盖的医疗服务保障,如牙科服务、眼科服务、高值药物、康复服务、高级病房等,从而拓展基本医保的福利待遇并降低自付费用负担,如荷兰。

　　这四种类型的商业健康保险之间不存在排他性,在各国商业健康保险市场上存在着多种类型保险并存的情况。例如,德国有替代型和费用补足型商业健康保险,澳大利亚有补充型和服务补足型商业健康保险。各国商业健康保险与公共保险共同构成其医疗保障体系。

(二)不同类型商业健康保险的市场覆盖情况

　　对欧洲34个国家不同类型商业健康保险市场比例进行统计,如表15-4。其中,奥地利、比利时、丹麦等国家和地区商业健康保险覆盖人口超过20%。多数国家商业健康保险占卫生总费用比例低于5%。在爱尔兰、法国和斯洛文尼亚等国,该比例超过10%。

表15-4　欧洲不同类型商业健康保险的市场占比(2014年)

类型	商业健康保险占卫生总支出比例			
	比例≤1%	1%<比例≤5%	5%<比例≤10%	比例>10%
替代型	捷克、爱沙尼亚、冰岛	塞浦路斯	德国	
补充型	保加利亚、匈牙利、意大利、立陶宛、挪威、罗马尼亚、斯洛伐克、瑞典、乌克兰	奥地利、比利时、芬兰、希腊、拉脱维亚、马耳他、波兰、俄罗斯联邦、西班牙、英国	葡萄牙、瑞士	爱尔兰
费用补足型		丹麦、芬兰	克罗地亚	法国、斯洛文尼亚
服务补足型		丹麦	荷兰	

注:上表仅考虑占主导地位的VHI角色,对于丹麦、芬兰,无法确定哪种角色占主导地位。

(三)不同类型商业健康保险的人群覆盖率

　　1.替代型商业健康保险　替代型商业健康保险的代表国家为德国和美国(表15-5),此类商保是两国中特定人群的主要保险。两国商业健康保险的覆盖人口比例较为稳定,2018年德国商业健康保险的人群覆盖率为10.5%,美国的人群覆盖率为54.5%。

表15-5　典型国家替代型商业健康保险的人群覆盖率

单位:%

国家	2010年	2011年	2012年	2013年	2014年	2015年	2016年	2017年	2018年
德国	11.1	11.2	11.1	11.0	10.9	10.8	10.7	10.6	10.5
美国	53.2	53.1	52.7	52.5	54.0	55.3	54.9	54.9	54.5

资料来源:OECD统计数据。

　　2.补充型商业健康保险　补充型商业健康保险的代表国家是英国和澳大利亚(表15-6),此类商保的目的在于提高患者满意度,改善就医体验和质量。2018年英国补充型商业健康保险的人群覆盖率为10.4%,澳大利亚为45.1%。

表15-6　典型国家补充型商业健康保险的人群覆盖率

单位:%

国家	2010年	2011年	2012年	2013年	2014年	2015年	2016年	2017年	2018年	2019年
英国	11.2	10.9	10.8	10.6	10.4	10.5	10.4	10.4	10.4	—
澳大利亚	45.3	45.9	46.6	46.9	47.2	47.3	46.8	46.0	45.1	44.3

资料来源:OECD统计数据。

3.费用补足型商业健康保险 费用补足型商业健康保险的代表国家为法国、德国和韩国（表15-7），此类商保覆盖公共保险中患者自付部分。其中，法国费用补足型商业健康保险的人口覆盖率在95%以上；德国的人口覆盖率在20%以上；韩国的人口覆盖率近年来显著提升，由2010年的48%增加到2018年的70%。

表15-7 典型国家费用补足型商业健康保险的人群覆盖率

单位：%

国家	2010年	2011年	2012年	2013年	2014年	2015年	2016年	2017年	2018年
法国	95.8	—	95.0	—	95.5	—	—	—	—
韩国	48.0	51.1	56.5	61.0	63.2	66.8	67.8	67.7	70.0
德国	20.6	21.4	21.8	22.0	22.9	23.1	23.2	23.7	24.2

资料来源：OECD统计数据。

4.服务补足型商业健康保险 服务补足型商业健康保险的代表国家有荷兰、加拿大和澳大利亚（表15-8），此类商保提供公共保险未覆盖的医疗服务保障。2018年，荷兰服务补足型健康保险的人群覆盖率为83.6%，加拿大为68.0%，澳大利亚为54.2%。

表15-8 典型国家服务补足型商业健康保险的人群覆盖率

单位：%

国家	2010年	2011年	2012年	2013年	2014年	2015年	2016年	2017年	2018年	2019年
荷兰	89.0	89.2	88.0	85.7	84.5	84.1	84.3	84.1	83.6	—
加拿大	68.0	68.0	67.0	67.0	67.0	67.0	67.0	68.0	68.0	69.0
澳大利亚	52.4	53.2	54.1	54.8	55.3	55.7	55.5	54.9	54.2	53.6

资料来源：OECD统计数据。

二、替代型商业健康保险

以德国为例来说明替代型商业健康保险情况。

（一）卫生筹资情况

德国卫生总费用占GDP比重为12.5%（2020年），人均医疗卫生支出为6 738.67美元（2019年）。从筹资来源来看，政府公共支出占比为77.73%，个人自付费用占比为12.82%（2019年）。

（二）商业健康保险的总体情况

1.发展历史 德国商业健康保险是法定医疗保险之外独立的保险制度，商业健康保险在很大程度上是与法定医疗保险共同发展起来的。1883年国会立法规定，国家产业工人必须参加法定医疗保险，即初期法定医疗保险的成员就已明确界定。20世纪后期，法定医疗保险资格逐渐扩大到其他职业群体，包括"白领"、工人（1970年）和农民（1972年）。1989年，在公务员人群的基础上，拥有法定或商业健康保险选择权的人群范围扩大到所有收入高于相应门槛的工人，高收入者的商业健康保险仍然为自愿选择。其他被法定医疗保险排除在外的人群只能选择替代型商业健康保险。

2007年，政府规定必须连续三年满足收入门槛才能参加商业健康保险，至2011年更改为仅一年收入超过门槛即可申请参保。同时规定参保者一旦退出法定医疗保险，其返回权限将受到限制（收入低于门槛时才能返回，但年龄不可超过55岁）。

2. 参保及筹资　2009 年起，国家立法规定所有公民必须购买法定或商业健康保险。至今，德国法定医疗保险约覆盖 89% 的人口，商业健康保险的人口占比约为 11%。商业健康保险的资格仅限于法定医疗保险未强制承保的人，即为高收入人群，可分为 3 类：①高收入公司雇员，收入超过一定额度的雇员可选择参加商业健康保险。2020 年的收入门槛要求为税前年收入超过 62 550 欧元（月收入超过 5 213 欧元），保费由雇员和雇主各支付一半（雇主对商业健康保险的月最高补贴为 367.97 欧元）。②政府公务员（包括教师和警察），该类人群的医疗保健费用大多由国家通过"Beihilfe"计划支付（约占 50%～80% 的保费，公务员 50%，配偶 70%，子女 80%），Beihilfe 未覆盖的部分由个人缴纳。③个体经营者（或称自由职业者），该类人群不论收入高低，均必须加入商业健康保险。对于艺术及新闻工作者，需收入达到门槛要求才可参加商业健康保险。此外，在德国工作的外国人若收入高于标准线，则可选择参加商业医疗保险。

商业健康保险基于对个人风险状况的评估，并根据年龄、性别、病史以及保险申请人选择的医疗服务保障范围进行保费计算。参保者在各个年龄段缴纳的商业健康保险保费保持不变，为了避免年龄增长导致医疗风险增大和保费提高，法律规定参保者在年轻时（21～60 岁）必须为将来缴纳老年疾病风险储备金（ageing reserve），约占保费的 10%。2009 年后，规定保险公司必须接受任何符合基本收费标准的申请人（开放注册），并且不能因既往条件排除申请人获得保险的资质。若参保者退保，其缴纳的老年疾病风险储备金可转到新选择的保险公司。

3. 保障范围及水平　与法定医疗保险允许没有收入的配偶和子女作为家属免费参加保险的保障不同，商业健康保险体现权利与义务对等，即缴一人保一人。商业健康保险通常提供与法定医疗保险相同的待遇，保障范围和水平不得低于法定医疗保险，且参保者可选择享有更好的医疗服务。从 2009 年开始，商业健康保险必须涵盖门诊和住院服务，包含检查费、诊断费、治疗费、手术费、护理费、康复费、住院津贴、病后疗养、海外治疗和急救、牙科和眼科治疗等，甚至包括健康体检和验光配镜等。

商业健康保险可按保障水平分为基本型、标准型和舒适型：①基本型。从 2009 年起，商业健康保险公司必须提供与法定医疗保险类似的产品，覆盖的医疗服务范围、保险费用和法定医疗保险相同，保险费率不高于法定医疗保险的最高费率。②标准型。通常设有起付线，保险公司允许参保者选择保险赔偿的自付额，分 300、600、900 和 1 200 欧元 4 档。参保者选择的自付额设置有效期，在有效期内参保者不允许取消自付额或更换其他档次自付额。③舒适型。该类型保费最高，通常不设置起付线和自付额。保障内容较法定医疗保险更为广泛，如更多可报销的医疗服务、更高的牙科治疗报销比例、住院时可选择私人病房等。

保险公司通常设置 3 个月的强制等待期（分娩、心理治疗和牙科护理为 8 个月），但如果参保者先前已被法定医疗保险覆盖，则可免除等待期。

4. 保险运行　2017 年，德国有 46 家健康险公司，其中股份制健康险公司有 25 家，占 58.5% 的市场份额。商业健康保险公司同样受医院协会（DKG）和联邦医保医师协会（KBV）相关协议的约束，但与法定医疗保险疾病基金不同的是商业保险公司只与参保者建立直接的合同关系，不与服务提供者签订协议。

德国规定经营健康险的商业保险公司不得经营寿险和财产险业务。保险公司专业经营的原因是健康险定价复杂，道德风险更为突出，风险测算难度较高，产品开发、精算定价、经营模式、核保理赔、客户服务、信息系统等均与一般寿险、财产险有很大差别，专业化经营可最大限度地保证商业健康保险的稳健运行。

5. 规制　德国健康保险受到立法的严格监管，如《社会法典（第五卷）——法定健康保险》（*Social Code Book-Book V-Statutory Health Insurance*，SGBV）规定了法定健康保险的各个方面，包括资格标准和退出标准等。该法案不直接规范商业健康保险，但旨在改革法定医疗保险的立法变化通常会对商业健康保险带来影响。因此，商业健康保险受到一般保险市场（如保险合同法)以及商业保险市场(如储蓄条款)相关法律和条例的监管和约束。

德国联邦金融监管局下设联邦保险监督局,以《联邦保险法》《保险监督法》等法律为依据,对德国的商业保险公司进行监管。商业健康保险市场的财务监督由财政部下属的联邦金融服务监督办公室负责,卫生部对于商业健康保险部门的干预形式通常为修改立法条目,且需要获得议会同意。在风险控制方面,国家层面制定专门的商业健康保险支付标准,明确规定每一病种相应的点值(如阑尾手术100点),每一点值的费用额度每年由商业健康险保险人协会与医生协会、医院协会谈判确定,旨在遏制医疗服务供给方的诱导需求。

(三)小结

德国商业健康保险市场与覆盖绝大多数人口的法定医疗保险并存。对于高收入人群,可选择商业健康保险或法定医疗保险,即"选择退出"法定医疗保险的人群需满足收入门槛要求。为减少风险选择的影响,参保者一旦选择了商业健康保险,其返回法定医疗保险的资质会受到限制。

德国通过雇主与雇员共担保费、设置老年疾病风险储备金等保障保险资金筹集,商业健康保险的保障待遇不低于法定医疗保险,选择高级别商业健康保险的人群可获得法定医疗保险保障范围外的服务或待遇。同时,通过立法约束、专业经营、保险支付标准设定等对保险市场进行监管与约束,保障市场的有效运转。

三、补充型商业健康保险

以澳大利亚为例来说明补充型商业健康保险情况。

(一)卫生筹资情况

2018年,澳大利亚卫生总费用占GDP的比重为9.28%。澳大利亚的卫生筹资以税收为基础,政府支出占卫生总费用的69.07%,自付费用约占17.72%,商业健康保险约占9.76%。澳大利亚的国家卫生服务体系(Medicare)覆盖全民,涵盖广泛的医疗服务和药品,国民可享受免费的公立医院住院治疗服务,Medicare提供可及、可负担、高质量的卫生服务。

(二)商业健康保险的总体情况

1. 发展历史 澳大利亚商业健康保险最早可追溯至1952年,联邦卫生部长厄尔·佩吉推出的"佩吉自愿健康保险"(the Page "Voluntary Health Insurance")计划,主要是在已开展商业健康保险计划的社区中,由政府建立联邦计划推动整合,为社区成员提供标准较为统一的商业健康保险。当时,大多数健康保险机构在佩吉计划实行之前已经存在,这些机构通过注册正式成为佩吉自愿健康保险的代理人,可获得联邦福利金、缴款减税和联邦对慢性病患者赔付等业务的补贴。20世纪60年代末,商业健康保险行业进一步整合,此前经营商业健康保险的非正规地区医院组织、小型友好协会和就业基金停止运营。2008年,由商业保险公司发起的对医疗保险基金组织的收购,成为领域内最引人注目的机构整合行动。商业健康保险被纳入澳大利亚国家卫生计划的近60年来,一直是卫生系统的重要组成部分。

2. 参保及保障范围和水平 2019年,澳大利亚共有53.6%的人口参加了商业健康保险。健康保险公司可根据参保者的性质分为两类:开放式和封闭式基金。开放式基金不对参保者进行限制,接受任何参保者投保;封闭式基金则将参保者资格限制在特定群体,通常是特定公司或行业的员工。

为支持商业健康保险的发展,2000年澳大利亚政府推出终身健康保险计划(lifetime health cover, LHC),鼓励民众在年轻时投保且一生续保,早期投保者可以较低保费参保,同时所缴纳的保费中30%~40%的金额可获得退税,退税比例随着参保者年龄的增长而增加。据研究报道,此举提高了50%参保率,并降低了参保者的平均年龄,有效提高了卫生服务利用的可及性。商业健康保险公司不能拒绝居民参保,在同一种保障方案下保费相同,采取社区费率;商业保险有多种水平的保障方案可供选择。

商业健康保险的参保者可以享受私立医院的医疗服务,覆盖部分手术、牙科和相关医疗服务,并减少等候时间(表15-9)。不同保险计划对包括慢性病患者在内的新参保者,其保费、待遇和规则也较为统一。

表15-9　澳大利亚国家卫生服务体系(Medicare)及商业健康保险的保障范围

类别	就诊选择	医疗服务范围	药品范围	急诊覆盖范围
国家卫生服务体系	只能在公立医院就诊;需等候入院;不能选择医生	诊疗、必需的检查、大多数手术,以及特定的初级保健项目及慢性病管理服务	根据药品福利计划(PBS)的目录,报销药房中的大多数处方药费用	除部分州外,不承担紧急或其他救护车服务的费用
商业健康保险	可选择公立或私立医院就诊;可选择入院时间;可选择医生	大多数的牙科、眼科、物理治疗、职业治疗、脊骨治疗、针灸、心理学服务等,还包括配镜、助听器和其他器具的保险,以及家庭护理	报销PBS中未列出的许多处方药	可安排并报销急救服务

资料来源:澳大利亚联邦商业健康保险网站。

3. 保险运行　承办商业健康保险的健康保险组织(the health insurance organizations)是联邦的特许代理人,最初是根据1953年《国家健康法》(*the National Health Act*)成立,该法案对健康保险组织的章程、待遇规则和商业活动实施严格和全面的监管,促使产品和价格同质化。具体负责提供商业健康保险的组织存在差异,但近年来有趋向于同质化、非营利性的发展趋势。政府规定商业健康保险的保险方不能拒绝参保人的申请,以减少风险选择。2008—2009年度,澳大利亚共有37个注册的健康保险组织,保费收入合计超过130亿澳元,其中约31%来自联邦退税,体现澳大利亚政府对商业健康保险发展的支持。

市场长期选择的结果使澳大利亚商业健康保险的经营主体以非营利组织为主。尽管澳大利亚的健康保险业务允许营利性公司经营,但由于政府对价格和产品同质化的高度监管,较少有营利性组织进入。

4. 规制　由于澳大利亚的商业健康保险明显不同于一般保险,政府制定了严格的联邦监管框架,由卫生部实施全面、严格的监管。2007年澳大利亚《商业健康保险法》规定所有的商业健康保险都必须符合一系列详细的政府规定,且基于此法进行严格审查,联邦卫生部的私人健康保险处也在不断扩大和完善商业健康保险的管理条例。

为保障参保待遇,政府尽量减少不同商业健康保险之间价格和产品的差异化,保障每个参保者都得到公平对待。卫生部还要求商业健康保险方提供"标准信息声明",并公开发布在网站上,详细说明其保险计划,可供参保者比较不同保险计划的信息。

在市场准入方面,自佩吉计划开始实施时,拟参与商业健康保险经营的组织或公司需要向联邦卫生部登记,提交其章程和健康保险计划的全部细节,以获得市场准入。对于不符合联邦规则的申请,卫生部的登记委员会有权拒绝或取消资格;登记注册后,保险方如果需要修改保费和福利待遇,也必须将申请材料提交卫生部审核,卫生部同样可以拒绝修改。

(三)小结

澳大利亚在实施覆盖全民的国家卫生服务体系的基础上,将商业健康保险作为国家卫生计划的重要组成部分。政府积极推动商业健康保险扩大人群覆盖面和机构整合,同时在保险机构市场准入、保费水平、保障待遇方面对商业健康保险实施高度监管,以提升参保的公平性并保障参保者的合理权益。

四、费用补足型商业健康保险

以法国为例来说明费用补足型商业健康保险情况。

（一）卫生筹资情况

2018 年，法国卫生总费用占 GDP 的比重为 11.26%。法国卫生筹资以公共筹资为主，法定健康保险支出约占 55.17%，政府公共支出约占 18.20%，自付费用约占 9.25%，商业健康保险约占 6.50%。

法国的法定健康保险计划覆盖了约 95% 的人口。法定健康保险的福利待遇较高，覆盖范围非常广泛，包含大多数的医疗服务，主要通过共付方式，由保险方和参保者共同分担费用。参保者对住院治疗服务、门诊诊疗服务和牙科服务的共付比例分别约为 20%、30% 和 40%，另设有起付线和封顶线；药品的共付比例一般为 35% 或 70%，药物的共付率可达 85% 以上，对于较为昂贵的药品患者无须自付。

（二）商业健康保险的总体情况

1. 发展历史　法国的商业健康保险起源于 19 世纪，起初的形式是通过互惠组织（mutual benefit associations）提供商业健康保险。到 1939 年，商业健康保险已覆盖法国三分之二的人口。1945 年，随着社会保障制度的建立，以法律形式重新界定了商业健康保险的角色定位，将之确定为法定基本健康保险的补充，即费用补足型保险。

近年来，法国参保者的个人自付费用负担不断加重，法定医疗保险对门诊费用的支付比例从 1980 年的 77% 降低到 2010 年的 63%。因此，亟须在法定医疗保险的基础上，由商业健康保险提供更充分的风险保护，其提高保障水平、风险分摊的作用日益凸显。

2. 参保及筹资　法国商业健康保险的参保方式可以由个人直接购买，或由雇主为雇员统一购买。个人直接购买、自愿参保的参保人数占总参保人数的 56%，其他 44% 的参保者是由雇主统一购买、签署团体合同的强制性方式参保。人群参保率随年龄上升而增加，65 岁以上人群的参保率最高，达 95% 以上；16 岁以下的人群参保率最低，约为 87%。

基于法律对商业健康保险补充性作用的重新定位，法国政府积极促进商业健康保险可及性的提升。2000 年，法国政府推出针对贫困人群的免费商业健康保险计划（CMU-C），截至 2010 年覆盖了近 6% 的人口。2006 年，政府为贫困边缘人群发放政府补助券，资助其参加商业健康保险。为激发雇主为雇员提供商业健康保险的动力，2009 年，法国政府对雇员团体参保的企业实行税收减免优惠政策，提高商业健康保险的可及性。

在政府的大力推动下，法国商业健康保险的覆盖人数稳步增长。1960 年法国商保覆盖的人口比例仅占总人口的三分之一，2018 年已覆盖了 95.5% 的人口，是目前商业健康保险覆盖率最高的国家。

3. 保障范围及水平　法国商业健康保险具有多层次的福利待遇设计，根据参保者缴纳保费不同，其保障范围不同，可分为以下三种：①所有商业健康保险都补偿参保者在法定医疗保险报销后的自付费用；②部分商业健康保险提供一些特需服务，如单人病房等；③少数商业健康保险覆盖不被社会医疗保险所覆盖的项目，如牙科、眼科服务。2010 年，法国商业健康保险基金支出中的 41% 用于支付参保者的专家诊疗费，24% 用于支付药品费用，住院治疗费用和大型仪器检查费用的支付各占 17%。

4. 保险运行　2010 年，法国商业健康保险机构共有 711 个，相比 2001 年已经减少了一半以上，大致可分为三类。

互助型保险机构（mutual insurers），为非营利性的保险机构，通过统一保险机构的保费和覆盖范围，避免竞争。互助型保险的对象一般是个人自愿参保的人群，其保费的设定大多数基于风险评级,同时考虑收入相关的因素。

商业型保险机构(commercial insurers),主要是营利性保险公司,商业健康保险主要是保险公司向非人寿保险领域的业务扩充。根据参保人的健康状况等个人特征计算风险保费。2010年,商业型保险机构的健康保险收入在保险公司各类保险业务总收入中占比约14%。

公积金机构(provident institutions),在商业健康保险运营主体中所占比例最小。公积金机构最初建立于第二次世界大战后,其目的原本是管理补充性的退休养老金,后来功能扩大到运行商业健康保险以控制重大健康风险。2010年,公积金机构运营的健康保险收入占公积金机构总收入的48%。

法国大部分商业健康保险以对参保者提供偿付为主,较少设计供方支付策略。少数保险公司要求参保者设定首选医疗机构(preferred providers),与其选定的医疗服务提供者达成协议,以控制医疗费用。此外,2004年法国补充健康保险联盟(the National Union of Complementary Health Insurers, UNOCAM)成立,代表保险方同医疗服务供方代表进行谈判,就商业健康保险对医疗服务的支付标准达成国家层面的协议。

5. 规制 商业健康保险机构的类型不同,其对应的主管部门不同。互助型保险机构和公积金机构的主管部门是卫生部下属的社会保障部门,而商业型保险机构的主管部门是经济财政部。同时,这些机构都受到法国金融监管机构——审慎监管局(Prudential Supervisory Authority)的总体监管。

监管内容方面,政府对商业健康保险的参保条款和保障范围提出要求,旨在保障参保者的权益。2002年提出"基于互助的商业健康保险"政策,禁止商业保险机构为减少运营风险限制既往症患者参保的做法,并规定未取消限制的商业保险机构需要缴纳保费7%的税额;至2016年该比例提高到14%。政府明确规定商业健康保险产品的"最低保障标准",确保参保者获得底线保障水平。2004年,政府颁布商业健康保险责任规定,一方面要求商业健康保险的保障范围必须涵盖95%的必需药品和实验室检测以及至少两项预防服务;另一方面对参保者就诊提出要求,如果不遵循"守门人"及转诊制度,则商业健康保险无须对患者的自付费用给予偿付。2006年,几乎所有的保险机构都达到了商业健康保险责任规定的标准。

(三)小结

法国商业健康保险的人群覆盖率为全球最高,这得益于其通过法律明确了商业健康保险的定位以及政府积极促进商业健康保险的人群覆盖。政府通过多种方式促进参保,如通过税收减免政策激励雇主为雇员提供商业健康保险,资助贫困人口和贫困边缘人口参保等,在提升商业健康保险参保率的同时也促进了社会公平。

营利和非营利的商业健康保险机构其主管部门有区别,但都受到主管部门和审慎监管局的双重监管。监管部门通过禁止商保公司限制参保、设定"最低保障标准"、颁布责任规定等方式,减少商业保险机构的风险选择、保障参保者的合法权益。

在提升商业保险基金运行效率方面,部分商业保险通过设定"守门人"制度、健康保险联盟同医疗服务提供方协商支付标准等方式,控制医疗费用。

第三节 我国商业健康保险的发展历程与现况

一、商业健康保险发展历程

我国商业健康保险相比西方发达国家起步较晚,自改革开放以来,经历了起步阶段、专业化经营阶段和快速发展阶段共三个阶段。

（一）起步阶段

改革开放以后，我国商业健康保险逐渐萌芽。1982年，经上海市人民政府批准，试点开办的"上海市合作社职工医疗保险"，标志着我国商业健康保险正式起步。1987年1月，上海市卫生局与商业保险公司共同制定了《上海市郊区农民医疗保险》。1998年5月，根据《中华人民共和国中外合资经营企业劳动管理规定》和《上海市中外合资经营企业劳动人事管理条例》，商业保险公司开始开办合资企业职工健康保险，保险责任包括门诊和住院医疗。1991年10月，由商业保险公司在国内率先开办中小学生和幼儿园的儿童住院医疗保险，年底时有近200万中小学生、幼儿参保。随后陆续推出团体医疗保险产品和个人医疗保险产品。商业健康保险发展前期，我国的商业保险一般只向政府或团体提供保险业务，1994年后我国商业保险公司开始向个人提供商业保险服务。

（二）专业化经营阶段

2000年后，中国保监会大力推广健康保险专业化经营理念。2003年年底，中国保监会颁布《关于加快健康保险发展的指导意见》，以正式文件形式鼓励保险公司推进健康保险专业化经营。2004年，中国保监会批准5家专业健康保险公司的筹建，新公司不以经营寿险业务和财险业务为主，而专注于健康保险业务。后续多家专业健康保险公司顺利开业，我国健康保险专业化经营迈出实质性的一步。2006年6月，国务院颁布的《国务院关于保险业改革发展的若干意见》明确指出，商业保险是社会保障体系的重要组成部分，并要求加强对健康保险公司等专业机构的扶持力度，促进商业健康保险的发展。2006年8月，中国保监会颁布《健康保险管理办法》，这是健康保险第一部专门化监管规章，该办法统一了对财险公司、寿险公司、专业健康保险公司经营健康保险业务的监管标准，为多种主体的公平竞争提供制度保障；明确了健康保险在经营管理、产品管理、销售管理、负债管理方面的基本监管要求，规范健康保险市场，维护投保人的合法权益，促进健康保险可持续发展。

（三）快速发展阶段

2009年新医改以来，中共中央、国务院、财政部、银保监会等先后出台了多项政策文件，从顶层设计上明确了商业健康保险在多层次医疗保障体系中的重要作用，制定了商业健康保险发展的目标，并通过明确管理办法、规范监管、个人所得税减免等措施积极推动、培育现代商业健康保险的发展（表15-10、表15-11）。

表15-10　2009—2021年中共中央、国务院发布的促进商业健康保险发展的政策文件

年份	部门	文件名	相关内容
2009	中共中央 国务院	《中共中央 国务院关于深化医药卫生体制改革的意见》（中发〔2009〕6号）	1. 加快建立和完善以基本医疗保障为主体，其他多种形式补充医疗保险和商业健康保险为补充，覆盖城乡居民的多层次医疗保障体系。 2. 积极发展商业健康保险。鼓励企业和个人通过参加商业保险及多种形式的补充保险解决基本医疗保障之外的需求。
2012	国务院	《国务院关于印发"十二五"期间深化医药卫生体制改革规划暨实施方案的通知》（国发〔2012〕11号）	1. 在确保基金安全和有效监管的前提下，鼓励以政府购买服务的方式，委托具有资质的商业保险机构经办各类医疗保障管理服务。 2. 积极发展商业健康保险。完善商业健康保险产业政策，鼓励商业保险机构发展基本医保之外的健康保险产品，积极引导商业保险机构开发长期护理保险、特殊大病保险等险种，满足多样化的健康需求。鼓励企业、个人参加商业健康保险及多种形式的补充保险，落实税收等相关优惠政策。简化理赔手续，方便群众结算。加强商业健康保险监管，促进其规范发展。

续表

年份	部门	文件名	相关内容
2013	国务院	《国务院关于促进健康服务业发展的若干意见》（国发〔2013〕40号）	1．丰富商业健康保险产品。鼓励发展与基本医疗保险相衔接的商业健康保险，扩大人群覆盖面。 2．借鉴国外经验并结合我国国情，健全完善健康保险有关税收政策。
2014	国务院	《国务院关于加快发展现代保险服务业的若干意见》（国发〔2014〕29号）	1．发展多样化健康保险服务。鼓励保险公司大力开发各类医疗、疾病保险和失能收入损失保险等商业健康保险产品，并与基本医疗保险相衔接。 2．完善健康保险有关税收政策。 3．把商业保险建成社会保障体系的重要支柱。
2014	国务院办公厅	《国务院办公厅关于加快发展商业健康保险的若干意见》（国办发〔2014〕50号）	1．加快发展商业健康保险，有利于与基本医疗保险衔接互补、形成合力，夯实多层次医疗保障体系，满足人民群众多样化的健康保障需求。 2．把提升人民群众健康素质和保障水平作为发展商业健康保险的根本出发点、落脚点，充分发挥商业健康保险在满足多样化健康保障和服务方面的功能，建设符合国情、结构合理、高效运行的多层次医疗保障体系。
2016	中共中央国务院	《"健康中国2030"规划纲要》	1．健全以基本医疗保障为主体、其他多种形式补充保险和商业健康保险为补充的多层次医疗保障体系。 2．积极发展商业健康保险：落实税收等优惠政策，鼓励企业、个人参加商业健康保险及多种形式的补充保险。 3．到2030年，现代商业健康保险服务业进一步发展，商业健康保险赔付支出占卫生总费用比重显著提高。
2017	国务院办公厅	《国务院办公厅关于支持社会力量提供多层次多样化医疗服务的意见》（国办发〔2017〕44号）	1．丰富健康保险产品，大力发展与基本医疗保险有序衔接的商业健康保险。加强多方位鼓励引导，积极发展消费型健康保险。 2．建立经营商业健康保险的保险公司与社会办医疗机构信息对接机制，方便患者通过参加商业健康保险解决基本医疗保险覆盖范围之外的需求。 3．鼓励商业保险机构和健康管理机构联合开发健康管理保险产品，加强健康风险评估和干预。支持商业保险机构和医疗机构共同开发针对特需医疗、创新疗法、先进检查检验服务、利用高值医疗器械等的保险产品。加快发展医疗责任保险、医疗意外保险等多种形式的医疗执业保险。 4．推动商业保险机构遵循依法、稳健、安全原则，以战略合作、收购、新建医疗机构等方式整合医疗服务产业链，探索健康管理组织等新型健康服务提供形式。 5．落实推广商业健康保险个人所得税税前扣除政策。
2020	中共中央国务院	《关于深化医疗保障制度改革的意见》	1．促进多层次医疗保障体系发展。促进各类医疗保障互补衔接，提高多元医疗需求保障水平。加快发展商业健康保险，丰富健康保险产品供给，用足用好商业健康保险个人所得税政策，研究扩大保险产品范围。 2．到2030年，全面建成以基本医疗保险为主体，医疗救助为托底，补充医疗保险、商业健康保险、慈善捐赠、医疗互助共同发展的医疗保障制度体系。

表 15-11　2015—2021 年促进商业健康保险发展的部门政策文件

年份	部门	文件名	相关内容
2015	财政部、国家税务总局、保监会	《关于开展商业健康保险个人所得税政策试点工作的通知》（财税〔2015〕56 号）	对试点地区个人购买符合规定的商业健康保险产品的支出，允许在当年（月）计算应纳税所得额时予以税前扣除，扣除限额为 2 400 元 / 年（200 元 / 月）。
2015	财政部、国家税务总局、保监会	《关于实施商业健康保险个人所得税政策试点的通知》（财税〔2015〕126 号）	1. 确定试点地区。2. 对试点地区个人购买符合规定的健康保险产品的支出，按照 2 400 元 / 年的限额标准在个人所得税前予以扣除。
2017	财政部、税务总局、保监会	《关于将商业健康保险个人所得税试点政策推广到全国范围实施的通知》（财税〔2017〕39 号）	1. 自 2017 年 7 月 1 日起，将商业健康保险个人所得税试点政策推广到全国范围实施。2. 个人购买符合规定的商业健康保险产品的支出，允许在当年（月）计算应纳税所得额时予以税前扣除，扣除限额为 2 400 元 / 年（200 元 / 月）。
2019	中国银行保险监督管理委员会	《健康保险管理办法》（中国银行保险监督管理委员会令 2019 年第 3 号）	明确健康保险经营管理、产品管理、销售管理、准备金评估，健康管理服务与合作、再保险管理及法律责任。
2020	中国银保监会等 13 部门	《关于促进社会服务领域商业保险发展的意见》（银保监发〔2020〕4 号）	1. 扩大商业健康保险供给。坚持健康保险保障属性，引导商业保险机构创新完善保障内容，提高保障水平和服务能力。鼓励商业保险机构适应消费者需求，提供包括医疗、疾病、康复、照护、生育等多领域的综合性健康保险产品和服务。用足用好商业健康保险个人所得税优惠政策，适时扩大相关保险产品范围。逐步将医疗新技术、新药品、新器械应用纳入健康保险保障范围，引导商业保险机构开发与癌症筛查、诊断和治疗相关的产品，支持医学创新，服务国家"癌症防治实施方案"。鼓励商业保险机构参与博鳌乐城国际医疗旅游先行区建设，提供与医疗旅游相衔接的健康保险服务。加快发展医疗责任保险、医疗意外保险，研究开发疫苗接种不良反应补偿保险。力争到 2025 年，商业健康保险市场规模超过 2 万亿元，成为中国特色医疗保障体系的重要组成部分。2. 提升商业保险机构参与医保服务质效。完善商业保险机构承办城乡居民大病保险运行及监管机制，提升服务水平，积极参与医保控费，推动减少"因病致贫、因病返贫"。鼓励商业保险机构经办基本医保、医疗救助等，提供优质服务。探索将商业健康保险信息平台与国家医疗保障信息平台按规定推进信息共享，强化医疗健康大数据运用，推动医疗支付方式改革，更好服务医保政策制定和医疗费用管理。鼓励商业保险机构参与国家长期护理保险试点。
2021	中国银保监会办公厅	《关于规范短期健康保险业务有关问题的通知》（银保监办发〔2021〕7 号）	规范各保险公司短期健康保险业务经营管理行为。

　　2017 年 10 月，党的十九大报告中提出实施"健康中国战略"，健康保险相关的法律法规不断完善、基本医疗保险制度不断发展、保险机构的专业化运营不断提升、居民的保险意识迅速增强，我国商业健康保险也进入快速发展的阶段。特别是在 2018 年以后，在国家政策的鼓励下，保险公司广泛参与经办城乡居民大病保险、基本医疗保险和长期护理保险等业务，我国商业健康保险产业进一步发展。公开数据显示，2010 年我国商业健康保险的保险规模为 677 亿元，2020 年

达 7 066 亿元,保费收入快速增长。仅 2020 年一季度就累计实现健康险保费收入 5 124 亿元,同比增长 135.91%。

二、商业健康保险发展现况

2009 年新医改以来,我国商业健康保险呈现迅速发展的态势,商业健康保险收入和赔付支出总额持续增长,商业健康险赔付总额占卫生总费用的比例明显提高,保险深度稳步提升,保险密度不断提高。

(一)商业健康保险的分类

我国商业健康保险根据保障责任的不同分为五类,包括医疗保险、疾病保险、失能收入损失保险、护理保险和医疗意外保险(表 15-12)。其中,医疗保险和疾病保险是最常见的商业健康保险类型。医疗保险为被保险人健康相关的医疗、康复等提供保障,依据发生的医疗费用给予经济补偿,多为费用补偿型。疾病保险在发生保险合同约定的疾病时,为被保险人提供保障,多为定额给付型。据统计,2019 年全国疾病保险和医疗保险产品的数量占商业健康保险产品总数的 98%。

表 15-12　**我国商业健康保险分类**

分类	基本信息
医疗保险	为被保险人因健康相关的医疗、康复等提供保障
疾病保险	发生保险合同约定的疾病时,为被保险人提供保障
失能收入损失保险	以保险合同约定的疾病或者意外伤害导致工作能力丧失为给付保险金条件
护理保险	为被保险人日常生活能力障碍引发护理需要提供保障
医疗意外保险	发生不能归责于医疗机构、医护人员责任的医疗损害,为被保险人提供保障

(二)商业健康保险收入与赔付情况

2020 年我国商业健康保险收入和赔付支出总额分别为 8 172.71 亿元和 2 921.16 亿元,2009—2020 年间的年均增长率分别为 27.31% 和 26.66%。商业健康保险的赔付率在近十年中呈现先下降后上升的趋势,2020 年赔付率仅为 35.74%(表 15-13)。

表 15-13　**2009—2020 年我国商业健康保险的收入、赔付金额与赔付率**

年份	保费收入 / 亿元	赔付支出 / 亿元	赔付率 /%
2009	573.98	217.03	37.81
2010	677.47	264.02	38.97
2011	691.72	359.67	52.00
2012	862.76	298.17	34.56
2013	1 123.50	411.13	36.59
2014	1 587.18	571.16	35.99
2015	2 410.47	762.97	31.65
2016	4 042.50	1 000.75	24.76
2017	4 389.46	1 294.77	29.50
2018	5 448.13	1 744.34	32.02
2019	7 066.00	2 351.00	33.27
2020	8 172.71	2 921.16	35.74

数据来源:中国银行保险监督管理委员会官网。

2020年，我国商业健康保险赔付总额为2 921亿元，占当年卫生总费用的4.05%。至2020年间，除少数年份外，我国商业健康险赔付总额占卫生总费用的比重总体呈上升趋势，尤其是2017—2020年该比例增加明显（表15-14）。

表15-14　2009—2019年我国商业健康保险赔付总额占卫生总费用的比重

年份	保险赔付支出/亿元	卫生总费用/亿元	占比/%
2009	217.03	17 541.92	1.24
2010	264.02	19 980.39	1.32
2011	359.67	24 345.91	1.48
2012	298.17	28 119.00	1.06
2013	411.13	31 668.95	1.30
2014	571.16	35 312.40	1.62
2015	762.97	40 974.64	1.86
2016	1 000.75	46 344.88	2.16
2017	1 294.77	52 598.28	2.46
2018	1 744.34	59 121.91	2.95
2019	2 351.00	65 841.39	3.57
2020	2 921.00	72 175.00	4.05

数据来源：1. 中国银行保险监督管理委员会官网。
　　　　　2. 国家统计局官网。

（三）健康保险的深度和密度

1. 保险深度　2009—2020年我国商业健康保险深度稳步提升。近5年增长明显，2020年我国商业健康保险深度为0.80%（表15-15）。与典型国家相比，我国商业健康保险的深度处于中等水平，高于英国和德国，低于法国和美国，与加拿大相比有较大差距。

表15-15　2009—2020年我国商业健康保险深度

年份	保费收入/亿元	GDP/亿元	保险深度/%
2009	573.98	348 517.7	0.16
2010	677.47	412 119.3	0.16
2011	691.72	487 940.2	0.14
2012	862.76	538 580.0	0.16
2013	1 123.50	592 963.2	0.19
2014	1 587.18	643 563.1	0.25
2015	2 410.47	688 858.2	0.35
2016	4 042.50	746 395.1	0.54
2017	4 389.46	832 035.9	0.53
2018	5 448.13	919 281.1	0.59
2019	7 066.00	986 515.2	0.72
2020	8 172.71	1 015 986.2	0.80

数据来源：1. 中国银行保险监督管理委员会官网。
　　　　　2. 国家统计局官网。

2. 保险密度 2009 至 2019 年，我国商业健康保险密度不断提高，年均增长率为 27.9%，2020 年基本持平，达 579 元。商业健康保险人均筹资占可支配收入的比例呈上升趋势，2020 年为 1.8%（表 15-16）。

表 15-16 2009—2019 年我国商业健康保险密度

年份	原保费收入 / 亿元	常住人口 / 亿人	保险密度 / 元	人均可支配收入 / 元	人均商业健康保险筹资占可支配收入的比例 /%
2009	573.98	13.35	43	—	—
2010	677.47	13.41	51	—	—
2011	691.72	13.47	51	—	—
2012	862.76	13.54	64	—	—
2013	1 123.50	13.61	83	18 311	0.45
2014	1 587.18	13.68	116	20 167	0.58
2015	2 410.47	13.75	175	21 966	0.80
2016	4 042.50	13.83	292	23 821	1.23
2017	4 389.46	13.90	316	25 974	1.22
2018	5 448.13	13.95	390	28 228	1.38
2019	7 066.00	14.00	584	30 733	1.90
2020	8 173.00	14.12	579	32 189	1.80

数据来源：1. 中国银行保险监督管理委员会官网。
2. 国家统计局官网。

三、商业健康保险在多层次医疗保障制度体系中的作用及面临的挑战

推动中国特色医疗保障制度更加成熟定型是全民医疗保障改革和发展主线，需要进一步完善多层次医疗保障制度体系。我国多层次医疗保障制度体系是以基本医疗保险为主体，医疗救助为托底，补充医疗保险、商业健康保险、慈善捐赠、医疗互助共同发展的制度体系。

（一）商业健康保险在多层次医疗保障体系中的作用

商业健康保险是多层次医疗保障体系的重要组成部分，它的系统定位是对基本医疗保险形成补充。当前我国商业健康保险在多层次医疗保障体系中的作用主要包括衔接基本医疗保险和参与经办基本医疗保险业务。

1. 衔接基本医疗保险 商业健康保险对基本医疗保险的补充和衔接体现在以下三个方面。

（1）覆盖更多人群，扩大卫生筹资。商业健康保险覆盖少部分未参加基本医疗的人群，吸引其自愿参加商业健康保险。同时，对于已经参加基本医疗保险的人群，参加商业健康保险可形成多层次的医疗保障，筹集更多的资金，更好地实现补充保障和风险分担。

（2）提供范围更广、质量更高的服务。一方面对于基本医疗保险未覆盖的服务，为参保者提供了更多基本医疗保险未覆盖的卫生服务，如牙科服务、眼科服务、康复服务等。另一方面对于基本医疗保险已覆盖的服务，为参保者改善就医及时性和服务质量，包括缩短候诊时间、提供更多可选的优质专科和专家、条件更好的机构设施、增加对私立医疗机构服务的可及性等，提高患者满意度，改善就医体验和质量。

（3）进一步分担患者的自付费用。商业健康保险为基本保险报销后患者自付的费用提供进

一步补偿,从而降低患者的费用负担,增强财务风险保护的作用。

2.参与经办基本医疗保险 在国家政策的鼓励下,保险公司广泛参与经办城乡居民大病保险、基本医疗保险和长期护理保险等业务,起到两方面的作用。

(1)开展经办业务。商业健康保险经办相关保险业务,承担和辅助保险的设计、开展和实施工作,能分担基本医疗保险相关经办部门的工作,缓解基本医疗保险经办过程中存在的人力资源短缺。

(2)提供增值服务。商业健康保险在经办城乡居民大病保险、基本医疗保险和长期护理保险等业务的基础上提供更多的增值服务,包括提供"一站式"即时结算服务,利用保险公司的信息技术优势实现异地就医管理服务,并探索提供附加健康保险服务等。

(二)商业健康保险面临的挑战

近年来,我国商业健康保险业务持续发展,保费收入与支出快速增长,然而并未改变商业健康保险发展相对滞后的格局。在构建我国多层次医疗保障体系的过程中,面对着新的发展机遇和需求的同时,商业健康保险仍面临诸多挑战,阻碍其实现高质量发展和发挥补充保障的作用。

1.商业健康保险在多层次医疗保障体系中的作用仍有限 商业健康保险承担的卫生筹资功能较弱。近年来,我国商业健康保险赔付总额占卫生总费用的比重不断提高,然而绝对值仍较低,其所承担的卫生筹资功能较弱,保险密度和深度与国际上实施社会医疗保险的国家相比仍有差距。

商业健康保险与基本医疗保险衔接不紧密。目前商业健康保险与基本医疗保险缺乏衔接和整合,商业健康保险产品无法较好满足群众需求。商业健康保险赔付率远低于发达国家商业健康保险的赔付率,财务风险分担和补充保障的作用仍有限,在降低居民个人医疗费用负担、满足多元化需求方面的作用有限。

2.商业保险公司尚未发展为专业化经营模式,核心竞争力不足 我国商业健康保险没有施行分业经营,专业健康保险公司、寿险公司和财险公司均可以经营健康保险业务。目前,已有百余家保险公司开展了商业健康保险。虽然商业健康保险经营主体日益增多,但是专业健康保险公司数量有限。专业健康保险公司由于成立时间短、企业规模小,且没有强大的代理人支撑,渠道销售也不够成熟,业务拓展能力有限,其产品市场份额较低。

在经营方式上,一些寿险公司仍将商业健康保险作为寿险的附加险种,核保和理赔也沿用寿险的方式,缺乏专业化运营。健康保险与寿险、财产险在精算原理、风险评估、风险控制技术、管理与服务等方面存在明显差异,需要专业的人才、独立的管理体系和专门的风险管理技术。专业化经营模式尚未成形,且缺乏专业核心技术以及产品和服务创新。

3.保险产品同质化严重、创新不足,存在无序竞争 当前,市场上的商业健康保险产品同质化严重,缺乏创新。由于前述商业保险公司尚未实现专业化经营,健康保险产品设计仍较多沿用人身险的开发思路,专业化水平不高。另一方面,由于缺乏本地区的疾病发病率和医疗服务费用等数据作为基础,加大了产品设计的难度,不同公司设计的同类险种产品普遍存在着保险责任相近、保险模式单一等情况,产品同质化严重。

在产品同质化的情况下,各保险公司往往采用价格战方式争夺市场份额。尤其是在"互联网+健康保险"快速增长的背景下,一个产品全国通用,地方针对性不足,管理粗放,价格战激烈,甚至出现恶性竞争现象。

第四节　我国普惠型商业医疗保险

自2020年以来,全国各地密集推出"惠民保"类的商业医疗保险,发展迅猛,反响热烈。据不完全统计,截至2022年6月,全国已有27个省(自治区、直辖市)先后实施了近两百种普惠型商业医疗保险方案，累计逾 1.5 亿人次投保，保费收入超过 80 亿元。普惠型商业医疗保险是建设多层次医疗保障体系的现实需要，也是商业健康保险不断创新发展的必然产物。

一、普惠型商业医疗保险的内涵与特点

（一）普惠型商业医疗保险的概念

普惠型商业医疗保险（inclusive commercial medical insurance）是由商业保险公司主办、基本医疗保险的参保者自愿缴费参加，针对特定区域的人群所设计、参保前置条件较少、保费较低、与当地基本医疗保险的保障范围相衔接，对参保者获得基本医疗保险保障之外的医药服务费用提供补偿的保险。

普惠型商业医疗保险（以下简称"普惠型商保"）中的"普惠"，源自 2005 年由联合国为实现"千年发展目标"中"根除极度贫困和饥饿"的目标所提出的"普惠金融"（inclusive finance）的概念，是一种秉承机会平等、惠及民生的原则，普惠型商保是"普惠"理念在商业医疗保险领域的应用。这一类商业医疗保险在官方政策文件中尚没有统一的名称，也称为"惠民保""城市定制型商业医疗保险"等。

（二）普惠型商保、城乡居民大病保险和商业健康保险的比较

普惠型商保是一种由商业保险公司承办的新型保险产品类型，其设计初衷是以商业保险助力地方多层次医疗保障体系建设，减轻重特疾病患者群体的医疗费用，既不同于以往商业保险公司经办的城乡居民大病保险，也不同于一般的商业医疗保险，在参保方式、参保条件、保费水平、筹资方式、运行机构、保障内容及补偿方式等方面均有所不同，是多层次医疗保障制度创新的体现。普惠型商保同城乡居民大病保险和一般商业健康保险的比较如表 15-17。

表 15-17　普惠型商保、城乡居民大病保险和一般商业健康保险的比较

方面	普惠型商保	城乡居民大病保险	一般商业健康保险
参保方式	自愿性	强制性	自愿性
参保条件	基本医保参保者，不限年龄、职业，对既往症限制较少	居民医保参保者，不限年龄、职业、既往症	对年龄、职业有限制，有既往症不可参保
保费水平	较低，统一费率	较低，统一费率	较高，分年龄段风险保费
筹资方式	个人缴费，部分地区可使用基本医保个人账户	从基本医保基金划拨	个人缴费
运行机构	商保公司	医保部门主办，商保公司经办	商保公司
保障内容	主要为基本医保支付范围内住院自付费用和特定高额药品费用；对既往症费用可投保但不报销或降低报销比例	基本医保支付范围内高额医疗服务和药品费用	按合同约定的保障范围，可保障基本医保支付范围内、支付范围外的医疗费用。核保条件严格，除外既往症
补偿方式	费用补偿	费用补偿	费用补偿或定额给付

（三）普惠型商保的特点

普惠型商保是一种新型的保险产品类型，呈现出鲜明的"普惠"特征。我国普惠型商保有如下特点。

1. 保费较低，不设风险保费　传统的商业医疗保险往往保费较高，实行风险保费，即保费与被保险人的风险程度相关联。普惠型商保的保费较低，大多数产品的保费在 50～100 元；多采取

社区费率，即每个参保者缴纳相同的保险费，而非按个人的风险程度制定费率。这样的保费水平为普通家庭所能承受，与以往商业保险产品相比更具有经济可负担性。

2. 参保条件限定较少，覆盖人群广泛　普通商保往往有风险选择行为，对于参保条件设置较为严格的限定，如年龄、既往疾病、风险职业等。普惠型商保对参保条件的限定较少，主要体现在以下几方面。

（1）对参保者年龄无限制，各年龄均可参保。

（2）对参保者既往症无限制，大部分方案允许带病参保，但既往症相关费用不予报销；少数方案允许带病参保，且既往症相关费用可以报销或降低比例报销。

（3）对参保者职业无限制，包括高风险职业在内的各职业人群均可参保。相对宽松的参保条件意味着普惠型商保不拒绝有意向的参保者，使以往被商业医疗保险排除在外的老年人、既往症人群以及职业风险人群等都能被纳入参保，有利于扩大人群覆盖面。

3. 保障范围与基本医疗保险相衔接，保障额度高　普惠型商保的保障范围设计注重同基本医疗保险待遇的互补衔接，针对患者在基本医保补偿后费用负担的主要来源，重点保障基本医保支付范围内的自付费用以及支付范围外的特定高额药品费用。普惠型商保通常对不同保障范围设定分项或总额封顶线，累计保障额度通常高达百万元以上。与基本医疗保险互补的保障范围和较高的封顶线，成为普惠型商保吸引参保的亮点。

4. 政府给予一定支持　由于普惠型商保具有上述鲜明的"普惠"特色，使其与以往的商业医疗保险产品相比，更具有发挥补充保障作用的优势。许多地方政府部门对这一新兴的保险类型给予了特定支持，如产品设计建议、宣传推广、数据支持等，部分地区还允许职工使用基本医保个人账户余额购买普惠型商保。

二、普惠型商业医疗保险的发展现况

当前普惠型商保迅速发展，各普惠型商保设计了不同的具体方案，并在不断调整变化。对已运行的普惠型商保的基本情况进行汇总分析，从参保条件、筹资标准、保障待遇三个方面描述其发展现况。

（一）参保条件

参保限制条件是商业保险公司对参保对象设置的门槛，通常对参保者的年龄、职业以及参保前是否已罹患特定疾病等设置一定条件限制。相对于一般性商业医疗保险，我国普惠型商保体现了"普惠"参保的特征。

普惠型商保的参保条件限定较少，覆盖人群广泛。普惠型商保的投保对象为各地城镇职工基本医疗保险和城乡居民基本医疗保险的参保者，大部分普惠型商保对投保人的年龄、健康状况无限制，以往被商业医疗保险排除在外的老年人、既往症人群以及职业风险人群等都能被纳入参保。

然而，普惠型商保对既往症费用的报销存在一定限制。既往症是指参保者在参保前所罹患疾病的情况，主要包括肿瘤、肝肾疾病、心脑血管及糖脂代谢疾病、肺部疾病和系统性红斑狼疮、再生障碍性贫血等其他疾病。部分商保方案不允许既往症人群参保，或允许参保但不可赔付或降低报销比例。

（二）筹资标准

普惠型商保大多数采用单一筹资标准，各年龄段参保人群的保险费相同。仅少数商保方案按照年龄段设定不同的保险费，老年人群的保费水平较高。2021 年我国各普惠型商保方案的筹资标准中位数为每年每人 68 元，最小值为每年每人 49 元，最大值为每年每人 450 元。其中，近80% 的商保方案的保费在百元以下，保险费处于 49～59 元区间的商保方案最多。

（三）保障待遇

普惠型商保所覆盖的保障范围包括：基本医保支付范围内住院费用、基本医保支付范围内门诊慢性病或门诊特殊病费用、基本医保支付范围外特定高额药品费用、基本医保支付范围外住院费用、基本医保支付范围外其他医疗费用，以及特定高额药品的供应保障、健康管理等附加增值服务。目前，普惠型商保最主要的覆盖范围是基本医保支付范围内住院费用，其次为特定高额药品费用，同时覆盖基本医保支付范围内门诊特殊病／门诊慢性病费用、基本医保支付范围外住院费用和其他医疗费用。

每个普惠型商保的保障范围往往是多种服务的组合，主要包括以下4类保障范围：基本医保支付范围内住院费用，基本医保支付范围内门诊特殊病／门诊慢性病费用，基本医保支付范围外特药费用，基本医保支付范围外住院费用。普惠型商保最主要的保障范围组合为"基本医保支付范围内住院费用＋特定高额药品费用"；其次为"基本医保支付范围内住院费用＋基本医保支付范围内门诊特殊病／门诊慢性病费用＋特定高额药品费用"。

三、普惠型商业医疗保险发展面临的难点

普惠型商保的实施过程中，在参保、筹资、支付、运行等方面均存在一系列的问题和风险，对保险的可持续性带来挑战。此外，政府在普惠型商保发展中的作用有待明确，普惠型商保与基本医疗保险存在相互影响，这些都是普惠型商保的进一步高质量发展需要重点考虑的关键难点。

（一）普惠型商保实施中的难点对其可持续性带来的挑战

1. 参保与筹资的风险　①可能存在逆向选择。普惠型商保对于参保条件的限制较少，允许高风险人群参保，可能导致健康状况较差、疾病风险较高的人更倾向于参保，而健康状况较好的人参保意愿较低。②人群覆盖规模不足。自愿参保情况下，普惠型商保覆盖的人群有限，进而影响保险风险统筹的能力，甚至出现参保人数过少而保险终止的情况，难以实现有效的风险分担。③可能存在筹资不足。普惠型商保实施社区费率，参保者缴纳统一的保费，而非根据个人疾病风险制定保费，且保费水平相对较低。当逆向选择较多、高风险人群占比较大的情况下，可能出现筹资不足。

2. 支付的风险　①保障待遇有限与宽泛的情况并存。一方面，绝大多数普惠型商保将既往症排除在保障范围之外或给予较低水平的保障，包括恶性肿瘤、心脑血管疾病、糖脂代谢疾病等常见且费用负担较重的疾病。另一方面，部分普惠型商保存在保障待遇过于宽泛的情况，如对既往症的参保和报销均无限制、免赔额较低且报销比例和保额较高。②参保者受益存在约束条件。第一，参保条件限制部分参保者的受益水平，如大部分商保方案对于既往症的相关费用不予赔付或降低赔付比例。第二，免赔额较高，部分普惠型商保对于基本医保支付范围内住院费用、特药、医保支付范围外住院费用等不同的保障范围分别设定单独免赔额，导致综合免赔额达4万～5万元。第三，限定医疗服务类别和机构，目前普惠型商保的保障范围主要集中于医保支付范围内的住院自付费用、自费费用，门诊服务和发生在二、三级医疗机构或特约药店以外的特药费用较难获得报销。③确定支付范围缺乏明确的标准。普惠型商保虽建立了特药目录，覆盖基本医保药品目录外的高额特药，然而药品的遴选原则、标准尚不明晰。目前特药目录主要集中于肿瘤药和罕见病，未能完整覆盖常见的癌症种类，也未结合基本医保药品目录考虑不同癌种间保障的公平性。④可能出现赔付率较低的情况。由于部分地区在设计普惠型商保方案时缺乏充分的基础数据，可能导致保费测算不准确。当经过充分的宣传、推广，在参保人数具有相当规模情况下，普惠型商保可能由于保障水平偏低而出现赔付率较低情况。

3. 运营的风险　在少数地区，市场上存在着针对同一参保目标群体、由不同保险公司承保的不同普惠型商保方案，不同险种在同一市场上竞争目标参保者，可能造成每个险种的参保人群

规模不足，或恶意压价竞争的情况。有些地区政府部门要求普惠型商保的赔付率需达到一定水平，且设定较高的最低赔付率要求，然而尚未形成明确的问责机制及可操作的超额利益返还机制，这可能在一定程度上影响最低赔付率管制的实现。

（二）政府在普惠型商保发展中的作用有待明确

作为一种与基本医疗保险紧密衔接的补充性保险、多层次医疗保障体系中的重要组成，普惠型商保的发展离不开政府的指导和推动。政府部门能够为发挥市场机制创造条件，为普惠型商保给予方案设计指导、基础数据信息等支持。充分、有效地发挥政府和市场的各自作用，公立部门和私立部门共同推进，是促进普惠型商保发展的必由之路。

然而，目前政府在普惠型商保发展中的作用定位尚不明确，导致政府部门实际参与程度存在很大差异。部分地区政府部门未对普惠型商保给予支持，甚至"退避三舍"；部分地区政府部门参与普惠型商保的程度较深，模糊了政府和市场的边界，甚至"越俎代庖"对普惠型商保的实施发挥主导作用。这两种情形均不利于商业保险应用市场机制、发挥专业优势，在一定程度上影响了普惠型商保的高质量发展。

（三）普惠型商保与基本医疗保险存在相互影响

普惠型商保的覆盖范围和保障水平与基本医疗保险紧密衔接互补，普惠型商保与基本医疗保险相互影响。一方面，普惠型商保对参保者提供基本医保报销后的补充保障，参保者的自付费用得到进一步分担，医药服务的价格降低。但多重保障也可能降低供需双方的控费意识，产生道德风险，出现诱导需求的情况，导致卫生资源的浪费和保险支出的增加。另一方面，基本医疗保险的政策调整或改革会直接或间接影响普惠型商保。如基本医保药品目录调整扩大可支付的药品范围，或通过集中采购降低药品、医用耗材价格，将会减少商保报销支出；基本医疗保险对目录外自费费用、不合理费用、违规行为等加强监管，将间接影响普惠型商保的保障水平。

思考题

1. 商业健康保险在我国多层次医疗保障体系中的作用是什么？
2. 商业健康保险有哪些特点？
3. 普惠型商业医疗保险发展面临哪些难点？

（陈　文）

第十六章　我国医疗保障支付方式改革

　　我国长期以来比较广泛实行的是按项目付费,从国内外医疗保险的实践来看,按项目付费这种单一的支付方式是造成过去几十年医疗费用上涨过快的一个重要原因。随着我国基本医疗保障制度的全面覆盖,医疗保障的工作重点逐渐由扩大覆盖面、提高补偿水平转变到加强对医疗保险的精细化管理和对医疗费用的合理控制上来。因此,深化医保支付方式改革是党中央、国务院作出的重大决策部署,同时也是医保制度自身发展完善、提高医保基金使用效率的必要措施。本章介绍了我国对不同类型医疗服务的支付方式改革。第一节是总额预付制改革,介绍了总额预付的政策设计的基本要点和国内实践。第二节聚焦门诊服务的支付方式改革,介绍了我国正在开展的门诊支付方式改革探索,结合国际经验,分析了我国门诊支付方式改革的发展走向。第三节介绍了住院服务的支付方式改革,分别介绍了急性住院病例和慢性住院病例的支付制度改革方案。第四节介绍了目前我国综合支付机制的探索和实践。

第一节　总额预付制改革

一、总额预付制的政策设计

　　总额预付(global budget),通常是指支付方按一定方式分配给医疗机构固定数量的资金,以控制医疗总体支出。医保支付制度改革通常会被认为是支付方将"财务风险"转向医疗服务提供方的过程。在各项支付方式中,总额预付很可能是支付方承担财务风险最高的一种。而服务提供方面临的财务风险越严峻,防范风险的意识自然越强,为了控制成本,甚至会减少必要的服务量或拒收患者。故此,总额预付制度下,支付方和提供方的约定通常除了总额预付额度外,还有某些体现"服务量"的约定。概而论之,此类支付政策的设计除了一般定额服务制度共有的"结余留用、超支不补"特征外,还有以下三个特点:第一,"总额"覆盖的医疗服务范围可以是这个机构门诊服务的全部、住院服务的全部、甚至门诊和住院服务的加总;第二,总额预付政策的设计通常有一个"时限",比如一年内服务的总和;第三,通常约定一个服务量的下限,超过此限才能获得满额的补偿。

二、我国总额预付制的实践

(一)总额预付制的改革历程

　　在 2009 年新一轮医改拉开序幕的时候,"看病贵"的问题十分突出。2009 年《中共中央 国务院关于深化医药卫生体制改革的意见》中提出"完善支付制度,积极探索实行按人头付费、按病种付费、总额预付等方式"。2011 年人力资源和社会保障部发布《人力资源社会保障部关于进一步推进医疗保险付费方式改革的意见》(人社部发〔2011〕63 号)又进一步明确提出"推进付费方式改革的任务目标是:结合基金收支预算管理加强总额控制,探索总额预付。……各地要按照基金支出总额,确定对每一种付费方式的总额控制指标,根据不同定点医疗机构级别、类别、特点以及承担的服务量等因素,落实到每一个定点医疗机构,以及每一结算周期,并体现在医保经办机构和定点医疗机构的协议中"。2012 年,国务院发布《"十二五"期间深化医药卫生体制改革规划暨实施方案》(国发〔2012〕11 号),涉及医保支付方式的选择时,也把"总额预付"列在首位。在中央政府和主管部门的积极推进下,各地纷纷落实总额预付的试点和推广工作。与西方国家的做法有所不同,我国对医院设定的总额往往是全面涵盖门诊服务和住院服务,这是因为我国医院和欧美国家医院提供的服务本身就不同。

(二)总额预付制的实践

1. 早期的探索实践 上海是国内实践总额预付制较早的地区,提出了"总量控制,结构调整"的政策目标,即通过总额预付制控制医保支出总量的增长速度,通过"结余留用、超支不补"的激励机制,鼓励医疗机构自觉调整费用结构,尤其是减少药品耗材的过度使用。在具体操作层面,上海使用"三轮协商,四个公开"的方式进行支付。"三轮协商"是指:第一轮,确定各级公立医院的预算总额划分比例;第二轮,三级公立医院确认具体医院的预算总额;第三轮,确定各区域内具体一级、二级医院的预算指标。"四个公开"包括:公开全市年度基金收支预算、医院预算安排;公开预算指标核定及实际执行情况;公开全市医院预算分配全过程;公开年终清算全过程。

各地在推行总额预付制的初期与国际上的情况相似,往往以医疗机构医疗费用的历史数据作为测算当年预算的依据。这样通常会产生两个方面与政策目标相反的结果。一是被称作"奖懒罚勤",即改革前自觉控制成本的医疗机构获得的支付额度较低,却让改革前成本控制不佳的机构获得较高的额度;二是所谓"棘轮效应",即医疗机构为了保持来年能够维持今年的额度,控制成本的积极性不高,甚至为了增加预算额而有意地做大今年的"盘子",这样一来,总额预付制的变革在控制医疗费用上的作用便明显打了折扣。

2. 引入风险调整工具 北京市在 2012 年以后采用总额预付制,在住院服务部分引入了当时相对成熟的"北京版诊断相关组(BJ-DRG)"作为风险调整工具,辅助测算各个定点医院机构住院服务的预期产出。简而言之,把每个定点机构医保出院病例的历史数据进行 DRG 分组,进而使每一例出院病例都有一个"权重值",把各医疗机构年出院病例的权重值全部加总,便得到了一个能够反映各医院年度住院产出的"总权重数"。确定单位权重的价值后,便可以计算各家定点医疗机构住院服务部分的总预算。

治疗同一类疾病,不同医院的医疗费用可以有显著差别,但同类疾病的 DRG 权重在整个统筹地区是统一的,以权重而非医疗费用作为总额预付的基础,避免了"奖懒罚勤"的问题。这是引入风险调整工具的好处之一。另一方面,如前所述,总额预付制的主要潜在风险是提供方减少服务。这一点在《人力资源社会保障部关于进一步推进医疗保险付费方式改革的意见》(人社部发〔2011〕63 号)中重点提及:"重点防范服务提供不足、推诿重症患者等行为"。也因为如此,总额预付制通常会伴有"服务量"约定。而基于 DRG 总权重计算预算总额的设计,其实已经把"服务量"的约定隐含在内。然而,对于门诊服务部分的预算,由于尚缺乏有效的风险调整工具,仍然需要依赖门诊费用的历史数据作为依据。积极研究探索门诊服务的风险调整工具,是当前提升医保支付制度科学性和可持续性的重要任务。

3. 与按绩效付费相结合的探索 在总额预付制的探索中,部分地区在区域卫生体系层面开展了更为复杂的设计。以宁夏回族自治区盐池县的探索实践为例,盐池县是在医疗费用增长快,且患者到县外就医比例过高的背景下实施的支付制度改革,改革的主要举措是:第一,临床专家结合盐池县级医院的诊疗能力把疾病分为"县级医院不能诊治的病种(A 类)"及"县级医院能诊治或通过技术支持能够诊治的病种(B 类)"。第二,按照历史数据测算 B 类疾病的年花费和相应的报销费用,制定包干预算额。新农合按照此预算额把 B 类疾病统筹基金支付部分的医疗费用打包给县级医院,原则上,盐池县新农合覆盖的住院病例中,只要所患疾病在 B 类疾病范围内,都经由县级医院从新农合拨付的预算中支付报销费用。第三，A 类疾病的医疗费用留在新农合，原则上，盐池县新农合覆盖的住院病例中，只要所患疾病在 A 类疾病范围内，都经新农合基金直接报销。第四，在县级医院住院的病例，住院报销比例为 70%；经县医院转诊至县外的，报销比例为 40%；直接到县外机构住院的，报销比例为 20%，通过如此报销比例的设计，引导患者到县级医院首诊，B 类疾病尽量在县级医院诊治，A 类疾病也经由县级医院转诊至县外。第五，新农合基金将给县级医院的预算分为 70% 和 30% 两部分，70% 的预算分季度拨付给县级医院，每年的年中和年末组织临床专家对县级医院的医疗质量进行考核，视考核的情况给付另外 30% 的预算费用。考核的内容主要包括诊疗过程的规范性、医疗结果和收治病例类型的结构。考核以上一年度同期作为对照，如果县级医院的各项指标结果比上一年度有所下降，则会被扣分，便不能拿到全部 30% 的预算费用。

　　类似盐池县这样的总额预付制的设计，立足点高于以往以单个医院为单位设定费用总额的做法，从县域医疗服务体系的角度，不仅倒逼单个医疗机构主动控制成本，而且努力调动县级医院提升治疗能力、留住患者，最终达成县域医保统筹基金的有效使用。

　　我国总额预付制的实践与国际经验基本一致。总额预付制作为控制医疗费用过快增长的重要手段，这种制度本身也在变革当中。一方面，早期的总额预付制在计算"总额"时往往会直接以医疗费用的历史数据为基础，后来则更倾于选择更为贴近目标产出的指标作为计算依据；另一方面，早期的总额预付制直接以单个医疗机构的服务总量作为定价单元，后来则发展成为以区域人群为基础预算医疗费用总量，再以某种方式"分配"给区域内各个医疗机构。

三、总额预付制发展趋势

　　总额预付制作为医疗费用控制的强力手段，在医保支付制度改革中应该受到足够的重视。然而，如果总额预付的政策设计仅仅着眼于各家医疗机构的服务总量，甚至粗放到以单一机构的历史费用为依据制定其预算总额，改革不仅很难奏效，还会适得其反。

　　总额预付的发展走势已经显现端倪：第一，预算的对象不仅仅是单个医疗机构，而是对区域人群医疗服务（甚至包括部分预防保健服务）的总需求进行预测，在此基础上，结合医保筹资能力进行整个区域的总额预算；第二，从区域预算到区域内各个定点医疗机构的资金分配，将与正在推行的 DRG/DIP 付费改革相结合（分别推算各医疗机构住院服务的总额），甚至与门诊的付费制度改革探索相结合（分别推算各个医疗机构门诊服务的总额）。

　　从我国医改的整体部署出发，科学给定各个医疗机构的总预算是必要的，因为这样至少可以避免 DRG/DIP 付费推进过程中住院服务的成本被过度转移到门诊。另一方面，随着紧密型医联体制度的逐步推进，以医联体为单元设定医保费用总额，有助于推动医联体内部各个机构实现真正意义上的"整合服务"，是促成有效应对医疗服务碎片化的良方。

第二节　门诊支付方式改革探索

　　门诊服务是人们罹患疾病时获得医疗服务的重要途径。2020 年，我国门急诊人次数超过77.4 亿，国民年人均门急诊次数达到 5.5 次。部分地区的医疗费用中，门诊服务占比已经过半。探索完善我国门诊服务的支付方式，对于保障医保基金的高效使用、推进医保战略购买有着重要意义。

一、我国门诊支付方式改革探索

（一）概况

我国的门诊支付方式一直以按项目付费为主体。随着对门诊服务保障制度的探索，在制度层面逐步形成了"分类管理"的模式，即针对特定的慢性病、特殊病（后来统称为"门诊慢特病"）和普通门诊制定不同的支付方式。门诊慢特病的特点是诊断和治疗方案明确，资源消耗相对清晰，因此可以引入限额甚至定额的支付方式；普通门诊则包含了大量诊断不明晰、针对症状/体征/主诉进行探索性治疗的情形，大部分的地区对于这部分病症的门诊支付方式仍然继续沿用了按项目付费的方式。

2020年《中共中央 国务院关于深化医疗保障制度改革的意见》（中发〔2020〕5号）提出"推行以按病种付费为主的多元复合式医保支付方式……门诊特殊慢性病按人头付费"。2021年《国务院办公厅关于建立健全职工基本医疗保险门诊共济保障机制的指导意见》（国办发〔2021〕14号）中，提出"完善与门诊共济保障相适应的付费机制。对基层医疗服务可按人头付费，积极探索将按人头付费与慢性病管理相结合；对日间手术及符合条件的门诊特殊病种，推行按病种或按疾病诊断相关分组付费；对不宜打包付费的门诊费用，可按项目付费"。一系列文件的发布对各地探索门诊支付方式改革加注了动力，各地出台门诊慢特病相关政策的频率明显加快，越来越多的地区开始探索普通门诊按项目付费的变革。

（二）门诊慢特病的支付方式

门诊慢特病是门诊慢性病和门诊特殊病的合称。门诊慢性病主要涵盖了病程较长、容易复发、需在院外连续治疗或长期服药、医疗费用较高的一些特殊慢性病，代表性疾病有：高血压、糖尿病、冠心病等。门诊特殊病主要包括病情较重、需要长期治疗的特殊疾病，代表性疾病有：恶性肿瘤放化疗、重症尿毒症透析治疗、组织或器官移植后抗排异治疗、再生障碍性贫血、失代偿期肝硬化等。各地门诊慢特病的数量差异很大，少则十余个，多则上百个。各地定义的门诊慢特病范畴也不尽相同，不同地区的"门诊慢病"和"门诊特病"病种甚至互有交叉。

当一个病种被医保部门纳入"门诊慢特病"后，通常的改变是参照该病种住院病例的待遇提升门诊待遇水平。从医保支付方式来看，部分地区在提升门诊待遇水平后，仍然实行按项目付费；另一部分地区在改变待遇水平后探索了新的支付方式。对门诊慢性病，常见的改革是实行"限额"支付，例如，对于高血压患者门诊服务设定一个每月或每年的最高报销额度，在此额度之下的费用执行既定的报销政策，超过此额度，则不予报销；对于门诊特殊病，常见的改革是执行"定额"支付，例如，对再生障碍性贫血患者的门诊治疗设定一个疗程的定额费用支付给服务提供方，结余留用，超支不补。

（三）普通门诊的支付方式改革探索

对于普通门诊，部分地区开展了变按项目付费为其他支付方式的探索。这些探索中，按人头付费最为多见。按人头付费指以提供者所服务的人头数为计价单元的支付模式。我国门诊服务按人头付费的试点往往是以"家庭医生签约"为制度基础，目前试点地区的常见做法是根据签约人数乘以协议人头费标准来计算统筹基金门诊预算总额，支付给与居民签约的医疗机构。以镇江市为例，当地医保部门对社区医疗卫生机构实行以人头为核心的总额预算管理结算方式，根据各社区医疗卫生机构的就诊人数、慢性病管理人数、健康档案建立及签约人数来确定总额预算指标；根据每年度增加的慢性病管理人数、健康档案建立人数，年终按人头费乘以签约人头增量确定增加的支付额度；根据每年度减少的慢性病管理人数，相应减少年终支付额度。

浙江金华尝试引入"门诊病例分组"（ambulatory patient groups，APG）作为风险调整工具，探索"医保门诊按人头包干结合APG点数法付费"的改革。APG的基本思路是，将门诊患者临床特征、资源消耗和成本相似的归为一组,差异大的归为另外一组。门诊病例通常缺乏明确的诊断,所以在 APG 系统中,操作是首要的分组变量。根据是否有重要操作,APG 将门诊病例分为三大类型:重要操作 APG 组、内科服务 APG 组和辅助服务 APG 组。计算各个病组的权重,再次计算基础费率,最后,基础费率 × 病组权重得到各个病组支付标准。APG 分组结果反映了患者就诊过程中资源需求以及医疗资源消耗情况,通过重要操作整合、辅助服务打包等方式,APG 分组可以在不同模块之间灵活组合,对各类资源消耗进行合理偿付。同时,患者可以划分到多个 APG 组,在解决患者需求多样性问题的同时,通过定额支付标准减少了不必要医疗服务的提供。金华根据临床过程、资源消耗等相似程度,综合考虑门诊费用、高值耗材、国家谈判药品费用等因素,探索建立本地门诊病例的 APG 系统,为人头费的设计提供风险调整的依据。

另外,为了保证医保定点机构门诊的服务质量,部分省市如湖南省、海南省、湖北省、郑州市、沈阳市、济南市还提前预留了质量保证金,根据年终对定点机构的考核结果再行兑付。

二、可供借鉴的国际经验

1. 按人头付费　世界上建立了"守门人"制度的国家和地区,门诊服务通常采用"按人头付费"的模式。以英国为例,在国家卫生服务体系(NHS)中,英国当地居民必须选择一所诊所签约注册才能免费享受 NHS 提供的医疗服务,患者也只有经过其签约全科医生的同意才能被转诊至上一级专科医院。这种做法与我国正在探索的普通门诊按人头付费的方式类似。所不同的是,NHS 的人头费一般直接包干给全科医生;而且,在 NHS 中全科医生首诊是硬约束,不经过全科医生转诊的专科服务无法获得 NHS 的保障。此外,部分全科医生的人头费中包含"转诊费",即全科医生每进行一次转诊,必须支付一笔定额转诊费,这也使得全科医生有积极性把患者留在诊所。

2. 基于医疗服务项目的点数法　在没有建立"守门人"制度的国家中,大部分国家的门诊服务仍然采用按项目付费的方式。其中,一些国家执行的医疗服务价格是"无量纲"的"点数"。以德国为例,联邦医师协会和德国主要七家联邦疾病基金协会协商确定本国年度门诊总费用和每个门诊服务项目的点数;在州级层面,由各州的医师协会和疾病基金协会商定本州的年度门诊总费用,并由州内各种疾病基金会支付州医师协会门诊费用。州医疗保险联合会和开业医师联合会协商门诊费用年度总额。根据每一项门诊服务对应的点数计算整个州所有开业医生全年工作的总点数,去除年度门诊费用总额,即为每一点的货币价值。每个执业医生的所得就是该医生服务的点数与每一点货币价值的乘积。

在这样的计算方式下,总额预算一定,服务量越大,点数越多,点值将会越低。契约式收费标准下的补偿机制的特点是,每个开业医师事先并不知道各类服务项目的点值。因此就医师总体而言,在一定预算约束的情况下,提供的服务量增多,而收入却不一定能增加,约束了医疗服务的过度提供。

3. 按就诊人次支付　按就诊人次付费是以单次门诊为计价单元的支付模式。就诊原因不同、患者个体特征差异,都会导致门诊服务之间的显著差别。因此,为了减少服务提供方因为交叉补贴而选择患者,按就诊人次付费往往需要对门诊病例进行"风险调整(risk-adjustment)"。美国的部分医疗保险对门诊服务就采用了基于 APG 的按就诊人次支付方式。

4. 慢性病的捆绑付费　捆绑付费指对特定慢性疾病患者一个时间周期内诊治所需的多学科服务进行一次性付费。例如,荷兰等国家针对糖尿病等慢性疾病组建了由全科医生、专科医生、理疗师等组成的医疗保健服务团队(care group,CG),CG 是法律意义上的提供医疗保健服务的实体。医疗保险公司与 CG 就捆绑服务包进行谈判并达成一个预订费用,该费用涵盖了患者一年治疗所需的、包含门诊服务在内的所有医疗服务。

5. 基于区域人群的包干支付　在美国有一类被称为责任保健组织（ACO）的机构。一个保险计划的参保人可以选择某个 ACO，并从中获得（大部分）初级保健服务。那么，保险方会认定这位参保者属于此 ACO（不需要参保人与该 ACO 有正式的签约）。保险计划会根据某个 ACO 归属参保者的数量，进而核定这个 ACO 支付的总额。

6. 按绩效付费　按绩效付费是通过激励性的支付来提高医疗服务绩效的一种新型付费方式。许多国家都有把绩效指标与门诊支付挂钩进而激励供方提升门诊质量的制度安排。例如，2004 年英国引入的质量与结果框架（QOF），基于临床标准、组织标准、患者体验和额外服务 4 个主要领域 146 个绩效指标，对全科医生进行奖励；法国于 2009 年启动改善个人实践的合同（CAPI）项目，通过设置的 29 个绩效指标计算全科医生的奖金。

三、门诊支付方式发展趋势

门诊服务的医保支付制度改革是势在必行的，改革的目标不仅仅是节约门诊服务的成本，还包括引导更多的患者使用初级保健服务，从而降低成本较高的二、三级保健服务的使用率。从这个角度出发，门诊支付改革路径的选择与医疗卫生服务体系改革密切相关。如果家庭医生签约继续扩面，并能让家庭医生发挥好管理患者健康的作用，那么，基于签约人群的按人头付费便有了比较坚实的基础，可以成为门诊支付改革的优选路径。如果紧密型医联体发展顺利，基于片区居民的门诊服务包干支付、片区门诊总额约束下的点数法以及按诊次付费等都可以作为门诊支付方式改革的选项。当然，类似 APG 等风险调整工具也值得深入研究，因为无论是按人头付费还是按诊次付费，风险调整都是必要的。

上述这些改革路径由于涉及医疗卫生服务体系的变革，还需要较长时间的探索。短期的探索很可能集中在门诊慢特病，因为这些诊断明确、诊疗路径也比较清晰的疾病可以参考住院服务支付制度改革的经验，在限额或者定额付费基础上，探索门诊服务和住院服务的"捆绑"付费。这样的探索如果成功，不仅仅有助于避免不必要的住院服务、提升医保基金的使用效率，而且对于促进慢性病的整合服务、提升慢性病患者的整体健康管理效果乃至改善他们的生存质量，都是大有裨益的。

第三节　住院服务的支付方式改革

我国住院服务传统的支付方式是按项目付费，支付方式改革针对不同类型的住院服务有不同的设计。对于急性住院病例，主要的改革方向是按疾病诊断相关分组（DRG）的付费和按病种分值付费（DIP）。对于慢性长期住院病例，主要改革方向是按床日付费。

一、我国的 DRG 付费改革

（一）我国 DRG 付费改革的发展历程

1. DRG 的引入　按疾病诊断相关分组（DRG）是以疾病诊断和手术操作为主轴的病例组合工具，同组内的病例临床过程相近，资源消耗相似。DRG 在世界各国的医保支付中得到了广泛的应用。20 世纪 90 年代初，北京市医院管理研究所主持并推进了我国第一个关于 DRG 的大规模研究。我国第一个本土化的 DRG 版本是 2008 年发布的"北京版 DRG（BJ-DRG）"。BJ-DRG 发布后，先在北京市的医院绩效评价中得到了广泛应用，经过 20 余年的发展，至 2019 年国内形成了四个主流 DRG 版本：包括北京医疗保险协会的 BJ-DRG、国家卫生健康委员会医政医管局和北京市卫生健康委信息中心联合制定的 CN-DRG、国家卫生健康委员会基层卫生健康司的 CR-DRG 以及国家卫生健康委员会主导开发的另一个版本 C-DRG。

2．国家医保版 DRG 付费的推行　为了贯彻落实 2017 年《国务院办公厅关于进一步深化基本医疗保险支付方式改革的指导意见》（国办发〔2017〕55 号）等文件的要求，推广 DRG 付费改革，国家医保局牵头构建了国家医保版 DRG（CHS-DRG）分组方案，并在 2019 年 5 月确定了 30 个城市作为 DRG 付费国家试点城市。2021 年 11 月 19 日，国家医保局印发《DRG/DIP 支付方式改革三年行动计划》，标志着我国的 DRG 付费改革已经进入到全面推进的实践阶段。

（二）我国 DRG 医保支付方式改革的基本做法

1．标准先行的顶层设计　DRG 是一套复杂的病例组合系统，标准规范的电子数据是 DRG 准确分组的基础。国家医保局推进 DRG 付费改革的顶层设计首先以医保数据的信息标准为第一抓手。早在 DRG 付费改革试点方案发布之前，国家医保局先发布了《医保疾病诊断、手术操作分类与代码》和《医保结算清单》等对 DRG 分组有支撑意义的信息编码标准，并在全国各个统筹地区贯彻了这一标准的使用。国家医保局第二个抓手是统一的 CHS-DRG 分组方案。国家医保局制定了编码化的 CHS-DRG 主干 DRG（A-DRG）分组方案，并要求各实行 DRG 付费改革的统筹地区以 CHS-DRG 为基础制定本地的 DRG 分组方案，即各地的 DRG 版本可以根据本地实际开发，但各地的 A-DRG 需与 CHS-DRG 保持一致。这样一来，DRG 付费改革中国家"统一步调"和地方"因地制宜"的"边界"便得到了清晰的界定。

2．不拘一格的付费方法　国家医保局在 DRG 付费试点的政策设计时，并未规定地方以何种方式进行付费，给了试点地区在政策设计上的自由度。各试点地区可以基于 DRG 选择传统按次付费（case-payment）的方式；也可以基于各个医院最近的历史数据进行 DRG 分组，获得各个医院来年预计的住院病例 DRG 总权重数，而后实行基于 DRG 总权重数的医院总额预付制；还可以把 DRG 的权重看作"点数"。另一方面，各统筹地区既可以选择基于 DRG 的付费改革（即只有统筹基金支付的部分实行"定额"付费，个人负担部分仍然执行原来按项目付费下的报销制度）；也可以选择把 DRG 的定额作为"收费"的手段（即以 DRG 定额划分统筹基金支付比例和个人负担比）。这样的安排一方面让各地能够基于本地医保基金池的充盈度、医保基金管理能力、对既往制度的依赖情况等制定与本地实际情况相适应的安排，避免"一刀切"；也能充分调动地方管理者的智慧和创造性，展现和积累更多的实践经验，为后续的扩面改革奠定基础。

3．模拟、试点而后推广的稳步改革　考虑到 DRG 付费改革需要在技术层面和制度层面两个维度展开，国家在部署改革时始终坚持"先试后改"的模式。2019 年，在宏观设计上，国家先遴选 30 个有意愿改革的城市，积累经验后再行推广；在对试点城市改革安排的指引上，强调"顶层设计、模拟测试、实际付费"三年三步走。为了应对试点改革过程中出现的问题，国家医保局除了安排"国家医保 DRG 技术指导组"研究出台相关通用性的技术文件以外，还专门组建"DRG 付费国家试点专家组"，对应每个试点城市安排专家提供技术支持。2021 年下半年，国家医保局组织开展了各个 DRG 试点城市的"交叉互评"，结合试点城市的数据，对三年试点进行了总体评估。国家对 DRG 改革推进方式方法的充分掌握，为全国层面推广 DRG 付费改革奠定了坚实的基础。

（三）我国 DRG 改革的关键技术与条件

1．统一的疾病诊断和手术操作编码标准　如图 16-1 所示，DRG 的分组过程中将先按解剖系统分成"疾病大类（MDC）"，接下来再细分"主干 DRG（A-DRG）"，然后细分到具体的 DRG。这个过程完全依靠计算机自动完成，在分组过程的每一步中，计算机识别的都是疾病诊断和手术操作编码。标准化的疾病诊断和手术操作编码是 DRG 分组的基础。CHS-DRG 使用了国家医保局发布的《医保疾病诊断、手术操作分类与代码》（简称"医保版 ICD 编码"），这是各地开展 DRG 付费改革之前首先要完成的举措。

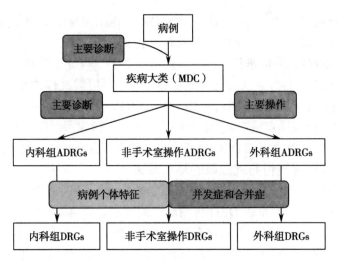

图 16-1　DRG 的分组过程离不开疾病诊断和手术操作编码

2. 高效的 DRG 分组方案　推进落实 DRG 付费,必须要有与当地数据环境相匹配的 DRG 分组方案。DRG 的分组方案开发时,需要充分动员当地的医学专家给予经验性意见,并辅以统计专家的数据验证。在 DRG 细分方案初稿形成后,则需要使用当地的结算清单数据进行 DRG 分组效能的评估。

3. 合理设定 DRG 权重和费率　DRG 权重实为 DRG 付费中各个病例间的"比价关系",权重越高,相对价格便越高;而费率则是单位权重的价格,二者均为 DRG 付费的核心变量。DRG 的权重先于费率进行设定,通常的做法是根据历史数据给每一个 DRG 设定一个初步权重(按某个 DRG 内历史病例的次均费用或次均住院日除以全体病例次均费用或次均住院日获得),然后再通过医学专家代表评议或其他方式来进行调整。当各个 DRG 的权重设定后,费率就可以根据年度总预算和当年预期总权重的比值算得。

4. 高效运转的医院信息系统　图 16-2 展示了 DRG 付费的基本过程:患者出院时医院端将患者当次住院有关的信息归集完成,并通过网络传至医保经办机构的 DRG 分组器,由 DRG 分组器按既定规则完成分组后,结合当地设定的权重、费用和相关报销规定,形成医疗费用在统筹基金和个人负担之间的划分,实时反馈回医院端,医院根据此反馈结果完成患者出院手续。整个过程要求医保经办机构端装载的 DRG 分组器正常工作、各定点医院与医保经办机构之间的网络通畅。除此之外,最大的挑战是要求医院端在患者办理离院手续时便完成 DRG 分组所需各种变量信息的归集。这不仅仅是要求医院内部疾病诊断和手术操作的编码速度加快,联通原先分散于各套不同系统的信息需求,甚至医院内部与病案统计相关的工作流程也可能需要调整。

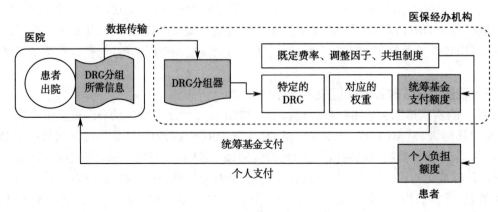

图 16-2　DRG 付费的一般运转过程

二、我国的 DIP 付费改革

（一）DIP 的定义与内涵

1. DIP 的定义　按病种分值付费（DIP）是以疾病的一次治疗过程为研究单位，利用全样本数据中疾病诊断与治疗方式的共性特征进行挖掘，将疾病诊断类同、临床过程相近的病例聚类在一起。DIP 改变了以往用样本推算总体的仿真、预测或精算模式，运用全样本的真实数据客观还原地区内病种的疾病特征和医疗行为。基于大数据的客观 DIP 分组，组内差异小，便于拟合不同 DIP 的成本基线，有利于对医疗服务产出形成客观的综合评价，将医疗服务产出由不可比变为可比，为医疗保险支付提供技术支撑。

DIP 医保支付是在地区总额预算下，基于病种分值表和在一定期限内（通常为一年）区域实际提供的病例总分值，医保部门计算年度区域内分值单价，按照医疗机构的总病种分值给予支付。DIP 将总额预算、按病种付费和点数法结合起来，是预付制付费方式。DIP 在我国目前主要用于住院医疗费用的结算，它具有较强的适应性和可扩展性。

2. DIP 的发展历程　DIP 是我国原创的医保支付方式。我国的江苏省淮安市、广东省中山市、山东省东营市、江西省南昌市、湖北省宜昌市等地市先行探索了住院费用的按病种分值付费，2018 年广东省全省推行这一支付方式，为我国 DIP 的实施积累了实践经验。2020 年 10 月，国家医疗保障局开始推行总额预算下、住院以按病种分值付费为主的支付方式试点。2021 年 11 月，国家医保局印发《DRG/DIP 支付方式改革三年行动计划》，加快推行住院 DRG 和 DIP 支付方式。

3. DIP 的作用　①拟合医疗服务成本。医疗服务具有不确定性，受到多种因素的影响，即便是同一诊断也会有较大差异的医疗费用支出。DIP 的基本思路是建立病种组合，将诊断相同、临床过程相似、资源消耗相近的病例进行打包组合，结合病组的平均资源消耗探寻成本。②通过大数据分析发现医疗行为中的规律。DIP 基于海量真实病案数据聚类客观形成的病种组合，和临床的实际差异度小，而且 DIP 还能以全样本数据真实反映临床病种的变化，发现疾病与治疗之间的规律，探索费用变化的规律，客观地体现临床医疗中疾病治疗的真实状况。③规范医疗机构的医疗行为。在 DIP 的实施中，设计了配套的医疗机构监管制度。在 DIP 这一评价体系之下，可以更好地规范医疗机构的医疗行为。④促进医疗卫生信息的标准化建设。DIP 需要标准规范的数据支撑分组，对医疗信息建设提出了具体的要求。国家在推动支付方式改革前先行发布了统一信息编码标准，并对结算清单质量提出了统一的要求，加速了标准化建设的进程。

（二）中国 DIP 支付制度的基本做法

国家医保局在 2019 年 6 月先行启动了医疗保障标准化工作，发布了《医疗保障疾病诊断分类及代码》和《医疗保障手术操作分类与编码》《医保结算清单》等信息编码标准，在全国统筹区域使用，统一了我国医保系统的信息编码，奠定了 DIP 推行的基础。2019 年开始，国家医保局通过试点工作推动 DIP 支付，DIP 支付的目标、规划、路径都由国家医保局总体把握。

DIP 支付的实施主要包括以下五个内容。

1. 编制 DIP 病种目录库　DIP 目录库是使用全样本病例数据，基于穷举和聚类疾病诊断和治疗方式的组合，确定稳定的分组并纳入目录管理。主目录是 DIP 目录库的核心构件。主目录的分组思路是利用出院患者的病案数据首页，截取出院病例主要诊断的分类及代码（ICD-10），然后将诊断代码和治疗方式组合匹配后，聚类形成基于大数据的 DIP 病组组合。

2. 计算病种分值　病种分值（related weight，RW）是依据资源消耗赋予给每一个病种组合的权值，直观反映了疾病的严重程度和治疗方式的复杂程度。在实际操作中，病种分值是依据地区全样本的数据病例平均医药费测算。

3. 测算分值的付费标准　用于与医疗机构进行年度清算的 DIP 的结算点值,是基于当年医保住院支付总额与医保支付比例算出当年的住院总费用,结合地区医疗机构的年度 DIP 总分值,计算每点值的均值。

4. 费用结算　在基金管理"以收定支、收支平衡、略有结余"的总体原则下,明确 DIP 政策下医保和医疗机构的费用结算流程,制定结算细则,加强费用结算的规范化管理,有利于提高费用结算的时效性和准确性。

5. 监管考核制度　为了避免医疗机构违规操作,医保机构需要对医疗机构的行为、DIP 实施的过程和结果进行监督和管理,应用信息化的智能监控进行事前、事中、事后的全流程监管,提高医保基金的使用效率、保障参保人利益。

(三) 我国 DIP 支付的实施条件

在医保统筹地区推进 DIP 支付是系统工程,需要技术支撑和组织保障。

1. 统一的基础代码　2019 年 6 月医保标准出台后,要求全国各个统筹地区医保结算统一和规范使用医保版的标准化编码。信息标准化是为 DIP 提供可比和一致的数据,有利于形成客观的分类和组合。

2. 高质量的结算清单　DIP 的基础数据都来自《医疗保障基金结算清单》(以下简称"结算清单"),在医疗信息的记录中要符合《医疗保障基金结算清单填写规范》等的有关要求。

3. 规范的诊疗流程　诊疗流程规范是指,基于国家所发布的疾病诊治、药品应用等指南和规范,实施医疗服务全程管理,坚持合理用药、合理检查。有条件的应用地区需进一步提高临床路径管理水平和实施效果,保障医疗质量与安全。

4. 有效的组织管理　DIP 支付已经成为我国全国范围内支付方式改革探索的重点工作,在全国加快推进,需要从国家层级和地方层级架构有效的管理体系。

三、我国的按床日付费改革

传统上,我国的慢性长期住院病例的支付方式也是以按项目付费为主。2020 年国务院《关于深化医疗保障制度改革的意见》提出"医疗康复、慢性精神疾病等长期住院按床日付费",2022 年国务院办公厅发布的《"十四五"国民健康规划》进一步明确"对于精神病、安宁疗护和医疗康复等需要长期住院治疗且日均费用较稳定的疾病推进按床日付费"。

按床日付费是以"一天住院"为支付单元,给予每个住院日一个费用定额。我国各地对于按床日付费的探索,集中在精神疾病的住院服务上。例如,上海 2000 年即在上海市精神卫生中心试点按床日付费的支付方式,次年在全市医疗保险定点精神病防治专科医疗机构及其联合病房中推开。其制度特点是以床日为计价单元,在上述机构内,同一机构所有患者的住院床日价格是一致的;同时以上一年为参照规定住院日上限,超过上限的住院日医疗保险只支付部分费用。床日价格和住院日上限在不同机构之间有差异。床日价格和住院日上限每年调整一次。重庆医保部门自 2005 年起也对精神病患者住院医疗费用采取了类似于上海的按床日付费的形式;两者的差别在于重庆医保部门在实施按床日付费时没有设定支付住院日的上限。此后,北京、深圳等地也纷纷对精神疾患住院患者的支付制度开展变按项目付费为按床日付费的改革。

按床日付费对服务提供方带来的正向激励是控制床日成本,而负向激励是带来延长住院时间的动机。为了减少后者带来的医疗资源浪费,有些按床日付费的实践中采取"床日费用递减"的办法。例如,安徽省将住院治疗精神病患者费用按照住院时间划分为 1~30 天,31~60 天,≥61天三个阶段,医保支付的每日定额费用依次递减。国外也有类似的案例,例如,美国 Medicare 设计精神病住院病例的按床日付费时,限定一个住院时长的上限,超过上限便递减床日付费额度。

为了更加准确地预测长期住院病例的成本,以便合理制定床日付费额度,业界开展了长期住院患者的风险调整工具的研发和应用。在这些风险调整工具中,"基于资源利用相关组(RUG)"比较有代表性。RUG 依据患者失能等级、需要的照护服务类型将长期照护的患者分为 8 大类 66 个亚组,如康复服务附加广范围服务、高消耗的针对性特定服务、低消耗的针对性服务、身体机能缺失等。RUG 不仅可以应用于向精神障碍住院患者支付费用,还可以向长期护理患者支付费用。最先应用 RUG 的是美国 Medicare,从其实践经验来看,RUG 对长期住院患者医疗资源消耗的解释力还有限。长期住院患者诊治成本的科学预测和合理定价的技术方法还有待进一步探索和优化。

第四节　综合支付机制的探索

一、我国支付机制改革的多种探索

从改革目标上看,各地在支付机制改革和探索的过程中逐渐认识到医保支付机制改革是深化医改的重要环节,而且它作为一种激励手段关系到医疗服务体系能否良性运行。同时也认识到医保支付机制改革应该超越过去单一的医保控费和保持基金平衡的行政目的,通过支付机制的改革,发挥合理的支付方式手段,对服务提供方产生正向激励机制,改变不合理的医疗行为,规范引导医疗行为,提高服务质量和效率,促进医疗机构加强内涵建设和自我管理,推动内部运行机制改革,在保证医疗服务质量和控制医疗费用之间寻求一个平衡点。

从改革方向上看,《中共中央 国务院关于深化医疗保障制度改革的意见》(中发〔2020〕5 号)中提出要在全国范围内普遍实施以按病种付费为主的多元复合式医保支付方式。积极探索将点数法与总额预算管理等相结合,逐步使用区域医保基金总额预算代替具体医疗机构总额控制;重点推进按病种分值付费(DIP)工作,完善技术规范和病种库,形成本地化的病种库,加强基础数据测算和质量监控,不断提高付费精准度;推广按疾病诊断相关分组(DRG)付费国家试点经验,不断优化分组方案;推广基层医疗卫生机构普通门诊按人头付费与家庭医生签约服务相结合,推行诊疗方案、评估指标明确的门诊慢性病按人头付费与慢性病管理相结合;长期住院且日均费用较稳定的疾病(如医疗康复、精神疾病、安宁疗护)按床日付费;对不宜打包付费的复杂病例按项目付费,同时探索符合中医药特点的医保支付方式。

从改革特点上看,由于我国不同地区间发展差距较大,分阶段、分地区试点逐步推进是我国支付机制改革的显著特点。比如,2019 年 6 月国家医保局推行首批 30 个城市 DRG 试点工作,2020 年 11 月进一步推行 71 个城市区域点数法总额预算和 DIP 付费试点工作。截至 2021 年年底,101 个试点城市全部圆满完成试点工作,进入实际付费阶段。2021 年 11 月,国家医保局发布《DRG/DIP 支付方式改革三年行动计划》,要求到 2025 年年底,DRG/DIP 支付方式覆盖所有符合条件的开展住院服务的医疗机构,基本实现病种、医保基金全覆盖。

从改革成效上看,我国医疗保险支付机制改革已经初具成效,截至 2020 年年初全国 86.3% 的统筹区开展了按病种付费,97.5% 的统筹区实行了医保付费总额控制,60% 以上的统筹区开展了对长期、慢性病住院医疗服务按床日付费。此外,DRG/DIP 两种医保支付方式改革平稳推进,在完成试点工作的基础上在全国逐步全面铺开。现阶段正值进入医保支付机制改革的深化期,各地区相继积累了一定的改革经验,如三明市"C-DRG 收付费"、厦门市"病种分值付费"、宜昌市"病种点数法"等。

总之,新时期我国医保的角色已经从制度建立初期的事后付费者向战略购买方转变,同时支付机制改革正逐步从数量型转化为价值型,"价值医保"的步伐必将驱动整合型医疗卫生服务体系的建构,开启以公共利益为先的合作共赢模式,综合医院、医保、患者等各方价值,逐步实现"共享价值"。

二、支付机制改革与医疗服务综合管理的协同政策

"十四五"期间深化医保支付机制改革，各级医保部门需要在信息化水平、医疗服务价格、绩效考评机制等方面推动与医疗机构等部门的协同改革，多方发力。

（一）加快卫生信息化建设，为支付机制改革提供有力的技术支撑

医保部门的支付机制改革在提高基金使用效率的同时，也从客观上促进了医保机构和各级医疗机构的信息化建设进程，加快了医疗信息的整合和应用。完善的信息系统是建立有效支付机制改革的重要技术支撑，信息化滞后会阻碍支付机制改革的有效实施，如果医保与医院信息系统的建设与管理方面存在问题，标准化不足，接口难以衔接，则必然会给支付机制的改革带来一定障碍。

对于医保部门而言，各级医保部门需要建立病案上传系统、病案校验系统、分组数据反馈系统、医疗行为大数据监测系统等，并通过国家医保信息系统与平台，实现标准统一的医保信息化管理；统筹区内各级医疗机构也需实行统一的疾病诊断编码和手术操作编码，同时完善服务付费方和提供方的信息系统。

医保信息系统与医院信息系统建设必须互动发展，实现双方信息资源的有效共享与互联互通。二者必须统一信息编码，统一信息交换格式，统一接口，实现二者充分融合，医保与医院间信息系统的调整和升级也应该实现系统性、统一性和标准化，保证医疗服务信息透明、公开、准确和及时。这样有利于简化程序，降低管理成本，确保数据传输统一高效，为医保支付机制的改革提供技术支撑。

（二）医疗服务价格调整与医保支付改革的协同机制

医疗服务价格动态调整和医保支付机制优化两方面改革均有助于提升医疗体系改革成效，在改革的进程中需要关注两方面政策的衔接互洽。在协同发展的理念下，促进医疗服务价格完善与医保支付机制改革的同步发展，使二者的改革内容相互促进，互为补充，形成相互支撑、有机衔接、协调推进的高效良性联动协同机制。

从两者的关系来看，医疗服务价格与医保支付机制改革互为治理基础。合理的比价关系，以成本收入结构为依据的医疗服务定价机制为多元化医保支付方式的发展完善奠定坚实的基础，而医保支付机制改革通过公共契约模式的建立为医疗服务价格的动态调整提供合理的依据，从而推动医疗服务价格改革的深化。

在改革的步骤上，医疗服务价格机制与医保支付机制的改革应同时进行，单纯依赖医保支付机制的改革而不对医疗服务项目进行价格调整，可能使得医院的正常成本无法得到合理补偿，最终造成医疗机构的亏损。而医保支付改革的滞后使得医疗机构仍然以增加医疗服务项目甚至过度医疗作为创收的手段，有可能重蹈"以药养医"的覆辙。

在协同改革的方向上，医保支付机制改革侧重发挥合理分配资源、调控医疗费用、规范医疗服务行为的功能，实现医保管理的精细化，以控制总额、合理分配薪酬、更新考核评级制度为手段，作为协同改革稳定发展的推进因素；医疗服务价格改革则旨在通过转变医疗服务成本核算模式、探索体现人力资本价值定价方式、调整医疗服务内部成本作为协同改革的正向激励因素，引导医疗机构主动从规模扩张向内涵式发展转变。在两种方式协同改革的作用下，互相配合与互相促进，形成良性循环机制，共同化解医疗卫生领域内部深层的机制矛盾，推动我国医疗服务体系的健康有序发展。

（三）公立医院薪酬绩效改革与医保支付改革的协同机制

我国医保支付机制改革与医务人员薪酬制度改革实践也应做到有效协同，实现"激励相容"，才能阻断或扭转不良的激励传导，建立合理的激励机制，以实现医改的预期目标。

　　长期以来医院的管理目标是价格成本差额积累产生的收入动机,而总额预算下的多种支付方式使得医院的管理目标转变为在一定预算总额下的服务数量、服务水平、服务质量和安全等多维度下的成本最小化。这一管理目标的转变传递到医务人员薪酬机制上。机制上的转变主要体现在:以成本最小化及其他服务绩效指标来评估医务人员的努力并形成医务人员的绩效,同时对医务人员控制成本的绩效给予正面的奖励回应和强化。因此为了正确引导医务人员的合理行为,支付机制与薪酬机制必须实现新的激励机制一致性,即新的"激励相容"平衡。

　　未来新的薪酬制度需要与总额预算、按服务单元付费、按病种以及疾病诊断相关分组等支付方式相配合,依靠成本控制、提供服务技术水平和难度、保证质量作为绩效标准,通过成本结余和服务结果推动奖励,并落实良性行为强化。这样公立医院的机构目标以及公立医院医务人员的职业目标均围绕在分级诊疗体系中承担具体且适宜的责任,以适宜技术、提供适宜且质量有保证的诊疗服务。围绕患者疾病诊疗结果的改善以及可控的医疗服务成本来提供医疗服务,从而实现医务人员的行为向医改预期的方向和绩效目标转变。

三、收付费协同的支付改革探索

(一)现状

　　长期以来,在我国开展的按病种、DRG 等支付方式改革中,大多数地区都只做到医保付费端(医保基金和医院之间按打包价格进行付费),而医院收费端(医院和患者之间)仍然按项目收费,即采用的是"收"-"付"费并行的双轨制管理办法。

　　这种双轨制管理的优点在于与原先的药品目录、耗材目录、甲乙类报销比例等政策容易衔接,便于操作。但也存在潜在的缺点,如双轨制的管理方式为医院提供了按项目付费制度下的收入水平参照,据有关研究结果显示,在收付费双轨制下,使医院满足于双轨制下的收付费均衡,削弱了服务供给方"控制医疗成本,调节费用构成"的激励机制,明显淡化了支付机制改革对改变医院财务管理机制的作用。同时这种双轨制管理方式仅能起到医保控费的作用,却不能真正实现利用打包付费改变医院和医生行为的目标,如果只管住医保付费端,不能兼顾医院收费端,不能严格控制目录外医疗费用、高值耗材的使用以及总费用中的个人自付比例,将会导致总成本及患者负担降低的效果不明显,甚至可能不降反升。

(二)部分地区的探索

　　针对上述情况,部分地区开展了收付费协同的支付改革探索。如福建省三明市是 DRG 试点较早的城市之一,而且是在全市范围内全面推行,覆盖所有病种、区域内所有医疗机构。2018 年1 月 1 日该市 C-DRG 区域收付费平台正式上线运行,实行总额控制下的按 DRG 打包收付费,是预付制性质的收付费形式。采用这种方式收付费,药品、耗材、检查和化验不再是医院创收的手段,而是成为医院治疗疾病的成本。在这种制度下,患者住院诊疗不分医保报销目录内外,收付费按同级别医院"同病、同治、同价",住院患者只需支付定额费用,在县区级医院住院诊疗只缴付不超过疾病组定价总额 30% 的费用,在市级三甲医院缴付不超过 50% 的费用(不再有额外的自付费用),其余费用由医保基金管理中心与医院结算。

　　三明市推行的"C-DRG 收付费制度改革"严格地控制了目录外医疗费用、高值耗材的使用与总费用中的个人自付比例,首次将病种结算范围由"医保付费端"延伸到"医院收费端",实现了全病种收付费的闭环管理。2018—2020 年,三明市按 C-DRG 收付费结算,公立医院病种定额包干费用分别为 1 283.52 万元、2 788.52 万元与 3 009.72 万元,有效地降低了医疗成本。

　　此外,也有一些省市从部分病种开始探索收付费协同的支付改革。如广西从 2017 年 3 月起在全自治区范围二、三级公立医疗机构实施 127 个病种的收付费改革。除输血费用(含血液费用)、患者出院带药、患者住院床位费超出普通床位费标准的部分可单独收费外,127 种规定病种实行"一口价",医院不得另收其他费用。湖南省医疗保障局于 2020 年 1 月出台《关于完善和扩大按病种收付费的通知》,完善了已经开展按病种收付费的 106 个病种收付费内容外,还新增了胃息肉等 54 个病种,其中包含 4 个中医病种。

(三)改革趋势

"支付改革"主要站在医保付费角度,而"收付费改革"既包含医保付费,也包括医院收费。"将患者自付的费用考虑进来,真正实现了医院端和患者端结合在一起,形成了完整的环路。"西方医疗保障较好的国家和地区,支付标准和收费标准做到了统一,整合在了一起,但在我国,这一收付两端的协同改革仍须强化。

从原来的"支付改革"到现在的"收付费改革",改革的意义显然已经清楚,改革的方向已经明确。随着 2018 年国家医保局成立,在管理体制上实现了"三保合一",这也有利于尽早实现收付费的并轨与衔接,充分发挥协同作用,形成政策合力,控制不合理的费用增长,降低群众的个人经济负担,从而更充分地发挥支付机制改革的作用。

思考题

1. 我国住院 DIP 支付制度的主要技术环节有哪些?
2. 我国门诊支付的两种主要管理模式是什么,分别具有什么特征?
3. 门诊 APG 支付的支付单元和分组思路是什么?
4. 我国 DRG 改革的关键技术和条件有哪些?
5. 我国总额预付制的政策设计具有什么特征?
6. 我国收付费协同的支付改革现状和改革的趋势是怎样的?

(简伟研　冯　毅　陈曼莉)

第十七章　我国医疗保障药品与耗材管理

根据第十三届全国人大批准的国务院机构改革方案,2018年3月,国家医疗保障局成立,赋予医疗保障管理部门新的职能,使医疗保障事业实现集中统一管理。在新的医疗保障顶层制度体系中,加强对医药领域的综合管理,实现"医疗、医药、医保"联动,管好人民群众的"看病钱""救命钱"是医疗保障部门的重要职责和任务。习近平总书记在看望参加全国政协十三届四次会议的医药卫生界、教育界委员时强调,要继续加大医保改革力度,常态化制度化开展药品集中带量采购。我国在推进医疗保障制度现代化发展的过程中,构建全面、系统的医药管理体制,不断推进中国特色基本医疗保障制度建设步伐。

第一节　药品和耗材综合管理概述

药品和耗材是我国医疗卫生服务体系的重要生产要素,加强对药品和耗材的管理是推进医疗保障制度可持续发展的关键,也成为我国医疗保障制度建设的重要内容。我国逐步强化药品耗材综合管理,提高循证决策力度,推动医疗保障可持续发展。

一、经济学评价理论

随着我国基本医疗保障制度的建立和完善,对药品、耗材以及医疗服务的有效性、安全性和经济性的要求日益增高。开展对药品、耗材的经济学评价是制定准入、支付政策的重要依据。

（一）经济学评价原理

经济学评价的实质是对药物、耗材的治疗投入或者成本与健康产出或者治疗效果之间的关系进行综合考量比较,通过测算成本与结果之间比率,客观比较不同药品、耗材以及治疗方案,寻求最具成本效果的治疗方案,为相关政策措施的制定提供实证依据。经济学评价是制定药品耗材价格、医疗保障准入与支付政策、医疗服务诊疗目录或者诊疗规范等方面的重要循证决策依据。经济学评价的基本原理可以从以下几个方面理解和掌握。

1. 社会成本最小化　成本的界定,可以从全社会角度、卫生体系角度、医疗保障支付方角度、医疗机构角度以及患者角度等。在评价过程中,可以从不同的角度分析投入或者成本的大小。在经济学评价过程中,推荐采用全社会角度和卫生体系角度进行评价,例如,药品的治疗周期缩短,会同时降低误工成本以及诊疗过程中的交通成本等。研究者可以根据研究的目的选择合适的角度。

2. 健康产出最大化　即药品、耗材或者卫生技术能够产生最大的社会效益或者带来的危害最小。例如,当新药与对照的治疗药物结果基本相似时,可以比较两者的成本。当治疗结果存在较大的差距时,可以在成本相同的情况下比较效果、效用或者效益,例如,效果可以是临床指标如血压的毫米汞柱,效用指标可以是质量调整生命年(quality adjusted life year, QALY),效益指标可以是为社会带来多少资金的产出或者节约多少费用等,即经济效益。

3. 公平公正地进行评价比较　在进行经济学评价的过程中,强调在条件相当的基础上比较效果,择优选择,体现了公平公正的原则。特别是在试验设计过程中,注重参与对象的均质化、评价方法的科学客观、评价结论的可靠性等。因此,在研究过程中,通常需要设置必要的对照,例如选用常规医疗中效果被证明的首选治疗方法。方法选择上采用成本效果分析或者成本效用分析。对于成本效益分析,由于存在伦理价值等方面的影响,其客观性、公平公正性尚未达成较为统一的共识。

4.充分考虑不确定性 卫生经济学评价受到很多因素的影响,面临的一个重要问题是不确定性。在开展经济学评价过程中,应充分说明评价和分析过程中的所有假设条件以及相关参数。例如市场预期的销售数量等,价格降低、报销比例提高等多种因素可能会影响销售数量。在最终的结果解释过程中,至少应包括单变量的敏感度分析,必要的情况下,应进行多变量敏感度分析,提高评价结果的适用性和可靠性,促进决策者准确判断。

(二)经济学评价维度

经济学评价通常从成本和收益两个维度进行测量,来对某一个药品、耗材或者技术进行评价。对于具有较高价值的药品、耗材或者技术,对于是否纳入医疗保障制度,还需要进一步分析其对医疗保障基金承受能力的影响。因此,对于医疗保障制度来说,药物、耗材、技术的经济学评价的测量维度通常包括成本、收益和预算支出等方面。

1.成本 经济学评价中的成本可分为直接成本和间接成本。直接成本是指直接与治疗干预有关的固定及可变成本,例如:直接医疗成本,包括预防、诊断、治疗成本;直接非医疗成本,包括患者的交通费、营养费、看护费用等。间接成本是指由于治疗或者干预增加或者减少的其他医疗成本或者非医疗成本。间接医疗成本包括治疗副作用的成本、生命年延长产生的医疗成本等;间接非医疗成本包括误工损失、生产力损失、看护家属的误工损失等。

2.健康产出 经济学评价中的健康产出可以根据评价的类型或者目的,分为三类:效果主要包括临床结果如血压变化、是否死亡、生命延长时间等;效用指标主要包括质量调整生命年、伤残调整生命年等;效益指标包括货币表示的健康结果,例如节约的医疗费用、产生的经济学价值等。

3.预算支出 在经济学评价过程中,需要测算新药物、器械、技术应用后的卫生保健预算、医疗保障基金支出,评估产生的影响。一种新的药物或者器械,其成本和效果可能比原有的上市药物要好,是否纳入医疗保障的报销范围,还需要考虑纳入后医疗保障基金的承受能力,这也是制定医疗保险报销目录的重要参考依据。

(三)经济学评价方法

早在20世纪70年代,卫生经济学的评价方法已被广泛运用于药品领域,其实本质是对各种药物、器械、技术或者治疗方案的投入(成本)和产出(健康结果)进行综合考察,通过测算成本与产出之间的比率,比较不同的药物或者治疗方案,选取最具成本价值的治疗方案,为制定相关的政策措施提供实证依据。

1.成本与健康产出的比较分析 对各种药物或者治疗方案的投入和产出进行综合比较,常用的方法包括成本最小化分析、成本效果分析、成本效用分析和成本效益分析等。成本效果、效用和效益分析的差别主要体现在健康产出的评价指标不同。成本与产出比较的思路方面,可以采用成本效果(效用)比率、增量成本效果(效用)比率、净现值法、成本效益比率、内部收益率法等。

2.决策分析模型 为了分析诸多变量的变化对结果的影响,在经济学评价过程中,通常采用分析模型,考虑更多变量和影响因素对评价结果的影响。决策分析模型通常利用现有资料,直观、定量分析不确定条件下药物、治疗方案的效果或者结果。决策分析模型起源于20世纪60—70年代,主要是由数值和统计关系将各种变量和结果连接而成的一组逻辑数据。常用的分析模型有决策树(decision tree)、影响图(influence diagrams)、状态转换模型(如 Markov 分析)、非连续事件模型(discrete event simulation)、系统动态模型(systems dynamics)等。通常情况下,急性疾病的经济学评价可采用决策树模型,慢性疾病首选 Markov 模型。

3. 预算影响分析（budget impact analysis，BIA）　通常指从预算持有者角度，在明确目标人群的基础上，选取影响成本或者预算的因素，测算在一系列条件下的成本状况或者预算支出，分析其对医疗保障基金或者医疗保健费用的影响，评估政策可行性。进行预算影响分析过程中，与资金预算和支付决策有关的医药卫生系统特征，包括疾病在人群中流行情况、了解采用新技术（新药）后人群患病情况变化、新技术推广应用率（diffusion rate）、干预措施的成本等。

二、我国药品和耗材综合管理政策背景

我国推进的药品耗材综合管理，特别是实施具有中国特色、大规模的集中带量采购制度，成为我国深化医药卫生体制改革、加强医疗保障顶层设计、强化基金管理、提高治理水平的重要举措，具有重要的现实意义和理论意义。

（一）药品和耗材是医疗保障可持续发展的关键

随着我国卫生健康事业快速发展，医疗服务技术水平不断提高，同时也出现了医疗费用持续增长并超过居民收入水平增幅的现象，人民群众感受到一定程度的"看病难、看病贵"，其中药品和医用耗材的消耗巨大。2012年全国公立医院的药品和耗材总收入为6 785亿元左右，占公立医院医疗收入的53.37%，2020年全国公立医院药品和耗材总收入达到11 699亿元左右，占公立医院医疗收入的45.31%，药品耗材占公立医院总收入的比例有所降低，但是消耗的总量仍然巨大。同期我国基本医疗保障资金的总收入为24 846亿元，由此可以看出，药品和耗材仍是医疗资源消耗的重要方向。药品耗材费用的快速增长可能影响居民的经济承受能力和医疗保障制度的可持续发展。

（二）药品耗材流通领域改革需要持续深化

我国在2000年以后积极推进药品耗材的集中招标采购制度建设，通过实施"双信封"、省域集中招标等措施，同时推进医疗领域的药品零差率改革、调整医疗服务价格等措施，努力推进药品耗材购销流通领域改革。从实际效果看，药品价格的虚高问题尚未得到完全解决。党的十八大以后，结合地方改革探索经验，我国积极推进量价挂钩的药品耗材集中招标采购，通过规模化采购、量价挂钩，投标企业可以实现销售规模和利润的可预期、可测算，特别是通过跨省域的联合采购和国家招标谈判采购，大大提高了议价能力和规模效益，有效实现了药品价格的快速下降。未来，我国将进一步扩大药品耗材集中招标采购的覆盖范围，充分发挥各个跨区域组织和采购联盟的作用，不断扩展集中带量采购的品种，惠及更多人民群众。

（三）我国基本医疗保障制度的治理体系发生重要变化

随着国家医疗保障局的成立，我国医疗保障事业的顶层设计进一步完善，在职能设置和功能定位方面，实现了集中统一，整合了医疗服务价格制定，药品耗材、医疗服务项目准入管理和支付、集中招标，医疗、医保、医药"三医联动"改革等职能。医疗保障部门作为14亿中国人民的卫生健康利益代言人，其基本职能已由基金的管理者发展为人民群众根本健康利益的代表者，其治理体系和治理能力迅速提高。在"人民至上、生命至上"、以人民为中心的发展理念下，大力推进医药领域的综合改革，标志着我国医疗保障治理机制聚焦根本性问题、关键性环节，向多样化、综合化、制度化方向发展。

三、基本医疗保障药品和耗材的综合管理机制

加强药品和耗材的综合管理，始终是基本医疗保障制度建设的重要内容。在推进综合管理机制建设的过程中，基于循证医学的相关证据和方法，推进药品的准入、价格以及报销支付政策管理，促进药品的合理使用，是综合管理机制建设的主要内容。

（一）准入管理机制

药品和耗材的目录准入管理，是较为常见的医疗保障药品和耗材综合管理机制。对于纳入医疗保障报销目录的药品和耗材，患者在使用过程中，可以获得一定的补偿，对于未纳入报销目录的药品和耗材，通常需要自费解决，特别是创新药品、专利药品、创新耗材、专利耗材，价格高，其准入管理对于保障基金安全具有一定意义。

1. 经济学评价准入　在药物、耗材以及医疗技术准入过程中，各国强调经济学评价的重要作用，不同国家采取不同的方式，保证居民能够享受到最新的诊疗服务。英国实施药品上市前早期计划（early access to medicines scheme，EAMS），先由 NICE 组织评估，由国家卫生服务系统支付运行，在此基础上，通过收集真实世界资料，评估纳入国家卫生服务体系支付的可行性；英国的另一种方式是通过英国癌症药物基金会临时支付 24 个月，再由 NICE 负责评估其实际效果。德国则由卫生保健质量和效率研究所在比较药物治疗效益的基础上，通过协议管理，将药品纳入医疗保障补偿范围，在医保协议期内不得提高药品价格。美国对于药物经济学评价的结果，也分为 5 档：第一档为节约成本（cost-saving），第二档为 \$20 000/QALY，第三档为 \$50 000/QALY，第四档为 \$150 000/QALY，第五档为 \$500 000/QALY。我国的医疗保险目录调整，通过经济学评价确定医保准入名单也是一种基本的方式和前提条件。

2. 谈判准入　谈判准入是指通过谈判协商的形式将药品和耗材纳入目录管理，也是药品和耗材纳入医疗保障管理的重要方式，是各国普遍采用的管理方式。新药的谈判准入后可以采取价格用量协议的办法，可以采用约定采购量和固定采购价的模式，也可采用药物的价格随销售量增加而减少的模式，例如，韩国会根据第一年该药品实际市场销售情况对补偿价格进行调整，当药品销售数量超过 30% 后，将对药品的价格进行调整，价格调整的最大限度不超过 10%；也可以采取以结果为基础的准入或者补偿模式（outcome-based reimbursement model，OBRM），通过协议确定，治疗效果越好，药品获得支付额度将越高；也可以采取证据发展覆盖的协议（coverage with evidence development，CED），即允许新药先行报销，根据后续的临床试验数据或者经济学评价数据决定下一步是否将其纳入报销管理。

3. 招标采购准入　基本医疗保障制度开展招标采购是降低药品和耗材价格的基本政策措施。我国的招标采购制度最初的目的也是降低药品耗材的采购价格。随着我国医疗保障制度的药品耗材国家谈判制度、带量采购制度的建立，药品和耗材的准入管理与招标采购管理机制合二为一，纳入带量采购的药品和耗材，自动按照医疗保障报销目录管理，进而减少目录准入管理的环节，同时通过招标采购，确定了药品耗材的支付价格，也是我国在药品和耗材管理方面的创新举措。

（二）价格与支付管理机制

药品和耗材作为一种商品，必然遵循经济价值规律的要求。价格是药品或者耗材价值的重要表现。新医改实施以来，我国药品和耗材价格管理机制发生了深刻变化，作为医药卫生体制改革的重点内容，建立完善的价格机制，对于推动医疗服务行为转变发挥着重要作用。药品和耗材价格与医疗保障制度支付方式改革紧密结合，呈现新的发展特点，我国的药品和耗材价格管理机制改革主要包括以下几个方面。

1. 建立规范有序的价格分类形成机制　我国的医疗保障价格管理强调以市场为主导的药品和耗材价格形成机制，采用准入谈判、竞价采购等模式，确定药品、耗材的支付价格，上述措施也大大降低了药品耗材的采购价格。在准入谈判过程中，基于药品和耗材质量，允许同一药品或者耗材的不同中选企业的价格存在差异。

2. 建立目标导向的价格项目管理机制　在药品耗材的招标谈判中，进行经济学评价的重要维度是预算影响分析，充分论证药品耗材纳入医疗保障报销后，对医疗保障基金支出产生的影响。为了控制总费用不增长或者适宜增长，实际操作过程中也坚持"有升有降、比价合理"的原则，重点提高诊疗、手术、护理、中医等体现技术劳务价值的医疗服务价格，降低药品、耗材、检验检查的价格,实现总量控制的目标。

3．价格动态调整　我国稳妥有序探索药品和耗材价格的动态调整机制,对于在谈判价格有效期内,出现了仿制药品以及价格下降的情况,医保管理部门有权对药品和耗材的价格进行重新谈判或者调整。

4．价格监管机制　完善药品供应和采购信息共享机制,定期监测药品价格和供应变化情况;探索建立守信激励和失信惩戒机制,包括建立量化评分、动态调整、公开透明的医药价格招采信用评价制度等;运用信息披露等手段强化社会监督,要求各地医疗保障部门及时发布各类信息,鼓励社会各方参与监督药品和耗材的价格。

（三）药品和耗材的合理使用监督管理

管好人民群众的"看病钱""救命钱"是我国医疗保障制度建设的重要目标和任务。在推进医疗服务合理化管理方面,我国制定了相对系统的管理措施,包括医疗保障支付方式改革、医疗保险基金的监督管理措施等。同样需要指出,医疗服务的专业性和技术性强,同时医疗服务需求也存在较大的特殊性,甚至受传统文化观念的影响,对于医疗服务合理性的监督,仍然是医疗保障制度建设的难点和重点。本部分内容重点讨论对医疗服务合理性的宏观监督管理措施。

1．通过战略购买加强协同管理　战略购买机制是我国医疗保障制度建设的重点内容之一。国内外相关文献表明,战略购买机制强调医疗保障定位和角色的转变,由传统的补偿费用发展到通过购买、预付等方式,转变医疗机构的服务行为。具体措施包括:探索医疗保障基金和公共卫生服务基金的整合应用和协同作用,推动医疗机构更加重视疾病预防和控制服务,特别是通过总额打包预付等支付方式、集团内协调使用相关经费、实行节约留用等政策,促使医疗机构彻底抛弃不合理的医疗服务行为,通过保障居民健康获得更多收益。居民健康水平的提高、早期预防的加强,可以有效避免过多的药品和医用耗材消耗。

2．加强对医疗服务合理性的监督和管理　加强对医疗服务合理性的监督和管理,是推进医疗服务行为转变的重要手段和直接措施。我国通过完善医保服务协议管理,将监管重点从医疗费用控制逐步转向医疗费用和医疗质量双控制;全面推开医保智能监控工作,建立完善的诊疗信息记录系统,并将数据与医保监管部门联网共享;探索社会化综合监管措施,包括建立完善医疗机构的信用制度,建立联合惩戒长效机制,建立投诉举报机制等方式,促进医疗机构强化医务人员管理;卫生健康部门加强对医疗服务质量和安全的监督管理,包括监测评价合理用药水平、防范医疗事故和医疗差错、推行处方点评制度、推行临床路径管理等,加强对医疗服务合理性的监督和管理。

3．强调个人的作用和参与　在推进医疗服务的合理利用方面,我国充分重视个人的作用和参与,发挥医疗保障制度的引导作用。一方面强化个人责任和作用,积极推动个人重视自身的健康管理,例如我国部分地区,积极探索个人健康积分机制,相关积分可用于医疗保障费用的减免等。另外还表现在我国设置了一定比例的起付线、封顶线和个人自付比例,增强患者的费用意识,避免过度医疗、过度消费资源。部分地区探索过税收优惠等,以鼓励居民购买健康保险产品,关注自身的健康管理。

四、我国药品耗材综合管理的改革与发展

我国药品耗材的综合管理对于医疗保障制度可持续发展至关重要,展望未来的药品耗材综合管理,需要坚持问题导向,注重协同应用多种政策机制,更加紧密地围绕推动医疗服务模式转变、形成以人民健康为中心的发展机制。

（一）不断推动体现医疗服务价值

我国医疗服务价格调整、医保支付方式改革、药品耗材的谈判准入改革等的重要原则是体现

医疗服务价值,通过当前的公立医院医疗服务收入结构分析可以发现,目前劳务性收费的收入与人力成本之间仍然存在明显的缺口,反映了医疗服务价格的技术劳务价值体现不充分。因此,我国需要在现有药品耗材管理机制基础上,进一步强调基于医疗服务成本的医疗服务价格调整机制的建立,避免通过检验检查补偿人力成本,充分体现医疗服务的劳务价值,才能保证药品耗材综合管理机制改革落到实处。另外,需要积极引导医院和医生等专业群体参与定调价,提高医务人员履行价格制度的积极性,保证相关政策措施落实到位。

(二)推动医疗保障支付制度改革与药品耗材综合管理机制衔接

我国的医疗保障支付制度改革是医疗服务价格调整的重要形式和途径。我国药品耗材的综合管理,主要目的是推动合理用药、合理检查,降低医疗服务成本,提高医疗服务质量。实现内部动力机制转变,提高医疗机构和医务人员合理用药的关键措施包括医疗保障支付方式改革,我国积极推动 DRG、DIP、按病种支付等付费机制改革,在一定程度上推动了医疗机构节约医疗资源,采取更加有效的诊疗措施实现治疗目的,达到了利益趋同,有利于可持续发展。未来的医疗保障支付方式,应充分考虑药品耗材的零加成、零利润机制,测算各方面成本,制定适宜的总额支付标准,形成有效的动力机制,注重提高医疗服务的难度和水平。

(三)加强诊疗服务的合理化监督管理仍是重点工作

我国加强了医疗保障基金使用的监督和管理,防止资金的盗用和滥用,同时积极构建多部门合作的医疗服务监管机制,提高诊疗的合理化水平。从当前的医疗保障管理的重点和内容看,医疗保障管理部门设计了包括医疗保障支付总额限制在内的支付机制,医疗保障的合理化水平监督仍将是未来医疗保障制度建设的重点和难点,特别是对于疾病的分类是否准确、适用的标准是否合理、诊疗方案中是否存在过度医疗或者医疗不足问题等。医疗保障管理部门作为人民群众健康利益的代言人,需要进一步加强相关方面的职能建设和机制完善,保证参保人享受到高质量的医疗卫生服务。

第二节 基本医疗保障药品和耗材目录管理

我国大力推进医疗保障治理体系和治理能力现代化,进一步明确医疗保障制度的责任内涵和边界是制度建设的重要内容。在推进医疗保障待遇清单管理制度建设过程中,医疗保障目录需要不断完善更新,更好地满足人民群众的就医看病需求。

一、基本医疗保障目录管理相关概念

医疗保障目录是我国待遇清单管理制度的重要内容,与基金支付项目和标准一起,构成了待遇清单管理制度的主要内容。

(一)待遇清单管理制度

医疗保障待遇清单是指医疗保障制度的基本制度、基本政策,以及医保基金支付的项目和标准、不予支付的范围等。

基本制度是依据《中华人民共和国社会保险法》及《社会救助暂行办法》等国家法律法规和党中央、国务院决策部署要求设立的,保障群众基本医疗需求的制度安排,包括基本医疗保险、补充医疗保险和医疗救助。基本政策是确保基本制度规范运行的遵循和依据,主要包括参保政策、筹资政策、待遇支付政策等。基金支付范围是指以准入法和排除法确定的药品医用耗材目录和医疗服务项目支付范围。基金不予支付的范围是指国家法律法规和党中央、国务院规定基本医疗保险和补充医疗保险不予支付的,或已有其他保障制度、经费渠道安排解决的医疗服务和项目。

（二）基本医疗保险药品目录

国家基本医疗保险药品目录是指由国家统一制定的基本医疗保险支付的药品范围。各地严格按照国家基本医疗保险药品目录执行，原则上不得自行制定目录或用变通的方法增加目录内药品。药品目录实行通用名管理，目录内药品的同通用名药品自动属于基本医疗保险基金支付范围。《国家基本医疗保险、工伤保险和生育保险药品目录（2021年）》收载西药1486种，中成药1374种，中药饮片892种，分甲乙两类进行管理。

（三）基本医疗保险耗材目录

基本医疗保险耗材目录是指基本医疗保险支付的、在医疗服务过程中采用医疗仪器、设备与医用材料进行的诊断、治疗项目和医疗服务设施。

目前国家层面采取排除法对耗材进行支付管理，规定了基本医疗保险不予支付和部分支付的项目。各省（自治区、直辖市）医保部门根据医疗技术发展、本地区医保基金运行等实际情况，组织制定本省份的基本医疗保险耗材目录。2021年11月，国家医疗保障局发布了《基本医疗保险医用耗材支付管理暂行办法（征求意见稿）》，提出了按照《基本医疗保险医用耗材目录》规定支付的条款，并且强调了按照准入法进行管理，相关的管理机制正在发生变化。

二、药品和耗材目录管理的基本方式

药品耗材目录是一种基本的医疗保障管理机制，根据其限制作用的大小，具体可以分为以下几种管理模式。

（一）开放型药品目录

开放型药品目录一般是经过专业人员认可的一系列药品清单，其主要宗旨是帮助医生合理选择用药，医生所开具的处方药不一定在药品目录内。药品目录往往根据药品的疗效、药品的安全性、药代动力学特征、疗效的唯一性、药品价格等总体评估结果确定。

（二）封闭型药品目录

封闭型药品目录是指医生所开具的处方药都在药品目录之内，目录外的处方药须事先得到保险机构的审批后方可使用，否则将得不到费用补偿。封闭型药品目录可以采取负面清单的形式，例如将美容、牙科的项目列入不予报销的内容，也可以采取正面清单的形式，例如制定予以报销的药品和耗材种类以及品规目录等。

（三）限制型药品目录

医疗机构的临床用药可以采用目录内的药品，也可以采用目录外的药品。我国的药品和耗材目录基本属于限制型药品目录，医疗机构有较大的自主权，同时对于目录外用药的比例也有一定的限制。

三、我国医疗保险目录管理的重要机制

我国基本医疗保险药品耗材和诊疗项目管理坚持以人民为中心的发展思想，切实保障参保人员合理的用药需求；坚持尽力而为、量力而行，保证用药保障水平与基本医疗保险基金和参保人承受能力相适应；坚持分级管理，明确各层级职责和权限；坚持动态管理，综合考虑药品和医用耗材的功能作用、临床价值等，适时调整补充；坚持中西药并重，充分发挥中药和西药各自优势。不断推动医疗保险目录管理规范化、制度化。

（一）常规准入与谈判准入机制

我国的医疗保险目录调整采用常规准入和谈判准入两种方式。

根据我国当前的目录管理规定，原则上每年调整1次，属于常规准入。常规准入的药品遴选

主要采取自上而下的方式，包括咨询临床专家的经验和意见并进行充分论证，确定新增和退出的药品清单。具体操作过程中，根据专家库中专家的专业领域、所在地区、所处级别、审评组别等，分层分级随机抽取专家，集中进行网上投票遴选目录内药品；根据专家投票结果，整理出最终的药品调入、调出清单，并在此基础上进一步商讨论证，对报销范围和支付标准的确定提供建议。同时还建立了企业（药品上市许可持有人）申报制度，符合条件的企业可以按规定向国家医疗保障经办机构提交必要的资料，申请纳入目录管理。

为了满足临床需求、鼓励医药创新，缩短创新药进入医保药品目录的时间，我国的药品耗材调整同时采用谈判准入的方式。谈判准入由国家医疗保障经办机构按规定组织药物经济学、医保管理等方面专家开展谈判或准入竞价，其中独家药品进入谈判环节，非独家药品进入企业准入竞价环节。谈判或者准入竞价成功的药品或耗材，纳入目录管理。原则上谈判药品协议有效期为两年，医保部门可根据市场供应情况，随时调整支付标准。谈判或者准入竞价不成功的，不纳入或调出目录，或者不予调整限定支付范围。2016 年 6 月，国家卫生计生委公布了首批国家药品价格谈判结果，用于治疗慢性乙型肝炎的替诺福韦和用于治疗非小细胞肺癌的埃克替尼、吉非替尼 3 种药品纳入目录管理。

（二）分级管理机制

从整体上看，我国的医疗保险目录实行国家、省和市三级管理。用药目录方面，国务院医疗保障行政部门负责建立基本医疗保险用药管理体系，制定和调整全国范围内基本医疗保险用药范围，使用和支付的原则、条件、标准及程序等。省级医疗保障行政部门负责本省（自治区、直辖市）内的基本医疗保险用药管理，监督目录实施工作，按照国家规定的调整权限和程序将符合条件的民族药、医疗机构制剂、中药饮片纳入省级医保支付范围，按规定向国务院医疗保障行政部门备案后实施。医疗服务价格项目实行以省为主，国家医疗保障局负责规范立项原则、项目名称、服务内涵、计价单元、计价说明、编码规则等，指导各省级医疗保障部门做好医疗服务价格项目工作。医用耗材方面，国务院医疗保障行政部门主管医用耗材的医保准入、支付、管理，以及医保分类与编码等工作，省级部门重点负责本省域内医用耗材的支付政策管理。

（三）动态调整机制

我国建立了较为完善的目录动态调整机制，药品目录原则上每年调整 1 次。相关征求意见稿也明确了耗材目录实施定期调整机制。准入谈判则根据需要和工作进展随时调整。动态调整机制为药品、耗材目录的调入和调出奠定了重要的机制保证。另外，我国也在探索建立临时调整机制，例如，耗材目录管理文件征求意见稿提出，国务院医疗保障行政部门可按程序临时调整或授权省级医疗保障行政部门临时调整医保医用耗材支付范围、支付限定及支付标准。从长远制度设计目标看，我国将逐步实现全国医保目录范围的基本统一，特别是药品和耗材方面，推进建立医保药品、诊疗项目、医用耗材评价规则和指标体系，健全退出机制。

（四）分类管理

我国医保目录的分类管理主要体现在药品管理方面，分为"甲类药品"和"乙类药品"。"甲类药品"是临床治疗必需、使用广泛、疗效确切、同类药品中价格或治疗费用较低的药品。"乙类药品"是可供临床治疗选择使用、疗效确切、同类药品中比"甲类药品"价格或治疗费用略高的药品。协议期内谈判药品纳入"乙类药品"管理。各省级医疗保障部门按国家规定纳入《药品目录》的民族药、医疗机构制剂纳入"乙类药品"管理。"甲类药品"按基本医疗保险规定的支付标准及分担办法支付；"乙类药品"按基本医疗保险规定的支付标准，先由参保人自付一定比例后，再按基本医疗保险规定的分担办法支付。

（五）同步确定支付标准

我国在推进医保目录调整的过程中，明确了纳入目录同时确定医保支付标准的基本原则，建立目录准入与医保药品支付标准衔接机制。除中药饮片外，原则上新纳入目录的药品或耗材同步确定支付标准。根据相关规定，药品在常规准入时，专家组应提出相应的支付标准。谈判准入药品入选目录后，在协议期内，按照谈判价格和竞标价格、乙类药品标准支付，并要求各地不得在协议期内变更、不得改变支付标准。当谈判药品在协议期内，国家医疗保障部门有权根据仿制药价格水平和药品市场实际价格水平的变化，与中标企业协商重新制定支付标准。中药饮片采用专家评审方式进行调整，其他药品的调整程序主要包括企业申报、专家评审、谈判或准入竞价、公布结果等环节。

四、我国医保目录管理制度的改革与发展

我国不断强化医疗保险目录的精细化管理水平，完善医疗保障待遇清单管理制度，国家层面，医疗保险药品管理目录相对成熟完善，医用耗材目录也在制定。诊疗项目目录则主要集中在省级层面。

（一）目录清单扩展与可持续发展

我国在基本医疗保障目录管理过程中，基本遵循目录清单和负面清单管理相结合的方式，纳入目录清单管理的药品、耗材、诊疗项目可享受医保的报销政策和支付政策，上述相关制度有利于保证纳入目录的药品、耗材和诊疗项目具有较高的经济成本效果。可能存在的弊端是，基本医疗保障目录对于一些新药、新耗材、新项目的纳入可能存在一定的滞后性，有些新技术、新项目无法纳入保障范围。结合我国基本医疗保险的定位和职能，基本医疗保障目录管理需要坚持保基本的原则，对于新技术、新项目的纳入，需要综合考虑医疗保障基金的可承受性和可持续发展，需要在不断提高居民的医疗保障水平与基金的可承受性之间，寻找平衡点。

（二）目录管理与卫生健康发展方式转变有机结合

我国在推进医疗保险目录管理的过程中，充分关注了重大疾病、罕见病、慢性病的治疗需求。这对于解决人民群众的急难愁盼问题，发挥了重大作用。特别是针对癌症、心肌梗死、脑梗死等重大疾病，开展的专利药品、耗材谈判，大大降低了人民群众的看病就医负担，取得了巨大的成效。在推进医疗保险目录管理过程中，我国需要充分考虑卫生健康发展方式、发展理念的转变，如何运用目录管理等手段，引导卫生健康事业实现高质量发展，特别是对于预防性诊疗项目是否纳入目录的问题，有必要进行深入研究和分析，以求充分发挥医疗保障的经济杠杆作用，形成"以人民健康为中心"的发展格局。

（三）研究探索目录清单调整的协同机制

我国不断调整医疗保险的药品目录、耗材目录和诊疗项目目录，将群众急需的药品耗材纳入目录管理，有效满足了群众的诊疗需求。从总体上看，我国的目录管理实行分级管理的原则，国家组织药品或者耗材谈判，省级可以同时组织相关谈判，拓展纳入目录管理的药品或者耗材的数量。在未来的发展过程中，可以探索研究不同省的招标谈判、目录准入管理以及省级与国家级招标谈判的协同推进机制，例如，省级谈判或者目录调整，相关结果是否可以应用到国家层面？不同省份之间是否可以相互借鉴？避免不同的省份开展相同的工作，减少交易管理成本，提高目录改革效率。

第三节　药品和耗材集中带量采购机制

药品耗材集中带量采购是我国医疗保障制度的重要做法和创新经验，对于药品购销领域的营销行为、医疗卫生行业的服务行为乃至我国药品耗材的市场结构等，均产生了深远的影响，同时关系到医疗保障事业的可持续发展。

一、药品耗材集中带量采购概述

药品耗材集中带量采购是我国招标采购制度的进一步发展和延伸,特别是结合医疗保障制度的发展,国家招标采购和跨省域招标采购制度不断发展,实现了巨大的规模效应,也是我国药品耗材集中带量采购制度的理论基础。

(一)基本概念与理论

1. 招标采购 指招标人以招标公告邀请不特定的法人或者其他组织投标,或者招标人以投标邀请的方式,邀请特定的法人或者其他组织参与投标,采购特定的商品或者服务等的行为。自2000年起,我国开始实行药品集中招标采购政策,即政府把区域内的各公立医疗卫生机构自行开展的药品采购集中起来,建立政府主导、区域为单位的集中采购制度,规范药品购销行为。区域内的集中招标采购往往招标的是药品或耗材供应资格,医疗机构需要在此基础上,与药品耗材流通企业或者生产厂商确定采购的种类、数量和价格。

2. 集中带量采购 指我国在省级集中招采的基础上,以全国、跨省域集团或省为单位,与药品耗材生产厂家协商确定采购种类、价格和数量,实现量价挂钩,以最优惠的价格购进所需药品耗材。集中带量采购的主要目的是明确招标的数量和价格,通过谈判降低药品耗材的采购价格,减少药品支出费用,更好地实现控制医疗费用和基金支出的效应。随着我国集中带量采购制度的发展,采购制度覆盖的机构不仅包括区域内的公立医疗机构和军队医疗机构,同时鼓励定点社会办医疗机构、定点零售药店自愿参加,实施带量采购;同时采购制度覆盖的药品耗材种类也在不断扩大。

3. 买方垄断(monopsony) 指采购方采购数量巨大,市场占有率高的一种状态。我国的医疗保障集中带量采购可以理解为"团购"(bulk purchasing),是指消费者联合起来,提高商品或者服务购买过程中的谈判能力,获得最具性价比的采购方式。一般来说,我国的集中带量采购制度,按照医疗机构常规使用量的70%,确定区域内所有医疗机构集中带量采购的数量和价格,对于纳入集中采购的药品或者耗材来讲,形成了70%的买方垄断,特别是通过国家以及跨省域的联盟采购,形成强大的买方垄断市场,可以实现降价控费效果,发挥医疗保障基金的战略购买作用。

4. 规模经济(economies of scale,ES) 指规模化生产提升经济效益的过程,即在一定规模下,企业生产产品的平均成本随着数量增加而降低,从而提高单位产品的利润水平。规模经济是药品集中带量采购带来市场集中度提高后的效应,可以简单理解为中标企业获得大规模订单后,企业增加生产供应规模后引起了产品平均生产成本降低,因此敢于用更低的价格投标及销售,而其基本利润保持不变或者增加。

(二)招标采购发展历程

我国的药品耗材集中招标采购制度的发展,基本遵循了采购规模不断增加,规模效应不断显现的发展路径。通过大规模采购、量价挂钩,实现药品耗材价格的大幅度下降,提高医疗保障制度的可持续发展能力。

1. 各地试点探索阶段 20世纪90年代起,我国地方政府开始探索药品器材的招标工作。河南省通过公开招标的方式,确定了7家药品批发定点企业,成为22家省直医疗机构的药品指定来源供应商,医疗机构必须从上述定点企业采购药品。上海市浦东新区要求所属43家医疗机构必须公开采购信息、集中交易、"货比三家"。海南省委托医院管理协会为海南省人民医院招投标8个品种的药品,后续扩展到多家医院。地方的招标探索在一定程度上规范了医疗机构的药品采购行为和流通秩序,也获得了企业让利、降低了药品价格。随后,辽宁、四川、浙江、山东、福建等地也陆续开展药品集中招标采购探索。

2. 集中招标采购阶段 2000年《中华人民共和国招标投标法》实施后,我国在推进城镇医药卫生体制改革过程中,开始探索药品集中招标采购试点,明确了河南省、海南省、厦门市和辽宁省作为国家药品集中招标采购试点地区,启动了集中招标制度建设进程。初期的探索以地市级为单位,医疗机构作为集中招标采购的招标人,通过公开招标(议价)、邀请招标、竞争性谈判和询价采购等方式采购药品。初期的药品集中招标采购在一定程度上降低了药品价格,同时存在采购规模小、采购量不明确、医疗机构主导导致企业投标成本高等问题。后续多部门联合出台政策,要求医疗机构将药品采购支出中 80%(中药饮片除外)以上的品种纳入集中招标采购范围,全面实行"政府主导、以省(自治区、直辖市)为单位、网上集中采购"的模式。

随着国家基本药物制度的建立,我国基本确立了通过招标形式统一采购价格和药品供应商的形式,并在基本药物采购过程中探索了"双信封"的形式,即企业在投标过程中,经济技术标书主要对企业的生产规模、行业排名以及药品生产质量管理规范(GMP)和药品经营质量管理规范(GSP)资质认证、药品质量抽检抽查历史情况等指标进行评审,保证基本药物质量。经济技术标合格的情况下,评审商务标书,即药品的报价,原则上"最低价中标"。"双信封"模式也逐步扩大到非基本药物采购领域。

本阶段集中招标采购模式的重要特点是,省级招标是招标药品供应"资格",药品在进入医院前,还要进行"二次招标议价",即医疗机构对中标药品在进入医院采购环节时,进行第二次议价,进一步降低药品价格。"二次招标议价"对发挥省级招标的大规模集中采购优势产生了深刻影响,投标企业必须考虑二次议价成本,因此省级招标的议价能力受到了影响。

3. 量价挂钩采购探索阶段　前期集中招标采购数量的不确定性,导致投标企业无法预估最终收益,即使采取省级招标,也无法发挥买方垄断的规模效应。为了进一步完善集中招标采购制度,上海市闵行区探索了"带量采购、量价挂钩"的形式,在采购过程中,明确"一种药品、一个规格、一个供应厂家、一个配送机构"的模式,并且实行"单一货源承诺制",保证了中标企业的利润预期可评估、可测算。这一基本模式被国家所借鉴,推广到全国。各地也探索了"'一种药品、三种剂型、两种规格'+'单一货源承诺制'"的模式。上述制度在省级采购模式下,可以实现规模采购,提高议价能力,同时可以实现中标企业的规模效应最大化。

4. 国家集中带量采购阶段　党的十八大以来,国家更加重视提高保障和改善民生水平,更加关注药品价格问题。2015 年,药品集中招标采购强调直接对接药品生产企业,实行招标和采购一体化,量价挂钩,进一步减少流通环节,节约成本。2018 年,我国宣布将在北京、天津、上海、重庆、沈阳、大连、厦门、广州、深圳、成都及西安 11 个城市开展药品联合集中带量采购,启动了跨区域联合采购探索,大大提高了采购规模,结合量价挂钩,明确采购数量,谈判药品价格,同年中标药品的平均价格降幅达到 50% 以上。2019 年,我国启动了药品的集中采购和使用试点工作,重点针对高值专利药品开展国家统一的招标谈判工作,实现了招标规模的最大化,大大提高了议价能力。2020 年起,我国要求全面实行药品、医用耗材集中带量采购,我国的药品耗材进入常态化发展阶段,持续扩大国家组织高值医用耗材集中带量采购范围,形成国家、省级、跨地区联盟采购相互配合、协同推进的工作格局,截至 2021 年 11 月,国家组织的药品集中带量采购,覆盖 234 个药品、平均降价 53%;并且开展了冠脉支架、人工关节的集中带量采购工作,平均降价超过 80%。各省也陆续开展了更多品种的医用耗材集中带量采购。

二、新时代集中带量采购政策实践与做法

十八大以来,我国积极推进医药卫生体制改革和医疗保障制度建设,药品耗材集中带量采购制度通过区域联合、量价挂钩,实现了规模效应,中标药品和医用耗材价格大幅度下降,体现了我国医疗保障制度的治理优势。可以从采购的药品耗材种类确定、招标采购的规模、组织形式、中标药品耗材的推广应用等几个方面了解我国的药品耗材集中带量采购制度。

（一）基于用量规模和临床需求确定重点采购品种

根据我国药品耗材集中带量采购的制度设计，按照保基本、保临床的原则，重点将部分临床用量较大、采购金额较高、临床必需且使用较成熟、质量可靠、市场竞争较充分、同质化水平较高的药品和高值医用耗材纳入采购范围，并根据市场销售情况、临床使用需求以及医疗技术进步等因素，确定入围标准。坚持"质量优先、保障供应"，对通过一致性评价的仿制药、原研药和参比制剂不设置质量分组，直接以通用名为竞争单元开展集中带量采购；根据市场竞争格局、供应能力确定可中选企业数量，体现规模效应和有效竞争；中选结果坚持量价挂钩原则，明确各家中选企业的约定采购量。

（二）不断扩大药品耗材的集中带量采购规模

我国要求区域内所有公立医疗机构（含军队医疗机构）均应按规定参加高值医用耗材集中带量采购，医保定点社会办医疗机构、药店等可按所在省（自治区、直辖市）的相关规定，自愿参加集中带量采购。区域内医疗机构按要求准确报送相关药品近两年历史采购量，联合采购机构按上年历史采购量的50%~70%确定约定采购量。截至2021年年底，我国已完成六批共234种药品集中带量采购工作，涉及金额2 370亿元，占公立医疗机构全部化学药品采购金额的30%。一大批常见药、慢病药、抗癌药价格降幅超过50%；已完成铬合金载药冠脉支架、人工关节的国家集中招标采购工作，价格降幅超过80%。

（三）国家采购与省级采购相结合

我国的药品耗材集中招标采购制度坚持国家采购与省级采购相结合的方式，国家统一组织采购的药品和耗材，由省级招标采购组织负责具体落实。建立招标、采购、交易、结算、监督一体化的省级招标采购平台，推进构建区域性、全国性联盟采购机制，形成竞争充分、价格合理、规范有序的采购管理体系。参照国家集采的具体管理措施，以省或省际联盟为单位的地方集采制度不断完善，构建了单一省份采购为主体、京津冀"3+N"联盟等多种跨省域采购为补充的多形式采购格局。省级采购和跨省域联盟采购根据实际工作需要，在国家采购的基础上，不断扩大采购的范围和品种，将冠脉介入类快速交换球囊、心脏起搏器（双腔）等纳入带量采购，不断增强人民群众的获得感。

（四）建立完善带量采购诚信体系

为了全面治理药品购销领域的不合理现象，保证中标药品能够保质保量供应、配送到位，我国建立了药品耗材带量采购的诚信体系，促进医药企业按照"公平、合理和诚实信用、质价相符"的原则制定价格，参与药品耗材集中带量采购。信用评价制度具体从信用评价目录清单，医药企业主动承诺机制，失信信息报告记录机制，医药企业信用评级机制，失信行为分级处置机制，医药企业信用修复机制等方面，建立了系统的评价体系。列入失信事项主要包括在医药购销中给予回扣或其他不正当利益、涉税违法、实施垄断行为、不正当价格行为、扰乱集中采购秩序、恶意违反合同约定等有悖诚实信用的行为等。

（五）推动医疗机构积极使用谈判药品

为了进一步推进集中带量采购谈判药品耗材使用，保证人民群众用上质优价廉的药品，通过医疗保障制度支付方式、目录调整、公立医院评价评审等方面的措施，提高集采药品的使用率。一是要求各地不得以医保总额控制、医疗机构用药目录数量限制、药占比等为由影响谈判药品配备、使用，可单独设置考核指标，不纳入整体计算；二是要求医疗机构及时根据集采情况调整本机构用药目录，将中选药品使用情况纳入医疗机构和医务人员绩效考核，逐步建立药品配备使用的联动机制；三是将定点零售药店纳入谈判药品供应保障范围，形成定点零售药店和医疗机构组成的谈判药品报销供应的"双通道"，努力提升药品可及性；四是做好支付机制改革的衔接工作，对于集中采购的药品，明确在医保目录范围内以集中采购价格作为医保支付标准，鼓励各地探索"结余留用、合理超支分担"的激励和风险分担机制，推动医疗机构使用中选的价格适宜的药品等。

三、集中带量采购制度分析与展望

我国的药品耗材集中带量采购制度,其最直接的效用是降低了药品耗材的价格,保证了医疗保障制度的可持续发展,同时对医疗服务行为、药品购销行为、药品供应市场等,产生了深远的影响。

(一)促进医疗服务行为转变

药品耗材集中带量采购,推动了药品耗材的价格透明化,确定了具体采购量,大幅度压缩了药品流通领域的成本,促进药品耗材生产企业更加关注质量和供应保障,削减药品耗材营销领域投入,转变了药品耗材流通模式,切断了药品耗材流通领域的相关利益链,净化医疗服务执业环境,从而间接上规范了临床用药行为。此外,药品耗材集中带量采购通过加强对集采药品使用情况监控,加强审方和处方点评力度,引导促进合理用药,为深化公立医院改革、促进医疗服务高质量发展创造了条件。

(二)推进药品耗材行业提高集中度

药品耗材集中招标采购制度大幅度压缩了药品耗材价格,使企业间的竞争压力加剧,促使一些不具有规模效应、不具有专利独创性的产品或企业被淘汰,在一定程度上推进了我国药品耗材行业的集中度,具有更大规模的企业进一步发展壮大。从目前的采购规模看,部分药品耗材的使用量已经达到往年使用量,基本实现了中标企业的市场垄断,其他企业的市场占有率可能出现大幅度下降。未来随着招标采购品种的增加,市场垄断情况将进一步加剧,在确定中标企业的数量方面,需要充分考虑未来市场结构和竞争情况,供应方的垄断将提高其自身的议价能力,医疗保障和生产企业的双方博弈将不断加剧。

(三)药品耗材的标准化程度是制度建设的重要影响因素

目前,我国的集中带量采购产品入选的重要标准为通过一致性评价,由于医学科技的复杂性,可能仅从一致性评价,很难反映药品或耗材的质量全貌。未来,需要构建更加全面的药品耗材质量评价体系,探索药品耗材质量分级分类,对于优质药品耗材,可以适当提高价格或者分类竞争,不断推进药品耗材带量采购的标准化程度,可能更有利于药品耗材集中招标采购制度的进一步完善和发展。

(四)药品耗材招采与使用的利益趋同机制建设

从药品耗材的采购方看,采购方更加关注药品耗材的价格,推动医疗保障制度可持续发展;从医疗机构的利益驱动机制看,医疗机构更加关注自身的利益获得。完全实现医疗保障和医疗机构的利益趋同,推动医疗机构以人民健康为中心,改变患者越多、收益越多的局面,迫切需要健全医疗机构的筹资机制,包括医疗保障支付方式改革等相关配套措施。从提高医疗服务质量和居民满意度的角度看,招标药品耗材的管理机构对于疾病治疗的疗效,不负有直接责任,而医疗机构承担保证医疗质量的主要责任,同时药品耗材的质量直接关系到治疗效果,医疗保障部门对药品耗材的质量关注程度需要与医疗机构趋同,实现利益共享、风险共担,才能有利于药品耗材带量采购制度的可持续发展。同时需要做好患者的宣传动员工作,保证相关政策措施得到群众的理解和支持。

第四节 特殊药品和技术的医疗保障制度设计

特殊药品和技术的医疗保障制度设计,是保障全体居民公平获得卫生健康服务的重要制度设计,我国在加强特殊药品和技术的医疗保障服务管理方面,也开展了有益探索,对于完善整个医疗保障制度,具有重要意义。

一、短缺药品供应保障管理措施

做好短缺药品的供应保障,是坚持"以人民为中心"发展原则的重要体现。为此,我国出台了专门的政策,以做好短缺药品保供稳价工作。

(一)落实短缺药清单管理

随着我国药品供应保障体系的逐步建立和完善,我国药品短缺矛盾有所缓解,药品短缺主要以暂时性、局部性短缺为主。2020年年底,国家卫生健康委出台相关政策,加强短缺药品供应保障、落实短缺药品清单管理制度,允许企业在省级药品集中采购平台上自主报价、直接挂网,医疗机构自主采购等多渠道采购,增强了药品供应保障能力。

(二)做好短缺药品监测和保供稳价

为了提高药品监测的灵敏度和及时性,完善短缺药品采购工作,健全短缺药品多层次供应体系等,国务院以及国家医疗保障管理部门出台相关政策,要求按照"保障药品供应优先、满足临床需要优先"的原则,鼓励短缺药品供应、防范短缺药品恶意涨价和非短缺药品"搭车涨价"的价格招采政策,依职责参与做好短缺药品保供稳价工作。针对某些药品价格和供应的异常变动,制定了重点预警监管品种,针对少数药品价格异常变动问题开展监测、排查和分析。进一步完善短缺药品使用监测和预警平台,加强预警应对,丰富机制功能,如实施药品停产报告制度,推动医疗机构设置急(抢)救药等库存警戒线等,完善短缺药品的监测预警机制。

二、新批准药品供应保障管理措施

创新药、原研药等新上市的药品,直接关系到人民群众的获得感,我国也在这方面积极探索相关的管理机制,优化管理流程,保证人民群众及时享受到医学科技发展带来的实惠。

(一)新上市药品

新批准的药品由国家进行动态调整,根据其创新程度设置不同的药品目录纳入标准。

对于境内外均未上市的创新药,即"全球新"药品,由于其安全性和临床有效性尚未得到充分证实,政府对其设立2~3年的监测期,若监测期无质量问题和严重不良反应,可将其纳入谈判药品目录,通过药品谈判途径进入医保药品目录。

对于首次进口药品、改变给药途径等类型的新药,均应根据其临床风险和监管要求,设置1~2年监测期,待具备足够的临床及药物经济学证据后,进入谈判目录或直接纳入医保药品目录。

对于通过一致性评价的首仿药和其他仿制药,应直接纳入医保药品目录。对于改变剂型但不改变给药途径以及新增适应证的药品,则根据医保药品目录调整周期,2年调整一次。

(二)专利药

专利药的药品目录调整由省级部门负责,实时审评,动态调整。

首先由企业进行申报,省级部门根据药品临床价值以及替代程度确定是否纳入医保药品目录。对于和现有疗法相比具有明显临床价值且无可替代的专利药,由于其价格通常较为昂贵,省级部门可通过与企业进行谈判的方式纳入省级增补目录。

对于和现有疗法相比具有明显临床价值但存在替代药品的专利药,可运用药物经济学手段比较其经济学价值,若其性价比更高,则可通过谈判纳入省级增补目录。

同时,对于在医保目录内已过专利期的专利药,若已出现同类型仿制药,应重点监测其价格,企业若不降价则可将其剔除药品目录。

三、互联网医疗管理措施

互联网医疗在我国新冠疫情控制中，发挥了独特的作用。针对互联网医疗发展速度快、群众需求大等特点，国家医疗保障局出台相关政策，支持"互联网+"在实现优质医疗资源跨区域流动、促进医疗服务降本增效和公平可及、改善患者就医体验、重构医疗市场竞争关系等方面发挥积极作用。

（一）完善互联网医疗服务价格项目管理

国家医疗保障局负责明确"互联网+"医疗服务立项原则、项目名称、服务内涵、计价单元、计价说明等规范，指导各地做好医疗服务价格项目工作。各地负责根据医疗技术发展和本地区实际，设立适用本地区的医疗服务价格项目，制定调整项目价格。随着互联网医疗的发展，部分省份医保部门根据基金承受能力，将符合条件的互联网诊疗项目纳入医保支付范围。

（二）明确互联网医疗服务的医保支付政策

明确"互联网+"医疗服务纳入医保支付的具体内容，逐步扩大医保"互联网+"支付范围。例如，经卫生健康行政部门批准设置互联网医院或批准开展互联网诊疗活动的医疗保障定点医疗机构，按照自愿原则，与统筹地区医保经办机构签订补充协议后，其为参保人员提供的常见病、慢性病"互联网+"复诊服务可纳入医保基金支付范围。互联网医疗服务纳入支付政策，大大促进了互联网医疗服务的应用，特别是对于疫情期间保证人民群众的看病就医，发挥了巨大作用。对于提高医疗服务效率、优化医疗资源布局、改变患者就医习惯等，均带来了积极而深刻的影响。

四、中医药医疗保障管理措施

中医药是中华民族的瑰宝。我国在完善中医药医疗保障管理方面，出台了一系列优惠措施，推动我国的中医药实现传承创新发展。

（一）将符合条件的中医医药机构纳入医保定点

我国及时将中医以及中西医结合、少数民族医等医疗机构纳入定点医疗机构管理，包括：将康复医疗、安宁疗护、护理院等内设中医医疗机构纳入定点管理，及时将符合条件的中医医疗机构纳入异地就医直接结算管理；将中医医疗机构的互联网诊疗纳入医保支付范围等。

（二）建立适宜的中医药服务价格管理机制

完善新增中医服务价格项目管理政策，对于来源于古代经典、至今仍广泛应用、疗效确切的中医传统技术以及创新性、经济性优势突出的中医新技术，简化新增价格项目审核程序，开辟绿色通道。建立健全灵敏有度的价格动态调整机制，及时将符合条件的中医医疗服务项目纳入调价范围。对于中药饮片，按照实际购进价格顺加不超25%销售。非饮片的中药严格按照实际购进价格"零差率"销售。

（三）完善适合中医药特点的支付政策

按规定将符合条件的中药饮片、中成药、医疗机构中药制剂等纳入医保药品目录。加大对中医特色优势医疗服务项目的倾斜力度。根据中医医疗机构的特点合理确定总额指标，加大对基层医疗卫生机构开展中医药服务的支持力度。对于中医医疗机构牵头组建的紧密型县域医共体在总额预算上适当倾斜。探索实施中医病种按病种分值付费，遴选中医病种，合理确定分值，实施动态调整。在符合条件的基层医疗卫生机构开展按人头付费，鼓励家庭医生提供中医药服务，鼓励中医医师和有条件的中医诊所组建团队开展家庭医生签约服务。

五、生育服务医疗保障管理措施

生育保险是我国保障妇女权益、推动人口可持续发展的重要社会保险制度安排,建立初期作为企事业单位的福利制度,20 世纪 90 年代初开展社会统筹试点,2019 年进一步将生育保险纳入基本医疗保险制度统一管理,不再单列生育保险制度。

（一）发展过程

我国的生育保险制度是在 20 世纪 50 年代建立的。其中,企业职工的生育保险制度建立于 1951 年,而国家机关和事业单位的生育保险制度建立于 1955 年。1986 年,卫生部、劳动人事部、全国总工会、全国妇联印发了《女职工保健工作暂行规定（试行草案）》,开始了生育保险制度的改革。1988 年,国务院颁布了《女职工劳动保护规定》,将机关事业单位和企业的生育保险制度统一起来。1988 年 7 月 26 日,江苏省南通市人民政府颁布《南通市全民、大集体企业女职工生养基金统筹暂行办法》,率先揭开了女职工社会生育保险统筹改革的序幕。此后,许多地方政府纷纷颁布地方性法规,进行生育保险制度的社会化改革试点。

在生育保险制度社会化改革试点的基础上,劳动部于 1994 年 12 月 14 日颁布了《企业职工生育保险试行办法》,并规定从 1995 年 1 月 1 日起在全国实施。《企业职工生育保险试行办法》将生育保险的管理模式由用人单位管理逐步转变为实行社会统筹,由各地社会保障机构负责管理生育保险工作。它标志着我国生育保险制度的发展进入了一个新阶段。

（二）生育服务保险基本制度安排

2019 年 3 月,国务院办公厅印发《关于全面推进生育保险和职工基本医疗保险合并实施的意见》,提出参加职工基本医疗保险的在职职工同步参加生育保险;生育保险基金并入职工基本医疗保险基金,统一征缴,统筹层次一致;按照用人单位参加生育保险和职工基本医疗保险的缴费比例之和确定新的用人单位职工基本医疗保险费率,个人不缴纳生育保险费;生育保险的保障待遇包括《中华人民共和国社会保险法》规定的生育医疗费用、计划生育医疗费用和生育津贴等。

我国为贯彻落实党中央关于优化生育政策、促进人口长期均衡发展的任务部署,积极支持三孩生育政策落地实施,确保参保女职工生育三孩的费用纳入生育保险待遇支付范围,国家有关部门要求各地医保部门要按规定及时、足额给付生育医疗费用和生育津贴待遇,切实保障参保人员生育保障权益。同步做好城乡居民生育医疗费用待遇保障和新生儿参保工作。

第五节　定点药店的服务与管理

定点药店管理是医疗保障部门协同建设高效的医药服务体系、促进卫生健康供给侧结构性改革的重要途径。医疗保障部门通过合理配置和监督管理药店,为参保人员提供适宜可及的药品服务,推动建立以人民健康为中心的发展格局。

一、定点药店管理概述

医疗保障管理部门和定点药店在双方协议的基础上,约定各自的权利和义务,医疗保障部门根据行政职能和协议要求,监督管理药店的药品供应行为。

（一）医疗保障部门基本职责

医疗保障行政部门负责制定药店的定点管理政策,在定点申请、专业评估、协商谈判、协议订立、协议履行、协议解除等环节对定点药店进行监督。经办机构负责确定定点药店,并签订服务协议,提供经办服务,开展医保协议管理、考核等。

(二)定点药店基本职责

统筹地区医疗保障行政部门根据公众健康需求、管理服务需要、医疗保障基金收支、参保人员用药需求等确定本统筹地区定点零售药店的资源配置。

定点零售药店应当遵守医疗保障法律、法规、规章及有关政策,按照规定向参保人员提供药品服务。

二、定点药店申报条件

定点药店申报需要具备基本的资质和条件。

(一)基本资质

定点药店需要取得药品经营许可证。

(二)基本条件

定点药店需要在注册地址正式经营至少 3 个月;至少配置 1 名取得执业资格、注册地在本药店的药师。医保管理方面,需要配置相应的专(兼)职管理人员。制度建设方面,需要健全医保管理制度、财务制度、统计信息管理制度等;需要健全药品管理制度,符合药品质量管理规范。在信息系统建设方面,需要按照医保协议管理要求建立信息系统、提供标准信息接口、设立基础数据库等,实现信息对接与联网结算。

三、定点药店运行管理

在定点药店的运行管理方面,主要对医保规范化管理、服务规范化管理、支付结算服务等方面,明确了规定和要求。

(一)医保规范化管理要求

医疗保障管理部门对定点零售药店的药品价格,销售药品的报销政策,药品采购、库存和销售情况,医疗保障基金的使用情况,药店的标识,信息上报等均作出了明确的要求,例如,定点药店应当严格执行医保支付政策,并真实记录"进、销、存"情况,遵守医疗保障行政部门制定的药品价格政策,定期向经办机构上报医保目录内药品的信息,定点药店的名称、协议变更管理等。

(二)服务规范化要求

在服务的规范化管理方面,重点针对服务的真实性、有效性、服务的范围、药品的管理等作出了规定。例如:定点零售药店提供药品服务时应核对参保人员有效身份凭证,做到人证相符;应当凭处方销售医保目录内处方药,药师应当对处方进行审核、签字后调剂配发药品;定点零售药店应当为参保人员提供药品咨询、用药安全、医保药品销售、医保费用结算等服务;需建立符合要求的储存、配送体系,确保药品质量安全等。

(三)信息安全及公开

定点药店应当配合经办机构开展医保费用审核、稽核检查、绩效考核等工作,并按规定提供相关材料。应按要求及时如实向统筹地区经办机构上传参保人员购买药品的品种、规格、价格及费用信息,定期向经办机构上报医保目录内药品的"进、销、存"数据,并对其真实性负责。

四、定点药店监督管理

(一)监督机构

医保经办机构负责监督考核定点药店,有权掌握定点药店的运行管理情况、获得医保费用稽查审核、绩效考核和财务记账等所需要的信息数据等资料。经办机构发现违反协议约定情形的，可约谈法定代表人、主要负责人或实际控制人；暂停或不予拨付费用；不予支付或追回已支付的医保费用；最终可以中止或解除医保协议。

（二）监督内容

经办机构或其委托的第三方机构，对定点零售药店开展绩效考核，建立动态管理机制。考核结果与年终清算、质量保证金退还、医保协议续签等挂钩。经办机构通过智能审核、实时监控、现场检查等方式及时审核医保药品费用，对定点零售药店进行定期和不定期稽查审核。

（三）处罚规定

定点药店存在未建立医疗保障基金内部管理制度、未按照规定与医疗保障信息系统进行对接等情形的，拒不改正的，处 1 万元以上 5 万元以下的罚款；发生医疗保障基金使用不规范行为的，造成医疗保障基金损失的，责令退回，处造成损失金额 1 倍以上 2 倍以下的罚款；骗取医疗保障基金支出的，由医疗保障行政部门责令退回，处骗取金额 2 倍以上 5 倍以下的罚款。对于不规范使用医疗保障资金且拒不改正或造成严重后果的，骗取医疗保障资金的，责令定点药店暂停相关责任部门 6 个月以上 1 年以下涉及医疗保障基金使用的医药服务。骗取医疗保障资金造成重大损失或者其他严重不良社会影响的，由医疗保障行政部门对其法定代表人或者主要负责人处上一年度从本单位取得收入 50% 以上 1 倍以下罚款，5 年内禁止从事定点药店管理活动，并由有关部门依法给予处分。

思考题

1. 药品和耗材综合管理的基本机制是什么？
2. 简述国家医疗保障制度目录调整的基本方式。
3. 我国药品耗材集中带量采购的制度设计要点是什么？
4. 我国特殊药品和技术医疗保障制度管理的具体内容有哪些？

（李　建）

第十八章 特殊的健康保障制度设计

本章通过四节的内容介绍特殊人群健康保障制度的概念和意义、特殊疾病的医疗保障制度、重大突发公共卫生事件保障机制、健康贫困人群的特殊保障机制等。第一节是特殊人群的健康保障制度，介绍特殊人群健康保障制度的相关概念和意义，特殊人群健康保障制度在我国的发展。第二节是特殊疾病的医疗保障制度，介绍了门诊慢特病保障政策，特殊疾病医保制度的保障范围和保障模式，特殊疾病保障政策的资格认定，特殊疾病的就医及结算管理。第三节是重大突发公共卫生事件的保障机制，介绍了重大突发公共卫生事件保障机制的概念、特征和主要内容，以及我国重大突发公共卫生事件保障机制的实践探索。第四节是健康贫困人群的特殊保障机制，介绍了贫困和健康贫困的相关概念，我国健康贫困人群特殊保障机制的实践探索和发展趋势。

第一节 特殊人群的健康保障制度

依据《中华人民共和国社会保险法》及《社会救助暂行办法》等国家法律法规和党中央、国务院决策部署要求设立的，保障群众基本医疗需求的制度安排，包括基本医疗保险、补充医疗保险和医疗救助。在我国多层次医疗保障体系的基本框架中，设计针对特殊人群、特殊疾病的健康保障制度，满足人们多样化、多元化的健康保障需求，是新时期我国高质量医保发展的必然选择。特殊的健康保障制度设计以针对特殊人群、特殊疾病的健康保障制度为主，还包含在特殊时期（如重大突发公共卫生事件期间）的一些临时的健康保障制度安排。其中，特殊人群的健康保障制度主要针对医疗救助制度、健康扶贫界定的弱势群体。如特困供养人员、民政城乡孤儿、民政城乡低保对象、重度残疾人员、因病致贫人员等。

一、特殊人群的健康保障制度概述

（一）特殊人群

随着社会的不断发展，特殊人群概念的外延不断扩大。最初"特殊人群"几乎等同于弱势群体，随着社会学的不断发展，特殊人群变化为弱势群体、优抚对象、边缘人群三类人群的统一。"弱势群体"是一个相对的概念，通常是指生活存在困难或者社会权益没有保障的社会人群和个体，其中包括生理弱势群体和社会弱势群体，如失业人员、农民工、残障人群等。从社会学的角度讲，优抚对象则指国家有特殊政策扶持的军人及现役军人家属、革命伤残军人、复员军人、因公牺牲军人的家属等。边缘人群是在经济形态、收入结构、宗教信仰和文化程度等方面与主流社会有较大差异，偏离社会正常的生活方式，甚至给社会带来不良影响的非主流社会人群，如犯罪嫌疑人、社会越轨人群等。此外，在经济发展迅速的今天，涌现出的很多新兴从业者，如私营企业员工及个体户主、自主创业人员、快递员、外卖员等灵活就业人员参加职工医保人数较少，对参保情况了解较少。此类人员由于职业原因在健康保障方面存在隐患，也称其为特殊人群。因此，特殊人群是指在社会运行条件下，处于社会弱势地位人群、边缘人群以及政府政策导向人群的集合体。特殊人群普遍表现为物质生活贫困、文化素质偏低等特征，社会资本的缺失迫使特殊群体处于社会阶层中的较低层次，导致该群体的社会权益无法得到保障。

从弱势群体的视角，特殊人群主要包括医疗救助制度、健康扶贫界定的弱势群体。医疗救助对象包括三大类十四小类人员。第一类是重点救助对象，包括特困供养人员、民政城乡孤儿、民政城乡低保对象；第二类是低收入救助对象，包括民政部门建档其他人员、民政城乡重度残疾人员、民政在乡重点优抚对象（不含1～6级残疾军人）、民政家庭经济困难大学生；第三类是因病致贫家庭重病患者，包括征地农转非、关闭破产企业下岗职工、"双解"人员、"单解"人员、建档困难职工、困难党员、街道提供的因病致贫人员。

关于农村低收入人口的内涵，《中共中央 国务院关于实现巩固拓展脱贫攻坚成果同乡村振兴有效衔接的意见》（中发〔2020〕30号）文件明确，农村低收入人口主要包括农村低保对象、农村特困人员、农村易返贫致贫人口、因病因灾因学因意外事故刚性支出较大导致基本生活出现严重困难人口等四类。其中农村低保、特困人员由民政部门认定，易返贫致贫人口（包括脱贫不稳定人口、边缘易致贫人口）由乡村振兴部门认定。因病支出较大导致基本生活出现严重困难人口，与医疗救助对象中因病致贫重病患者类同，需经民政、乡村振兴等部门认定困难群众身份后，与现有社会保障体系衔接，纳入防范因病返贫致贫长效机制监测和帮扶。

（二）特殊人群健康保障制度

特殊人群健康保障制度是指为了使特殊人群基本的健康保障需求得到满足，相对公平地享受预防保健、疾病治疗、护理康复、心理咨询、健康教育等方面的健康保障内容，提高其健康保障水平，从而实施的各项政策制度。我国特殊人群健康保障制度体系是以基本医疗保险为主体，医疗救助为托底，补充医疗保险、商业健康保险、慈善捐赠、医疗互助共同发展。

具体来说，政府针对相关特殊人群所建立的各项健康保障制度，是在其低收入或无收入致使生存和基本生活发生困难、健康得不到保障的情况下，为这类人群提供一定的物质保障，使其基本生活以及基本医疗服务需求不受影响，从而维护社会的稳定，维护社会劳动力的数量与质量的一项制度。依据《中华人民共和国社会保险法》及《社会救助暂行办法》等国家法律法规和党中央、国务院决策部署要求设立的，保障群众基本健康需求的制度安排，包括基本医疗保险、补充医疗保险和医疗救助等政策。医疗救助制度是我国特殊人群健康保障制度的重要组成部分。2003年以来，政府制定了诸多医疗救助相关的政策文件，如《关于实施农村医疗救助的意见》（民发〔2003〕158号）、《关于建立城市医疗救助制度试点工作的意见》（国办发〔2005〕10号）等，通过财政拨款、彩票公益金、社会捐赠、基金收入等多渠道进行资金的筹集，给予受助对象医疗费用的补贴。很多地方对特殊人群进行健康政策倾斜，一是对特困供养人员，孤儿，一、二级重度残疾人，三、四级智力和精神残疾人，城乡低保对象及当地规定的其他特定困难人员给予全部或部分参保费用资助；二是对参加城乡居民医保的特困供养人员，孤儿，一、二级重度残疾人，三、四级智力和精神残疾人，城乡低保对象及当地规定的其他特定困难人员看病就医费用经城乡居民医疗保险和大病补充保险报销后按相关政策文件规定给予全部或部分救助。在基本医疗保险制度基础之上，国家陆续出台了《关于进一步完善城乡医疗救助制度的意见》（民发〔2009〕81号）、《关于建立疾病应急救助制度的指导意见》（国办发〔2013〕15号）、《关于全面实施城乡居民大病保险的意见》（国办发〔2015〕57号）等相关文件，对特殊人群的医疗保障进行了补充性规定，使其健康保障更为全面。2020年2月29日，习近平总书记在《求是》上提出"探索建立特殊群体、特定疾病医药费豁免制度，有针对性免除医保支付目录、支付限额、用药量等限制性条款，减轻困难群众就医就诊后顾之忧"。2020年3月5日，中共中央、国务院发布《关于深化医疗保障制度改革的意见》中，正式将"探索建立特殊群体、特定疾病医药费豁免制度"纳入政策设计。

党的十八大以来，我国健康扶贫工作取得积极成效：全面实现农村贫困人口基本医疗有保障，累计帮助近1000万个因病致贫返贫家庭成功摆脱贫困；建立了全国防止因病返贫动态监测系统,对易返贫致贫人口开展动态监测;开展多项对口帮扶措施,持续加大政策、资金、项目的支持力度,全面提升贫困地区医疗卫生服务能力。在我国医疗保障脱贫攻坚任务实施的后期,一些地方出现了过度保障的问题。国家医疗保障局等七部门《关于巩固拓展医疗保障脱贫攻坚成果有效衔接乡村振兴战略的实施意见》(医保办发〔2021〕10号)中明确提出,在脱贫攻坚目标任务完成后,对摆脱贫困的县在规定的5年过渡期内,通过优化调整医保扶贫政策,健全防范化解因病返贫致贫长效机制,逐步实现由集中资源支持脱贫攻坚向统筹基本医保、大病保险、医疗救助三重制度常态化保障平稳过渡。各级医保部门要结合实际,研究脱贫不脱政策具体措施及脱贫攻坚期结束后与乡村振兴战略有效衔接的医保扶贫长效机制。国家医保局、财政部《关于建立医疗保障待遇清单制度的意见》(医保发〔2021〕5号文)中提出,国家在基本医疗保障制度基础上,统一制定特殊人群保障政策。地方不得根据职业、年龄、身份等自行新出台特殊待遇政策。

二、特殊人群健康保障制度的意义

特殊人群健康保障制度是我国多层次医疗保障体系的重要组成部分,对于维护社会弱势群体的健康、促进社会公平、提高社会效率和维护社会稳定具有重要的作用。

(一)促进社会公平

我国对特殊人群的健康保障制度有利于社会公平的实现,主要体现为机会公平与结果公平两个方面。一方面,在我国现行的医疗保障体系中,特殊人群作为社会阶层中较特殊的群体,虽然享有基本医疗保险的覆盖,但仍易陷入支付困难的困境中。特殊人群的健康保障制度保障了特殊人群获得基本医疗服务的可及性,使其基本健康需求得到满足。另一方面,医疗卫生服务中关注健康和收入分配的结果公平。特殊人群健康保障制度缓解了特殊人群的疾病经济负担,使其健康状况得到改善;同时,通过制度的形式给予特殊人群帮助,间接实现了社会收入的再分配。

(二)提高社会效率

特殊人群的健康保障制度的实施,阻断了因病致贫返贫的恶性循环,保障了特殊人群的生存权和健康权,有利于维护家庭和谐与生活稳定,维持了社会劳动力的再生产;同时,缓解了特殊人群的收入压力,也能为全社会带来更高的健康状况边际效用,在保证卫生服务可及性的同时促进健康公平,从而一定程度上提高有限卫生资源的配置效率。

(三)维护社会稳定

以渐进的方式为特殊人群提供财政支持,从而克服完全市场竞争导致社会财富分配不公的问题,缩小贫富差距。政府和社会对特殊人群实施专项帮助和支持,使经济困难、遭遇不幸的居民能够维持基本生活水平、享有基本卫生健康服务、满足基本健康需求,减少了特殊人群看病就医的不安全感,以及社会发展的不和谐因素,维护了社会的稳定,促进了社会的发展。

三、特殊人群健康保障制度的发展

近年来,我国不断探索创新特殊人群健康保障政策,聚焦特殊疾病患者、困难群众、罕见病患者、老年人、儿童、妇女等特殊人群健康需求,着力健全完善特殊人群健康制度。

(一)进一步完善特殊人群健康保障机制

其一,完善特殊重点人群健康保障机制。对于特殊疾病、慢性病患者,由于治疗周期长,需要长期吃药和检查治疗。我国医疗保险门诊慢性(或特殊)病医保政策实施多年,在减轻特殊重点人群门诊医疗费用负担、保障特殊重点人群门诊慢性(或特殊)病的医疗需求方面发挥了重要作用。但是部分地区门诊慢特病认定手续烦琐,使部分参保人员患慢性病后不能及时得到认定并享受相关待遇。因此，应深化医疗保障领域"放管服"改革，进一步便民利民，不断增强人民群众的获得感和幸福感，从流程再造着手，实现慢特病认定的有效模式。其二，进一步加强突发公共卫生事件中特殊人群应急救援，特别是对老、幼、病、残、孕等特殊人员的医疗救治和健康保障。例如，在新冠疫情防控期间，应确保在应急情况下做好慢性病患者、危急重症患者、透析患者、肿瘤放化疗患者、孕产妇、新生儿、精神病患者、残疾人、行动不便老年人等特殊重点人群医疗服务保障工作，维护正常就医秩序。其三，以关爱困难和特殊群体为切入点，打造多元化的项目救助体系，建立"政府＋慈善＋保险"模式，构建起由政府主导，慈善投保，医保、医疗救助为基础，职工互助保障保险、商业保险为补充的精准帮扶新通道。其四，完善孤残、流浪等特殊人群就医保障机制。建立孤残、流浪等特殊人群就医专项基金，是解决无主患者就医难题的根本前提。对流浪乞讨患者实行先救治后结算原则，相关费用列入政府财政预算。完善落实孤残、流浪等特殊人群救助主体职能。要进一步强化责任，落实相关责任部门主体职能，形成各司其职、共建和谐社会的良好氛围。例如，政府财政部门负责孤残、流浪等特殊人群就医专项基金的建立和管理；卫生部门及医疗机构负责对辖区内患病孤残、流浪等特殊人群的抢救和治疗；民政部门负责患病孤残、流浪等特殊人群的出院后交接与生活保障；公安部门积极对住院救治的流浪、乞讨人员身份来源进行查找，做到责任主体明确，形成联动机制。

（二）发挥商业健康保险的积极作用

社会保险通过国民收入再分配为社会成员提供基本的医疗保障，商业医疗保险则承担着满足人们对不同层次医疗服务的需求的作用，是社会医疗保险的重要补充。近年来，中国商业健康保险迅速发展，未来商业健康保险仍将在中国整个医疗保障制度体系中承担重要作用。对于特殊人群来说，商业保险能够分担疾病经济风险，防止特殊人群因高昂的价格放弃治疗，同时是对基本医疗保险的补充。例如，我国约有 2 000 余万罕见病患者，整体上面临着医保覆盖不足、诊疗费用高昂等问题。普惠型商业补充健康保险具有广覆盖带病人群、保额高、保费低廉等特点。部分对罕见病更友好的普惠型已和国家及当地罕见病保障政策一道，成为罕见病（尤其是高值药罕见病）多层次保障的重要组成。为残疾人这一特殊人群购买商业保险，通过保险的方式提高残疾人抵御生产生活中遭受二次伤害及罹患重大疾病的抗风险能力，减少残疾人及其家庭成员的经济负担，可以改善和提高残疾人的保障水平。此外，对于外卖员、快递员等新行业灵活从业者这一特殊人群，商业保险在其健康保障方面也具有积极作用。

（三）发挥长期护理保险的积极作用

近年来，我国长期护理保险制度不断发展完善，长期护理保险是一种以互助共济方式筹集资金、为长期失能人员的基本生活照料和与之密切相关的医疗护理提供服务或资金保障的社会保险制度。2016 年，人力资源和社会保障部印发了《关于开展长期护理保险制度试点的指导意见》，在全国 15 个城市开展长期护理保险试点，标志着这一关系老年群体健康的重要制度在全国范围内的推广实施正式拉开帷幕。长期护理保险保障对象首先应包含风险最高人群，而老龄人群作为最主要的高失能风险对象，在各地试点过程中均被纳入政策之中。相关研究和数据显示，重度失能人群在整体人群中的占比相对较小，而占比较高的是中度失能人群，且随着年龄的增长，其规模也越来越大。同时，从护理需求强度来看，重度失能需求强度最大，但由于余寿相对较短，其总量需求却相对不大；而中度及以下失能对象的需求强度虽比重度失能对象小，但由于其余寿较长，人群较大，总量需求要远高于重度失能对象。综合而言，从制度试点初期的效果来看，以老年人为基础，优先保障需求强度最高的重度失能对象的长期护理服务是有效的，且能够针对重度失能对象不断调整和完善需求服务项目的供给。当前需完善长期护理保险与医疗保险的衔接机制，加强长期护理保险与医疗保险的政策协同。当老年人患急病、重病需要治疗时，先由专业医疗机构救治，当病情稳定需要康复时则由护理机构进行康复训练和指导，满足老年人的康复和护理需求。

第二节　特殊疾病的医疗保障制度

特殊疾病的健康保障制度以门诊慢特病制度为主，主要选取门诊治疗周期较长、费用较高、病情相对稳定且短期内无法治愈的疾病，是服务罹患特定疾病人群的专项健康保障制度。特殊疾病的健康保障制度以门诊慢性病为主，除门诊慢性病以外，部分统筹地区还选取疾病负担重、费用高的特殊疾病，很好地缓解了特殊重症参保人"看病贵"的实际问题。

一、特殊疾病的医疗保障制度概述

为了减轻慢性病和特殊疾病（慢特病）患者的医疗负担，1999 年以来，全国各地根据医保基金收支情况和当地疾病谱，积极探索将一些病期长、医疗费用高、适合门诊治疗，且在门诊治疗比住院更经济方便的慢特病纳入医保门诊保障范围，参照住院进行管理和支付，防止因慢特病致贫返贫。除了门诊慢性病外，各地区在实际经办中又纳入了疾病负担重、费用高的特殊疾病，相继出台多项门诊慢特病保障政策，见图 18-1。经过二十余年的发展，我国基本医疗保险门诊慢特病政策经历了探索期、多元发展期、稳定期，即将进入规范发展期，并成为我国基本医疗保险制度门诊保障机制的重要组成部分。

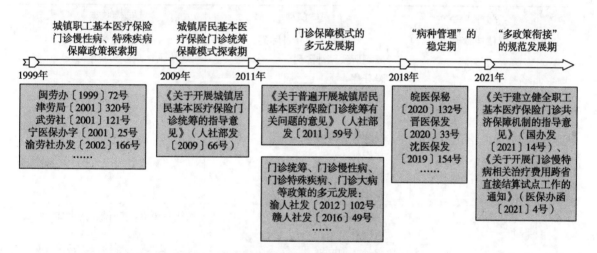

图 18-1　我国基本医疗保险门诊慢特病政策变迁

门诊慢特病是我国医保经办过程中产生的特殊名词，并非单纯的在门诊治疗的慢特病概念，与医学上的慢特病概念也有区别。简言之，门诊慢特病政策应是服务罹患可在门诊治疗的特定慢特病病种的一类人群的专项门诊政策。一般来说，能够纳入门诊慢性病政策保障范围的病种，多具有以下特点：①诊断明确，有确定治疗方案；②医疗费用高，常给患者及其家庭带来沉重经济负担；③需长期门诊治疗以缓解和控制病情；④发病率高，可能会产生严重社会影响。

除了门诊慢性病外，实际经办中，各地区又结合疾病严重程度、社会影响、医疗费用高低和医保基金规模等因素，形成并建立门诊特殊病、门诊大病等多项慢特病门诊保障政策。1999 年，我国福建等地率先开始探索建立城镇职工基本医疗保险门诊慢特病政策，2009 年"新医改"后，多地开始探索城镇居民基本医疗保险门诊统筹模式，并建立了多元化的门诊慢特病保障政策。经过二十余年的发展，我国城镇职工、城乡居民医疗保险慢特病保障机制日益健全，将患病率高、病情重、病程长、易复发的慢性病、特殊疾病门诊治疗纳入基本医疗保险统筹基金的支付范畴，切实减轻慢性病和特殊疾病患者的医疗负担，保障了患者对于长期治疗的可及性和可负担性。

二、特殊疾病医保制度的保障范围

目前，全国各地基本医疗保险门诊慢特病政策主要选取门诊治疗周期较长、费用较高、病情相对稳定且短期内无法治愈的疾病，具体可以总结为以下 11 大类：①重度精神障碍（脑血管疾病所致精神障碍、癫痫所致精神障碍、躁狂症、精神分裂症、抑郁症、双相情感障碍症、焦虑症、阿尔茨海默病、强迫症）；②传染病（结核病、乙型肝炎、丙型肝炎）；③恶性肿瘤治疗（胃癌、肺癌、肝癌、白血病、恶性淋巴瘤等癌症的门诊放化疗）；④神经系统疾病（癫痫、帕金森病、重症肌无力）；⑤终身治疗的血液病（血友病、再生障碍性贫血、地中海贫血）；⑥慢性非传染性肝病（肝硬化）；⑦慢性心脑血管疾病（高血压、冠心病、脑卒中、脑出血等）；⑧内分泌代谢性疾病（糖尿病、甲状腺功能亢进）；⑨慢性呼吸系统疾病（慢性阻塞性肺疾病、哮喘、慢性支气管炎）；⑩其他慢性疾病（红斑狼疮、关节炎等）；⑪器官移植术后治疗（心脏、肝、肺、肾、肝肾联合移植术后抗排异治疗）。大部分病种的共性特点均为病程长、需要接受长期甚至终身治疗以及疾病负担重等，例如红斑狼疮；部分疾病具有一定遗传风险，例如糖尿病、癫痫等；个别病种虽然可以治愈，但具有较强的传染性，存在一定社会影响和风险，例如结核病。具体的病种分类及其特点如表 18-1 所示。

表 18-1　门诊慢特病主要保障病种分类及特点

序号	病种大类	具体病种	疾病特点
1	重度精神障碍	脑血管疾病所致精神障碍 癫痫所致精神障碍 躁狂症 精神分裂症 抑郁症 双相情感障碍症 焦虑症 阿尔茨海默病 强迫症	病程长、终身间歇性治疗、有一定遗传风险、具有社会风险
2	传染病	结核病 丙型肝炎	疾病负担重、可治愈、传染性
		慢性乙型肝炎	需终身治疗、不可治愈、传染性
3	恶性肿瘤治疗	胃癌门诊放化疗 肺癌门诊放化疗 肝癌门诊放化疗 白血病门诊放化疗 恶性淋巴瘤门诊放化疗	疾病负担重
4	神经系统疾病	癫痫 帕金森病 重症肌无力	长期疾病负担重、有一定遗传风险
5	血液病	血友病 再生障碍性贫血 地中海贫血	长期疾病负担重、终身治疗或间歇性治疗
6	慢性非传染性肝病	肝硬化	长期疾病负担重、终身治疗

续表

序号	病种大类	具体病种	疾病特点
7	慢性心脑血管疾病	高血压 脑卒中 冠心病 脑垂体病 脑血管病后遗症 慢性心功能衰竭等心脏病	病程长、长期疾病负担重、无传染性、部分疾病有遗传风险
8	内分泌代谢性疾病	1型、2型糖尿病 甲状腺功能亢进	
9	慢性呼吸系统疾病	慢性阻塞性肺疾病 哮喘 慢性支气管炎	
10	其他慢性疾病	红斑狼疮 关节炎 骨髓增生异常综合征 炎症性肠病 银屑病	
11	器官移植术后治疗	心脏移植术后抗排异治疗 肝肾联合移植术后抗排异治疗 肝移植术后抗排异治疗 肺移植术后抗排异治疗 肾移植术后抗排异治疗	长期疾病负担重、长期或终身治疗

三、特殊疾病医保制度的保障模式

不同地区的门诊慢特病保障模式存在一定差别，具体可以总结为以下四种保障模式（表18-2）：①根据花费按比例报销的保障模式；②基于病种的定额保障模式；③参照住院/大病的保障模式；④组合型的保障模式。

（一）根据花费按比例报销的保障模式

根据花费按比例报销是各省份使用最多的城镇居民门诊慢特病待遇保障方式，这一方式在实践过程中又可根据比例划分依据不同进行分类，如：根据医疗机构等级按比例报销、根据疾病分类按比例报销、直接按固定比例报销。根据花费按比例报销的同时往往会设置起付线，对于不同病种或者累计支付数额设置封顶线。北京、浙江、福建、青海四个地区采用根据医疗机构等级按比例报销的报销方式，报销比例呈现一级医疗机构、二级医疗机构、三级医疗机构逐级递减的趋势。北京的报销比例最高，年度第一次住院1 300元以上报销比例递增，第二次及以后每次650元以上递增：一级90.0%~99.1%，二级87.0%~99.1%，三级85.0%~98.5%。浙江的报销方式最灵活，只规定基层门诊慢性病医疗报销比例不低于60%，二级三级各区市根据情况确定。青海划分在职与退休人员，一、二、三级的报销比例分别为75%、70%、65%和80%、75%、57%。福建则划分一般医疗机构报销比例为85%，社区医疗服务机构报销比例为88%。河北、辽宁、宁夏回族自治区、湖北以及广西壮族自治区的门诊特殊病报销采用直接按固定比例报销的形式。在河北，超过起付线、在报销额度内、在政策范围内发生的病种医疗费用，统筹基金负担50%，低于辽宁的 80%、宁夏回族自治区的 60%、武汉的 70%。广西壮族自治区则划分在职与退休人员,在职人员统筹基金支付 70%、退休人员统筹基金支付 75%。

(二)基于病种的定额保障模式

该模式下的保障水平由医保部门分病种设置年度保障额度。海南、内蒙古、新疆、广西的慢性病报销采用根据病种定额报销的方式,如内蒙古规定不同病种的定额标准从 300~5 000 元不等,新疆由 1 500~6 000 元不等。这种报销方式通常会规定享受多种门诊慢性特殊疾病待遇时,定额标准如何设定。在广西的慢性病报销中,使用完年度统筹基金最高支付限额后,属于各病种年度统筹基金最高支付限额以内的医疗费用,可以申请职工大额医疗费用统筹予以支付。

(三)参照住院/大病的保障模式

在该模式下,慢特病患者就诊直接按照住院或者大病的报销比例结算。天津、贵州两个地区将门诊慢特病直接纳入住院报销或大病报销。天津则是纳入大病保险报销,在基本医疗保险报销后,政策范围内个人负担起付线以上、30 万元(含)以下的医疗费用,按规定纳入居民大病保险给付范围。贵州由于没有进行省级统筹,基本为按照统筹地区同级住院待遇标准来确定支付比例。

(四)组合型的保障模式

组合型的保障模式,即同时实施两种或者更多的保障模式。重庆、云南、四川、安徽、江西采用根据疾病分类或病种按比例报销的报销方式。重庆划分三类门诊特殊疾病,四川、江西划分两类疾病,每类疾病报销比例以及报销方式均有不同;例如四川把门诊慢特病分为Ⅰ类疾病和Ⅱ类疾病,Ⅰ类疾病按 70% 报销,Ⅱ类疾病则是视同住院费用报销;云南只规定门诊特殊疾病中慢性肾功能衰竭、重性精神病按 90% 支付,其余病种按照统筹的现行待遇标准执行,慢性病病种的起付标准为 300 元,年额度为 2 000 元,按 80% 支付;安徽的报销额度和病种数目挂钩。

表18-2　各地区差异化的门诊慢特病保障模式

保障模式		模式特点	城镇职工基本医疗保险保障模式	城乡居民基本医疗保险保障模式
根据花费按比例报销的保障模式	基于医疗机构等级	一级及以下定点医疗机构保障水平最高,二级和三级定点医疗机构保障水平依次降低	北京、浙江、福建、青海	北京、浙江、安徽、广西、青海
	固定报销比例	个人承担固定比例的门诊慢特病诊疗费用,一般设置起付线和封顶线	河北、云南、辽宁、宁夏、湖北、广西、重庆	河北、云南、山西、宁夏、内蒙古、湖南、湖北、甘肃、吉林、福建
基于病种的定额保障模式		根据病种的不同,确定差异化支付最高额度	海南、内蒙古、新疆、广西、安徽	海南、新疆
参照住院/大病保险的保障模式		直接参照住院或者大病保险政策进行报销,合并计算起付线和封顶线	天津、贵州、广东、江西	重庆、天津、贵州、江西、广东
组合模式		多种保障模式并行	吉林、河南、四川	四川

四、特殊疾病保障政策的资格认定

门诊特殊疾病认定是指由认定机构根据认定标准,通过规定的认定方式,评断参保人员所患疾病是否属于门诊特殊疾病病种以及其能否享受门诊特殊疾病待遇的行为。目前,全国各地的认定标准和认定方式均不统一。

从认定标准来看,大部分统筹地区在相关政策文件中规定了门诊特殊疾病的诊断标准,主要有定性和定量两种表述方式。定性表述仅对病种的鉴定标准做笼统描述,而定量表述除了必要的定性描述外还有临床指标等具体的定量规定,对诊断要点进行了更为详细的说明。

从认定方式来看,门诊特殊疾病的认定方式主要有以定点医疗机构为主的分散认定和以医保经办机构为主的集中认定。其中,分散认定由定点医疗机构承担资格认定的主要责任,医保经办机构仅需对医疗机构出具的诊断结果进行复核确认即可,分散认定能保证认定结果的权威性,同时能方便患者随时进行认定。集中认定由医保经办机构定期组织专家对参保患者的申报资料进行鉴定审核,由医保机构直接严格把关,能避免认定造假。认定管理是对患者准入的规定,各地对疾病认定标准的差异较大,同种病种在不同地区间会存在不同的认定标准,而认定方式则主要有集中认定和分散认定两种,差异相对较小。

五、特殊疾病的就医及结算管理

(一)患者就医管理

在就医管理中,各地通过实行凭证就医和定点就医对患者的就医行为进行规范,以控制统筹基金的支出风险。

参保患者在被认定为具备享受门诊特殊疾病待遇资格后,一般会获得门诊特殊疾病就诊卡或专用病历,在就诊及购药时需要出具专用凭证才能享受门诊特殊疾病待遇。凭证就医是对患者享受门诊特殊疾病待遇的确认,可控制统筹基金不合理的支出风险。

为了规范管理,大部分统筹地区要求门诊特殊疾病患者定点就医。例如《成都市基本医疗保险门诊特殊疾病管理办法》规定,参保患者需要在符合条件的医疗机构中选择一家机构作为定点医院就医,在治疗期间如果因定点医疗机构条件限制需要转诊时,需由其原定点医疗机构的经治医师提出意见,并经原定点医疗机构的医保部门签章确认后才能在转诊医疗机构继续享受门诊特殊疾病待遇。定点就医能规范管理,可以减少统筹基金的不合理使用,另一方面能用行政手段分流就医群体,旨在促进医疗资源的合理使用。

(二)患者结算管理

门诊特殊疾病费用的结算方式主要有由参保人员先行垫付和由医疗机构记账结算两种,两种方式的主要差异在于资金负担对象不同。前者需由参保人员先行垫付整个报销周期内所发生的医疗费用,随后自行到医保机构进行审核报销。后者则由医疗机构先垫付大部分费用,参保人员仅需支付自付部分即可获得医疗服务。目前,大部分地区主要采用记账结算法,参保患者在定点医疗机构就医或购药时仅需向医疗机构结算属于个人自付的部分,而应由统筹基金支付的部分则由医疗机构先记账,随后与医保经办机构进行结算。记账结算在为患者减轻负担、提供方便的同时,有利于对结算资金进行统一规范的管理。不同地区间对门诊特殊疾病的支付方式不同,同一病种在不同地区间获得的补偿也存在较大差异,低补偿地区患者的个人负担压力仍未得到有效缓解。另一方面,目前各地主要施行记账结算法来规范管理统筹基金,在一定程度上能控制统筹基金的支出风险。

2021年9月,国家医疗保障局办公室、财政部办公厅印发了《关于开展门诊慢特病相关治疗费用跨省直接结算试点工作的通知》,提出在加快推进普通门诊医疗费用跨省直接结算基础上,决定开展门诊慢特病相关治疗费用跨省直接结算试点工作。2018年以来,长三角、京津冀、西南地区相继开展区域内普通门诊费用跨省直接结算试点。截至2021年1月,全国有27个省(自治区、直辖市)依托国家平台开展跨省异地直接结算。但是该门诊结算平台尚未纳入门诊慢特病,随着这部分患者异地就医直接结算呼声日益增强,长三角生态绿色一体化发展示范区中的上海市青浦区、江苏省苏州市吴江区、浙江省嘉兴市嘉善县三地以共有的保障疾病高血压、糖尿病为试点,探索门诊慢特病异地结算的模式。西南地区医保局全力共同制定《西南片区跨省异地就医门诊慢特病联网直接结算试点实施方案》,提出从 2021 年 1 月 1 日起,在西南地区范围内,针对高血压和糖尿病两个病种,开展门诊慢特病跨省异地就医直接结算试点,并按照"先易后难、稳步推进、急用为先、先行先试"的原则,分批将各统筹区内的定点医疗机构纳入门诊慢特病跨省异地就医直接结算范围。门诊慢特病政策作为基本医疗保险门诊保障的重要组成部分,应加快开展跨省直接结算试点工作,实现与普通门诊医疗费用跨省直接结算政策的整合与衔接。

第三节　重大突发公共卫生事件的保障机制

重大突发公共卫生事件的保障是指在突发公共卫生事件处置中,尤其是重大疫情时,医疗保障部门通过相应的制度安排,确保患者得到快速高效的救治,减少突发公共卫生事件带来的社会公共卫生安全次生伤害。在历次突发公共卫生事件应对过程中,我国的医疗保障制度展现出了覆盖广、负担小的制度优越性,确保在突发重大疫情和公共卫生应急状态下,患者得到及时救治。

一、重大突发公共卫生事件概述

(一)重大突发公共卫生事件的概念及内涵

重大突发公共卫生事件指突然发生、错综复杂、可控性差、在大范围内已经造成或者可能造成社会公众健康严重损害的重大传染病疫情、群体性不明原因疾病、重大食物和职业中毒以及其他严重影响公众健康的事件。2006 年发布的《国家突发公共卫生事件应急预案》中,根据突发公共卫生事件性质、危害程度、涉及范围,突发公共卫生事件划分为特别重大(Ⅰ级)、重大(Ⅱ级)、较大(Ⅲ级)和一般(Ⅳ级)四级。

其中,特别重大突发公共卫生事件主要包括:①肺鼠疫、肺炭疽在大、中城市发生并有扩散趋势,或肺鼠疫、肺炭疽疫情波及 2 个以上的省份,并有进一步扩散趋势。②发生严重急性呼吸综合征、人感染高致病性禽流感病例,并有扩散趋势。③涉及多个省份的群体性不明原因疾病,并有扩散趋势。④新传染病或我国尚未发现的传染病发生或传入,并有扩散趋势,或发现我国已消灭的传染病重新流行。⑤发生烈性病菌株、毒株、致病因子等丢失事件。⑥周边以及与我国通航的国家和地区发生特大传染病疫情,并出现输入性病例,严重危及我国公共卫生安全的事件。⑦国务院卫生行政部门认定的其他特别重大突发公共卫生事件。

(二)重大突发公共卫生事件处置的目标和原则

为应对重大突发公共卫生事件,我国有关部门已出台《中华人民共和国传染病防治法》《中华人民共和国突发事件应对法》等法规及《突发公共卫生事件应急条例》等管理办法;自新冠疫情暴发以来,国务院相继出台了《关于做好新冠肺炎疫情常态化防控工作的指导意见》等一系列政策规定。

1. 重大突发公共卫生事件处置的目标　我国重大突发公共卫生事件处置的总体目标是有效预防、及时控制和消除突发公共卫生事件的危害,保障公众身体健康与生命安全,维护正常的社会秩序,建立与我国经济发展水平相适应、与医疗卫生技术水平相匹配、有效应对突发公共卫生事件、保障人民群众身心健康的保障机制。在常态化疫情防控时期,各级政府需做到不断增强自身抗风险能力、建立储备性资源配置制度、权责清单以及进一步完善考核标准等,建立长效应急保障机制;在非常态化疫情防控时期,建立应急指挥机构,通过防控、救治两个战场协同作战,以保障人民生命安全和将身体健康放在第一位为宗旨积极应对突如其来的公共卫生危机。

2. 重大突发公共卫生事件处置的原则　重大突发公共卫生事件处置的原则包括以下几个方面。

（1）预防为主，防治结合：预防是最经济、最有效的健康策略。预防为主同时也是整个卫生工作的基本方针。"凡事预则立，不预则废""防患于未然""居安思危"等古语说明，应对重大突发公共卫生事件的最优选择是降低其发生的可能性。公共卫生强调预防为主，并非不重视治疗，而是强调预防为主、防治结合。在新冠疫情、严重急性呼吸综合征（SARS）等重大突发公共卫生事件发生时，要时刻坚持人民群众的生命安全和身体健康高于一切的宗旨，把救治患者和受害人作为第一任务，体现了以人为本、把人民群众生命安全和身体健康放在第一位的目标追求。我国各级政府都出台了相关规定，如《国家突发公共卫生事件应急预案》等，这些都充分体现了在突发公共卫生事件面前我国始终坚持预防为主的原则。

（2）政府主导，责任共担：重大突发公共卫生事件的处置首先是一种政府责任，这种责任体现在政府通过立法制定一系列相关的政策规定，相关政府机构在制度框架下，依法设计、组织、计划、实施和调整重大突发公共卫生事件的应对机制，并对整个机制负有财政支持责任。建立和实行重大突发公共卫生事件应对机制，构建起强大的公共卫生应急体系是绝大多数国家维护公民身心健康的目标追求之一。各国政府都在重大突发公共卫生事件应对实践中承担了主导责任，尤其是在改革完善疾病预防控制体系、健全重大公共卫生救治制度方面，几乎承担了行政管理与资金筹集的全部责任。但是强调重大突发公共卫生事件应对机制的政府主导责任，并不意味着国家主体责任将完全取代个人责任，二者在应对机制中应该是相互促进、相互平衡的。

（3）统一领导，分级治理：统一领导、分级管理是我国公共卫生体系建设的基本原则之一。只有实行党中央集中统一领导，将发展重大突发公共卫生事件处置机制同国家整体战略紧密衔接，才能有效地实行分级管理，即对人群和地域进行分级调控、对区域和人群进行分级调控、对生产和生活进行分级管理。根据突发公共卫生事件的性质、范围和危害程度，对重大突发公共卫生事件实行分级管理。各有关部门按照预案规定，在各自的职责范围内做好突发公共卫生事件应急处理的有关工作。在党中央集中统一领导下还要实行分级管理，是因为各地实际情况不同，重大突发公共卫生事件的发展难以预测，只有实行分级管理，各级政府从实际出发，因地制宜制定相关举措，正确贯彻落实国家的顶层设计，才能充分调动各地方应对公共卫生危机的主动性和积极性，确保国家构建重大突发公共卫生事件保障机制的任务顺利完成。

（4）立法规范，依法行事：2003 年战胜 SARS 以来，国家修订了《中华人民共和国传染病防治法》，陆续出台了《中华人民共和国突发事件应对法》《突发公共卫生事件应急条例》以及配套预案，为应对突发公共卫生事件提供了法律遵循，为重大突发公共卫生事件的处置提供了法律依据。政府针对性地根据实际情况推进传染病防治法、突发公共卫生事件应对法等法律制定和修订工作，健全严格执法、责任明确的有关行政部门职能体系，进一步从法律上完善重大突发公共卫生事件的处置机制。进一步明确中央和地方、政府和部门、行政机关和专业机构的职责。中央层面及时制定公共卫生安全和重大突发公共卫生事件保障等法律法规，推动全社会依法行动、依法行事。地方各级人民政府和卫生行政部门要严格按照相关法律法规、政策制度的规定，完善重大突发公共卫生事件处置机制，建立健全系统、规范的重大突发公共卫生事件应急处理体系，对突发公共卫生事件和可能发生的公共卫生事件作出快速反应，最终确保人民群众生命安全和身体健康，维护人民群众切身利益。

（5）科技引领、创新发展：科学技术是人类同疾病斗争的锐利武器，人类最终战胜重大突发公共卫生事件离不开科学发展和技术创新。重大突发公共卫生事件的处置要充分尊重和依靠科学，要重视开展突发公共卫生事件应急处理的科研培训和知识宣讲，为突发公共卫生事件的处置完善提供科学技术保障。各有关行政部门、研究机构间要协同合作、开放共享，将资源紧密融合，坚持科研、临床、防控一线相互协同和产学研各方紧密配合，实施科研应急攻关，将科研创新和临床救治、防控实践相结合，为战胜重大突发公共卫生事件提供有力的科技保障。

二、重大突发公共卫生事件保障机制概述

（一）重大突发公共卫生事件保障机制的概念

保障机制是按照功能进行划分，为管理活动提供物质和精神条件的机制。重大突发公共卫生事件的保障机制一般是指为应对重大突发公共卫生事件而建立的补偿结构、组织结构和工作方式，主要通过政府领导、社会力量协同合作，建立人、财、物等资源清单，明确资源利用程序，规范资源利用环节，确保重大突发公共卫生事件的整个应急处理工作正常运转。

（二）重大突发公共卫生事件保障机制的特征

1. 系统性 政府通过建构系统性组织架构，形成了统一有力的公共卫生管理指挥系统，既能对突发公共卫生事件和潜在风险作出快速反应，也能及时有效配置分散在各个部门的物质资源，充分保障应急管理效率和部门联动。这种系统性还体现在，建立健全全国统一的应急管理保障体系，设立日常管理部门，可根据重大突发公共卫生事件的实际需求，随时组成具有团队协调能力和充足应急管理经验的指挥机构，确保不会错失最佳防控窗口。

2. 整体性 重大突发公共卫生事件保障机制是公共卫生体系内多元主体间协同合作，纵横融合的产物。政府通过整体性的顶层设计，明确各主体的服务供给职责，整合各自价值取向，协调各方利益冲突，实现政令如一，贯彻到位的目标要求。整体性是最契合民众需求多样化、制度管理信息化、决策过程透明化等时代要求的治理理念，只有建立整体规划、协调统一、部门分工合作明确的公共卫生事件处理机制，整合形成区域协同、上下联动的现代化保障机制，才能具备应对重大公共卫生危机的治理能力。

3. 阶段性 重大突发公共卫生事件的发展过程具有明显的阶段性特征，准确分析和把握实际情况下突发公共卫生事件每一阶段的具体变化，是做好当下和今后一个时期保障工作的基础依据。保障机制是一个动态调整的机制，根据不同阶段疫情防控和公众需要的变动而变动，以防出现政策与现实相脱节的情况。重大突发公共卫生事件保障机制本质上是以维护人民群众身心健康、社会经济稳定发展为最高宗旨的社会保障机制，满足人民群众不同时期的多样化需求是其本质追求。

4. 社会性 重大突发公共卫生事件保障机制是社会保障和公共卫生应急管理体系的重要组成部分。其社会性体现在：第一，保障对象的社会性。从理论上讲，这种保障机制应当覆盖全体社会成员，这也是我国政府以及世界其他各国共同追求的目标。第二，保障机制建设的社会化。重大突发公共卫生事件不会局限于某一地区、某一环境，而是具备明显的公共性，需要社会公众共同面对；公众既有享受保障机制、维护身心健康的权利，同时也有参与重大突发公共卫生事件处理的权利和责任。第三，保障机制主体组成复杂。既包括相关的医疗机构、疾控部门，还涉及政府各相关部门及社会第三方的参与，这些主体间都存在复杂的利益关系。

5. 应急性 应急性是重大突发公共卫生事件保障机制的重要特点。公共卫生事件一般具有突发性显著、扩散性大、传染性强等特征，亟须在第一时间作出应急管理决策，以求最大限度减少损失。重大突发公共卫生事件保障机制与一般保障机制的区别即在于其应急性，行政主体必须在短时间内做到各方资源的充分调动，作出"两者皆有损害，以较小者为准"的决定，在不得已损害部分合法权益的情况下控制重大突发公共卫生事件的蔓延。在重大突发公共卫生事件领域，应急决策具有举足轻重的地位。

（三）重大突发公共卫生事件保障机制的主要内容

重大突发公共卫生事件保障机制是维护应急保障工作顺利进行，确保应急救援过程中有充沛的人力物力财力等应急保障资源的重要支撑。重大突发公共卫生事件保障机制包含以下主要内容。

1. 资金保障机制 重大突发公共卫生事件是一种公共产品,政府是其最为主要的经费投入者。从国际经验看,重大公共事件应对的财政保障体系是政府基本职责发挥的重要基础。首先,厘清地方政府与中央政府应对突发公共卫生事件的职责和财政分摊框架。坚持属地应对的基本原则,以地方政府为责任主体,地方财政为主要财力支撑来应对突发公共事件,同时充分考虑重大公共事件的影响范围和外部性特征,强化中央政府应对重大危机的主体责任。其次,着重构建重大公共事件财政支持的资源保障体系建设,重点优化预备费、临时拨付以及其他转移支付制度和安排,着力设置重大公共事件应对的财政收支安排及调整规则,夯实危机应对的财政资源基础。

2. 物资保障机制 物资保障主要指当重大突发公共卫生事件发生时,针对受灾人民群众提供衣食住行、防治结合等方面的物质保障,在重大突发公共卫生事件保障机制中承担重要角色。一方面要加强公共卫生应急物资储备建设。加强医疗机构相关救治设备和应急物资配置,支持和鼓励社会各方共同参与储备;完善应急物资采购制度、健全应急物资征用机制和事后补偿机制;建立健全应急物资调配协同联动机制,完善应急物资的物流渠道。另一方面,要提升公共卫生应急物资生产能力,从根本上规避物资保障不足问题。通过优化产能、协同保障和区域布局,增强医疗物资和装备的应急转产能力。

3. 人力保障机制 在重大突发公共卫生事件保障机制建设中,人力资源是支撑全方面发展的基础。通过建立健全公共卫生复合型人才培养模式,构建公共卫生机构与高校、医疗机构联合培养公共卫生应急人才的机制。要加强疾控人才队伍建设,建立适应现代化疾控体系的人才培养使用机制;要加强基层公共卫生队伍建设,着手打造多层次、多样化、满足各级公共卫生需求的分级诊疗机制。要深化科研人才发展体制机制改革,持续优化高精尖人才培养、激励机制,完善有中国特色的公共卫生人才队伍建设模式,支持培养高水平、重实战的专业人才队伍。

三、重大突发公共卫生事件保障机制的实践探索

基本医疗保障制度与公共卫生政策的协同发展不仅关系到国家医疗卫生体系结构的健全性,更关系到国家在应对重大突发公共卫生事件时的能动性。新冠疫情是中华人民共和国成立以来在我国发生的传播速度最快、感染范围最广、防控难度最大的一次重大突发公共卫生事件。在疫情防控中,国家始终将人民群众的健康和安全放在首位,出台了一系列重要政策,不断完善重大突发公共卫生事件的保障机制,有效地免除了患者及其家庭疾病经济负担的后顾之忧,充分调动了社会资源,有力地支持了社会复工复产,在各方面发挥了积极作用。

(一)资金的保障

在重大突发公共卫生事件下,公共卫生政策应以多维性卫生保障为主体、单一性财政资金保障为导向,保障财政资金支出的公共性,对每一个可能会遭遇传染病风险的个体进行保障,以降低其可能引发的再传染风险。与此同时,基本医疗保险基金则依然保障全体参保人员对于正常医疗资金的需求。例如,重大突发公共卫生事件下的传染病治疗费用可由公共财政承担,随之引发的并发症的治疗费用也可以由公共卫生财政进行承担,但同期出现的合并症治疗费用可以由基本医保基金进行支付,从而实现两种政策的资金衔接协同,有效发挥各自的功能。

新冠疫情发生后,我国及时采取有效的医疗保障措施,让患者家庭免除治疗费用的后顾之忧。国家医疗保障局与财政部联合发文,将相关的药品和医疗服务项目及时纳入医保基金支付范围,实施综合保障政策,对基本医保、大病保险、医疗救助等按规定支付后,个人负担部分由财政给予补助,将患者及其家庭的医疗费用负担降低到最低,充分发挥了医保制度的整体效应,确保了患者不因费用问题影响就医。同时,要求在异地就医的过程中,先救治再结算。对收治患者较多的医疗机构,医保经办机构可预付部分资金,确保收治医院不因支付政策影响救治。

在疫情防控中，低保户、低收入群体、流浪乞讨人员以及因封城或隔离无法返回工作岗位的劳动者面临着诸多生活困难。针对此情况，民政部门通过及时发放各类补助，将符合条件的困难群众及时纳入低保，加大临时救助的力度，通过实物救助和现金救助的方式帮扶外来人员以及为困难群体提供基本照料服务等措施，确保困难群众的基本生活。各类基金会第一时间动员社会捐助，采购防疫物资，有效地缓解了早期重点地区物资不足的问题。

（二）医疗卫生服务的保障

高效优质的医疗卫生服务体系具备如下两个特征：一要专业分工、结构合理、便于整合，包括家庭医生团队签约服务、社区首诊与健康管理、公共卫生、疫情防控、灾害医疗、急诊急救、门诊住院、康复与护理、临终医院等。二要适应人财物的流动性且可迅速整合，做到以人为本，点、线、面分布合理，体系健全，运行有效。一旦疫情袭来，即可紧张有序地进入地区或者全国性应战状态。

在做好疫情防控工作的同时，必须保障好正常的医疗服务，特别是急危重症、重点人群、慢性病患者等特殊群体日常诊疗保障。例如对于中、高风险区，梳理医疗服务需求，对重点人群建立台账，实行网格化管理，安排专人提供咨询服务，及时进行评估。对确需紧急外出就医的，安排专车，提供"点对点"闭环就诊接送服务。各医疗机构大力发展"互联网＋医疗服务"，完善服务功能，提供线上健康评估、健康指导、健康宣教、就诊指导、慢病复诊、心理疏导等，有效解决人群的就医需求。老年人、残疾人等特殊群体常常患有基础疾病，同时，由于其集中居住，一旦感染，很容易造成聚集性病例。为了保护这部分群体的健康安全，相关部门连续出台了针对不同类型福利机构的防疫指导意见，在实施严格封闭管理的同时，增强对其的服务和心理慰藉，支持其安全度过疫情。

第四节　健康贫困人群的特殊保障机制

一、健康贫困及健康扶贫概述

（一）绝对贫困与相对贫困

绝对贫困是指"在一定的社会环境和生存方式下，个人（家庭）依靠其劳动所得和其他合法收入不能维持其基本生存需求的状况"。绝对贫困具有客观物质性，用客观维持基本生存需求的物质标准来衡量贫困，这里的物质必需品通常包括食品、住房、衣服等。绝对贫困在生产方面表现为个人（家庭）缺乏再生产的物质基础，甚至难以维持简单再生产。绝对贫困在消费方面表现为个人（家庭）不能满足衣食住行等人类基本生存所需的基本消费。国际上常用的绝对贫困线是1990年制定的，世界银行选取当时一些最贫穷国家居民维持最低生活所需要的收入，通过购买力平价换算进而划定每人每天1.01美元的贫困标准，用以衡量全球的绝对贫困状况。该贫困线分别于2008年、2015年、2022年调整为日均1.25美元、1.9美元和2.15美元。我国的农村贫困标准是国家统计局基于食物贫困线和非食物贫困线确定的，先后采用过3个标准，分别是"1978年标准""2008年标准"和"2010年标准"。

随着经济社会的发展，国家必然会从重点关注"维持生存"的绝对贫困过渡到强调"福利低下"和"能力不足"的相对贫困。经济学家认为，个人（家庭）的收入、消费和福利需求会受到其他人（家庭）的影响，衡量个人（家庭）的富裕程度取决于社会上其他人（家庭）的福祉，需要用相对标准来界定贫困。按照这种思路，个人（家庭）是否贫困不仅取决于自己有多少收入，还取决于社会上其他人（家庭）的收入情况，观察收入低于相对贫困标准的人数即可获得贫困状况。绝对贫困的衡量是基于一个长期不变的参数，通过保持基准不变，它们有助于跟踪贫困的变化。相反，相对贫困标准的测量是把个体或家庭的收入与社会上的中等生活水平或平均生活水平相比较而产生的。相对贫困的衡量标准会根据目标群体的收入水平而变化，也就是说，它们是相对于反映生活条件变化的福利标准衡量的。

（二）健康贫困

健康与贫困二者关系密切，贫困容易滋生疾病，不良的健康状态又容易导致贫困，贫困人口极易陷入"贫困→疾病→贫困"的恶性循环。贫困会产生并加重健康风险，从而引致健康状况的恶化；疾病则会通过人力资本和物质资本的传递导致贫困。美国发展经济学家罗格纳·纳克斯系统地考察了发展中国家的贫困问题，指出经济发展停滞不前是发展中国家普遍存在的一个现象，居民生活收入水平低，生活陷入贫困，提出了著名的"贫困恶性循环"理论。"贫困恶性循环"理论的核心观点是：导致贫困循环的根本原因是资本的匮乏，经济发展缓慢是由资本发展不足而引起的。"贫困 - 疾病"恶性循环理论是建立在"贫困恶性循环"的核心理论基础之上的，健康能减少贫困的发生，同时还是促进社会发展的关键影响因素之一。提高和改善居民的健康状况，会促进社会经济的发展，对社会具有推动作用。健康贫困是因个人和家庭成员受到了疾病的冲击造成贫困的脆弱性状态，衡量的直接指标是家庭灾难性医疗卫生费的支出，是健康风险冲击、大额医疗费用支出、医疗保障与医疗服务和医疗资源等因素的缺失综合作用的结果。首先，因病致贫返贫起源于健康风险冲击带来的健康资本存量下降，从而引发疾病治疗的医疗服务需求，发生医疗消费支出。健康资本存量低、健康能力不足的个体面临健康风险冲击的概率更大，个体的健康脆弱性是因病致贫返贫的源头。其次，疾病经济负担是个体和家庭因病致贫的直接因素，同时，贫穷带来的经济脆弱性也是导致健康状况不佳的风险因素。最后，如果缺乏获取社会性制度保障的机会，缺失可及、高质量的医疗服务，个体在罹患疾病之后，既不能依靠个体能力化解健康风险，也缺乏群体间的风险分担机制，受限于社会资源获取能力的社会脆弱性，个体不能得到及时的健康干预，从而陷入健康贫困状态。

健康是促进和完善社会发展的目标之一，民众拥有健康权利并能享有基本的医疗卫生服务。从社会和政府的角度看，让更多的人拥有这种权利体现了社会的发展和进步。健康贫困是由于健康权益得不到维护而形成的一种状态，同时也是导致个人及整个家庭贫困的重要因素之一，尤其是遭受到重特大疾病的患者本人或家庭成员，导致健康贫困的根源是疾病。当疾病发生时，患者的生活及劳动能力就会被削弱。如果患上重病而得不到治疗，患者将丧失劳动能力甚至无法生活自理，整个家庭的经济收入会在短时间内急剧减少，甚至失去了一项永久性的收入来源，由此从贫困陷入深度贫困。

（三）我国健康扶贫政策

在健康风险的冲击下，自然环境较差的地区、健康资本存量较低的人群容易罹患疾病，这种健康脆弱性导致了其健康能力的下降。面对健康能力的下降，收入状况差、医疗服务可及性不足以及缺乏完善医疗保障的群体，更容易丧失参与医疗保障与卫生保健、享受基本公共卫生服务以及获取健康照护服务的机会，最终因病致贫。健康扶贫是在我国脱贫攻坚背景下，国家为解决因病致贫、因病返贫的一项重要治理方案。健康扶贫是精准扶贫的一个重要分支，旨在通过提升贫困人群的医疗保障水平、提高贫困地区的医疗服务能力、保障贫困人口享有基本医疗卫生服务，切断疾病与贫困之间的恶性循环，解决贫困人口"因病致贫、因病返贫"的困境。健康扶贫中的"扶"与"贫"，从某种意义上说就是一种"供给"与"需求"的关系，是一项惠民工程，其运行机制是用重大疾病救治、贫困人口家庭医生签约、一站式服务结算、重病兜底长效落实来切断疾病 - 贫困循环。健康扶贫既要构建贫困人口的医疗保障体系，增强抵御疾病的经济风险能力，又要以提高贫困人口的健康水平、生产力为目的，建立长效的健康扶贫机制。

二、我国医疗保障助力打赢脱贫攻坚战的实践探索

2020年年底，我国脱贫攻坚取得了全面胜利，成为全球最早实现联合国千年发展目标中减贫目标的发展中国家，也为世界反贫困提供了中国的成功经验。其中，医疗保障作为扶贫的主力之一，在"防贫、脱贫"中发挥了关键性作用。特别是党的十八大以来，我国从制度完善、待遇提升、经办优化等多个层面全面推进医疗保障体系建设，为脱贫攻坚如期完成作出了巨大贡献。我国医疗保障助力打赢脱贫攻坚战的实践探索主要有以下几个方面。

（一）三重保障，贫困人口应保尽保

所谓三重保障，是指基本医疗保险、大病保险和医疗救助托底三重制度综合保障。建立健全基本医疗保障制度，确保贫困人口全部纳入三项制度保障范围是医疗保障脱贫攻坚硬任务。其一，持续完善覆盖城乡、依法参加的基本医疗保障制度和政策体系，职工和居民分类保障，全面建立统一的城乡居民基本医保制度。其二，统筹加强大病保障。国家鼓励各地根据经济发展水平和基金承受能力，建立职工大额医疗费用补助制度，解决职工医保统筹基金最高支付限额以上费用负担。在居民基本医保基础上，2015年国家全面建立城乡居民大病保险，梯次减轻参保居民大病患者高额费用负担。其三，夯实医疗救助托底保障。对参加城乡居民医保个人缴费有困难的救助对象按规定给予补贴，确保困难群众及时纳入基本医疗保险保障范围。其中，全额资助特困人员、定额资助低保对象和建档立卡贫困人口；对救助对象经基本医保、大病保险支付后政策范围内个人自付费用给予补贴，并对个人负担较重的实施倾斜救助。通过基本医保"保基本"、大病保险"保大病"、医疗救助"托底线"，让"三重保障"制度的相互衔接形成保障合力，发挥梯次减负功能，让贫困患者"看得起病、看得好病"，对脱贫攻坚工作起到重要辅助作用。

（二）落实待遇，破解因病致贫返贫

在我国建档立卡贫困户中，因病致贫、返贫户占到42%以上，疾病是农村人口贫困的主要成因。全面推进完善统一的城乡居民基本医疗保险和大病保险制度，切实提高贫困人口医疗保障待遇水平，筑牢困难群众医疗保障底线。强化门诊共济保障，全面落实高血压、糖尿病门诊用药保障机制，规范简化门诊慢特病保障认定流程。落实新版国家医保药品目录，推进谈判药品落地。巩固大病保险保障水平。全面落实起付线降低并统一至居民人均可支配收入的一半，政策范围内支付比例提高到60%，鼓励有条件的地区探索取消封顶线。加大对贫困人口倾斜支付，脱贫攻坚期内农村建档立卡贫困人口起付线较普通参保居民降低一半，支付比例提高5个百分点，全面取消农村建档立卡贫困人口封顶线。落实落细困难群众救助政策，分类资助特困人员、低保对象、农村建档立卡贫困人口参加居民医保，按标资助、人费对应，及时划转资助资金，确保困难群众应保尽保。巩固提高住院和门诊救助水平，加大重特大疾病救助力度，探索从按病种施救逐步过渡到以高额费用为重特大疾病救助识别标准。结合救助资金筹集情况和救助对象需求，统筹提高年度救助限额。截至2020年7月，医保扶贫政策已累计助力2 750余万因病致贫群众精准脱贫，累计减轻贫困人口医疗费用负担近3 000亿元；长期困扰贫困地区、贫困群众的"看病贵、看病难"问题得到普遍解决。

（三）多措并举，提升贫困群众获得感

在2019年4月16日召开的解决"两不愁三保障"突出问题座谈会上，习近平总书记指出，"到2020年稳定实现农村贫困人口不愁吃、不愁穿，义务教育、基本医疗、住房安全有保障，是贫困人口脱贫的基本要求和核心指标，直接关系攻坚战质量"。"两不愁三保障"是贫困人口脱贫的基本要求和核心指标。其中，"基本医疗有保障"指贫困人口全部纳入基本医疗保险、大病保险和医疗救助等制度保障范围，常见病、慢性病能够在县乡村三级医疗机构获得及时诊治，得了大病、重病之后基本生活有保障。一是实施药品带量采购，实行药品目录的准入谈判，有效降低老

百姓用药负担。三批次的药品带量采购涉及 112 个品种，平均降幅 54%，全国总体节约（减少）费用 539 亿元。组织冠脉支架集中招标采购，原来 1.3 万元的支架降到了 700 元左右，降幅达 93%。降低医疗服务成本，进一步有效解决贫困群众看病难、看病贵的问题。二是推进"一站式"结算，提高困难人员医保结算的便捷性。各地推行贫困患者"先诊疗、后付费"就医模式，在医保定点医院设立"一站式"结算服务窗口，全面提高贫困人口医疗保障水平，减轻医疗负担。三是做优门诊慢病服务保障。简化贫困人口门诊特殊病慢性病申报程序、缩短申报时间，确保符合条件的贫困人口及时纳入保障范围内。明确将享受门诊慢特病待遇期内发生符合规定的药费、检查费和治疗费均纳入报销范围，及时、准确报付医保待遇，确保贫困人口全面享受门诊慢特病政策，减轻贫困人口负担。四是加强农村贫困人口大病专项救治。2020 年，农村贫困人口大病专项救治病种扩大至 30 种。持续落实所有建档立卡贫困人口在县域内定点医疗机构住院"先诊疗、后付费"的政策，推进精细化管理，提高医疗质量与安全，合理控制医疗费用，进一步减轻农村贫困人口医疗费用负担。

三、我国健康贫困人群特殊保障机制的发展趋势

医疗保障脱贫攻坚取得的决定性成就，为接续推动乡村振兴奠定坚实基础。实施乡村振兴战略是党的十九大作出的重大决策部署，《关于巩固拓展医疗保障脱贫攻坚成果有效衔接乡村振兴战略的实施意见》（医保办发〔2021〕10 号）提出，按照"问题导向、目标导向，分类管理、分层保障"的要求，对摆脱贫困的县（市、区），在规定的 5 年过渡期内，通过优化调整医保扶贫政策，健全防范化解因病返贫致贫长效机制，增强对困难群众基础性、兜底性保障，逐步实现由集中资源支持脱贫攻坚向统筹基本医保、大病保险、医疗救助三重制度常态化保障平稳过渡。坚持尽力而为、量力而行，既要应保尽保，又要防止泛福利化倾向，实事求是确定农村居民医疗保障标准。巩固医疗保障脱贫攻坚成果，助力乡村振兴战略全面推进，不断增强农村参保群众获得感、幸福感、安全感。具体包含以下几个方面。

（一）巩固拓展医疗保障脱贫攻坚成果，完善脱贫人口待遇保障政策

1. 优化调整脱贫人口医疗救助资助参保政策。根据脱贫人口实际困难，统筹完善居民医保分类资助参保政策，合理把握调整节奏、力度、时限。对特困人员给予全额资助，对低保对象给予定额资助，脱贫不稳定且纳入相关部门农村低收入人口监测范围的，过渡期内可根据实际，享受一定期限的定额资助政策。

2. 分类调整医疗保障扶贫倾斜政策。基本医保实施公平普惠保障政策。在逐步提高大病保障水平基础上，大病保险继续对特困人员、低保对象和返贫致贫人口实施倾斜支付。进一步夯实医疗救助托底保障，合理控制救助对象政策范围内自付费用比例。

3. 坚决治理医保扶贫领域过度保障政策。坚决防范福利主义，严禁超越发展阶段、超出承受能力设定待遇保障标准。推进居民基本医疗保险统筹区内政策统一、待遇普惠，确保政策有效衔接、待遇平稳过渡、制度可持续。

（二）有效衔接实施乡村振兴战略，合理确定农村居民医疗保障待遇水平

1. 确保农村低收入人口应保尽保。落实参保动员主体责任，做好分类资助参保工作，重点做好脱贫人口参保动员工作。健全农村低收入人口参保台账，确保纳入资助参保范围且核准身份信息的特困人员、低保对象、返贫致贫人口动态纳入基本医疗保险覆盖范围。

2. 增强基本医疗保险保障功能。完善统一的城乡居民基本医疗保险制度，巩固住院待遇保障水平，县域内政策范围内住院费用支付比例总体稳定在 70% 左右。补齐门诊保障短板，规范门诊慢特病保障政策，优化高血压、糖尿病（简称"两病"）门诊用药保障机制，确保"两病"患者用药保障和健康管理全覆盖，切实降低"两病"并发症、合并症风险。

3. 提高大病保险保障能力。巩固大病保险保障水平,降低参保农村居民大病保险起付线并统一至当地上年居民人均可支配收入的50%,政策范围内支付比例稳定在60%左右。在全面落实大病保险普惠待遇政策基础上,对特困人员、低保对象和返贫致贫人口实施起付线降低50%、报销比例提高5个百分点、逐步取消封顶线的倾斜保障政策。

4. 夯实医疗救助托底保障。完善统一规范的医疗救助制度,明确救助费用范围,合理确定救助水平和年度救助限额,按规定做好分类救助。经三重制度支付后政策范围内个人负担仍然较重的,给予倾斜救助。重点加大医疗救助资金投入,倾斜支持国家乡村振兴重点帮扶县。

5. 建立防范化解因病返贫致贫长效机制。依托农村低收入人口监测平台,做好因病返贫致贫风险监测,建立健全防范化解因病返贫致贫的主动发现机制、动态监测机制、信息共享机制、精准帮扶机制。各统筹区要加强动态监测,及时预警,提前介入,跟进落实帮扶措施。健全引导社会力量参与减贫机制,鼓励商业健康保险和医疗互助发展,不断壮大慈善救助,形成对基本医疗保障的有益补充。

(三)推进医疗保障和医疗服务高质量协同发展,整体提升农村医疗保障和健康管理水平

1. 综合施措合力降低看病就医成本。推动药品招标采购工作制度化、常态化,确保国家组织高值医用耗材集中采购落地。动态调整医保药品目录,建立医保医用耗材准入制度。创新完善医保协议管理,持续推进支付方式改革,配合卫生健康部门规范诊疗管理。

2. 补齐农村医疗卫生服务供给短板。农村低收入人口在省域内按规定转诊并在定点医疗机构就医的,住院起付线累积计算,享受参保地同等待遇政策。将符合条件的"互联网+"诊疗服务纳入医保支付范围,提高优质医疗服务可及性。加强基层医疗卫生机构建设,探索对紧密型医疗联合体实行总额付费方案,加强监督考核。引导医疗卫生资源下沉,整体提升农村医疗卫生服务水平,促进城乡资源均衡配置。

思考题

1. 特殊人群健康保障制度的内涵是什么?
2. 特殊人群健康保障制度具有哪些意义?
3. 门诊慢特病政策的保障范围有何特征?
4. 门诊慢特病政策的病种保障范围是如何确定的?
5. 重大突发公共卫生事件的保障机制包含哪些内容?
6. 我国健康贫困人群特殊保障机制的重点改革内容有哪些?

(黄李凤 朱 斌)

第十九章 我国医疗保障制度发展

我国的特殊国情决定了政府在医疗保障制度发展中的中心地位，在中国医疗保障制度发展相关研究中，也普遍认同政府必须要在医疗保障领域承担主导责任，因此，谈及我国医疗保障制度发展，首先应该对政府责任与边界进行界定。同时，在目前构建大治理格局与健康融万策的背景下，我国医疗保障的制度发展趋势，应是朝向与其他政策协同构建健康治理格局的趋势转型；因此，多政策协同以及朝向健康保障转型是当下我国医疗保障制度发展的关键。

第一节　医疗保障向健康保障转型

一、医疗保障与健康保障

（一）医疗保险与健康保险

狭义的医疗保险（medical insurance）是对参保人医疗费用进行补偿，保障参保人的基本医疗服务。而健康保险（health insurance）通常称为广义的医疗保险。它不仅仅包括医疗费用的补偿，还包括针对参保人生育、伤残、死亡等所造成的损失所提供的一种保障。在许多国家，健康保险是意外事故与疾病保险的统称，它是针对因疾病或者意外事故引起的人身伤害或死亡，或者针对两者共同导致的损失而进行的保险，其承保内容主要包括两大类：一类是由于疾病或意外伤害所致的医疗费用；另一类是由于疾病或意外伤害所致的收入损失。此外，某些发达国家的健康保险还包括补偿支持疾病预防、健康促进等的费用。由此可见，健康保险要远远大于医疗保险的保险范围和程度。随着社会经济的发展，随着在健康领域资金投入的增加，人们健康意识的提升等，医疗保险制度也将逐步发展到以全体人群健康水平为主要保障内容的健康保健系统。

（二）医疗保障与健康保障

医疗保障（medical security）是国家和社会团体对劳动者或公民因疾病或其他自然事件及突发事件造成身体与健康损害时对其提供医疗服务和对其发生的医疗费用损失给予经济补偿而实施的保障体系。健康保障（health security）是健康保险的进一步拓展和延伸。它包括两部分的内容，一方面主要承担健康保险的功能，包括保障参保人基本医疗卫生服务的需要，还包括疾病预防、健康教育等，它将预防端口前移，防患于未然，以治未病为出发点，促使参保人提高自我保健意识，加强健康管理，降低参保人患病的概率。另一方面，针对贫困人群、特困人口、残疾人群或者其他类型救助对象开展健康救助，通过提供筹资、减免服务费用、提供免费医疗或者预防服务等方式，或者为残疾人提供康复器具等措施，让贫困人口、残疾人群等健康救助对象能够享受到与其他人群一样的健康服务。

（三）医疗保障与健康保障的区别

医疗保障与健康保障是两个不同的概念，医疗保障是健康保障的主要内容之一，健康保障是医疗保障的进一步深化和延伸。

医疗保障从保障的目的来看是保障居民医疗服务的可及性，从关注点来看，医疗保障从医疗费用切入，关注治疗过程与费用，落脚于服务的内容与形式。从保障内容来看，医疗保障以医疗服务内容为主,从补偿机制来看,医疗保障基于确定的医疗服务进行预付或后付补偿。

健康保障着眼于居民群体的健康,更关注服务质量,落脚于疾病控制与健康改善。健康保障的内容包括疾病预防、健康教育、健康促进、健康维持等,甚至延伸到精神健康与社会功能健康等内容。健康保障全程参与疾病的预防、治疗与康复,其补偿的方式可能因保障的内容不同而有差异。

二、"医疗保障"转向"健康保障"

(一)转变背景

1. 政治背景 自 2016 年颁布《"健康中国 2030"规划纲要》,2019 年落实"健康中国 2030"的《健康中国行动(2019—2030 年)》颁布,健康融万策的理念逐渐深入人心,人民健康就成为中华民族繁荣昌盛和国家富强的重要标志。党的十九届五中全会通过《中共中央关于制定国民经济和社会发展第十四个五年规划和二〇三五年远景目标的建议》,提出了"全面推进健康中国建设"的重大任务,强调要为人民提供全方位全周期健康服务。健康保障制度设计需要把握国家大政方针,统筹规划保障体系的制度建设、体制机制以及社会资源有效配置。制度建设过程中,需要把握发展方向,不同医疗保障制度建设,应该从制度顶层设计出发,厘清政府的责任,充分发挥市场机制作用,积极引入商业补充保险,最终形成不同保障制度共同支撑参保人的模式。

2. 经济背景 宏观经济发展形势影响健康保障中资金的筹集、保障水平以及基金保障增值。国家顶层设计保证了健康保障未来的可持续发展,国家治理模式影响着健康保障政策制定、实施与监督。健康保障制度建设与经济发展也是相辅相成,生产力与生产关系的发展决定了健康保障产生和发展的基本面貌;健康保障通过社会稳定、居民就业、人力资本等因素影响着未来经济的发展。党的十九大报告对未来我国经济发展指明前进方向。我国社会主要矛盾已经转化为人民日益增长的美好生活需要和不平衡不充分的发展之间的矛盾,要以这一主要矛盾转变为依据,明确建设社会主义现代化强国的发展重点和改革取向。当前,我国经济发展转型呈现一系列新特征,经济由高速增长向高质量发展。站在发展新起点上,需要坚持质量第一、效益优先,以供给侧结构性改革为主线,推动经济发展质量变革、效率变革、动力变革,不断增强经济创新力和竞争力。针对老龄化、城镇化、人口流动、疾病谱变化等不确定性风险的客观存在与加剧,健康保障制度未来的筹资、偿付及管理能力成为可持续发展的核心要素。

3. 社会背景 人口的发展趋势也与健康保障息息相关,老龄人口的增加提高了社会对长期照护的需求,长期照护制度呼之欲出,同时对养老保障以及医疗保障提出重大挑战;劳动人口的减少,人口红利的消减,也直接影响未来健康保障的可持续发展。人口老龄化纵深发展,农村富余劳动力流动速度放缓,中国人口发展已经达到"刘易斯拐点","刘易斯拐点"来临之前,意味着劳动市场中存在充足的劳动力;"刘易斯拐点"之后,劳动力市场中存在供不应求的情况。中国人口红利在逐渐消失。"刘易斯拐点"影响着未来中国健康保障的发展方向,伴随老年人口数量的增加,医疗保障、大病保险、长期照护保险等针对老年人需求的保障制度,将会因为人口老龄化所带来的持续需求而发展。同时,"刘易斯拐点"之后,劳动人口数量下降,基金面临透支风险,亟须盘活基金。

(二)转变内容

"全民健康覆盖"(universal health coverage)是由世界卫生组织(World Health Organization,WHO)提出,旨在确保患者得到所需的卫生服务,不会因为经济状况的影响而无法看病,强调健康管理和疾病预防,强调对人的全生命周期的关爱,强调以社区为基础的、综合连续的卫生服务。世界卫生组织研究发现,在影响人的四大健康因素中,遗传占 15%,自然和社会环境占17%,医疗只占了 8%,良好的卫生习惯和防病意识占 60%。除去遗传因素占 15% 之外,医疗只给人类健康贡献了 8%,美国医疗水平全世界最高,其医疗对人群健康的贡献也只占 10%,所以健康问题的解决不能仅仅集中于医疗卫生体系的建设。

2009年，新医改以来，我国致力于建立健全覆盖城乡居民的基本医疗卫生制度，为群众提供安全、有效、方便、价廉的医疗卫生服务。从1997年建立新型城镇职工医保、2002年建立新型农村合作医疗制度，到2007年开展城镇居民基本医疗保险，再到2016年决定整合城乡居民医疗保险，我国基本医保覆盖率一直保持在95%以上，基本实现了基本医保全民覆盖。同时，基本医保在不断完善，城乡居民医保整合、医保保障范围增加、报销水平提高，全民医保朝着更加公平、可持续、多层次的方向发展。

然而，"全民医保"并不意味着"全民健康"，在逐步解决"病有所医"问题的基础上，还需转变理念、多聚焦健康，致力于提升全民健康覆盖的质量，矢志增强基本医疗卫生制度的可持续性，推动"医疗保障"向"健康保障"转型。行为、生活方式、环境、医疗卫生服务、遗传等，均是影响健康的因素。进一步提高人群健康水平，仅仅关注疾病治疗显然是不够的。改善自然环境、建立健康的生活方式、关注疾病的预防和管理，会有更好的健康产出。

在医疗卫生服务提供体系方面，通过加强基层卫生服务能力、建立家庭医生制度，逐步实现分级诊疗，利用"互联网+"、大数据等手段，为居民提供一体化、个性化的健康管理服务。加强不同层级医疗卫生机构的协同性，向城乡居民提供连续性、个性化、覆盖全生命周期的健康服务。而服务的支付方式，也应更关注健康结果而非单纯的服务数量，在未来建设成以预防为主的大健康格局，以大健康理念为指导，以全民健康为目标，强调以预防为主，立足全人群和全生命周期两个着力点，在完善基本公共卫生服务基础上，通过健康促进、健康管理、环境健康管理三大支柱，将健康模式从透支健康、对抗疾病转向呵护健康、预防疾病，实现人民"生得优，活得长，过得好，病得少，走得安"的目标。简言之，将预防为主融入影响健康的各个方面，最终实现健康中国。

三、健康保障建设内容

2016年全国卫生与健康大会上，习近平总书记强调，要坚定不移贯彻预防为主方针，坚持防治结合、联防联控、群防群控，努力为人民群众提供全方位全生命周期的卫生与健康服务。要重视重大疾病防控，优化防治策略，最大程度减少人群患病。之后在党的十九大及十九届三中四中全会中，进一步提出全方位全生命周期全阶段的卫生健康服务。本部分将结合医疗保障自身"多层次"体系以及习近平总书记提出的"全方位全周期健康服务"展开健康保障内容的论述，包括预防、治疗、康复、照护四大部分。

（一）多层次医疗保障体系建设

医疗保障的"多层次"是指它由四个层次构成：第一层次是国家举办的基本医疗保障，第二层次是雇主举办的企业补充医疗保险，第三层次是以个人购买为主的商业健康保险，第四层次是来自社会和市场化的慈善公益和医疗互助。医疗保障同时要求各主体提供优质高效医疗服务，包括医保定点医院和药店，原则上政府举办的公立医院都是医保定点医院。

第一层次是国家举办的基本医疗保障制度，它由三个板块构成，即基本医疗保险、大病保险和医疗救助。其中，第一板块基本医疗保险又分为两个制度，即城镇职工基本医疗保险、城乡居民基本医疗保险；这个板块是中国医疗保障制度的主体部分，覆盖了13.45亿人，占中国14亿人口的96%。第二板块是大病保险，它也由三个制度构成：对城乡居民而言，这个制度被称为城乡居民大病保险，对城镇企业职工而言，被称为职工大额医疗费用补助，对机关事业单位而言，被称为公务员医疗补助；第二板块的功能是对年度医疗费用超过封顶线的部分进行二次报销，由于城乡居民大病保险没有单独的筹资方式，职工大额医疗费用补助和公务员医疗补助的筹资方式是与第一板块绑定的，所以，第二板块也可被称为第一层次的延伸部分。第三板块是医疗救助，这是一个非缴费型的社会救助制度，资金完全来自财政转移支付，其功能是对就诊困难人员进行资助，2018年救助7 674万人，资助金额425亿元。

第二层次是雇主举办的制度，即企业补充医疗保险，它由两个制度构成：一是在国家税收优惠政策支持下由雇主自愿举办或参加的补充性医疗保险制度，体现的是企业的福利性质；二是由企业为职工购买的商业健康保险，一般是以团险的形式，属于市场化的福利。

第三层次是商业健康保险，包括普通商业健康保险和目前已经实行了若干年的个人税收优惠商业健康保险以及近年来国家支持的"惠民保"。此外，慈善捐赠和医疗互助也是多层次医疗保障体系中的一部分，我们称之为"第四层次"。

其中，商业健康保险是对医疗保险和家庭保障的重要补充。健康保险公司是区别于寿险公司，提供疾病保险、医疗保险、失能收入保险等保险项目，满足投保人的个性化需求，为国民健康提供保障。此外，在"互联网＋"的背景下，多样化的健康保障平台得到发展。从大病风险预防到疾病救助，商业健康保障提供了一系列解决和救治方案。商业保险根据其保险险种，包含一部分特需服务，提供者包括社会办医以及境外医疗机构。

截至目前，健康保障平台为重大疾病筹款的身影屡见不鲜。健康保障平台能够崛起，主要原因有两点：首先，在目前制度的保障下，我国低收入群体中，仍有大部分人在重大健康风险来临时，没有足够的支付能力，加之我国人口老龄化、重大疾病风险上升，产生了巨大的保障需求。其次，健康保障平台充分利用了互联网技术，极大程度满足大数法则，能有效分担风险。健康保障平台没有严格的进入壁垒，潜在用户量巨大，提升了消息传播的速度。但目前健康保障平台的发展仍处于初级阶段，还存在着许多问题亟待完善。健康保障平台作为一种商业健康保障模式，在未来的发展中，能否探索出一个合适的营利模式，促进平台的可持续发展，是决定健康保障平台能否长期存在因素。此外，社会对健康保障平台的监管，是目前行业发展的重大短板。已发生过多起大病众筹骗局，使平台信誉面临重大考验，同时也反映出这些健康保障平台对消息来源的检验能力不足，与市场监管机制的缺失。因此，一方面，行业应当强化自律；另一方面，政府应合理引导商业健康保险与健康保障平台的发展，完善市场监管机制，使其在保障国民健康过程中发挥更加切实有效的作用。

（二）完善预防保障体系建设

纵观中华人民共和国成立以来卫生事业发展的历程，中国政府一直将"预防为主"作为卫生工作的指导方针，但由于社会对预防的认识不充分，缺乏有力的制度保障，相关政策没有得到很好的贯彻执行。自2009年启动的新一轮医改以来，尽管中国政府加大对医疗卫生领域的财政投入，但由于工作重心仍然未转变到预防为主，导致财政投入的效果并不理想。

未来预防保障体系建设需要进一步发展。示范和推广具有健康保障功能的社区卫生服务，同时纳入预防保障体系当中；建立、完善并充分利用社区卫生资源，构建社区人群健康教育、健康促进、预防保健和必要的社会服务的基层保障系统，建立健康档案，发展家庭病床，提供家庭出诊、家庭护理、日间观察、临终关怀等服务；卫生部门和健康保险机构可以通过社区卫生服务机构对老年高危人群进行干预和监测，推广经济、快速、方便的监测手段，使慢性非传染性疾病得以早发现、早诊断、早治疗，达到节约医疗费用的目的。在社会医疗保险项目中结合一些预防保健的服务项目，将定点医疗机构同社区卫生服务机构相结合。通过确定固定保健医生，主要通过开展预防保健的指导和日常生活习惯的干预与矫正，结合必要的诊治手段，来达到预防和治疗疾病、保持健康的目的。

（三）推进康复保障体系建设

康复是一门以消除和减轻人的功能障碍，弥补和重建人的功能缺失，设法改善和提高人的各方面功能为目的的医学学科，也就是功能障碍的预防、诊断、评估、治疗、训练和处理的医学学科。

目前，康复保障体系缺乏制度设计，需要进一步对康复项目内容及定价提供政策保障，按康复项目支付的方式未能有效引导康复机构开展双向转诊；康复服务定价偏低，不利于调动医务人员的工作积极性；康复医学学科发展缓慢，人才缺口偏大；康复患者仍面临较重经济负担，需提高康复保障水平；社会资本办立康复机构仍存在现实困难，需加强引导与监管。

我国目前康复体系建设重点是临床康复，未来康复医疗服务体系发展趋势是社会大康复体系。通过研究和分析国内外康复医疗服务体系建设背景和相关经验，可以看到目前在WHO的倡导下，国际趋势是将康复医疗服务体系作为社会大康复体系的一个组成部分。在起步晚和资源有限条件下，我国目前康复医疗服务体系建设重点关注的是临床康复部分的内容，即关注急性病和外伤患者在医院环境中所需要的急性期和稳定期康复服务。

未来要树立大康复理念，分阶段、分层次构建康复医疗服务体系。鉴于我国目前面临巨大的康复医疗服务需求（尤其来自慢性病和老年病患者的需求），在当前人力、机构及其他资源严重短缺、技术能力落后、配套立法和政策缺失情况下，短期内无法为全部失能者提供必要的康复医疗服务，建议参考国内外康复医疗服务体系建设经验和教训，树立大康复的理念，分阶段、分层次构建康复医疗服务体系，并科学界定体系内涵和外延，急性期康复医疗主要在三级综合医院开展，稳定期康复医疗主要在三级综合医院和二级综合医院开展，恢复期康复医疗在社区卫生机构等机构开展，科学合理处理医疗康复、职业康复、社会康复和教育康复四大康复系统的关系，出台颁发相关配套措施，促进康复服务体系及双向转诊工作的有效开展，为未来建设社会康复体系奠定良好的体制机制基础。

（四）建立并完善长期护理制度

随着中国老龄化趋势的发展，老年人对医疗及护理方面的需求提升。老年人健康是实现国民健康的重要内容，改善老年人生活质量，提升其健康水平，是未来发展的必然趋势。国内目前已经建立了基本医疗保障体系以及基本养老保障体系，基本医疗保障体系注重解决老年人疾病的治疗费用，无法满足失能老年人日常生活中照料需求；养老保障向老人提供养老金以及补贴，难以满足长期照护所需要的巨大花费。基本医疗保障与养老保障体系无法满足老年人长期照护的需求。同时，长期照护本身具有花费大、周期长、服务多的特点，亟须相应制度予以保障，长期照护制度呼之欲出。

长期照护体系是一种新型保障体系，在国内仍处于试点，在未来建设中，需要从照护机构等级划分、老年人护理分级、照护质量提升、服务质量监督管理、发挥家庭成员的照护作用等方面提升我国长期照护制度建设。在照护机构等级划分中，针对机构规模、环境、设施、人员、日常管理、服务项目等指标进行评估；对老年人照护等级的划分，需要从老人的病史、日常生活能力评判、精神状况评估、感知与沟通能力评估、社会参与能力评估等指标进行评估；照护质量提升，注重长期照护人员的培训、长期照护保障水平的提高以及照护设备的人性化配置；服务质量监督管理过程中，注重长期照护实施过程中护理服务内容和职责，并制定相应的服务质量管理标准；发挥家庭成员作用方面，中国传统的家庭宗族观念，意味着未来长期照护的模式主要以社区照护及家庭照护为主，应充分重视家庭照料者的作用和价值，将家庭成员提供的部分居家照护纳入长期照护保险补偿目录中，肯定其产生的经济价值。在政策上设计有针对性的措施来促进居家社区照护和家庭内部照护服务的提供，是未来发展的方向。

四、健康保障建设展望

（一）面临的挑战

1. 医改纵深发展　从我国医药卫生体制改革进展来看，服务供给体系以医疗服务供给为主，难以短期实现供给体系功能转变。现代医院管理制度下的公立医院改革、以医联体为依托的分级诊疗制度建设、预防为主的公共卫生服务体系、仍在试点的长期照护制度等因素表明，医改的纵深发展背景下，健康保障仍处于不断面对新生问题的阶段，主动将改革内容过快延伸到健康领域，反而不利于医疗保障向健康保障的顺利过渡。

2．缺乏顶层设计　健康保障是医疗保障的进一步深化和延伸，目的是居民群体的健康，更关注服务质量，落脚于疾病控制与健康改善，而疾病预防、健康教育、健康促进、健康维持等，甚至延伸到精神健康与社会功能健康等内容，不仅是当前医药卫生体制改革的主要内容，也是健康保障的重要内容。

健康保障制度建设涉及卫生健康、医保、民政、环境、教育等多方面多部门，需要各部门相互配合，转变观念，从顶层明确医疗保障向健康保障转变的重要意义。

3．政策制定、衔接困难　在医疗保障向健康保障转变的过程中，涉及的领域不断扩大。针对全人群全生命周期的不同阶段，保障的筹资标准、支付范围、支付标准不尽相同，同时预防保障体系、医疗保障体系、康复保障体系等制度衔接困难。而健康保障的主体医疗保障也存在专款专用、服务体系与医保体系割裂等问题，因此，未来政策制定与衔接将会面临挑战。

（二）未来发展路径

未来，我国不同保障制度之间需要进一步明确保障范围，界定权利与义务，做到保障范围的全覆盖，交接有序。不同制度之间需要从参保范围、服务需求、服务方式、筹资方式、制度衔接、服务衔接等方面分析界定不同保障制度之间的界限。最终建立完善以"预防保障先行，医疗保障覆盖，康复保障补贴，医疗救助兜底，长期照护保障"的健康保障制度体系。

第二节　医疗保险体系与其他体系的协同性

我国医疗保障制度改革已进入系统集成、协同高效的阶段，促进医疗保险体系与其他相关体系（医疗服务体系、医药服务体系、公共卫生服务体系等）的协同，建设协同医保是推进医疗保障制度高质量发展的必要保障。2020年2月《中共中央　国务院关于深化医疗保障制度改革的意见》发布，该意见提出"坚持系统集成、协同高效，增强医保、医疗、医药联动改革的整体性、系统性、协同性"，并明确了要统筹医疗保障基金和公共卫生服务资金的使用，提高对基层医疗机构的支付比例，实现公共卫生服务和医疗服务的有效衔接。2021年9月《"十四五"全民医疗保障规划》印发，该规划将建设"协同医保"定为医疗保障改革和发展的目标之一。

一、医疗保险与医疗服务的协同

医保与医疗的协同关系表现为：医保作为第三方力量介入医疗服务价格领域，通过第三方谈判契约引导资源配置。医疗保险是准公共基金，具有抑制道德风险、协议定价、竞争优先合作者（协议医疗机构）的团购功能，通过发挥上述功能，影响医疗服务供给。国家通过建立健全医保引导机制、改革医保支付方式、完善医保基金监管，促进医疗 - 医保联动。

（一）改革医保支付方式，建立分担机制，规范医疗服务

医保支付是保障群众获得优质医药服务、提高基金使用效率的关键机制，要坚持"以收定支、收支平衡、略有结余"的总额预算编制原则，全面推行总额控制下的人均总医疗费用定额管理制度。制定医保基金总额预算管理、按床日付费、按人头付费、按病种付费等技术规范，建立定点医院医保基金支付超额时医院 - 医保分担机制，配套以医保基金支付结余奖励制度。把医院作为超额成本和结余奖励的责任主体，鼓励医院主动控制医疗费用，改善以往部分存在的过度医疗等不合理营利模式。此外，以综合医院为主体，积极探索按病种付费为主的多元复式医保支付方式，推进区域医保基金总额预算点数法改革，引导医疗机构合理诊疗，提高医保资金使用效能，严格控制医疗费用上涨，减轻医保支付压力。

（二）建立健全医保引导机制，引导合理就医，促进基层首诊与分级诊疗

不断完善与提升基层医疗服务能力相适应的医保政策：提高患者基层首诊报销比例，拉大不同级别医疗机构的报销政策差距，对没有按照转诊程序就医的，降低医保支付比例或按规定不予支付，通过进一步完善起付标准、报销比例、支付方式等医保政策，引导一般常见病、慢性病、康复等患者下沉到基层医疗卫生机构就诊，推进医共体建设，提高县镇村一体化，引导合理就医，促进基层首诊。

（三）完善医保基金监管机制，强化医疗服务精细化管理

推进医疗机构精细化管理，强化医院经济运行管理和财务管理，从医疗服务端建立医疗保险基金的监管机制，实现基金监管的"医疗 - 医保"联动。健全临床合理用药与监测评价制度，完善高额医疗费用、抗菌药物、贵重药品以及高值医用耗材使用等预警监控机制，落实处方、医嘱和检查检验单动态监测、分析点评、公示通报和约谈整改制度。建立医疗服务、药品价格和医保支付信息共享机制，强化医保对医疗服务行为和费用的调控引导与监督约束作用，同时实现医疗服务端对医保基金的监督管理。

二、医疗保障与医药服务的协同

医保与医药的协同关系通过医保目录的谈判得以实现。医疗保险介入医药服务市场，与医药服务提供方进行谈判，改变了医药服务市场原有的市场供求或医药服务提供者单方优势的定价机制。即医保的介入使得医药市场通过市场竞争与行政干预手段共同分配医药资源。医保药品支付标准、医保药品谈判等制度的出台与完善，将医保与医药紧密联系在一起。因此通过扩大基本药物目录，深化药品和医用耗材集中带量采购制度改革，加强药品流通全过程的医保监管，促进医保 - 医药联动。

（一）完善医保药品目录动态调整机制，满足患者用药需求

首先，要立足基金承受能力，适应群众基本医疗需求、临床技术进步需要，建立并完善医保药品目录调整规则及指标体系，动态调整优化医保药品目录，及时将临床价值高、患者获益明显、经济性评价优良的药品按程序纳入医保支付范围。其次，要健全医保药品评价机制，加强医保药品目录落地情况监测和创新药评价，支持药品创新，提高谈判药品可及性。建立健全医保药品支付标准，从谈判药品、集中带量采购药品和"两病"患者用药支付标准切入，逐步衔接医保药品目录管理和支付标准。同时，要将符合条件的中药按规定纳入医保支付范围，探索符合中医药特点的医保支付方式，发布中医优势病种，鼓励实行中西医同病同效同价，引导基层医疗机构提供适宜的中医药服务。

（二）优化医药服务价格形成机制，控制居民医药费用负担

深化药品、医用耗材集中带量采购制度改革，常态化制度化实施国家组织药品集中带量采购，持续扩大国家组织高值医用耗材集中带量采购范围。推进并规范医保基金与医药企业直接结算，完善医保支付标准与集中采购价格协同机制。完善与集中带量采购相配套的激励约束机制，落实医保资金结余留用政策，推动集中带量采购成为公立医疗机构医药采购的主导模式，鼓励社会办医疗机构、定点零售药店参与集中带量采购。探索建立适应经济社会发展、更好发挥政府作用、医疗机构充分参与、体现技术劳务价值的医疗服务价格形成机制。

（三）加强药品流通医保监管机制，防止资金违规使用

医保局与药监部门建立长效协作机制，开展药品生产流通销售全流程监管，从医保基金重要载体之一的药品着手，防止出现违规违法使用医保基金的现象。通过规范药品生产流通秩序，全面提高药品准入门槛，减少仿制药审批，加强日常监管和飞行检查，严厉打击灰色交易等手段，推进药品电子监管全程可追溯，淘汰落后企业和不正当企业。逐步扩大医保定点零售药店覆盖范围,将符合资质条件的零售药店及时纳入医保定点范围。建立互联互通电子处方管理平台,鼓励患者凭处方到医疗机构或零售药店自主购药。确保医保基金能够合理高效地用在居民亟须解决的健康问题上,保障参保居民的合法权益。

三、医疗保障与公共卫生的协同

2020 年 2 月 14 日召开的中央全面深化改革委员会第十二次会议上,习近平同志强调"要统筹基本医疗保险基金和公共卫生服务资金使用,提高对基层医疗机构的支付比例,实现公共卫生服务和医疗服务有效衔接"。2020 年 2 月 25 日发布《中共中央 国务院关于深化医疗保障制度改革的意见》,提出"统筹医疗保障基金和公共卫生服务资金使用,提高对基层医疗机构的支付比例,实现公共卫生服务和医疗服务有效衔接。"2021 年国务院办公厅发布《国务院办公厅关于印发"十四五"全民医疗保障规划的通知》(国办发〔2021〕36 号),也提出"统筹医保基金和公共卫生服务资金使用,对基层医疗机构实施差别化支付政策,实现公共卫生服务和医疗服务有效衔接。"可见医疗保障与公共卫生的协同的主要抓手是医保基金和公共卫生服务资金的统筹使用。

(一)统筹使用的目标

《"健康中国 2030"规划纲要》提出,"要从国家战略层面统筹解决关系健康的重大和长远问题""把健康融入所有政策,加快转变健康领域发展方式,全方位、全周期维护和保障人民健康"。因此基本医保基金与公共卫生资金预算的统筹使用应以人群的健康为导向。

重大公共卫生事件背景下医保基金和公共卫生服务资金的统筹使用可以有效推动"医防融合",帮助社会更加科学地防控和应对疫情等重大突发公共卫生事件,减轻其对我国经济社会的影响、完善国家治理体系和提升社会管理能力。但是不同体系间分目标与总目标存在差异,重大公共卫生事件发生时,公共卫生体系的重点在于疾病监测、预防、控制;医疗保险基金平衡、保险共济性原则与突发疫情的疾病保障存在矛盾。具体来说两者各自独立服务,各自形成补偿机制,医疗活动中提供公卫服务没有经费补偿,公卫服务中没法提供基本医疗服务。同时两者考核方式不协同。医疗服务提供方的利益与患者多少、病情轻重挂钩,患者数量多、病情重,收费越多,与健康导向越相悖。因此未来在两者基金统筹使用时要重点分析两者之间的联系与矛盾。

(二)统筹使用的路径

按照力度不同实现基本医保基金与公卫资金统筹使用可以分为两种:一是医保基金与公卫资金的资金池合并,统一管理支付;二是建立部门协调支付机制,统筹资金使用,实现无缝衔接。但是无论哪一种方式,两者资金的统筹可以从以下路径实现。

1. 统筹健康领域发展规划 将原来分散在基本医保、公共卫生、医疗服务等各部分的规划,进行必要的整合,制定资金统筹使用下的规划目标,为统筹资金使用明确目标方向。

2. 加大公共卫生筹资力度 增加公共卫生资金预算,作为确保统筹资金使用绩效的前提。

3. 探索建立一体化补偿机制 以"医共体""健共体"为载体推动建立财政补助、医保支付、公共卫生资金协同的一体化补偿机制,实现资金统筹使用。

4. 明确健康导向,优化绩效考评机制 资金统筹使用应基于健康目标,建立"医""防"结合的考核体系。

5. 整合信息平台为协同统筹提供数据支撑 建立信息平台,整合医疗保险和公共卫生信息资源,基本公共卫生、个人健康状况、医疗卫生服务、医疗保障待遇费用等数据互联互通。实现管理协同和资金统筹使用。

(三)统筹使用的国内外经验

1. 国外经验 在基本医保基金和公共卫生服务经费统筹使用方面,发达国家已经形成了一些较为成熟的做法。

（1）荷兰——公共卫生费用与医保基金的捆绑支付：2001年，荷兰政府发布了《一个需求问题》的白皮书，明确指出"现行医疗制度限制了居民选择权、医疗服务效率低、就诊等待时间长"等问题。健康保险投保作为居民一项基本义务，荷兰健康保险体系提供丰富的投保品类，然而，居民面临可选择性低、风险度高、转保困难等诸多难题。2006年1月荷兰正式执行新的《健康保险法》，标志着国家层面上的新医改方案全面推行。新医改赋予"患者、医生、保险公司"更多权利，也承担更多的责任，试图形成一个紧密整合的、彼此联结与相互制约下的利益和责任共同体。荷兰健康保险法案强制要求"所有居民必须通过健康保险公司购买覆盖基本服务包的健康保险"，全科医疗被列为基本服务包的核心服务内容。

（2）德国——法定健康保险购买预防保健服务：德国医保体系参与到公共卫生和疾病预防，德国法定医疗保险为参保人购买了健康体检、疫苗注射等多种疾病预防服务，比如6岁以下儿童体检和早期预防接种，20岁以上女性和45岁以上男性每年的癌症筛查体检，35岁以上成年人每两年的心脑血管疾病和糖尿病筛查体检等。针对以上项目，医保基金按项目向服务提供方支付费用。需要补充的是，凡是能降低医疗费用开支的，都在医保的支付考虑范围之内，甚至医院的人力资本投入对医疗费用降低的影响，也纳入德国医保的研究范围。

（3）美国——建立整合型保健组织并实行打包付费：相关医疗集团将医保与服务方整合成同一利益主体，实现了医疗支付方（保险机构）、医疗服务方（医院）、服务对象（会员）以及服务本身的有机整合，实现了疾病预防、医疗服务、医疗保险管理一体化，形成了全面健康管理系统。

其共性特点可以总结为医保基金与公共卫生资金共同购买健康服务。由全科医生及其团队承担居民的健康守门人角色，接受基本医保和公共卫生资金等筹资渠道的整合性支付，向服务对象提供医防融合的整合型服务。

2. 国内经验　2011年7月，《国务院关于建立全科医生制度的指导意见》规定，"全科医生服务费由医保基金、基本公共卫生服务经费和签约居民个人分担"，医保基金在此领域的治理能力获得政策支持。国内部分地区也通过对医联体、医共体实行打包付费、多渠道支持家庭医生签约服务和扩展医保基金支付范围等方式对基本医保基金和公共卫生服务统筹使用进行了积极探索。例如：福建厦门"三师共管"服务模式与"全额拨款、差额管理"的奖励性绩效支付机制；深圳罗湖以健康为导向的医保按签约人头定额付费制度，实施"总额包干、结余留用、超支自付、合理分担"管理机制；浙江德清县——按人头总额预付、结余留用模式；浙江玉环创新实施"总额预算、结余留用、超支合理分担"激励约束机制，签约的高血压患者和糖尿病患者门诊医保费用交给家庭医生进行试点管理；福建三明将医保基金与基本公共卫生项目资金整体打包，由总医院（医联体）统筹使用，实行医保基金"总额付费、超支不补、结余留用"制度，采取"一组团、一预算、两确定"机制，推动建立以健康为中心的服务理念。

第三节　政府责任与边界

一、医疗保障治理与政府转型

（一）医疗保障治理

医疗保障治理是以共建共治共享为理念，以推进医保治理改革和解决关键治理问题为目标靶向，通过治理组织、制度、机制、结构、功能、要素的构建，发挥治理主体与客体协作网络、治理工具手段资源的协同作用，通过治理策略和治理行动网络构建，推进医保治理体系从理念设计向治理实践转化的医保治理组织规制系统和行动系统的总称。

医疗保障治理体系需回答"由谁来治理""应实现哪些治理目标和功效""通过何种治理规制

手段来实现"等问题,它必然包含了治理组织、功能、制度、机制四大结构要素。此外,它不应成为静态抽象的制度体系文件设计,而应成为实践中的行动操作系统,因而需要"动静融合"的结构框架。该框架以治理问题与目标解决为靶向,它是由治理价值与理念、治理要素、组织结构、功能等核心构件组成的静态结构框架,以及由治理组织、制度、机制、治理策略和行动路径等组成的行动系统所构成的动态结构框架共同组成。医疗保障系统是一个全环节全流程的行动系统,治理体系必然是围绕医保治理形成的协同治理行动链,将所有静态要素一一贯彻落实,最终形成医疗保障治理体系依托的动态环境要素和结果产出要素。

(二)我国医疗保障治理与政府转型发展历程

"全能型政府"是计划经济的产物,突出政府的管理(制)职能,尽管在市场经济改革中突破了政府全面管制,但"大政府、小社会"一直是政府管理的重要特征。传统政府管理手段体现为以政策文件为基础的行政干预,其优势在于能够直接调节管理活动,对政策实施进行快速纠偏,但渐进的行政干预难以解决政策体系的顶层设计和深层次问题。在步入新的发展阶段后,政府管理向政府治理转变。2013年11月,十八届三中全会提出"国家治理体系和治理能力现代化",深入总结各领域改革经验,加快推进国家治理的体制、机制改革和法制建设,综合提升国家治理效能。

在国家治理体系与治理能力现代化进程中,医疗保障治理成为重要命题之一。新时期医疗保障治理在治理主体和形式上均发生了转变。体制方面,在国家机构改革背景下,2018年国家医疗保障局正式成立,明确了医疗保障改革与发展的管理责任归口,解决了医疗保障管理碎片化的问题;机制方面,"放管服"改革为政府职能转变指明了方向:建设医疗保障协同治理网络,厘清政府在网络中的角色和责任,形成共建、共享、共治医疗保障体系。

2020年3月,《中共中央 国务院关于深化医疗保障制度改革的意见》为我国多层次医疗保障体系的定型和全面建成作出了规划,对于医保治理提出要"坚持治理创新、提质增效,发挥市场决定性作用,更好发挥政府作用,提高医保治理社会化、法治化、标准化、智能化水平"。在促进医疗保障高质量发展的过程中,做好顶层设计,厘清多层次医疗保障体系建设的各方责任是形成多元协同治理格局的核心任务。

当前,多层次医疗保障体系发展仍不完善,基本医疗保险与补充医疗保险制度的保障水平、公平性和可持续性,医疗救助管理的规范性,商业健康保险等非制度化保障形式的发展充分性等方面仍需进一步提高;各层次保障间的有效衔接,仍是目前需解决的重要问题。为实现医疗保障高质量发展,政府作为多层次医疗保障体系顶层设计者和多元治理格局建设的推动者,需进一步明晰多层次医疗保障体系建设中的政府责任与边界,促进医保管理向医保治理转变,从而建立定位准确、衔接流畅的多层次医疗保障体系,发挥多层次医疗保障体系的整体效能。

经过长期探索和积累,中国医疗保障已逐步形成了以基本医疗保险与补充医疗保险制度为主体,医疗救助为兜底,非制度化医疗保障为补充的多层次保障体系。医疗保障治理网络形成了为以政府为主导、社会参与治理的多元治理格局,社会保障制度改革已进入系统集成、协同高效的阶段。在全面建成小康社会,推进国家现代化、实现共同富裕的新发展阶段,医疗保障需站在更高的起点上,尽快走向成熟,并实现高质量、可持续发展。

二、在医疗保障中政府的责任与边界

(一)基本医疗保险与补充医疗保险制度

基本医疗保险是根据国家立法规定,通过缴纳基本医疗保险费,把具有不同医疗需要的群体资金集中起来,进行再分配,为其提供基本医疗保险。

1. 我国基本医疗保险与补充医疗保险制度中政府承担主体责任的必要性　基本医疗保险

与补充医疗保险制度是国家为全体社会成员在遭受疾病困扰时提供基本的医疗援助,具有较强的社会互助精神和收入再分配功能,因此具有非常明显的公共产品属性。每个社会成员都能平等地享受基本医疗保险与补充医疗保险待遇,而且他们之间不存在竞争性,在我国,除政府之外的任何主体都无法为全体社会成员提供持续稳定的基本医疗保险与补充医疗保险制度待遇。因此,政府在基本医疗保险与补充医疗保险制度中承担主体责任。

2．我国基本医疗保险与补充医疗保险制度政府责任

（1）制度设计责任：在我国特有的政治经济形势下,政府部门作为建立和完善基本医疗保险与补充医疗保险制度的责任主体发挥着重要的作用。基本医疗保险与补充医疗保险制度的建立与完善依靠政府部门进行科学、合理的设计,以保证公共产品的持续性和稳定性。因此,在基本医疗保险与补充医疗保险制度中政府具有保证该制度理念具有科学性、制度规章具有延续性以及运行环境具有稳定性等责任。

（2）财政投入责任：在基本医疗保险与补充医疗保险制度构建中,政府财政投入是首要责任,具体而言,政府在医疗保险上的投入主要分为三种：一是政府部门在医疗产品和服务提供上给予的资金投入；二是政府部门对各级医疗保险基金支出的资金补贴；三是由政府部门直接出资帮助一些生活艰苦、收入低的人员参加基本医疗保险与补充医疗保险制度。充分的政府财政投入和补贴是基本医疗保险与补充医疗保险制度得到顺利运行的前提和基础。

（3）资源配置责任：根据管理学观点,在基本医疗保险领域中,医疗卫生资源与其他资源一样都具有稀缺的特点,因此,最大限度实现医疗卫生资源的有效配置,也是政府主体责任的一部分。具体而言,政府部门在基本医疗保险与补充医疗保险制度中的资源配置责任主要是医疗卫生资源的配置。对医疗卫生资源的配置主要指政府按照一定的结构模式,将满足社会的需求作为基本目的,依靠公共产品的供给发挥自身在资源调配中的导向作用。需要政府部门站在社会整体利益的高度上,对基本医疗保险与补充医疗保险相关的资源进行公平分配,从而实现资源的优化配置,最终实现最大化社会经济效益。

（4）监督管理责任：政府在基本医疗保险与补充医疗保险制度中具有监督管理的责任,具体主要从以下几个方面：一是对医疗机构具有监管责任。在通常情况下,政府对医疗机构的监管主要是由卫生健康部门来负责。二是对医疗保险经办机构具有监管责任。医疗保险经办机构主要负责具体程序化执行基本医疗保险与补充医疗保险制度,对医疗保险经办机构实施有效监管是医疗保险制度能够得到顺利实施和开展的基础保障。三是对市场进行监管的责任。政府部门对医疗市场的监管主要分为医疗服务监管和医药产品监管,前者主要是对提供医疗服务的机构进行监管,而后者主要表现在规范医疗市场,确保涉及基本医保的医药产品质量合格放心、价格稳定惠民。四是对医疗保险资金监管的责任。由于基本医疗保险与补充医疗保险制度在我国是由政府主导实施的,保险资金的安全稳定可持续也应由政府保障。

（二）医疗救助

医疗救助属于社会救助体系中的专项救助,是指政府或者社会对因患病而无经济能力治疗的贫困人群,提供资金、政策与技术支持,帮助其治疗疾病,以增强自我保障和生存的能力。

1．我国医疗救助政府承担主体责任的必要性　政府向无经济能力医疗的个人提供资金、政策上的支持,给予医疗救助,从微观上看,有利于保障患者的生命、健康,增强其后续发展的能力,防止因病致贫、因病返贫；从宏观上看,无经济能力医疗的群体,无疑属于贫困弱势群体,对弱势群体的医疗救助,事关社会文明和正义,在一定程度上也关系到社会的和谐与稳定。因此,政府在医疗救助环节必须承担主体责任。

2．我国医疗救助制度政府责任分析　除基本医保中制度设计、财政投入、资源配置、监督管理等责任外,我国医疗救助政府责任还有以下三方面。

（1）救助对象甄别责任：医疗救助对象的准确甄别关系到医疗救助的公正与合理。目前我国医疗救助对象的确定具有选择性。城乡医疗救助对象主要是城乡贫困患病人口,包括农村"五保户"、特困户家庭成员、城市居民最低生活保障对象等。这些贫困人口一般都被纳入了当地的医疗救助体系,这一部分的医疗救助对象具有相对稳定性,但缺乏淘汰机制,要保证公平性,就要及时对这些稳定"救助对象"救助资格进行甄别。同时,对于贫困边缘人口、非贫困人口,因发生灾难性医疗卫生支出,无经济能力医疗,威胁其生命健康时,政府部门应通过个案审查审批的方式确定其救助对象资格。

（2）财政兜底责任:政府的财政投入是当前医疗救助资金的主要来源,资金是否及时、足额到位,直接关系到医疗救助活动的开展。为患病贫困人口提供医疗救助,保障贫困弱势群体的生命健康,维持其生存和基本生活,是各级政府的共同职责。通过立法的方式,确定各级政府财政投入的分担比例和兜底机制,是各级政府履行医疗救助职责的关键。对于资金无法及时、足额到位的情况,要建立清晰的行政问责机制。

（3）保障救助效率责任:向医疗救助对象提供救助资金,补偿其医疗费用的支出,是医疗救助的主要形式。对于相对稳定的医疗救助对象而言,其只需支付自行负担的医疗费用,属于医疗救助范畴的支出,可由医疗救助基金管理部门直接与医疗服务机构进行结算、核付。对于个案申请医疗救助的对象而言,待申请审核通过以后,医疗救助基金管理部门应立即将救助资金划拨给医疗服务机构或者与医疗服务机构直接进行结算。从而减少医疗救助资金发放的中间环节,提高医疗救助的效率。

（三）非制度化医疗保障

商业保险、慈善救助、医疗互助等非制度化保障作为制度外保障,共同在保障重特大疾病风险中发挥重要作用。

1. 非制度化医疗保障政府责任的分析　非制度化医疗保障,顾名思义,是在我国现行多层次医疗保障体系中,起到补充制度化保障作用的组成内容,侧重于解决基本医疗保险与补充医疗保险制度中"未保病种、未保药物、未保费用、未保服务"的责任分担,概括而言就是解决一部分基本医保范围之外的病种、药物、自付费用、医疗保健与照护服务等。而非制度化保障体量上来看,主要以商业健康保险、企业补充保险为主,这就要求政府做到充分释放市场潜能,引导市场良性发展,完善监管机制,从而兼顾公平与效率。因此,政府在非制度化保障的环节主要有引导与培育责任和监管责任。

2. 我国非制度化医疗保障政府责任　目前,我国非制度化保障存在发展不充分的问题,需要政府引导和培育其发展,首先应构建基本医疗保险和非制度化保障的"承保风险、费用、额度"互补机制。一是引导保障范围互补。基本医疗保险保障疾病范围具有局限性,非制度化保障应侧重解决基本医疗保险保障范围外的问题,政府应引导其拓宽疾病病种承保范围,成为涵盖更多未纳入病种及罕见病种的个性化疾病类产品。二是引导承保费用互补。基本医疗保险的承保医药费范围具有局限性,如"三个目录"调整跟不上新药和治疗技术及时更新的步伐,部分进口药物尚未纳入基本医疗保险范围内,部分患者仍存在医疗费用负担较重的问题,自费医疗补充保险产品正是缓解这部分患者"看病贵"问题,是基本医疗保险之外更广范围的医疗保障。三是引导承保额度互补。基本医疗保险的保障限额具有局限性,而省际、省内市际、不同人群（职工、学生、居民等）之间基本医保最高支付限额及支付比例的差异性也较大,引导开发省际差异化限额类产品,扩大支付限额及支付比例承保范围,以保险责任开始日期的时间顺序采取累进累计方式进行承保限额,是政府应该关注的引导方向。

同时,非制度化医疗保障中,以自愿补充缴费为主的市场型保险具有逆向选择特性,目前,财险公司、寿险公司、专业健康保险公司都可以经营健康保险（财险公司允许经营短期健康险）,在保险市场上,因为承保方处于信息劣势,受到各种因素限制,难以清楚地知道潜在投保者的真实情况。在这种情形下,承保方不得不对风险概率相差悬殊的被保险人施以相同费率。随着互联网保险的兴起,一些中小型保险公司在核保理赔等风险控制能力不强的情况下,通过互联网展开同质化的产品竞争,拉低了健康保险产品价格和对健康风险管控的能力。这一现状造成了较严重的信息不对称,致使高风险群体更愿意购买保险,保险公司因为高赔付率,不得不提高保费,于是市场上出现了体弱者更乐于接受较低水平的费率,而健康人群会理智放弃投保的局面。无论投保人还是保险人作出逆向选择,都不利于保险市场良性运行以及协调发展。

因此,政府要统筹引导健全相关法律法规,比如,在保险活动中,对于投保人没能如实向保险人告知健康情况和提供虚假信息的情形,我国的法律没有明确规定应该承担何种法律责任,受到何种惩罚。虽然健康保险合同的常用条款中,为了避免逆向选择发生,包含了类似责任免除条款,一定程度上保证了保险人的合法利益不受侵害,但也鲜有条款规定被保险人的过错行为应该受到何种惩罚。同时应推动构建全社会统一的健康信用体系,做好数据隐私保护的同时,帮助解决商保逆向选择中的信息不对称问题。

政府监管责任上,一是完善商业健康保险准入机制。政府部门应当制定严格的市场准入标准,尽可能地保证项目的经营质量。在传统商业健康保险标准的基础上,因地制宜适当提高准入门槛,同时积极推动医疗保险第三方管理公司等主体参与项目,鼓励当地保险公司采取共保、联保等形式运营项目以提高风险管理能力。二是建立严格的退出机制以提高项目经营的稳定性。三是实行全流程监管,在补充医保项目正式运营前,医保局等有关部门应在确保隐私与数据安全的前提下,将居民的基本医保数据等资源脱敏后提供给保险公司等项目经营主体,帮助其深入了解本地的经济状况、人口结构、老龄化程度、医保政策和社会通货膨胀等情况,进而推动合理定价,提高经营的稳定性。在项目正式运营后,通过政府官方渠道发布推广的产品,应严格规范项目宣传的形式和内容。相关部门应当与监管机构积极配合,及时反馈项目运行的有关信息,同时积极构建参保人服务质量评价标准。

（毛　瑛　朱　斌）

推 荐 阅 读

[1] 卢祖洵,高广颖,郑建中. 医疗保险学. 4 版. 北京:人民卫生出版社,2017.

[2] 陈文. 卫生经济学. 4 版. 北京:人民卫生出版社,2017.

[3] 卓志. 健康保险学. 北京:中国财政经济出版社,2017.

[4] 周绿林,李绍华. 医疗保险学. 3 版. 北京:科学出版社,2016.

[5] 张晓,刘蓉. 社会医疗保险概论. 北京:中国劳动社会保障出版社,2004.

[6] 孙树菡,朱丽敏. 社会保险学. 3 版. 北京:中国人民大学出版社,2019.

[7] 李绍华,柴云. 医疗保险支付方式. 北京:科学出版社,2016.

[8] 詹积富,王雪峰,刘丰梅. 医疗蓝皮书:中国县域医共体发展报告(2022). 北京:社会科学文献出版社,2022.

[9] 李莲花. 日本医疗保障. 北京:中国劳动社会保障出版社,2021.

[10] 杰伊·巴塔查理亚,蒂莫西·海德,彼得·杜. 健康经济学. 桂林:广西师范大学出版社,2019.

[11] 吴群红,高力军,梁立波. 医疗保障制度:理论、变革与发展. 北京:人民卫生出版社,2018.

[12] 鲍勇,周尚成. 健康保险学. 北京:科学出版社,2015.

[13] 毛瑛. 健康保障. 北京:人民卫生出版社,2019.

[14] 郑功成. 医疗保障蓝皮书:中国医疗保障发展报告 2020. 北京:社会科学文献出版社,2020.

[15] 王海燕,张飙,罗中华. 中国卫生和人口公共政策研究. 北京:经济科学出版社,2016.

[16] MARC J R. Getting health reform right: a guide to improving performance and equity. Oxford: Oxford University Press,2008.

[17] THOMSON S,MOSSIALOS E,EVANS R G. Private health insurance: history,politics,performance. Cambridge: Cambridge University Press,2009.

[18] SAGAN A,THOMSON S. Voluntary health insurance in Europe: role and regulation. (2016-05-21)[2023-02-16]. https://eurohcalthobservatory.who.int/publications/i/voluntary-health-insurance-in-europe-role-and-regulation-study.

[19] NYMAN J A,KOC C,DOWD B E,et al. Decomposition of moral hazard. Journal of Health Economics,2018,57: 168-178.

中英文名词对照索引